FOR PROFESSIONAL ANESTHESIOLOGISTS

周術期循環管理

PERIOPERATIVE CIRCULATORY MANAGEMENT

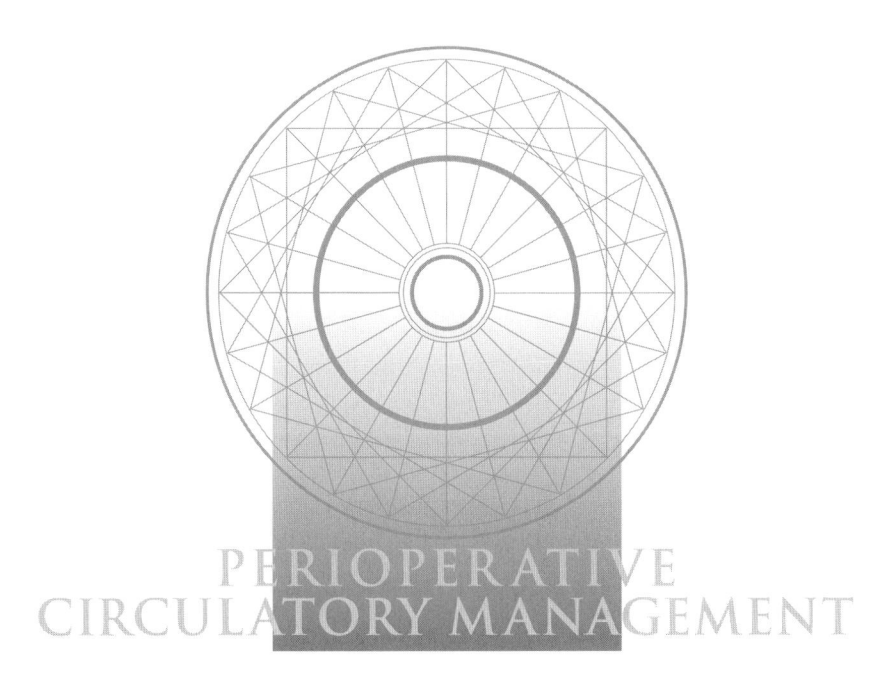

編集 長崎大学教授
澄川 耕二

克誠堂出版

執筆者一覧 (執筆順)

土田　英昭
金沢医科大学麻酔科学部門

趙　成三
長崎大学医学部麻酔科

澄川　耕二
長崎大学医学部麻酔科

木下　浩之
和歌山県立医科大学
麻酔科学講座

西川　俊昭
秋田大学大学院医学系研究科
麻酔蘇生疼痛管理学講座

神山　有史
徳島赤十字病院麻酔科

西脇　公俊
名古屋大学大学院医学系研究科
機能構築医学専攻生体管理医学講座
(麻酔・蘇生医学分野)

松本　延幸
埼玉医科大学医学部・
臨床医学部門麻酔科

諸岡　浩明
済生会長崎病院麻酔科

坂井　正裕
済生会長崎病院腎臓内科

重見　研司
福井大学医学部器官制御医学講座
麻酔・蘇生学領域

今井　洋介
国立循環器病研究センター
麻酔科

大西　佳彦
国立循環器病研究センター
麻酔科

瀬尾　勝弘
社会保険小倉記念病院
麻酔科・集中治療部

蓮尾　浩
市立大村市民病院麻酔科

村田　寛明
長崎大学医学部麻酔科

柴田伊津子
長崎大学医学部麻酔科

槙田　徹次
長崎大学医学部麻酔科

加治　淳子
九州大学病院麻酔科・蘇生科

神田橋　忠
九州大学病院手術部

外　須美夫
九州大学病院麻酔科・蘇生科

金　徹
日本医科大学千葉北総病院
麻酔科

坂本　篤裕
日本医科大学麻酔科学講座

藤井　崇
大阪労災病院麻酔科

林　行雄
大阪大学大学院医学系研究科
麻酔・集中治療医学講座

前川　拓治
長崎大学医学部麻酔科

岩出　宗代
東京女子医科大学医学部
麻酔科学講座

小口　健史
山梨大学大学院医学工学総合研究部
麻酔科学講座

原　哲也
長崎大学医学部麻酔科

はじめに

　周術期循環管理の目的は，厳しい侵襲に曝された生体の循環機能を制御し，重要臓器，そして生命を守ることにある。循環機能の破綻はただちに生命の危機を招くため，生じた異常を速やかに是正し，破綻を未然に防ぐことが重要である。この目的を果たすため，周術期循環管理は，心血管合併症の術前評価，術中・術後の循環動態の連続的把握，そして機能異常に対する処置，の3つが的確に行われなくてはならない。

　術前の心血管合併症は予後に影響する重要なリスク因子である。特に心不全は症状のない軽度なものでも，周術期心イベント発生率と長期死亡率の増加に関係しており，確実な術前診断と入念な周術期監視に基づいた循環管理が求められる。

　心血管イベントは周術期死亡の主因を占めるが，循環管理能力のレベルが患者の運命を左右するような状況もけっしてまれではない。医学の進歩に伴い，今日の避けられない死が明日はpreventable deathへとシフトしていくのであり，循環管理はまさにその中核をなす技術である。その意味において，循環管理能力は各施設におけるチームの能力として，また個々の麻酔科医の能力として，常に磨かれ時代とともに進化していくことが求められるのである。

　周術期循環管理は時々刻々と変化する血行動態を対象としており，その成果はリアルタイムもしくは短期的な視点で判定することが当然と考えられてきた。しかし近年，周術期循環管理の影響は短期にとどまらず，中期あるいは年単位の長期に及ぶことが明らかになっている。最近の研究は，hemodynamic optimizationが術後臓器障害の予防に有効であることを証明している。また，低血圧が1分間以上続くと1年後の死亡率が有意に増加するという知見も得ている。そこに介在する因子は明らかではないが，現在の方法では検出できない生体への影響が長期にわたって残存する可能性が高い。周術期循環管理はこのような長期的視点をも踏まえて実施することが大切であり，未知の因子の解明とともに新技術の開発・導入に向けての研究的視点も求められるのである。

　本書は13の章から成っている。心血管系の基礎から最新の臨床技術まで，エキスパートの手により循環管理の体系を著した。ややもすれば臨床の現場にあってはマニュアル本が重宝される傾向にあるが，個々のケースに迅速かつ的確に対処するには，それを超えた応用力が必要である。新しいモニター，治療機器，そして治療薬を適切に使用するとともに新たな知見を創出するには，構造と機能をベースにした病態の深い理解が必要である。このような観点から，応用力と開発力を備えた循環管理の実力を養うことを本書の目的としている。研修医から専門医に至るまで，周術期循環管理に携わる医師に大いに活用されることを願っている。

2011年3月吉日

澄川　耕二

目　次

I. 心血管系の構造 .... 土田　英昭／1
　　はじめに 3
　　心臓の構造 3
　　　　1右心系と左心系／3　　**2**刺激伝導系／7　　**3**冠動脈の分布／8
　　血管系の構造 11
　　　　1大動脈から分枝する動脈／11　　**2**体血管床と容量／13　　**3**血管壁の構
　　　　造／13

II. 心血管系の機能　15

1. 心臓の機能 .... 趙　成三, 澄川　耕二／17
　　はじめに 17
　　心周期 17
　　　　1心室収縮／17　　**2**心室弛緩／18　　**3**心室充満／20
　　心室収縮機能 20
　　　　1収縮性（contractility）／20　　**2**前負荷／24　　**3**後負荷／25　　**4**心拍
　　　　数／26
　　心室拡張機能 26
　　　　1左室弛緩／28　　**2**左心コンプライアンス／29　　**3**心エコー（パルスドプ
　　　　ラー法, 組織ドプラー法）による左室拡張機能評価／29
　　心仕事量と酸素消費量 31
　　　　1圧容積面積（pressure volume area：PVA）／31　　**2**心筋酸素消費量／32
　　心筋の収縮と弛緩の細胞生理学 34
　　　　1心筋細胞活動電位／34　　**2**心筋細胞レベルでの収縮と弛緩／35　　**3**β受
　　　　容体刺激が心筋収縮・弛緩に与える影響／36

2. 血管の機能 .... 木下　浩之／39
　　はじめに 39
　　動脈の機能 39
　　　　1弾性動脈（elastic arteries）／39　　**2**導管動脈（conduit arteries）／40
　　　　3抵抗血管（resistance vessels）／40
　　毛細血管〔交換血管（exchange vessels）〕の機能 40
　　静脈〔容量血管（capacitance vessels）〕の機能 41
　　血管内皮 41
　　血管平滑筋 42
　　　　1平滑筋収縮機構／42　　**2**平滑筋拡張機構／44

3. 心血管系調節機構　　　　　　　　　　　　　　　　　　　　　　　木下　浩之／47

はじめに 47
神経性調節 47
　❶循環中枢／47　　❷自律神経／48
ホルモン性調節 49
　❶レニンアンギオテンシン系／49　　❷ナトリウム利尿ペプチド（ANP および BNP）／50
局所性調節 52
　❶エンドセリン／52　　❷一酸化窒素／52　　❸プロスタノイド／52
心臓性反射 53
　❶動脈圧受容体反射（arterial baroreceptors）／53　　❷ベインブリッジ反射（Bainbridge reflex）／54　　❸眼球心臓反射（oculocardiac reflex）／54
　❹バルサルバ試験（Valsalva test）／54

III. 臓器循環の構造，機能，病態　　　　　　　　　　　　　　　　　　　　57

1. 脳循環　　　　　　　　　　　　　　　　　　　　　　　　　　西川　俊昭／59

はじめに 59
脳循環の構造 59
　❶脳の血液供給／59　　❷脳の静脈還流／61　　❸くも膜と軟膜／61　　❹脳脊髄液／62
脳循環の機能 64
　❶脳血流量と頭蓋内圧／64　　❷脳血流量の調節／64　　❸脳代謝と脳血流の連関／65　　❹頭蓋内圧・量曲線／65　　❺脳脊髄液の機能／66
脳循環の病態と制御 67
　❶くも膜下出血（脳動脈瘤破裂）／67　　❷頭蓋内圧亢進／70　　❸急激な頭蓋内圧低下に伴う循環虚脱／73　　❹脳虚血・脳梗塞／73　　❺頸動脈狭窄症／75　　❻もやもや病／75　　❼プレコンディショニング・ポストコンディショニング／76

2. 冠循環　　　　　　　　　　　　　　　　　　　　　　　　　　神山　有史／81

はじめに 81
構　造 81
　❶走行および灌流域／81　　❷組織および細胞内構成／83　　❸ミクロドメイン：細胞膜上の小窩─カベオラ，ラフト─／83
冠循環の調節 84
　❶冠血流を規定するもの／84　　❷血流調節への内膜の関与／85　　❸冠血流への代謝の影響／86　　❹冠血管の神経性支配／86　　❺プレコンディショニング（preconditioning：PC）／86
冠循環の病態 87
　❶高血圧症，冠動脈硬化症／87　　❷リモデリング／88　　❸急性冠症候群／88　　❹高脂血症／89　　❺肥満，メタボリック症候群／89　　❻糖尿病／90　　❼喫煙／90

冠循環の病態の制御..91
　　❶運動／91　　❷麻酔薬によるプレコンディショニング／91　　❸心拍数の管理および冠収縮の防止／92　　❹スタチン／92　　❺血糖降下薬／93　　❻経皮的血行再建術（percutaneous coronary intervention：PCI），冠動脈バイパス（coronary artery bypass graft：CABG）／93　　❼手術前予防的PCI／94　　❽血小板凝集抑制／94

3．肺循環　　　　　　　　　　　　　　　　　　　　　　　　西脇　公俊／98

はじめに..98
肺循環の構造と機能..98
　　❶解剖／98　　❷肺血管のメカニクス／101　　❸血液ガス関門（blood gas barrier：BGB）の解剖／103　　❹微細循環での体液交換／105
肺血流..106
　　❶肺血管抵抗／106
気管支循環..110
　　❶気管支循環の解剖／110　　❷気管支循環の制御／110
肺血管緊張の神経性調節..111
低酸素血症..111
　　❶低酸素性肺血管収縮（hypoxic pulmonary vasoconstriction：HPV）／111
肺循環の病態..113
　　❶毛細血管のストレスフェイリュア／113　　❷神経原性肺水腫／115　　❸肺高血圧症／115

4．肝循環　　　　　　　　　　　　　　　　　　　　　　　　松本　延幸／118

はじめに..118
肝循環（内臓循環）..118
　　❶構造／118　　❷調節機構と調節因子／119　　❸病態とその制御／120
肝類洞内微小循環..120
　　❶構造／120　　❷調節機構と調節因子―I/R傷害の視点から―／122　　❸病態とその制御／125

5．腎循環　　　　　　　　　　　　　諸岡　浩明，坂井　正裕，澄川　耕二／129

はじめに..129
腎循環の構造..129
腎循環の機能..131
　　❶腎血流／131　　❷尿の生成／131　　❸水・電解質の代謝／132　　❹内分泌機能／132　　❺腎機能と血管作動性物質／132
腎循環の病態と制御..132
　　❶GFRの低下／132　　❷腎灌流圧低下／133　　❸腎不全に伴う高カリウム血症／133　　❹腎不全に伴う高血圧／133　　❺虚血再灌流性腎障害／133　　❻腎循環保護のための薬物療法／134

ix

IV. 循環モニタリング　　　　　　　　　　　　　　　　　　　　　　139

1. 心電図　　　　　　　　　　　　　　　　　　　　　　重見　研司／141

はじめに 141
心拍数のモニター 142
不整脈のモニター 142
心筋虚血のモニター 142
　■1 3極誘導法／143　　■2 修正3極誘導法／143　　■3 5極誘導法／143
電解質異常のモニター 143
心電計モニターの特性 144
正常波形とT波の考察 144
まとめ 145

2. 動脈圧モニタリング　　　　　　　　　　　　　　　　重見　研司／146

はじめに 146
血圧の基準となるゼロ点 146
観血的動脈圧の測定方法 147
測定部位による値や波形の違い 148
一般化圧伝達関数（generalized transfer function：GTF）................148
各種動脈圧測定方法の注意点 149
　■1 マンシェットによる測定／149　　■2 観血的動脈圧測定／149　　■3 トノメトリ法／150　　■4 その他の測定方法／150
波形の解析 151
　■1 4要素2次応答モデル／151　　■2 左心室大動脈結合状態／151　　■3 心拍出量の推定／151

3. 中心静脈圧モニタリング　　　　　　　　　　　　　重見　研司／153

はじめに 153
外頸静脈とCVP 153
中心静脈カニュレーションの合併症 153
CVPのゼロ点と胸腔内圧の影響 154
CVPの有用性 154
　■1 心機能と前負荷のバランスを示すCVP／154　　■2 フランク・スターリングの心機能曲線とCVP／155　　■3 MCFPとCVP／155　　■4 静脈還流抵抗とCVP／156　　■5 容量血管の容量特性（capacitance）とCVP／157　　■6 血液量の指標としてのCVP／157
末梢循環系の整流作用とCVP 158

4. 肺動脈カテーテルモニタリング　　　　　　今井　洋介，大西　佳彦／159

はじめに 159
機能 159
　■1 圧モニタリング／159　　■2 混合静脈血酸素飽和度連続測定／160　　■3 心拍出量測定／160　　■4 心膜内ペーシング，心内心電図記録／160

挿入 160
合併症 161
　　❶穿刺時合併症／162　　❷留置合併症／162　　❸データの誤解釈／162
圧モニタリング 163
　　❶異常な肺動脈圧波形・肺動脈楔入圧波形／163　　❷左室前負荷の推定／166
おわりに 166

5. 連続混合静脈血オキシメトリ　　　　　　　　　　大西　佳彦／169

はじめに 169
連続静脈血オキシメトリモニタリングについて 169
$S\bar{v}_{O_2}$ の測定原理について 171
$S\bar{v}_{O_2}$ の有用性について 172
$S\bar{v}_{O_2}$ モニタリングの問題点について 173
Scv_{O_2} との比較について 174
$S\bar{v}_{O_2}$ の今後の改善点 175

6. 心拍出量モニタリング　　　　　　　　　　　　　瀬尾　勝弘／177

心拍出量の生理学的基礎 177
心拍出量モニタリングの意義 177
心拍出量モニタリングの種類 178
肺動脈カテーテル（スワン・ガンツカテーテル）の功罪 178
低侵襲心拍出量測定法（動脈圧心拍出量） 180
心不全の分類 182
　　❶Stevenson/Nohria 分類／182　　❷フォレスターの分類／183

7. 血液生化学マーカー　　　　　　　　　　　　　　瀬尾　勝弘／185

はじめに 185
血液生化学マーカーの種類 185
ACS 186
　　❶ACSにおける血液生化学マーカー／186
心不全 190
　　❶ナトリウム利尿ペプチド／190　　❷心不全の血液生化学マーカーとしての
　　BNPとNT-pro BNP／190　　❸CRP／191
周術期予後予測における血液生化学マーカーの有用性 191
まとめ 192

V. 経食道心エコー法　　　　　　　　　　　　　　　　蓮尾　浩／195

はじめに 197
TEEの特徴 197
TEEの基本断面 198
　　❶左心室／200　　❷僧帽弁／201　　❸大動脈弁／203　　❹左心房，左心耳，
　　肺静脈／204　　❺右心房，上大静脈，下大静脈／204　　❻右心室／204
　　❼三尖弁／204　　❽肺動脈弁，肺動脈／205　　❾大動脈／205

心機能評価 206
　■1 左室収縮能評価／206　　■2 左室拡張能評価／207　　■3 局所心機能評価／210

病態の評価 211
　■1 弁膜疾患／211　　■2 大動脈疾患／215　　■3 その他の心疾患／216

心臓血管手術とTEE 217
　■1 術前診断の確認／218　　■2 循環監視モニター／218　　■3 人工心肺の導入，離脱の補助／218　　■4 手術の評価／218

周術期循環管理とTEE 219
　■1 非心臓手術とTEE／219　　■2 ICUや救急部でのTEE／219

VI. 循環薬理　　　　　　　　　　　村田　寛明，柴田伊津子，澄川　耕二／223

はじめに 225

交感神経作動薬 225
　■1 カテコラミン／229　　■2 非カテコラミン昇圧薬／231

ホスホジエステラーゼ（PDE）Ⅲ阻害薬 232

交感神経遮断薬 233
　■1 α受容体遮断薬／233　　■2 β受容体遮断薬／233　　■3 交感神経節遮断薬／234

副交感神経遮断薬 236

血管拡張薬 236
　■1 硝酸薬／236　　■2 ニカルジピン（ペルジピン®）／238　　■3 ニコランジル（シグマート®）／238

Ca拮抗薬 238
　■1 ニフェジピン（アダラート®）／238　　■2 ニカルジピン（ペルジピン®）／239
　■3 ジルチアゼム（ヘルベッサー®）／239　　■4 ベラパミル（ワソラン®）／239

ジギタリス（ジゴシン®，ジギラノゲン®） 239

抗不整脈薬 240
　■1 Vaughan Williams分類／243

抗凝固薬 244
　■1 ヘパリン／244　　■2 低分子ヘパリン／245　　■3 メシル酸ナファモスタット（フサン®，コアヒビター®）／245　　■4 アルガトロバン／245

利尿薬 245
　■1 フロセミド（ラシックス®）／245　　■2 マンニトール／246

VII. 機械的循環補助　　　　　　　　　　　槇田　徹次，澄川　耕二／249

はじめに 251

定義 251

適応基準 251

IABP 251
　■1 留置法／251　　■2 同期／252　　■3 動作原理／252　　■4 適応／253　　■5 合併症／253　　■6 禁忌／253　　■7 離脱／254

PCPS 254
　　　　　❶定義／254　　❷作動原理／254　　❸適応／254　　❹抗凝固療法／255
　　　　　❺離脱／255　　❻限界／255　　❼合併症／256　　❽ECLA／256
　　　VAS 256
　　　　　❶定義／256　　❷適応／256　　❸装着／257　　❹合併症／257　　❺管理／257

VIII. 緊急ペーシング　　　　　　　　　　　　　　　槇田　徹次，澄川　耕二／259

　　　はじめに 261
　　　緊急ペーシングの適応 261
　　　緊急ペーシングの種類 261
　　　ペーシングモードの種類 261
　　　　　❶経皮的ペーシング（transcutaneous pacing）／262　　❷経静脈的ペーシング
　　　　　（transvenous pacing）／264　　❸経食道ペーシング（esophageal pacing）／265
　　　そのほか周術期に可能なペーシング 266
　　　　　❶心外膜ペーシング（epicardial pacing）／266

IX. 循環機能の術前評価　　　　　　　加治　淳子，神田橋　忠，外　須美夫／269

　　　はじめに 271
　　　病歴聴取と身体所見 271
　　　　　❶病歴，生活歴からの評価／271　　❷服薬歴の把握と評価／273　　❸身体所
　　　　　見／275
　　　検査所見 275
　　　　　❶心電図／275　　❷胸部単純 X 線写真／276　　❸心エコー／277　　❹心筋
　　　　　シンチ／279　　❺ポジトロン断層撮影（positron emission tomography：PET）
　　　　　／280　　❻コンピュータ断層撮影（computed tomography：CT）／280
　　　　　❼核磁気共鳴像（magnetic resonance imaging：MRI）／281　　❽心臓カテーテ
　　　　　ル検査および心血管造影／282

X. 麻酔による循環動態の変化　　　　　　　　　　　　金　徹，坂本　篤裕／285

　　　全身麻酔 287
　　　　　❶吸入麻酔薬の心筋への影響／287　　❷マクロで見た吸入麻酔薬と静脈麻酔
　　　　　薬の影響／290　　❸オピオイドの影響／294
　　　脊髄くも膜下麻酔と硬膜外麻酔 295
　　　局所麻酔薬の心毒性 301

XI. 周術期の循環系病態と治療　　　　　　　　　　　　　　　　　　　　　307

1. 血圧・脈拍異常　　　　　　　　　　　　　　　　藤井　崇，林　行雄／309

　　　はじめに 309
　　　低血圧 309
　　　　　❶麻酔薬／310　　❷術前心合併症による心機能低下／310　　❸術前合併症：
　　　　　内分泌疾患（副腎不全，甲状腺機能低下など）／311　　❹出血および循環血液
　　　　　量減少／312　　❺手術／314　　❻麻酔管理中の突発的な病態／315　　❼周
　　　　　術期使用薬物，輸液，輸血，医療材料／316

xiii

高血圧 319
　❶浅麻酔／319　❷術前合併症／319　❸手術操作／320　❹麻酔管理中の突発的な病態／321　❺周術期使用薬物，輸液，輸血，医療材料／321
徐脈と頻脈 322
　❶徐脈の治療／323　❷頻脈の治療／323
不整脈 323
　❶心臓の刺激伝導系とペースメーカ／323　❷心臓の正常な電気活動／324　❸不整脈の分類／325　❹徐脈性不整脈の治療／325　❺頻脈性不整脈の治療／326　❻頻脈性不整脈の実際の治療／328　❼知っておきたい不整脈／329

2. 心筋虚血，心不全　　　　　　　　　前川　拓治，澄川　耕二／336

心筋虚血 336
　❶はじめに／336　❷心筋虚血の病態生理／336　❸術前心筋虚血リスクの評価／340　❹虚血の周術期管理／341
心不全 343
　❶はじめに／343　❷収縮不全・拡張不全／343　❸神経体液性因子／344　❹心筋リモデリング／345　❺急性心不全の病態と治療／346　❻局所麻酔薬の心毒性／350
ショック 350
　❶はじめに／350　❷循環血液量減少性ショック／351　❸心原性ショック／352　❹血管原性ショック／354

XII. 循環器疾患の非心臓手術周術期管理　　　357

1. 心疾患　　　　　　　　　　　　　　　　　岩出　宗代／359

はじめに 359
冠動脈疾患 360
　❶術前評価／360　❷術中管理／363
心不全 364
　❶術前評価／365　❷術中管理／366　❸術後管理／367
不整脈 367
　❶総論／367　❷上室性期外収縮／368　❸心室性期外収縮／368　❹心房細動／369　❺WPW症候群／370　❻QT延長症候群／371　❼Brugada症候群／375
心筋症 376
　❶拡張型心筋症（dilated cardiomyopathy：DCM）／376　❷肥大型心筋症（hypertrophic cardiomyopathy：HCM）／377　❸拘束型心筋症（restrictive cardiomyopathy：RCM）／377　❹たこつぼ型心筋症（takotsubo cardiomyopathy）／377
弁膜症 378
　❶総論／378　❷各弁膜症／378
心膜疾患 379
　❶心タンポナーデ／379　❷収縮性心膜炎／380

先天性心疾患 381
　　　　1 成人先天性心疾患の種類／ 381　　**2** 合併症／ 382　　**3** 麻酔管理／ 383
　　　　4 術後管理／ 384

2. 血管疾患　　　　　　　　　　　　　　　　　　　　　　　小口　健史／ 387

　　高血圧症 387
　　　　1 はじめに／ 387　　**2** 術前管理／ 387　　**3** 術中管理／ 389　　**4** 術後管理／
　　　　389　　**5** 褐色細胞腫／ 390
　　肺動脈塞栓症 392
　　　　1 はじめに／ 392　　**2** PTE ／ 392　　**3** ガス塞栓／ 396　　**4** 脂肪塞栓／ 397
　　　　5 羊水塞栓症／ 398　　**6** 腫瘍塞栓／ 398
　　大動脈疾患 399
　　　　1 はじめに／ 399　　**2** 腹部大動脈瘤／ 399　　**3** 胸部大動脈瘤／ 400　　**4** 大
　　　　動脈炎症候群（高安病）／ 400　　**5** マルファン症候群／ 402
　　抗凝固療法中の症例 403
　　　　1 はじめに／ 403　　**2** 抗凝固薬／ 403　　**3** 抗血小板薬／ 408　　**4** 周術期管
　　　　理／ 408

XIII. 心臓・大血管手術における循環管理　　　　　　原　哲也，澄川　耕二／ 413

　　はじめに 415
　　人工心肺への対応 415
　　　　1 基礎知識／ 415　　**2** 生体反応／ 418　　**3** 止血凝固異常／ 419　　**4** 全身性炎
　　　　症反応症候群（systemic inflammatory response syndrome：SIRS）／ 420　　**5** 循
　　　　環管理／ 421　　**6** TEE ／ 426
　　低体温法 427
　　　　1 低体温法の役割／ 427　　**2** 生体への影響／ 428　　**3** 血液ガスの変化／ 428
　　　　4 体温管理の実際／ 429
　　心筋保護の技法 430
　　　　1 心筋酸素需給バランスと虚血再灌流傷害／ 430　　**2** 心停止液／ 431　　**3** プ
　　　　レコンディショニング／ 432

索　引 435

I

心血管系の構造

はじめに

　循環の3要素は心臓，血管，血液で構成され，この3つの機能が一つでも破綻すると，循環はすぐに立ち行かなくなる。すなわち循環管理とは，循環の3要素の機能を適切に維持し，重要臓器（脳，心，肺，肝，腎）への血流のみならず，その他の末梢循環をも正常に保つことを目的とする。本章では，循環の3要素の中でも極めて重要な，心臓と血管の構造について記述する。

心臓の構造

　心臓は左右の肺に囲まれて縦隔内に存在し，心膜が全体を包んでいる。形は丸みを帯びた円錐形で，先端（心尖）は左下約135°の方向に向いている。そのままの位置で心膜を剥がし，前面および後面から見た心臓を図1に示す[1]。

　前面から見えるのは大部分が右心室で，その向かって左側に上下の大静脈が付着する右心房・右心耳が，向かって右側に左心室がある。右心室からは肺動脈が上方に出て行き，さらにその上部には大動脈弓が乗る。肺動脈分岐部と大動脈弓の間には動脈管索がある。

　後面から心臓を見ると，心底と呼ばれる部分が左側にある。右側は上下の大静脈が付着した右心房が垂直に立ち，その左側は水平に横たわる左心房によって占められている。左心房には左右の肺静脈が注いでいる。心臓の上には左右の肺動脈，その上方に大動脈弓が見える。

1 右心系と左心系

a．右心系（静脈系）

　横隔膜下からの静脈血は下大静脈（inferior vena cava：IVC），頭頸部や上肢からの静脈血は上大静脈（superior vena cava：SVC），心筋を流れた静脈血は冠静脈洞を通じて右心房（right atrium：RA）へ注ぐ（図2）。流入した血液は三尖弁（tricuspid valve：TV）を通り，右心室（right ventricle：RV）に流入し，肺動脈弁を通って肺動脈（pulmonary artery：PA）に流出し，肺でガス交換を受ける。

b．左心系（動脈系）

　静脈血は肺でガス交換されて動脈血となった後，肺静脈（pulmonary vein：PV）を経て左心房（left ventricle：LA）に流入し，僧帽弁（mitral valve：MV）を通って左心室（left ventricle：LV）へ向かい，大動脈弁（aortic valve：AV）を通り抜けて上行大動脈に駆出される（図2）。

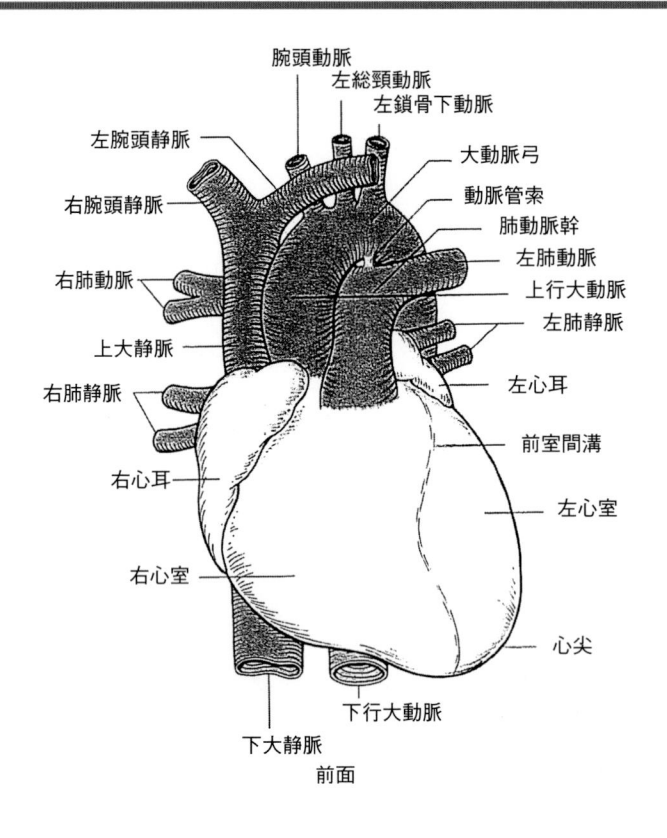

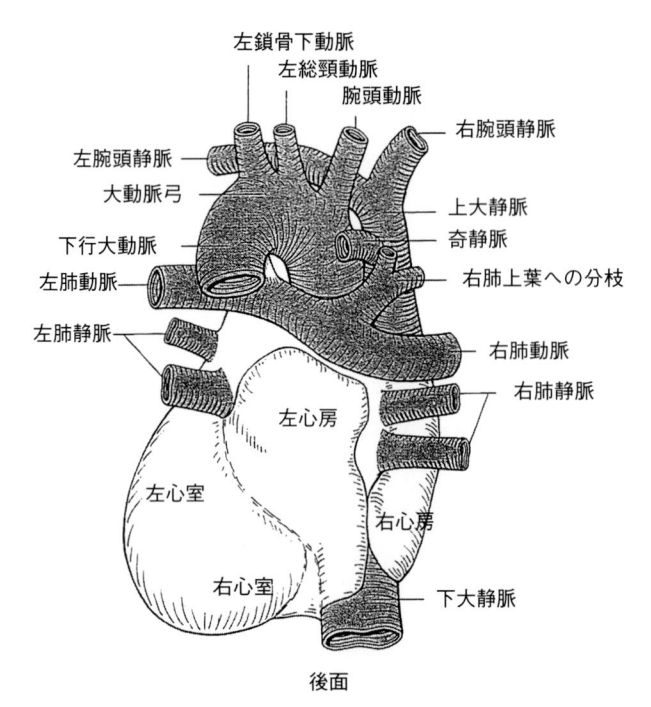

図1 心臓の外形
(Black SM, Chambers WA. Essential anatomy for anesthesia. New York：Churchill & Livingstone；1997 より改変引用)

図2 心臓の内腔
(越智淳三訳. 解剖学アトラス. 東京:文光堂;1981. p.214-52より改変引用)

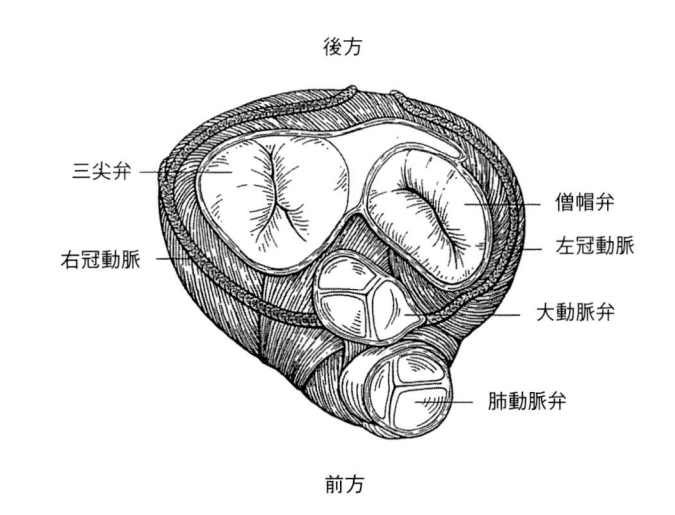

図3 上から見た心臓の弁
(Black SM, Chambers WA. Essential anatomy for anesthesia. New York:Churchill & Livingstone;1997より改変引用)

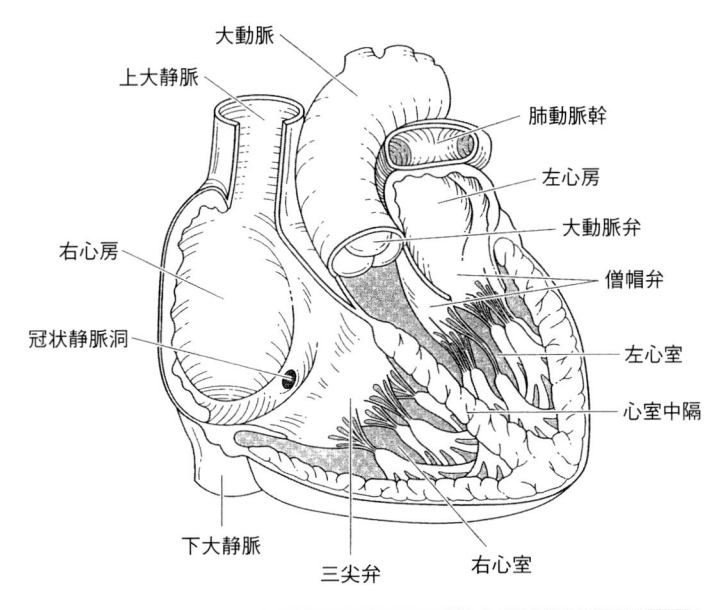

c. 心臓の弁

心臓には2つの帆状弁(MV, TV)と2つの袋状弁(AV, 肺動脈弁)とがある。図3に示すように,これら4つの弁はほぼ同一の平面上に位置する。この平面を弁平面と呼ぶ。

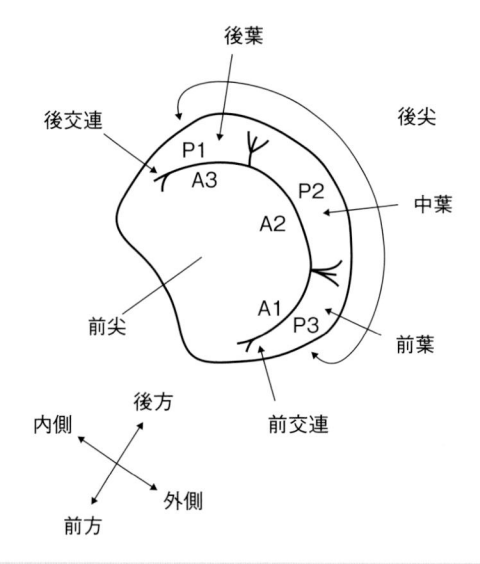

図4 僧帽弁

(Shanewise JS, Cheung AT, Aronson S, et al. ASE/SCA guidelines for performing a comprehensive intraoperative multiplane transesophageal echocardiography examination: recommendations of the American Society of Echocardiography Council for Intraoperative Echocardiography and the Society of Cardiovascular Anesthesiologists Task Force for Certification in Perioperative Echocardiography. Anesth Analg 1999;89:870-84 より改変引用)

1) 僧帽弁 (mitral valve : MV)

MVは前尖と後尖からなり,心臓の弁で唯一の二尖弁である。それぞれは,前および後乳頭筋群によって支えられている。前尖は大動脈起始部の後壁と連続し,左心室の流入路と流出路を分けている (図2)。前尖と後尖は前交連 (anterolateral commissure) と後交連 (posteromedial commissure) で融合する (図4)。MV前尖は1枚のscallopから,MV後尖は3枚のscallopからなる。後尖の前葉 (anterolateral),中葉 (middle),後葉 (posteromedial) の3枚のscallopは,それぞれP1,P2,P3と呼ばれることが多く,それに対応する前尖部分をA1,A2,A3と呼ぶ (図4)。

2) 三尖弁 (tricuspid valve : TV)

TVは,その名の通り前尖,中隔尖,後尖の3つの尖弁からなる (図3)。MVと同様に乳頭筋によって牽引されるが,弁尖や腱索はMVよりも薄い。このうち前尖が最も大きく,中隔縁柱から出てくる強大な前乳頭筋からの腱索によって支えられている。

3) 大動脈弁 (aortic valve : AV)

AVは二重になった心内膜からなる3つの弁によって構成され,左冠動脈が起始する左冠動脈尖 (left coronary cusp : LCC),右冠動脈が起始する右冠動脈尖 (right coronary cusp : RCC),後方の無冠動脈尖 (noncoronary cusp : NCC) からなる (図5)。弁が袋のような形をしていることから袋状弁,また弁の縁が半月状であることから半月弁とも呼ばれる。大動脈弁輪部から上行大動脈移行部〔洞管結合部 (sinotubular junction :

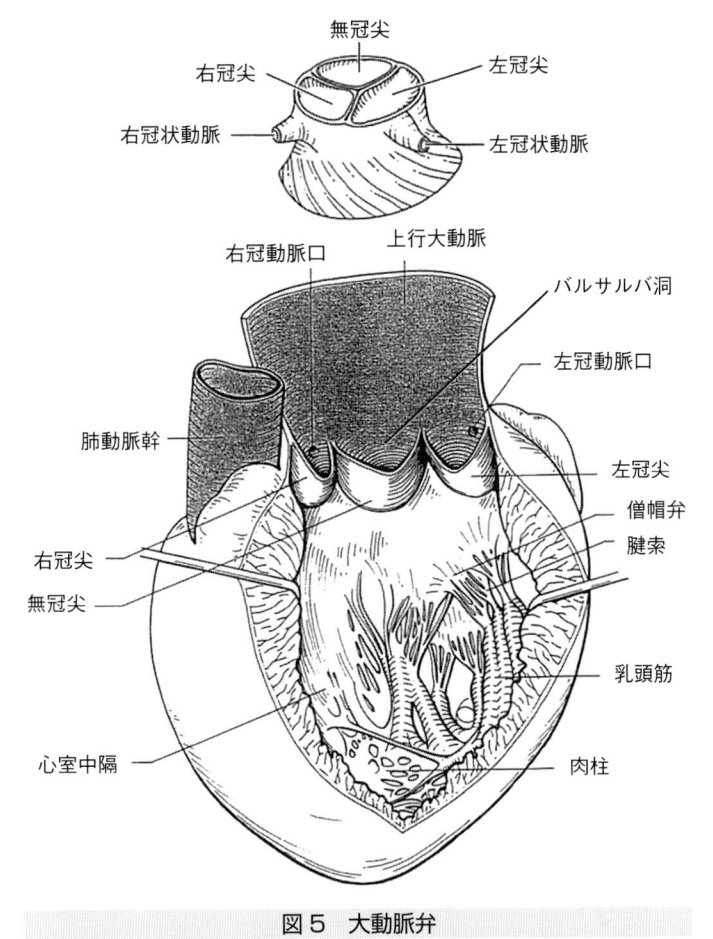

図5 大動脈弁
(Black SM, Chambers WA. Essential anatomy for anesthesia. New York: Churchill & Livingstone; 1997 および越智淳三訳. 解剖学アトラス. 東京: 文光堂; 1981. p.214-52 より改変引用)

STJ)〕の間は膨隆しており，大動脈洞またはバルサルバ洞 (sinus of Valsalva) と呼ばれる。左右の冠動脈口もここに位置することから，左冠動脈洞，右冠動脈洞，無冠動脈洞に分けて呼ぶこともある。

4) 肺動脈弁 (pulmonary valve)
　肺動脈弁は AV と同様に前尖，右尖，後尖の3つの弁尖からなるが，AV よりも菲薄である。AV の左前方に位置し，AV とは弁輪が円錐靱帯で接している (図3)。

2 刺激伝導系

　心臓の収縮は，洞結節に始まる自動的な興奮が，刺激伝導系と呼ばれる特殊な心筋組織を伝わっていくことで営まれる。主な刺激伝導系の解剖学的位置関係を図6に示す。正常な心室筋細胞には自動能がない。

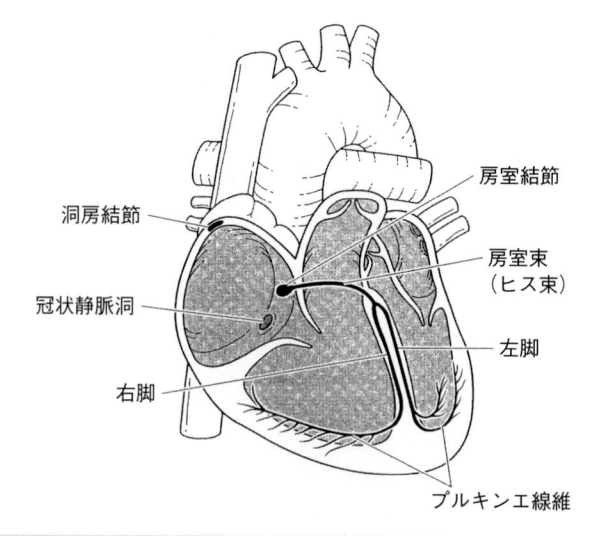

図6 刺激伝導系
(Snell RS, Katz JK. Clinical anatomy for anesthesiologists. Norwalk：Appleton & Lange；1988. p.63-117 より改変引用)

a. 洞房結節（sino-atrial node）

洞房結節は上大静脈開口部の前方に横たわる細胞群である。大きさは長さが約2.5 cm，幅が0.2 cmと小さく，わずかな細胞が心臓全体の拍動を支配していることになる。洞房結節内の最も自発興奮頻度の多い細胞が，全体の興奮頻度，すなわち心拍数を規定していると考えられている。洞房結節の興奮は心房の普通の心筋を拡散していき，心電図上でP波を形成する。

b. 房室結節〔田原結節（AV node）〕

右心房を拡散した興奮は房室結節に伝えられる。房室結節は右心房の冠状静脈洞付近に横たわっている。

c. 房室束〔ヒス束（bundle of His）〕

房室結節は房室束に移行し，心臓骨格を貫通する。心房筋と心室筋は電気的に絶縁されているので，房室束は心房から心室への唯一の興奮伝導経路である。房室束は心室中隔の上部で左右の脚に分かれ，中隔心内膜下を通って乳頭筋に達する。左脚と右脚の分枝はプルキンエ線維（Purkinje fiber）となり，作業筋に移行していく。刺激伝導系の細胞はいずれも自動能を有するが，普段は最も興奮頻度の多い洞結節の歩調で規定される。

3 冠動脈の分布

冠動脈はバルサルバ洞内の左右の冠状動脈口から起始する。その後の主な走行を図7

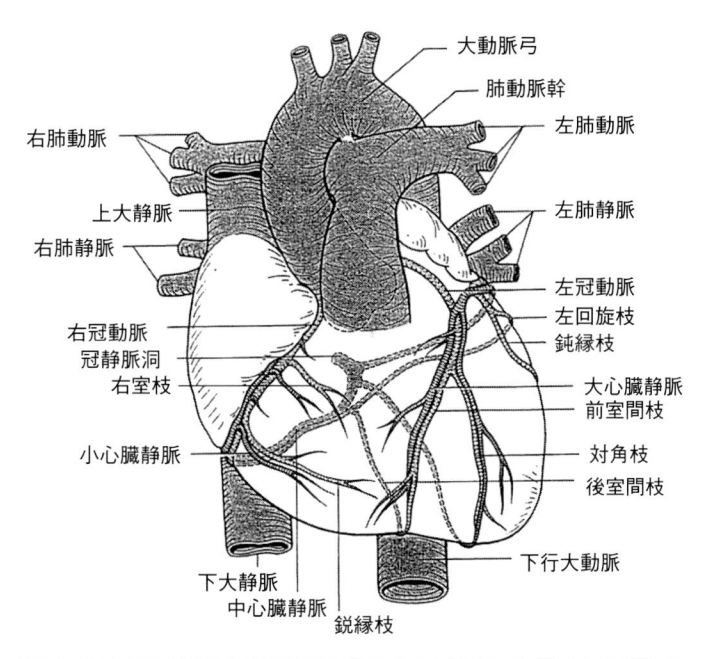

図7 心臓の冠状血管
(Black SM, Chambers WA. Essential anatomy for anesthesia. New York：Churchill & Livingstone；1997より改変引用)

に示す。また、細かい分枝について理解するために、臨床での狭窄部位評価に用いられるAmerican Heart Association (AHA) 分類を図8, 表1に示す。

a. 右冠動脈 (right coronary artery)

右冠動脈主幹は、TV弁輪部 (図3) である右房室間溝を下る (図7)。その間、洞結節枝 (SN), 右室枝 (RV), 鋭縁枝 (AM) を分枝し (図8), 洞結節や右室前壁を栄養する。さらに後室間溝に向かった後下行枝 (PD) は房室結節枝 (AV) を出した後、多数の中隔枝を出し、中隔下壁の約1/3を栄養する。その後は心尖部に向かい、左冠動脈の左前下行枝と吻合する (図7)。

後側壁を栄養する後側壁枝の分枝には個人差がある。85%は右冠動脈の房室結節枝 (AV) からの分枝で、右優位型と呼ぶ。このためAHA分類のSeg 4は、後下行枝をSeg 4 PD, 後側壁枝をSeg 4 AVと分けて表記する場合が多い。残りの15%は、左回旋枝が後下行枝と後側壁枝を分枝する左優位型と、後下行枝は右冠動脈から分枝するが後側壁枝は左回旋枝から分枝する中間型である。

b. 左冠動脈 (left coronary artery)

左冠動脈主幹部 (left main trunk) は短く、すぐに左前下行枝 (LAD) と左回旋枝 (LCX) に分かれる。

左前下行枝は前室間溝を下りながら多数の中隔枝 (SP) や対角枝 (D) を出し、中隔の前壁約2/3と心室前側壁を栄養する (図7, 図8)。左回旋枝は僧帽弁輪部 (図3)

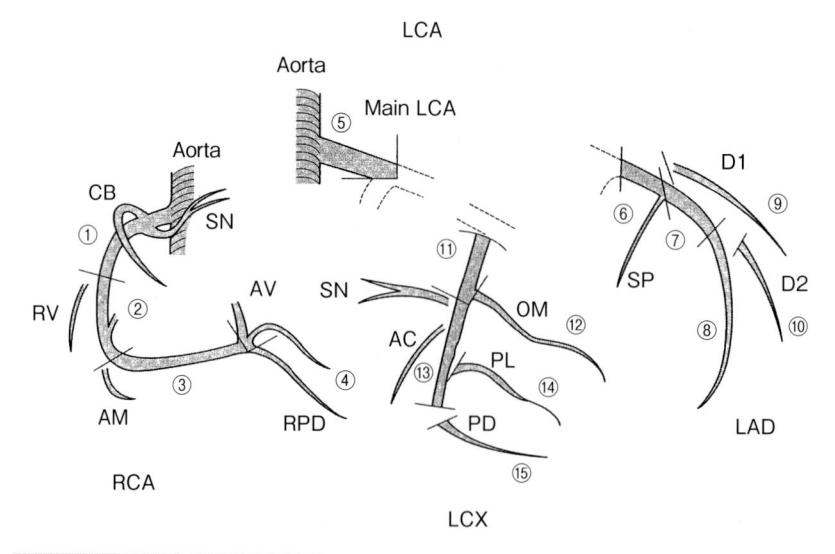

図8 AHA分類による冠動脈セグメント

表1 AHA分類による冠動脈セグメント

RCA (right coronary artery)	右冠動脈
Seg 1. proximal	近位部
Seg 2. mid	中間部
Seg 3. distal	遠位部
Seg 4. RPD (right posterior descending)	後下行枝
Seg 4. AV (A-V node)	房室結節枝，後側壁枝
SN (sinus node)	洞結節枝
CB (conus branch)	円錐枝
RV (right ventricle)	右室枝
AM (acute marginal)	鋭縁枝
LCA (left coronary artery)	左冠動脈
Seg 5. main LCA	主幹部
LAD (left anterior descending)	左前下行枝
Seg 6. proximal	近位部
Seg 7. mid	中間部
Seg 8. apical	遠位部
Seg 9. D1 (first diagonal)	第1対角枝
Seg 10. D2 (second diagonal)	第2対角枝
SP (septum)	中隔枝
LCX (left circumflex artery)	左回旋枝
Seg 11. proximal	近位部
Seg 12. OM (obtuse marginal)	鈍縁枝
Seg 13. distal	遠位部
Seg 14. PL (posterolateral)	後側壁枝
Seg 15. PD (posterior descending)	後下行枝
SN (sinus node)	洞結節枝
AC (atrial circumflex)	左房回旋枝

である左房室間を走行し，洞結節（SN），房室結節，左房（AC），左室に枝を出しながら下行する（図7，図8）。

血管系の構造

1 大動脈から分枝する動脈

　大動脈はバルサルバ洞で左右冠動脈を分枝した後，やや右方に向けて上行する〔上行大動脈（ascending aorta）〕。大動脈はやがて弓状をなし〔弓部大動脈（arch of aorta）〕，左主気管支を越えて後方に向かう。大動脈弓部では腕頭動脈（brachiocephalic artery）がまず右方へ分枝し，これはさらに右総頸動脈（right common carotid artery）と右鎖骨下動脈（right subclavian artery）に分岐する。次いで大動脈弓から，左総頸動脈（left common carotid artery）と左鎖骨下動脈（left subclavian artery）とが直接分枝する。弓部を経た後，大動脈は第4胸椎の左を通り，脊柱の前を下行する〔下行大動脈（descending thoracic aorta）〕。下行大動脈は横隔膜を貫通後，腹部大動脈（abdominal aorta）と名称を変える（図9）。

　下行大動脈と腹部大動脈からは，肋間動脈（intercostal artery）などの体幹壁枝が分枝する。肋間動脈の背側枝は脊髄枝となり，前根動脈と後根動脈に分かれ，前後脊髄動

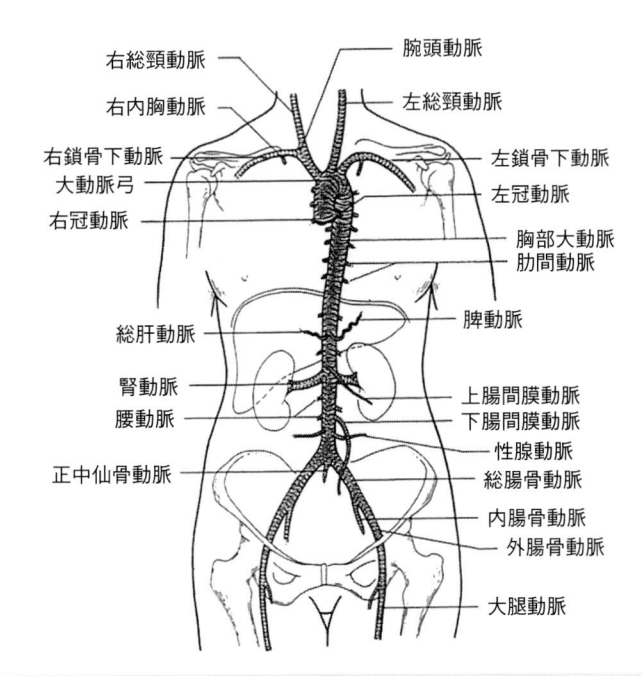

図9　大動脈の主な分枝
（Black SM, Chambers WA. Essential anatomy for anesthesia. New York：Churchill & Livingstone；1997 より改変引用）

脈とともに脊髄を栄養する（図10）。脊髄血流の多くを供給するとされる大前根動脈（アダムキーヴィッツ動脈）は，第7胸椎〜第2腰椎の間にあると考えられているが，個人差が大きいとされる。

腹部大動脈は横隔膜直下で下横隔膜動脈（inferior phrenic artery），腹腔動脈（celiac artery），上腸間膜動脈（superior mesenteric artery）を分枝後，左右の腎動脈（renal

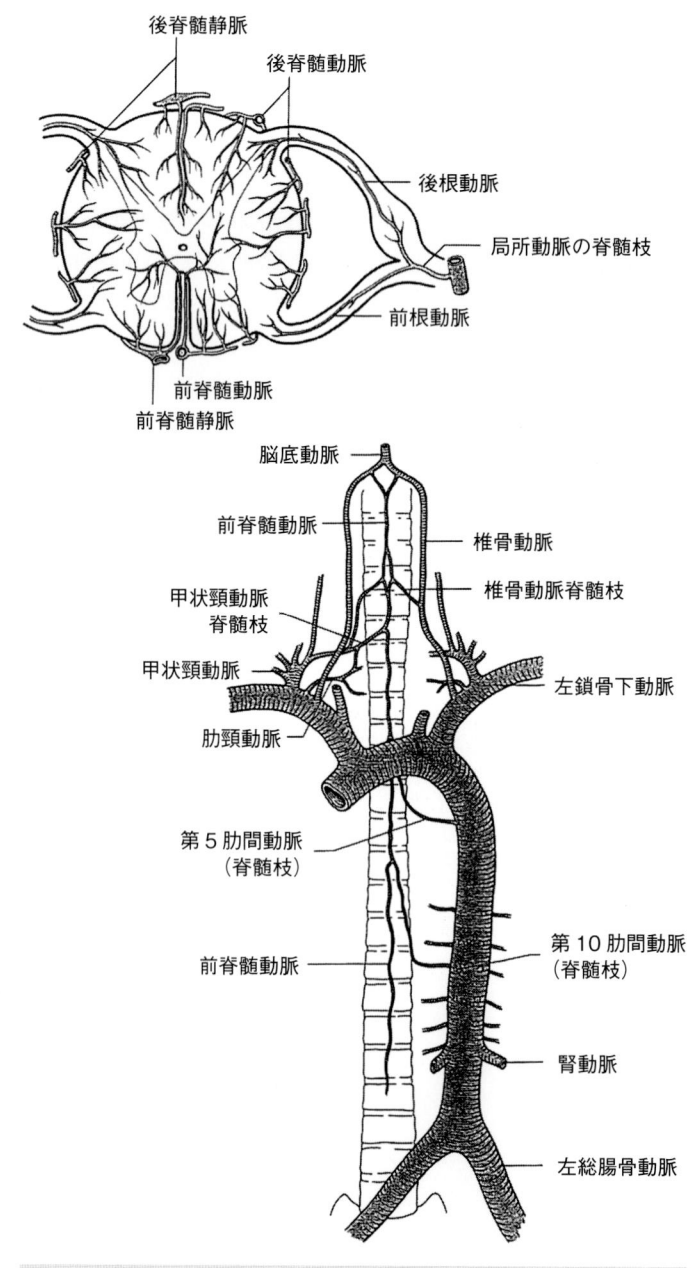

図10 脊髄への血管分布
(Black SM, Chambers WA. Essential anatomy for anesthesia. New York：Churchill & Livingstone；1997 より改変引用)

artery）や精巣・卵巣動脈（gonadal artery）を分枝する。さらに下行し，下腸間膜動脈（inferior mesenteric artery）を分枝した後，左右の総腸骨動脈（common iliac artery）に分かれる。総腸骨動脈は，骨盤内で外腸骨動脈（external iliac artery）と内腸骨動脈（internal iliac artery）とに分かれる。

2 体血管床と容量

成人の循環血液量は体重の約8％である。このうち約55％は血漿で，残りの約45％が血球成分（赤血球，白血球，血小板）である。安静時，循環血液量の少なくとも50％は体循環の静脈系に，18％は肺循環系，12％は心臓内，2％は大動脈，8％は動脈，1％は細動脈，5％は毛細血管内にある（表2）。

安静時，全血液量の半分以上が体循環の静脈系に存在することから推察されるように，静脈は容量血管と呼ばれる。これは静脈の壁が薄く伸展されやすいため，わずかな圧差でその容量を大きく変化させることが可能なためである。これに対し動脈は，径が細くなるにつれて全断面積は大きくなるが，わずかな血管径の違いで血管抵抗を大きく変化させることができる。これが，小動脈や細動脈が抵抗血管と呼ばれるゆえんである。

3 血管壁の構造

血管は内膜，中膜，外膜の三層構造となっている（図11）。外膜は結合組織でできており，中膜には平滑筋が存在する。内膜は結合組織と単層の内皮細胞で構成されている。

太い動脈の壁には弾性組織が多く，高圧に耐えて血液を末梢へ送る導管としての役割を担っている。一方，細動脈は太さが20〜50 μm程度で，その壁は平滑筋に富んでいる。この平滑筋は主にノルアドレナリン作動性の収縮性支配を受けているが，一部ではコリン作動性の拡張支配も受けている。細動脈は末梢血管抵抗を作り出す部位で，血管径がわずかに変化するだけで抵抗が大きく変化する。

毛細血管の直径は5〜10 μmで，赤血球がやっと通過できる程度である。壁は1 μm

表2　ヒトのさまざまな血管の構造

血管	内径	壁の厚さ	全横断面積 (cm^2)	含有血液全量 （全血液量に対する割合）
大動脈	2.5 cm	2 mm	4.5	2
動脈	0.4 cm	1 mm	20	8
細動脈	30 μm	20 μm	400	1
毛細血管	5 μm	1 μm	4,500	5
細静脈	20 μm	2 μm	4,000	⎫
静脈	0.5 cm	0.5 mm	40	⎬ 54
大静脈	3 cm	1.5 mm	18	⎭

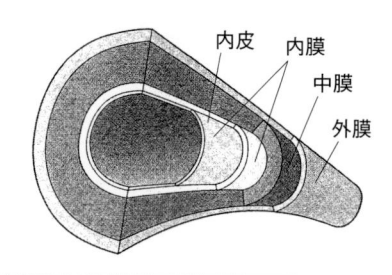

図11　血管の構造

の単層の内皮細胞でできているが，その構造は器官によって大きく異なる．脳の毛細血管は内皮細胞同士の結合が密なため，小さな分子しか通過できない（血液脳関門）．一方，小腸絨毛や腎の糸球体では内皮の一部が 20 ～ 100 nm の間隙（窓）を作るため，比較的大きな分子も通ることができる．

　細静脈と静脈は低圧系で流速も遅いため，その壁は薄く平滑筋もわずかである．しかし，ノルアドレナリン作動性の神経に支配されて収縮するため，循環血液量が減少したときに体表の静脈を穿刺するのは非常に難しくなる．この静脈の緊張変化は循環調節にきわめて重要で，循環血液量が変化したときのリザーバーとなる．細い静脈は弁によって血液の逆流を防いでいるが，きわめて細い静脈と大静脈，脳と内臓の静脈には弁がない．

　内皮細胞は心臓から毛細血管に至るすべての循環器系の内腔を覆っており，血管収縮や拡張，血液凝固線溶などに関する多くの物質を産生している．内皮細胞の傷害は血栓症や血流障害，炎症などさまざまな病態を引き起こす．

■参考文献

1) Black SM, Chambers WA. Essential anatomy for anesthesia. New York：Churchill & Livingstone；1997
2) 越智淳三訳．解剖学アトラス．東京：文光堂；1981. p.214-52.
3) Shanewise JS, Cheung AT, Aronson S, et al. ASE/SCA guidelines for performing a comprehensive intraoperative multiplane transesophageal echocardiography examination：recommendations of the American Society of Echocardiography Council for Intraoperative Echocardiography and the Society of Cardiovascular Anesthesiologists Task Force for Certification in Perioperative Echocardiography. Anesth Analg 1999；89：870-84.
4) Snell RS, Katz JK. Clinical anatomy for anesthesiologists. Norwalk：Appleton & Lange；1988. p.63-117.

（土田　英昭）

II

心血管系の機能

II. 心血管系の機能

1 心臓の機能

はじめに

　心臓のポンプ機能については，フランク・スターリング機序に始まり，ポンプとしての特性を力学的に解明する試みが精力的に行われてきた。心臓は内因性ホルモンの分泌機能としての役割ももつが，ここでは血液を送り出すポンプとしての役割について述べる。

心周期

　心周期とは，1回の心拍中に生じる心臓の電気機械的イベントであり，基本となる現象は，心室収縮，心室弛緩，心室充満である。図1[1)]に心周期における心電図，左心房・左心室・大動脈圧，心音図，中心静脈圧波形を示す。

1 心室収縮

a. 等容性心室収縮

　等容性心室収縮（図2[1)]-A）は，房室弁が閉鎖し心室筋が収縮を始め，大動脈弁と肺動脈弁が開放するまでの時相（図1[1)]，図3[2)]-①②）で発生する。心室容積は一定のまま，心室内圧は急速に上昇する。

b. 心室駆出期

　心室駆出期（図2[1)]-B，C）は，大動脈弁と肺動脈弁が開放し，心室内の血液が駆出され，大動脈弁と肺動脈弁が閉鎖されるまでの時相（図1[1)]，図3[2)]-②③）で，左室と右室内圧がそれぞれ大動脈圧と肺動脈圧を上回ると大動脈弁と肺動脈弁が開き，血液は心臓から駆出される。心室内圧が最高点に達した後，少し低下するころに心室の収縮は終了する。心室が拡張期に向かうと，圧差によって大動脈弁と肺動脈弁が閉じる。

1．心臓の機能

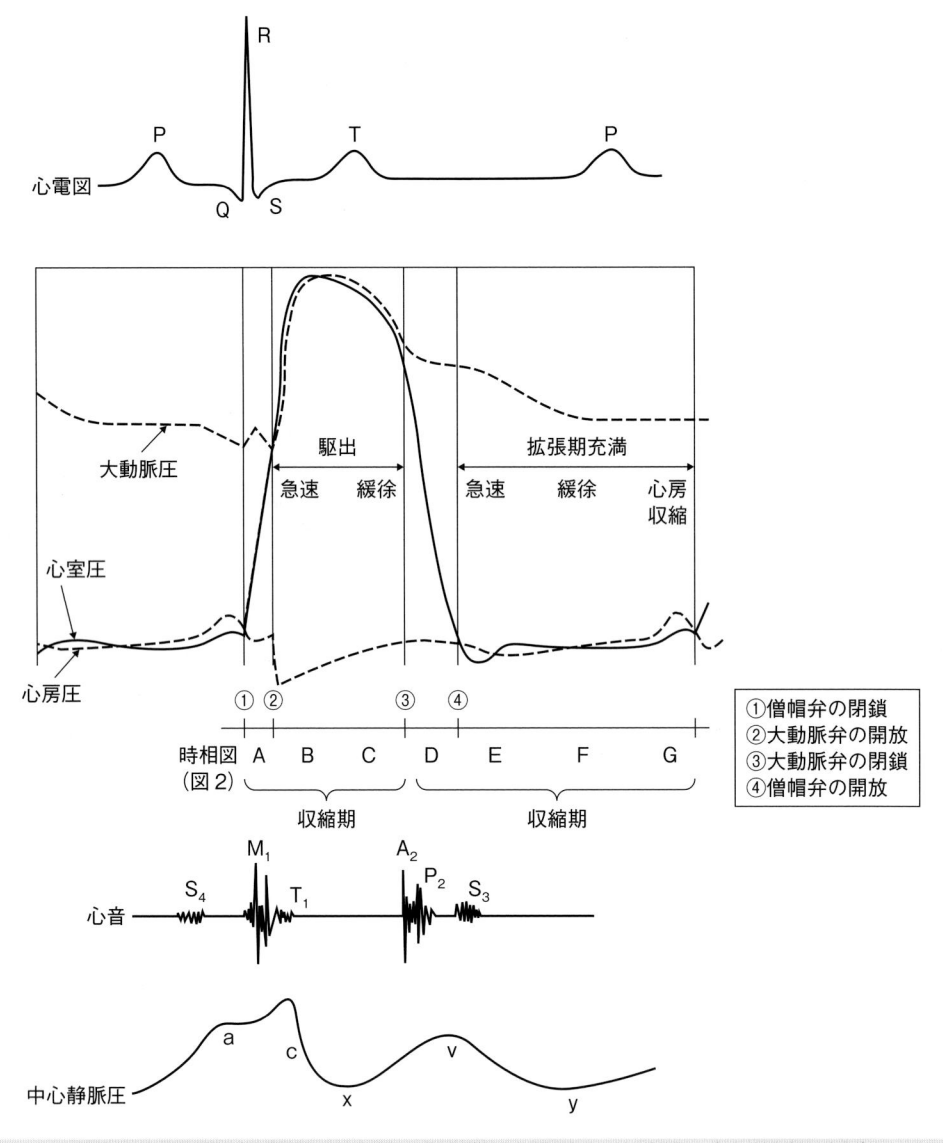

図1 心周期図（心電図，左心房・左心室・大動脈圧，心音図，中心静脈圧波形）

収縮・拡張期における時相図A〜Gは，図2に対応する。

心音＝M₁：僧帽弁閉鎖音（第Ⅰ音の第1構成成分），T₁：三尖弁閉鎖音（第Ⅰ音の第2構成成分），A₂：大動脈弁閉鎖音（第Ⅱ音の第1構成成分），P₂：肺動脈弁閉鎖音（第Ⅱ音の第2構成成分），S₃：左心室の急速充満時（第Ⅲ音），S₄：左心房収縮（第Ⅳ音）

中心静脈圧波形＝a波：右房の収縮，c波：三尖弁の閉鎖，x波：右心房の弛緩，v波：右心房の充満，y波：三尖弁の開放

（L.H.オピー編著．岩瀬三紀，横田充弘監訳．オピーの心臓生理学─細胞から循環まで．東京：西村書店；2008．p.xxivより改変引用）

2　心室弛緩（図1[1)]，図3[2)]-③④）

等容性心室弛緩（図2[1)]-D）は，大動脈弁と肺動脈弁が閉鎖し心室筋が弛緩を始め，

II. 心血管系の機能

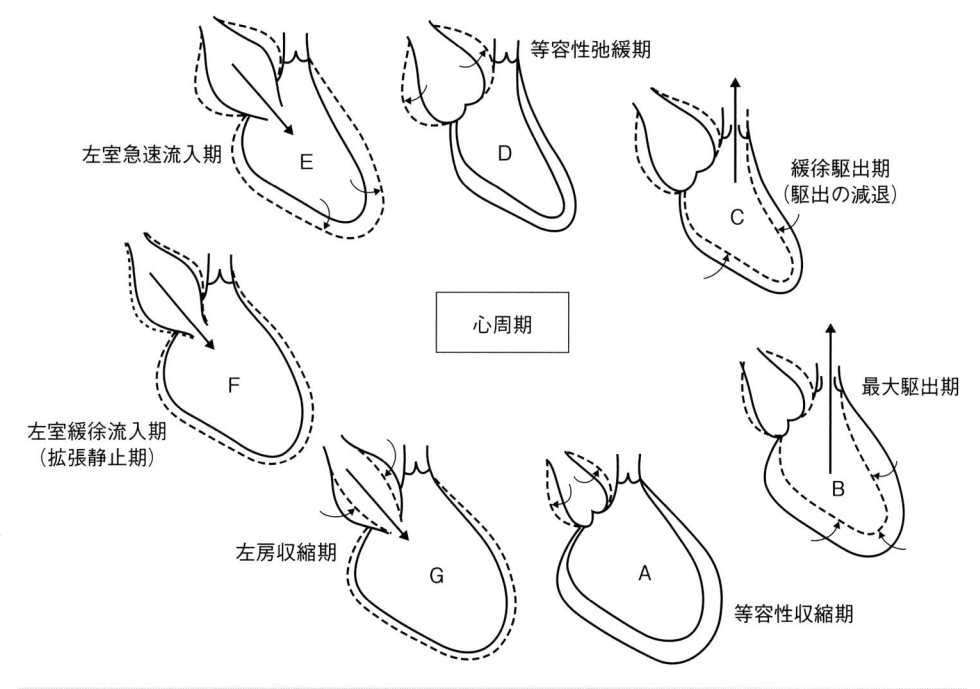

図2 心周期の時相図
（L.H. オピー編著. 岩瀬三紀, 横田充弘監訳. オピーの心臓生理学—細胞から循環まで. 東京：西村書店；2008. p.255 より改変引用）

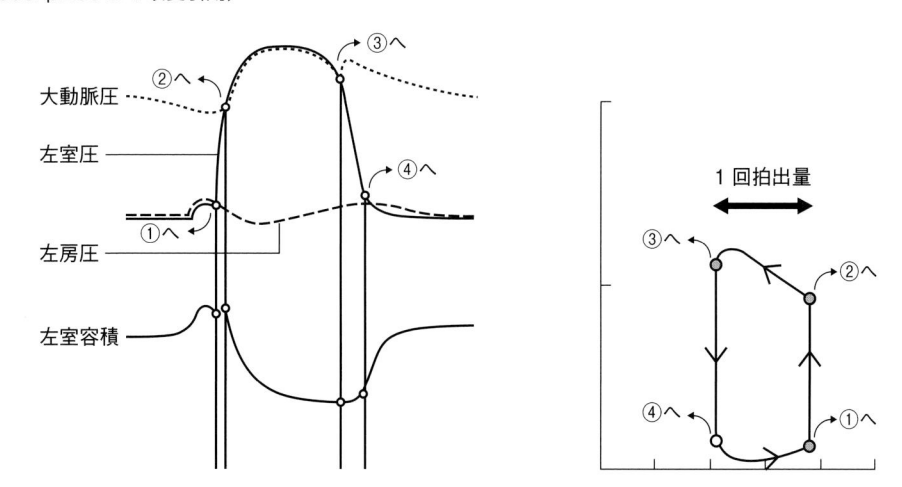

図3 心周期と圧容積関係の対応
左室圧と左室容積の時間変化（図左）と左室圧容積ループ（図右）で，左心室は矢印の向きに動いていく．
（上村和紀, 杉町　勝. Ⅲ. 観血的検査法による心機能の評価. 4. 左室圧容積関係からみた心機能の評価. 松崎益徳, 本郷　実編. 新・心臓病診療プラクティス〈3〉心機能を識る. 東京：文光堂；2004. p.195 より改変引用）

房室弁が開放するまでの時相で発生する．心室容積は一定のまま心室内圧は急速に下降する．

3 心室充満（図1[1]，図3[2]-④①）

a. 心室急速流入期

心室急速流入期（図2[1]-E）は，心室内圧が心房内圧よりも低下し，房室弁が開いた直後に生じる時相で，血液は心房から心室へ急速に流入し，心室充満の大半を占める。このとき，能動的な心室拡張弛緩（心室の"吸い込み"）も急速流入に関与しており，特に運動負荷時における役割は大きいとされ，生理的第Ⅲ音は，心室の急速流入時に生じる音である。

b. 急速な充満

急速な充満により，心室内圧と心房内圧が等しくなったとき一過性に心室流入が静止する（拡張静止期，図2[1]-F）。

c. 心房収縮期

心房収縮期（図2[1]-G）は，心室拡張末期に心房の収縮によって心房内圧が心室内圧よりも上昇し，左室充満を再び促す。正常な心臓はすでに約70〜85％の血液が心室腔内へ受動的に流入しており，心房収縮が果たす役割は大きくない。左室肥大を伴う疾患などで左心室が正常に弛緩できない状態においては，左房収縮の増大で拡張後期左室充満を増大させる代償機構が働き，正常では聴取できない第Ⅳ音（左房収縮音）が聴取される。

心室収縮機能

心臓のポンプ機能とは，血液を拍出する機能であり，これは拡張期における心室充満の程度と，収縮期における心室から駆出する能力である心室収縮機能により規定される。心室収縮機能の指標である心拍出量は，心拍数，前負荷，後負荷，心筋の収縮性などによって変化するため（図4），それぞれの因子が収縮機能に与える影響について理解することが必要である。

1 収縮性（contractility）

収縮性とは，同一刺激間隔で同一初期長における発生張力を変化させる作用，もしくは同一後負荷における短縮速度を変化させる作用とされている。乳頭筋の両端を固定して刺激すると筋長は一定のまま収縮が起こる（等尺性収縮：isometric contraction）。フランク・スターリング機序に従い，乳頭筋収縮時の発生張力は収縮開始前の筋長によって決まる（活動時張力−長さ関係：force-length relation）。一方，非収縮時の筋長と発

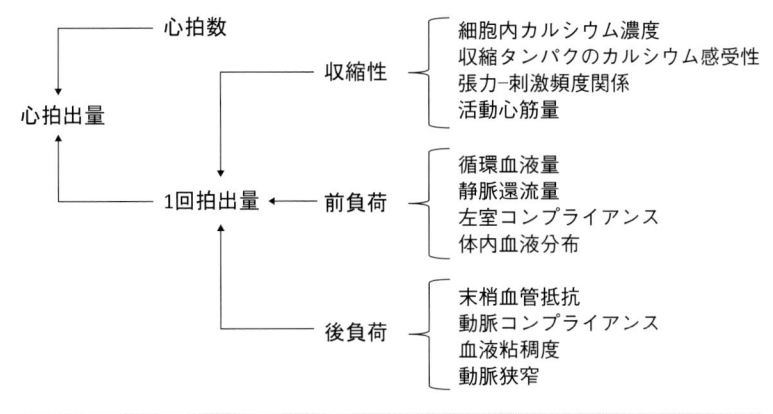

図4 心拍出量を規定する因子

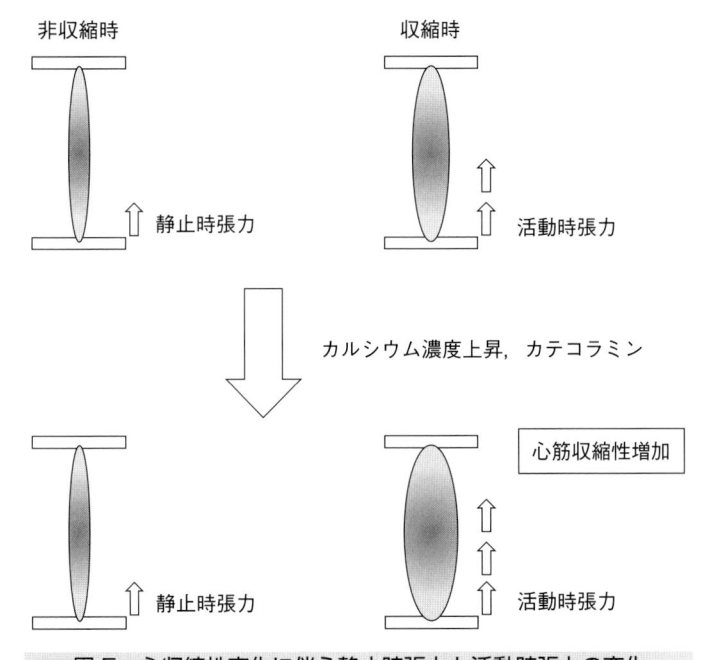

- 心拍出量
  - 心拍数
  - 1回拍出量
    - 収縮性
      - 細胞内カルシウム濃度
      - 収縮タンパクのカルシウム感受性
      - 張力−刺激頻度関係
      - 活動心筋量
    - 前負荷
      - 循環血液量
      - 静脈還流量
      - 左室コンプライアンス
      - 体内血液分布
    - 後負荷
      - 末梢血管抵抗
      - 動脈コンプライアンス
      - 血液粘稠度
      - 動脈狭窄

図5 心収縮性変化に伴う静止時張力と活動時張力の変化

非収縮時 — 静止時張力
収縮時 — 活動時張力

カルシウム濃度上昇,カテコラミン

静止時張力
活動時張力 — 心筋収縮性増加

生張力の関係を静止時張力−長さ関係という。Ca^{2+}濃度を上昇させたり,カテコラミンを投与すると,静止時張力−長さ関係は不変であるが,収縮時の発生張力が増加する。これを心筋の収縮性が増加したという(図5)。

個々の心筋細胞レベルでの収縮性を決定する因子として,収縮期細胞内Ca^{2+}濃度と収縮タンパクのCa^{2+}感受性がある。収縮期細胞内Ca^{2+}濃度は心筋収縮性の直接的な決定因子であり,低酸素などで低下しカテコラミン,ホスホジエステラーゼ阻害薬などで上昇する。収縮タンパクのCa^{2+}感受性は,虚血やアシドーシスで低下することが知られており,この場合,細胞内Ca^{2+}濃度に見合う収縮力を発生することができない。このため,新しい陽性変力作用薬としてCa^{2+}感受性増強薬が注目されている。しかし,

1. 心臓の機能

表 左室収縮機能評価の特性

	収縮性変化に対する感受性	前負荷の影響	後負荷の影響	心サイズの影響	簡便性
収縮末期圧-容積関係	++++	0	0	+++	+
収縮末期心筋スティフネス	++++	0	0	0	+
左室圧一時微分最大値	++++	++	++	++	++
PRSW	+++	0	0	++	+
平均円周短縮速度（mVcf）	+++	0	+++	++	+++
後負荷補正mVcf	+++	0	0	0	+
駆出率・内径短縮率	++	++	+++	++	++++
収縮末期容積	+	0	+++	++	++++

PRSW：preload recruitable stroke work, mVcf：mean velocity of circumferential fiber shortening

生体内では，負荷がない状態での測定は不可能である。このため，収縮性を評価するためのさまざまな指標が用いられているが，その特徴を理解する必要がある（表）。

a. 収縮末期圧-容積関係（end-systolic pressure volume relation：ESPVR）

横軸に左室容積，縦軸に左室内圧をとり，1心周期中の関係をプロットすると，反時計方向に回転するループが得られる（図6）。このループは，左室にコンダクタンスカテーテルを挿入することで描出が可能となる。前負荷を変化させて，いくつかの異なった容積ループを描き，大動脈弁が閉鎖する収縮末期（図3[2)]-③）を結んだ直線（ESPVR）がx軸となす角を収縮末期エラスタンス（Ees）と呼び，収縮性の変化に対する感受性が高く，前負荷や後負荷の影響がほとんどないとされている。また，左室圧容量曲線を評価することで，収縮性だけでなく，拡張機能，外的仕事量，機械エネルギーの情報が得られるが，左室内にコンダクタンスカテーテルを挿入しないと正確な測定ができないという欠点がある。

b. 左室圧一時微分最大値（dp/dt_{max}）

収縮期の心室内圧の時間に対する変化率の最大値であり，左室へのカテーテル挿入か，最近ではドプラー法でも測定可能である。前負荷に依存して変化し，また後負荷が低下して，早期に大動脈弁が開口する状況では，最大値に達することができないため過小評価される。

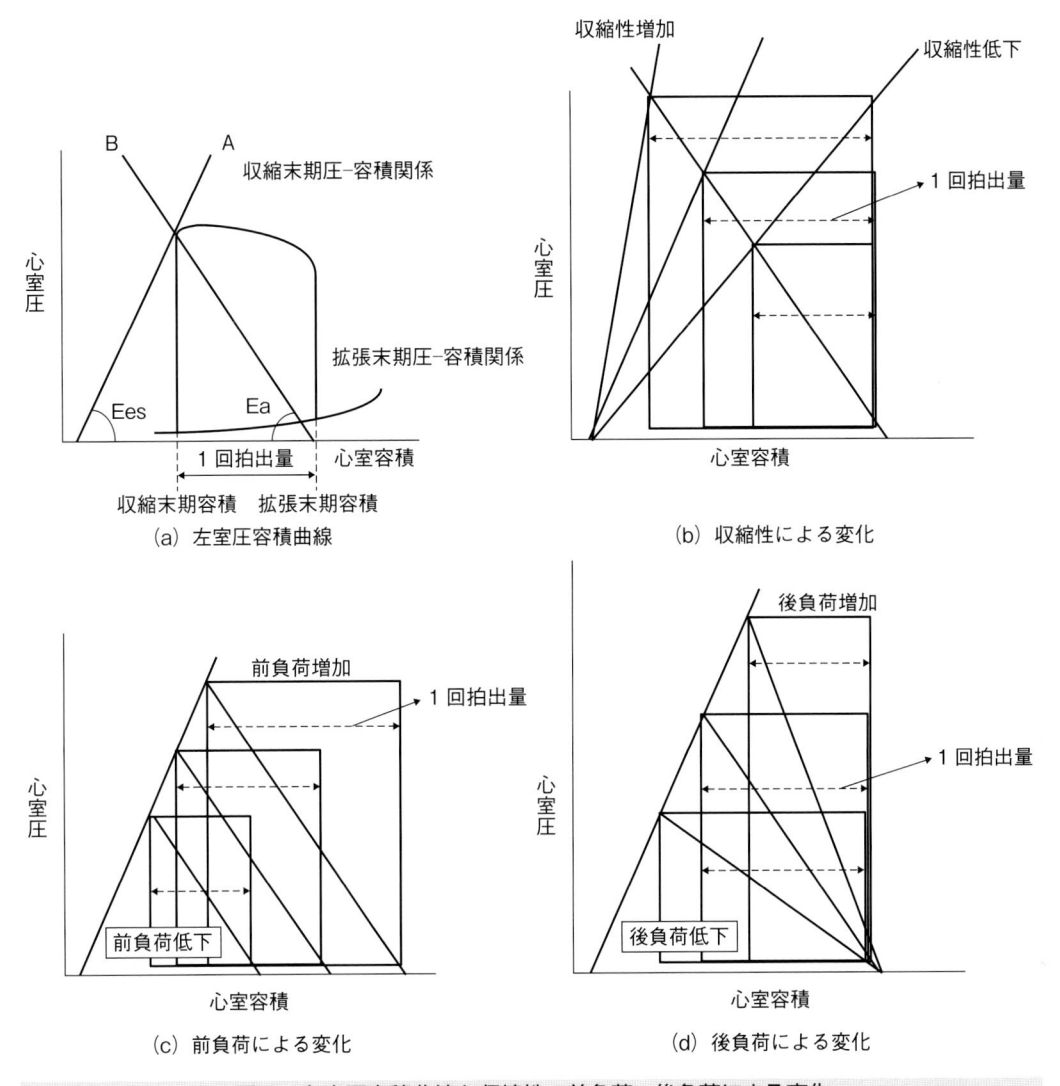

図6 左室圧容積曲線と収縮性，前負荷，後負荷による変化

収縮末期エラスタンス（Ees）：前負荷を変化させ，得られた圧容量曲線の収縮末期点を結んだ直線A（収縮末期圧-容積関係）とx軸となす角で，心収縮性を示す。

拡張末期圧-容積関係：拡張末期点を結んだ線は右上がりの曲線を形成し，心拡張能の指標となる。

動脈エラスタンス（Ea）：拡張末期容積と収縮末期点を結んだ直線Bとx軸となす角で，後負荷を示す。

c. preload recruitable stroke work（PRSW）

左室の1回仕事量を縦軸に拡張末期容積を横軸に取り，前負荷を変化させると，右上がりの直線となり，その勾配がPRSW indexとなる。

d. 後負荷補正平均円周短縮速度

後負荷の指標としての収縮末期壁応力（左室内径，壁厚，血圧より求める）と，左室内径と駆出時間から求めた平均円周短縮速度（mean velocity of circumferential fiber shortening：mVcf) との関係で，逆相関関係を示し，その勾配は収縮性を示す。

e. 駆出率（ejection fraction）

臨床で最もよく用いられる非侵襲的な収縮性の指標であり，心エコーまたは心室造影により測定し，次式で計算する。

駆出率＝1回拍出量（拡張末期容積－収縮末期容積）/左室拡張末期容積

駆出率の正常値は60～78％であり，慢性心不全で駆出率25％未満は年間死亡率が急上昇する。駆出率は後負荷に強く影響されるため，僧帽弁閉鎖不全症などの後負荷低下症例では過大評価となり，逆に大動脈弁狭窄症などの後負荷上昇症例では過小評価となる。

2 前負荷

前負荷とは，心室が収縮開始する前に心筋にかかっている負荷で，心室レベルでは拡張期心室充満の程度を意味する。臨床的には，左室拡張末期圧（肺動脈楔入圧）を指標として用いることがあるが，左室のコンプライアンスに影響を受けるため，拡張末期容積を前負荷としてとらえるのが正しい。

a. フランク・スターリング機序

心筋は，収縮開始時の心筋繊維長が伸びるとある一定の長さまでは収縮力は高まる（図7）。生理的範囲内であれば，拡張期に心室へ流入する血液量が多い（前負荷が増大する）ほど，膨張した心室はより強力に収縮して，より多くの血液を駆出（1回拍出量が増加）することができる（図6-c）。心収縮性が増加すると，曲線は上方（図7-bからa）へ移動し，同一前負荷でも1回拍出量が増加する（図6-b）。逆に，心収縮性が低下すると，曲線は上方（図7-bからc）へ移動し，同一前負荷でも1回拍出量が低下する（図6-b）。

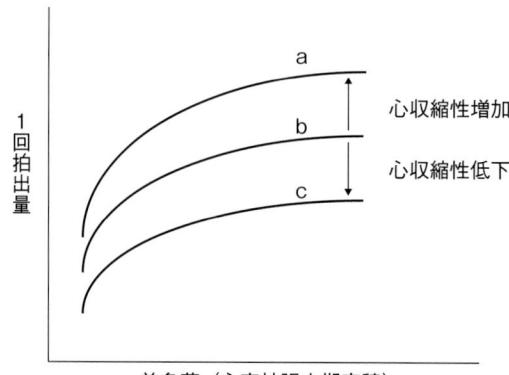

図7 フランク・スターリングの心機能曲線
心収縮性が増加するとbからaへ移動して，同一前負荷でも1回拍出量が増加し，心収縮性が低下するとbからcへ移動して，1回拍出量が減少する。

b. garden hose 効果

一般的に冠動脈は，心筋酸素需要に応じて拡張すると考えられているが，冠動脈圧の上昇によって心筋内の冠動脈が拡張することで心室壁が増大して，前負荷が増加することで心収縮機能が増強する現象を garden hose 効果という。冠動脈が閉塞した早期では，逆に冠血流減少によって前負荷が軽減し，左室ポンプ機能の低下が生じる。

3 後負荷

後負荷とは，心室収縮時に心筋にかかっている負荷である。単離心筋に一定の重りをつり下げたまま短縮させたときの関係を張力(後負荷)−短縮速度関係（force-velocity relation）は，張力−長さ関係と並ぶ重要な心筋収縮特性で，図8に示すような双曲線を描く。張力（後負荷）は収縮に対する抵抗となるため，大きいほど短縮速度は低下する。臨床において，後負荷は多くの因子が相互に複雑に影響し合っているため，単一の指標は確立されていない。以下に主な後負荷の指標を示す。

a. 動脈実効エラスタンス

左室圧容積曲線において，拡張末期容積と収縮末期点を結んだ直線BとX軸となす角で，後負荷を示す（図6-a）。後負荷が増加（低下）すると，1回拍出量は逆に低下（増加）する（図6-d）。

b. 収縮期壁応力

心室壁にかかる張力の指標として，以下の計算式（ラプラスの法則）で求める。
収縮期壁応力＝左室内圧×左室半径/(壁厚×2)

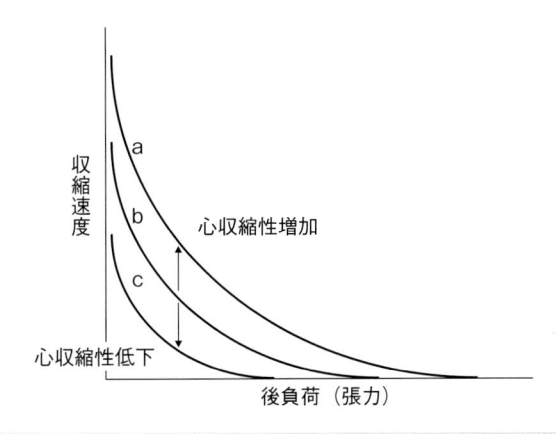

図8 単離心筋における張力（後負荷）−短縮速度関係
心収縮性が増加するとbからaへ移動して，同一後負荷でも収縮速度が増加し，心収縮性が低下するとbからcへ移動して，収縮速度が減少する。

c. 体血管抵抗

臨床的に用いられているが，生体内は拍動流であるため，動脈コンプライアンスや血液の粘稠度にも影響を受ける。

d. 大動脈入力インピーダンス

瞬時の大動脈圧を大動脈血流量で除したもので，動的な後負荷の解析が可能である。

《後負荷不整合》

前述のように，収縮性と前負荷が一定の場合，後負荷が増加すると，1回拍出量は逆に低下する（図6-d）。しかし，正常心においては後負荷増加に対して，静脈還流が増加し前負荷である拡張末期容積が増加するため，1回拍出量は減少しない（図9-b）。しかし，不全心においては，収縮性の低下による1回拍出量の低下を，前負荷を増大することで代償している（図9-a）。このため，後負荷の増大に対して，前負荷予備能によって代償できずに1回拍出量が著明に減少する（図9-c）。このような状態を後負荷不整合といい，前負荷予備能がない心不全だけでなく，心タンポナーデや出血などで前負荷が増加できない状況でも出現する。

4 心拍数

心拍出量は心拍数と1回拍出量の積であり，1回拍出量が一定であれば心拍出量は心拍数に比例して増加する。また，心拍数は同時に収縮性を規定する因子の一つでもあり，刺激間隔の変化により心筋収縮力が変化する（張力-刺激頻度関係：force-frequency relation）。イヌやヒトの心筋では刺激頻度を増加させると収縮力が増加し，これを陽性階段現象（Bowditch効果）と呼ぶ（図10）。刺激頻度の上昇によるNa^+-K^+ポンプの処理能力を超えたNa^+の流入は，Na^+/Ca^{2+}交換機構の働きで細胞内Ca^{2+}濃度を上昇させ，収縮力を増加させると考えられている。正常ヒト心筋においては，収縮力は1分間あたり150〜180回の刺激頻度で最大となるが，心不全患者心筋では，刺激頻度を増加させても収縮力の増強は認められない。

心室拡張機能

心機能は，収縮機能と拡張機能に大きく分けられる。拡張期における心室充満の程度が収縮期に心室から大動脈へ駆出する血液量を規定する。したがって，拡張機能障害が生じると，収縮機能障害がなくとも心拍出量は低下する。収縮機能障害が生じる病態では，収縮機能障害に先行して拡張機能障害が起こることが報告されており，拡張機能障害は軽度の心機能障害との誤解を招いていた。しかし，拡張機能障害の程度は，収縮機能障害の程度と独立して心不全の予後を左右し，拡張不全は心不全症例の40％を占め

II. 心血管系の機能

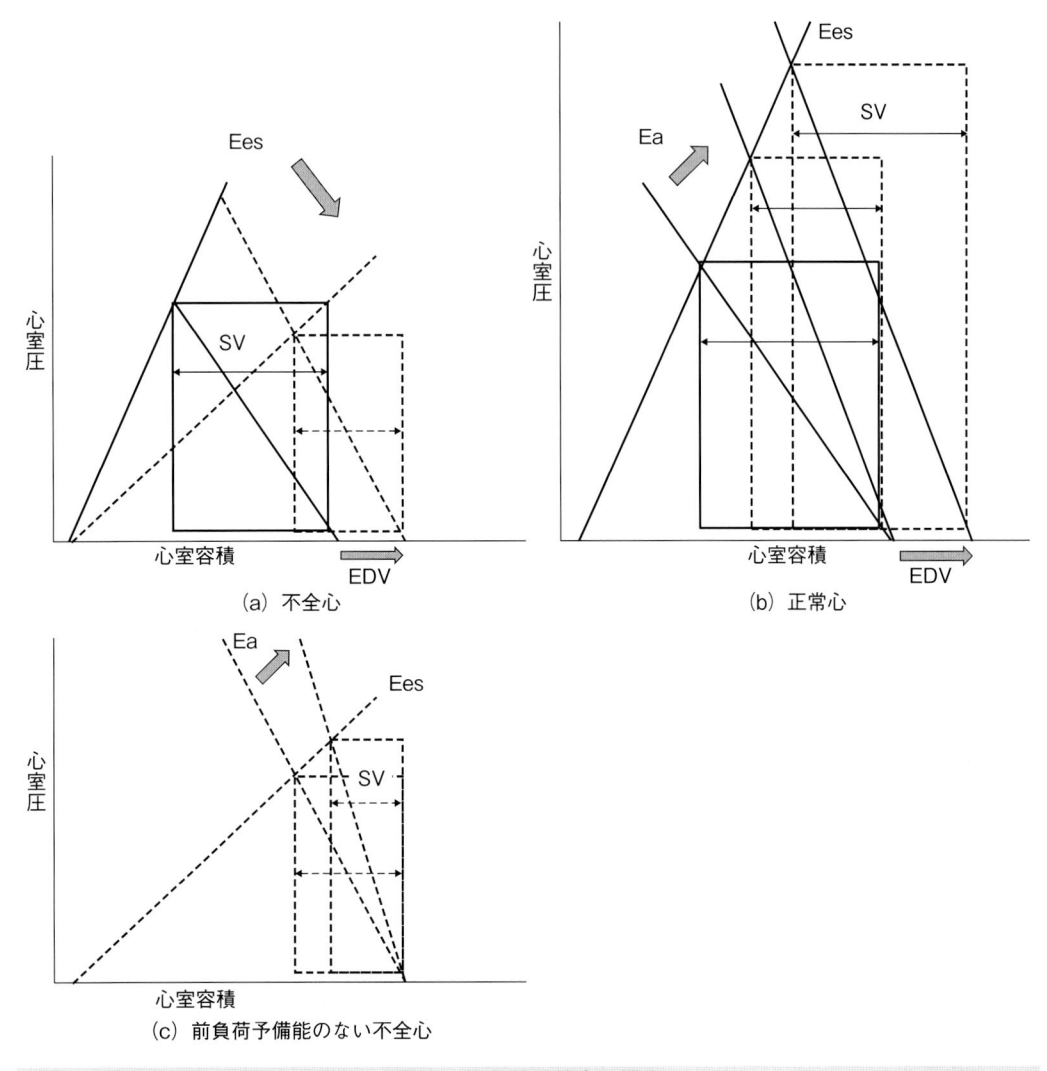

図9 後負荷不整合の機序
(a) 収縮性（収縮末期エラスタンス：Ees）の低下に対して，代償性に前負荷（拡張末期容積：EDV）が増加する。
(b) 後負荷（動脈エラスタンス：Ea）の増加で低下した1回心拍出量（SV）に対して，前負荷増加で代償する。
(c) 後負荷の増加により著明に1回心拍出量が低下する。

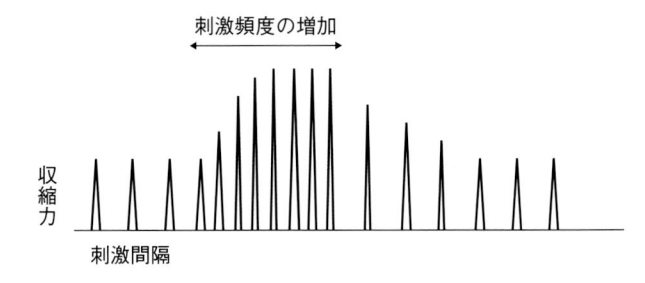

図10 陽性階段効果
刺激頻度が増加すると収縮力は階段状に増加し，高頻度刺激の中断後は収縮力が階段状に低下する。

る病態であることが明らかになってきた。

左心室拡張期は，等容性心室弛緩（図1[1]，図3[2]-③④，図2[1]-D）と心室充満（図1[1]，図3[2]-④①，図2[1]-E～G）に分けられる。前者は細胞内Ca^{2+}動態の影響を強く受けるが，後者は左室の弾性特性で規定される。

1 左室弛緩

左室拡張期の等容性心室弛緩は，エネルギーを要する能動的な過程で，アデノシン三リン酸（adenosine triphosphate：ATP）を要する筋小胞体Ca^{2+}ポンプ（SERCA IIa）による取り込み，SERCA IIa調節タンパクホスホランバンのリン酸化，トロポニン I のリン酸化（心筋の収縮と弛緩の細胞生理学の項参照）が関与する。エネルギー依存性の能動的過程であるため，左室弛緩の異常は狭心症において早期に認められる現象である。

さらに収縮期の負荷も関与し，ある一定の限界までは，収縮期の負荷が大きいほど弛緩速度は速くなるが，限界を超えると弛緩速度は延長する。このため，収縮期の負荷（主に後負荷）による心不全状態では後負荷の軽減が左室弛緩の改善につながる。以下に主な左室弛緩の指標を示す。

a. 左室圧一時微分最小値（negative dp/dt$_{max}$）

拡張期の心室内圧の時間に対する変化率の最小値である。左室弛緩速度が低下すると，negative dp/dt$_{max}$の絶対値が低下する。ただし，心拍数や左室容積などの影響を受けることが多い。

b. 等容性弛緩時間（isovolumic relaxation time：IRT）

大動脈弁閉鎖から僧帽弁開放までの時間である（図11[3]）。左室弛緩速度が低下すると，IRTは延長する。現在は，大動脈圧，左房圧，左室圧から求める方法ではなく，超音波法で大動脈弁の閉鎖から左室流入血流速波形の開始までの時間として求められている。しかし，左室収縮期圧，心拍数，左房圧の影響を受け，特に左室弛緩障害の進展で二次性に左房圧が上昇すると左室流入が速くなるため，左室弛緩障害が進行していくとIRTは短縮してくる（図11[3]）。

c. 時定数（time constant：Tau）

現在，最も広く用いられている左室弛緩指標のゴールドスタンダードで，求め方にいくつかの方法が提唱されている。以下にnonzero asymptone法を示す。

$P(t) = (P(0) - Pb)e^{-t/TD} + Pb$

P(t)：左室圧，t：negative dp/dt$_{max}$からの時間，P(0)：negative dp/dt$_{max}$時の左室圧，Pb：左室が収縮末期容積のままで完全に弛緩したときの左室圧，TD：時定数

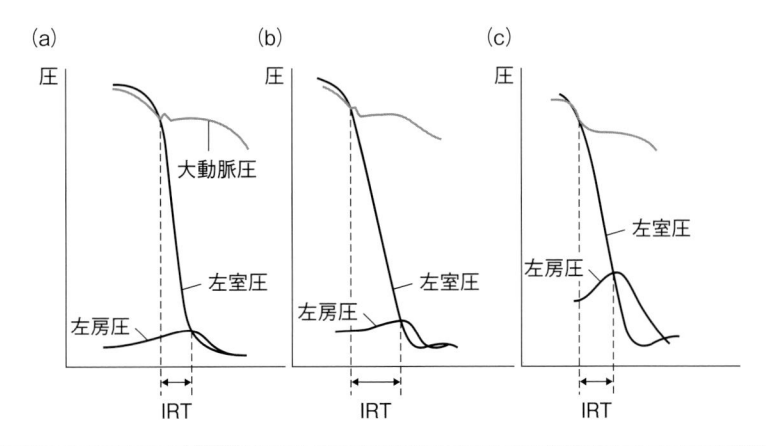

図11 左室弛緩障害に伴う大動脈圧，左室圧，左房圧の変化

等容性弛緩時間（IRT）は大動脈弁閉鎖から僧帽弁開放までの時間で，健常例（a）に比較して左室弛緩障害例（b）では延長する。二次的左房圧の上昇（c）で，IRT は短縮する。

（山本一博，増山　理．Ｉ．心機能評価による必要な基礎知識．3．心室の拡張機能はどのように評価されるか？　松崎益徳，本郷　実編．新・心臓病診療プラクティス〈3〉心機能を識る．東京：文光堂；2004. p.39 より改変引用）

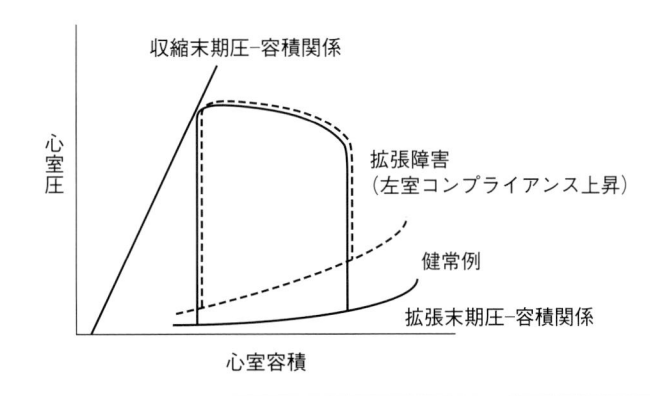

図12 左室拡張障害による左室圧容積関係の変化

左室コンプライアンス上昇によって，健常症例に比べ同じ拡張末期容量でも拡張末期圧は上昇している。

2 左心コンプライアンス

コンプライアンスとは，容積変化を圧変化で除したもの（dP/dV）で，左室コンプライアンスは，左室充満期における左室への血液の流入動態に影響を与える。左室弛緩障害が生じるとコンプライアンスは低下し，拡張期左室容量の増加に伴う左室圧の上昇は健常例に比べて高くなり，拡張末期圧-容積関係（end-diastolic pressure volume relation：EDPVR）は上方へ移動する（図12）。

3 心エコー（パルスドプラー法，組織ドプラー法）による左室拡張機能評価

左室圧を記録するためには，左室へのカテーテル挿入を必要とするため，臨床上頻回

の検査は困難である．このため現在では，心エコーのパルスドプラー法で得られた左室流入血流波形と肺静脈血流波形，および組織ドプラー法で得られた僧帽弁輪速度を解析することで左室拡張機能を評価している（図13）．

a．左室流入血流波形

左室拡張早期急速流入血流速波形（E波）は，左心室内圧が左心房内圧よりも低下し，僧帽弁が開いた直後，血液が左心室へ急速に流入する心室急速流入期（図2[1)]-E）の波形をとらえたもので，急速な充満により心室内圧と心房内圧が等しくなり心室流入が静止する拡張静止期（図2[1)]-F）ではE波が消失する．この左房-左室圧較差最大時から消失するまでの時間をE波減速時間（deceleration time：DT）と呼ぶ．その後，左心房収縮（図2[1)]-G）による左室拡張後期流入速波形がA波としてとらえられる．

b．肺静脈血流波形

肺静脈血流速波形収縮期波（S波）は，左室収縮期に左房に流入する血流速波形で，左房心筋弛緩によるS1波と左房への血流貯留を反映するS2波がある．通常，S2波のみの一峰性としてとらえられる．肺静脈血流速波形拡張期波（D波）は，左室拡張早期（急速流入期）に左房に流入する血流速波形で，血液は左房に貯留されず左室へ流入する．

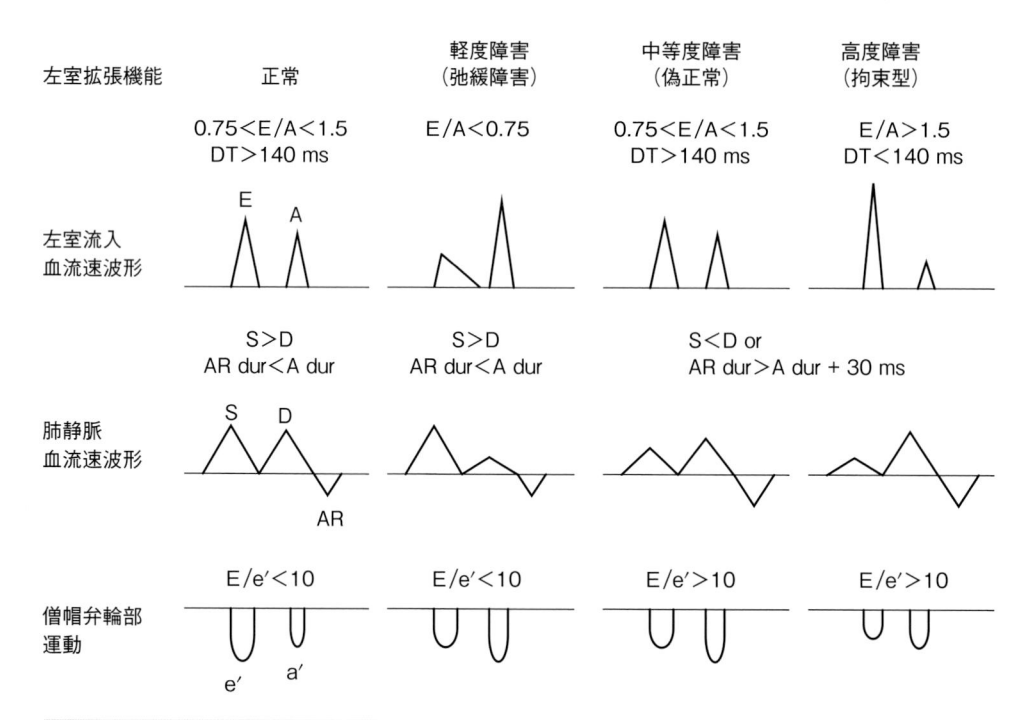

図13 左室拡張機能障害重症度における左室流入血流波形と肺静脈血流波形

E：左室拡張早期急速流入血流速波形，A：心房収縮による左室拡張後期流入速波形，A dur：A波持続時間，DT：E波減速時間（E波のピークから消失までの時間），S：肺静脈血流速波形収縮期波，D：肺静脈血流速波形拡張期波，AR：肺静脈血流速波形心房収縮期波，AR dur：AR波持続時間，e'：左室拡張早期僧帽弁輪速度，a'：心房収縮時僧帽弁輪速度

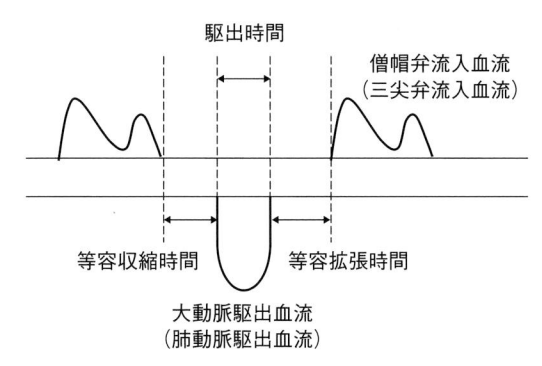

図14 Tei index の求め方

つまり，D波は左房の導管機能の指標となる。AR波は，左房収縮時の肺静脈への逆流をとらえたものである。しかし，経胸壁アプローチでは良好な描出が困難な場合がある。

c. 僧帽弁輪速度

左室拡張早期（e'）および左心房収縮時（a'）の僧帽弁輪速度が簡便に描出される。E波とe'の比は肺動脈楔入圧と良好な相関があり，$E/e' > 10$では肺動脈楔入圧が15 mmHgを超える。

Tei index

心室の収縮機能と拡張機能を総合した機能評価方法として提唱されている。左室を評価する場合には僧帽弁流入血流と大動脈駆出血流を用い，右室の場合は三尖弁流入血流と肺動脈駆出血流を用いる。正常値は左室が0.39 ± 0.05，右室が0.28 ± 0.04で心機能の低下により値が増加する（図14）。

心仕事量と酸素消費量

仕事量とは，ある物体に力を加えて一定の距離移動させる場合に必要なエネルギーであり，心臓においては血液を後負荷に打ち勝って駆出する場合に発生する。したがって，臨床的な心仕事量は以下のように定義される。

1回心仕事量＝平均血圧×1回拍出量
分時心仕事量＝平均血圧×心拍出量

1 圧容積面積（pressure volume area：PVA）

左室圧容量曲線では，ESPVRとEDPVR，および収縮期圧容積軌跡で囲まれたPVA（図15）が左室の機械的総仕事量を表す。PVAは，心室が外部に対してなす機械

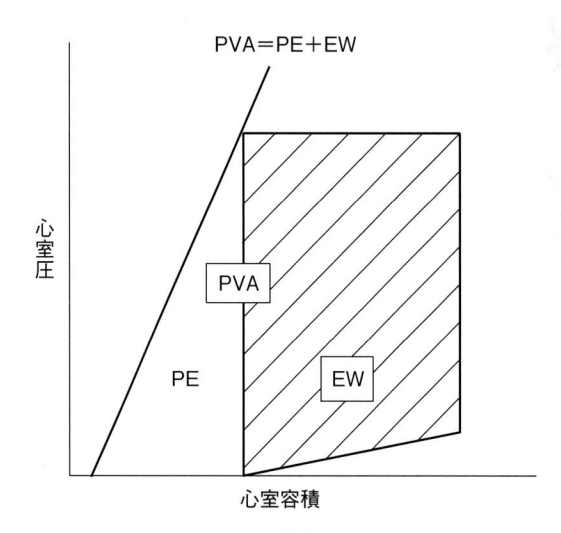

図15 圧容積面積（PVA）
PVAは，心室が外部に対してなす機械的仕事（EW）と心室のポテンシャルエネルギー（PE）の和である。

的仕事（extra work：EW）と心室のポテンシャルエネルギー（potential energy：PE）の成分をもつ。EWは主に駆出収縮時に，PEは等容性心室収縮時に使用されると考えられている。

a. 心室動脈結合（ventriculoarterial coupling）

一定の左室容積と収縮性をもつ左室に対して，最小限のエネルギーで最大の1回仕事量，つまり最小限のPVAで最大のEWが得られる条件（至適心室）はEa/Ees比が0.5のときで，最大の1回仕事量，つまり最大のEWが得られる後負荷条件（至適後負荷）はEa/Ees比が1とされている（図16）。正常な心機能例ではEa/Ees比が0.5で，最も効率的な条件であるが，中等度心機能低下例ではEa/Ees比が1でEWがほぼ最大となる至適後負荷の状態となる。心機能が高度に低下するとEa/Ees比は1以上となりエネルギー消費は大きいが仕事量は減少し，たとえるなら燃費の悪いエンジンとなる。

2 心筋酸素消費量

心筋酸素消費量（V_{O_2}）は冠動静脈の酸素含有量較差と冠血流量の積で求められるが，PVAは1心拍の心筋酸素消費量（V_{O_2}）と直線的関係にある（図17-a）。

$V_{O_2} = \alpha PVA + V_{O_2}$ 切片

カルシウムやカテコラミンによって収縮性が増加したときには，心筋の基礎代謝やV_{O_2}-PVA関係の勾配（α）は一定であるが，筋小胞体からのCa^{2+}放出量増加のため興奮収縮連関（E-C coupling）に利用されるエネルギーが増加する（図17-b）。

臨床的には，収縮期血圧と心拍数の積（rate pressure product）が簡便である割には，酸素消費量との相関が高いのでよく用いられる。安静時にはこの積が7,000〜12,000

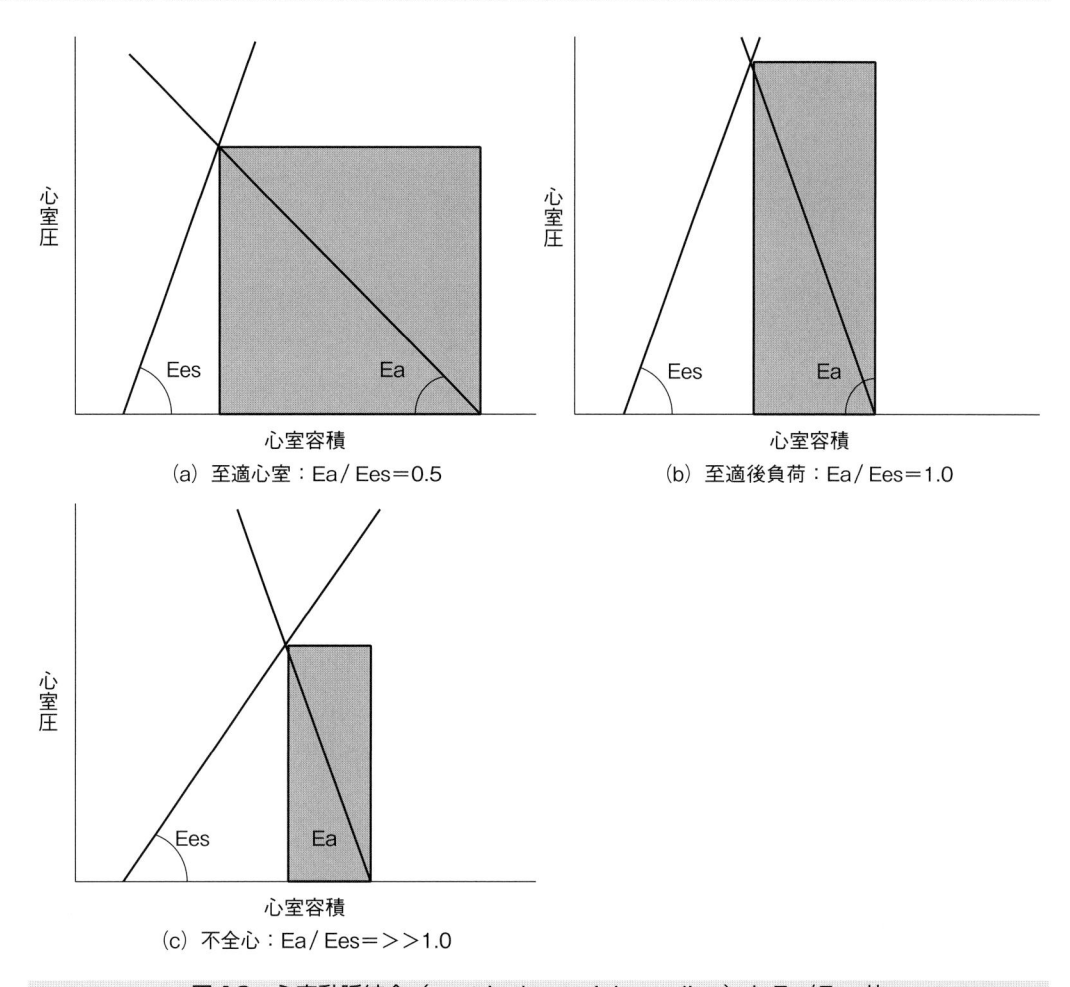

図16 心室動脈結合（ventriculoarterial coupling）とEa/Ees比

(a) 至適心室：Ea/Ees＝0.5
(b) 至適後負荷：Ea/Ees＝1.0
(c) 不全心：Ea/Ees＝＞＞1.0

Ea：動脈エラスタンス，Ees：収縮末期エラスタンス

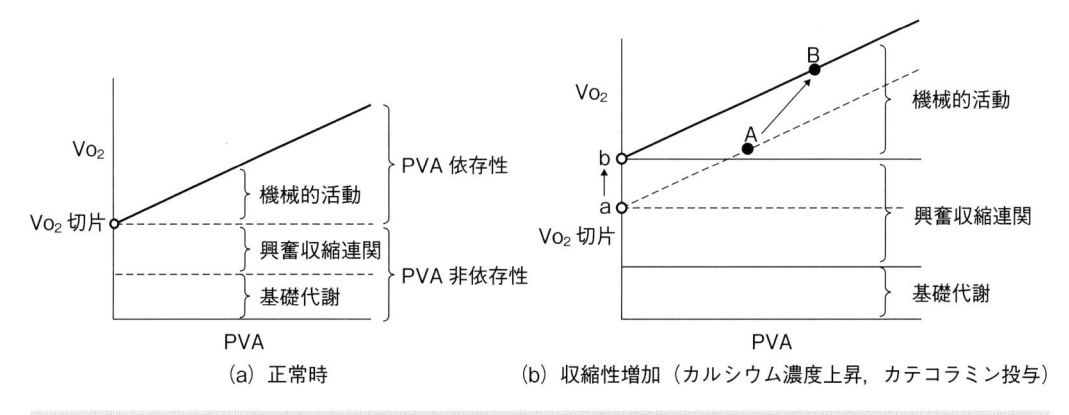

図17 心筋酸素消費量（V_{O_2}）−圧容積面積（PVA）関係

(a) 正常時
(b) 収縮性増加（カルシウム濃度上昇，カテコラミン投与）

収縮性が増加したとき（b）には，Ca^{2+}放出量増加のため興奮収縮連関に利用されるエネルギーが増加するため，V_{O_2}切片がaからbに移動し，同時に心仕事量であるPVAも増加するためV_{O_2}はAからBに移動する。

であるが，15,000以上になると酸素消費量の増加と考える．しかし，心室容積や収縮性が大きく変化する状況では信頼性が低下する．

心筋の収縮と弛緩の細胞生理学

心臓は洞房結節のペースメーカ細胞から発生した電気的興奮が房室結節，ヒス束，脚に伝播され，心室細胞に興奮が伝わると細胞膜が脱分極する．細胞内Ca^{2+}濃度上昇（10^{-5} M）により心筋は収縮し，細胞内Ca^{2+}濃度低下（10^{-7} M）により心筋弛緩が生じる．

1 心筋細胞活動電位

心筋細胞膜には種々のイオンチャネルや交換機構があり，この開閉によって生じる膜電流による電位の変化が活動電位である（図18[1]）．

a. 分極した状態

拡張期には膜電流は流れておらず，静止膜電位は−80 mVでK^+の拡散電位によって決定する．

b. 速い脱分極（depolarization）

興奮により活動電位が−70～−60 mVに達するとNaチャネルが開口し，Na^+が細胞内に急速に流入し，脱分極スパイクが生じる．K^+の透過性は減少し，活動電位が−30 mVに達するとL型Ca^{2+}チャネルが開口しCaが細胞内に徐々に流入し始める．

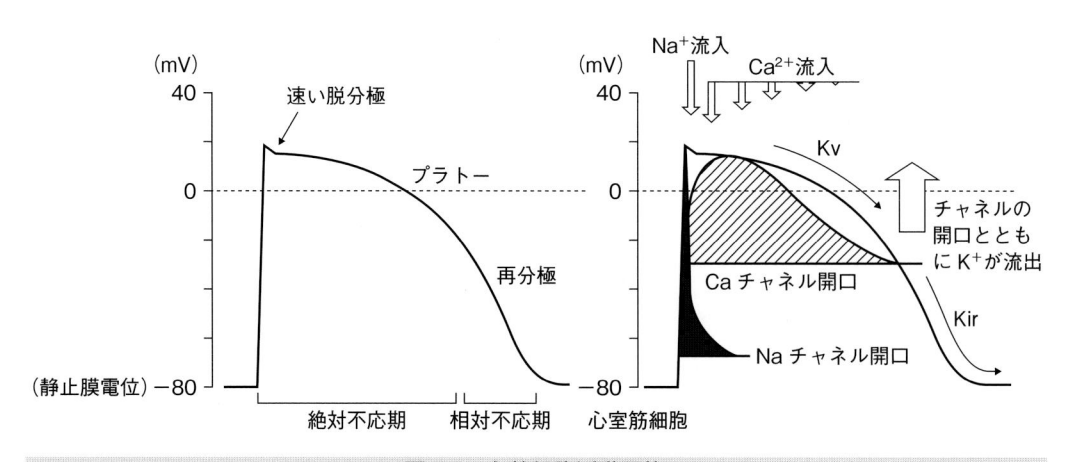

図18 心筋細胞活動電位

Kv：電位依存性Kチャネル，Kir：内向き整流性Kチャネル
（L.H. オピー編著．岩瀬三紀，横田充弘監訳．オピーの心臓生理学―細胞から循環まで．東京：西村書店；2008. p.53より改変引用）

c. プラトー期

Na$^+$の透過性は減少し始め，Kの透過性はさらに減少する。Ca^{2+}の細胞内移動は高まり，アクチン-ミオシン相互作用が生じる。

d. 再分極 (repolarization)

細胞内 Ca^{2+} 濃度増加で電位依存性 K チャネルが活性化し，K$^+$ が細胞外へ移動する。再分極が進むと内向き整流性 K チャネルにより K$^+$ の細胞外移動と Na$^+$-K$^+$ ポンプによる Na$^+$ の細胞外移動が起こる。Ca^{2+} の細胞内移動は低下し，同時に筋小胞体による取り込みと Na$^+$/Ca^{2+} 交換機構により細胞内 Ca^{2+} が低下し弛緩が生じる。

不応期

異所性拍動は，異所性興奮巣からの刺激に対して Na チャネルが開口したときのみ発生する。絶対的不応期の間は再分極が進んでいないため，Na チャネルは活性化しうる電位の範囲にない。このため，電気刺激を加えても脱分極を誘発できない。相対的不応期では，Na チャネルの一部が適切な刺激に対して活性化しうる状態になっている（図18[1]）。

2 心筋細胞レベルでの収縮と弛緩

Ca^{2+} トランジェントとは，収縮-弛緩周期に応じた細胞内 Ca^{2+} 濃度の変化で，さまざまな制御機構により調節されている。心筋細胞レベルでは，Ca^{2+} トランジェントに応じて収縮タンパクのアクチンとミオシンは相互作用（クロスブリッジ）により収縮弛緩を生じる。心筋細胞の収縮のプロセスは①〜⑧であるが，細胞内 Ca^{2+} 濃度が拡張開始レベルに低下するまで，⑤〜⑧が繰り返される（図19，図20[1]）。

①細胞膜と T 管の脱分極が生じる。

②L 型 Ca チャネルと reverse モードの Na$^+$/Ca^{2+} 交換機構により，Ca^{2+} が細胞内に流入する。

③筋小胞体（sarcoplasmic reticulum：SR）のフット部位にあるリアノジン受容体が活性化し，SR より大量の Ca^{2+} が細胞質内へ放出される。リアノジン受容体の一部は SR の膜から T 管へ伸び，フットを形成し，T 管の L 型 Ca チャネルは SR からの Ca^{2+} 放出を促進する膜電位センサーとして働く。ヒト心筋細胞では，収縮期に上昇する細胞内 Ca^{2+} の 75％は SR によるもので，残りの 25％は L 型 Ca チャネルと reverse モードの Na$^+$/Ca^{2+} 交換機構によるものである（図19[1]）。

④トロポニン C が Ca^{2+} と結合し活性化し，アクチンとミオシンの反応抑制タンパクトロポニン I を抑制する。

⑤ミオシン頭部とアクチンが結合する（図20[1]-①）。

⑥ミオシン頭部が屈曲し，アクチンをサルコメアの中心方向へ移動する（図20[1]-②）。

⑦ミオシンに ATP が結合し，ミオシン頭部とアクチン結合が解離する（図20[1]-③）。

1. 心臓の機能

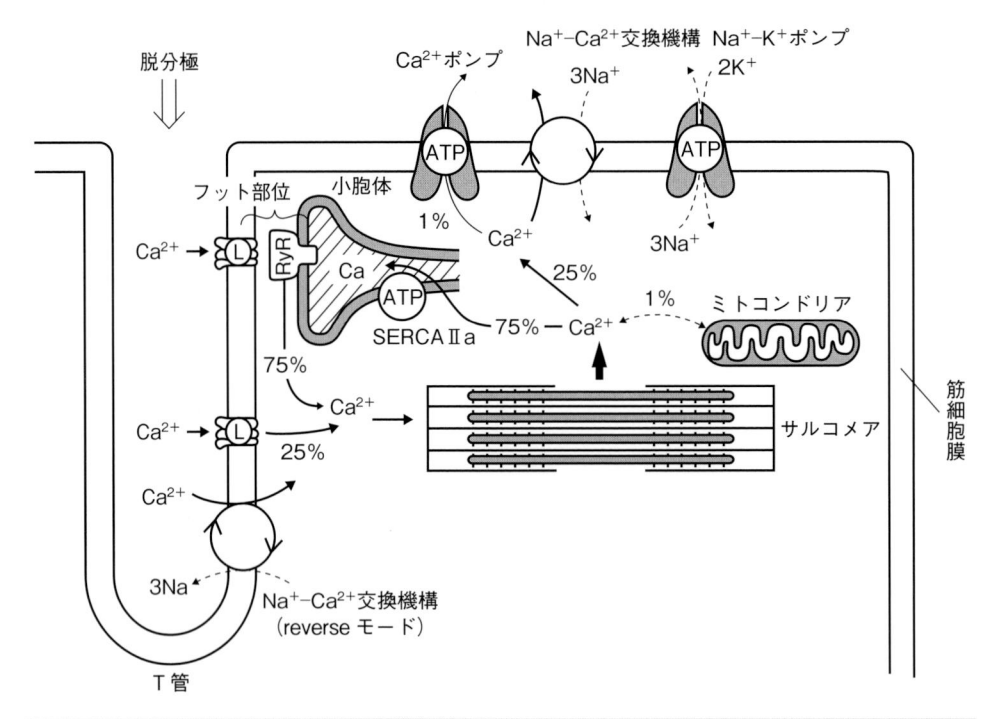

図19 心筋細胞におけるCa²⁺トランジェント
RyR：リアノジン受容体，L：L型Caチャネル
（L.H.オピー編著．岩瀬三紀，横田充弘監訳．オピーの心臓生理学——細胞から循環まで．東京：西村書店；2008. p.119より改変引用）

⑧ミオシンATPaseでATPがADPとPiに分解され，ミオシン頭部の屈曲が元に戻る（図20 [1]–④）。

拡張期の弛緩を可能にするには，Ca^{2+}が細胞質から除去されなくてはならない。ヒト心筋細胞では，収縮期に上昇した細胞内Ca^{2+}の75％はSRのSERCA IIaから取り込まれ，残りの25％はNa^+/Ca^{2+}交換機構により細胞外へ放出される（図19[1]）。以下に心筋細胞レベルでの弛緩のプロセスを示す。

①細胞内Ca^{2+}濃度上昇により，カルモジュリンとカルモジュリン依存性キナーゼを介してSERCA IIaの調節タンパクホスホランバンをリン酸化し，SERCA IIa機能を亢進させる。また，Ca^{2+}はCa^{2+}ポンプにも直接作用してその活性を増強する。
②細胞質内からSRへのCa^{2+}再取り込みが生じる。
③トロポニンCとCa^{2+}との結合が減少し，アクチンとミオシンの反応抑制タンパクトロポニンIが活性化する。
④ミオシン頭部とアクチンの結合が解離し，弛緩が生じる。

3 β受容体刺激が心筋収縮・弛緩に与える影響（図21）

心筋の収縮・弛緩はさまざまな因子で左右されるが，重要な交感神経β受容体刺激について触れる。心筋のβ受容体が刺激されると，アデニル酸シクラーゼが活性化され，

II. 心血管系の機能

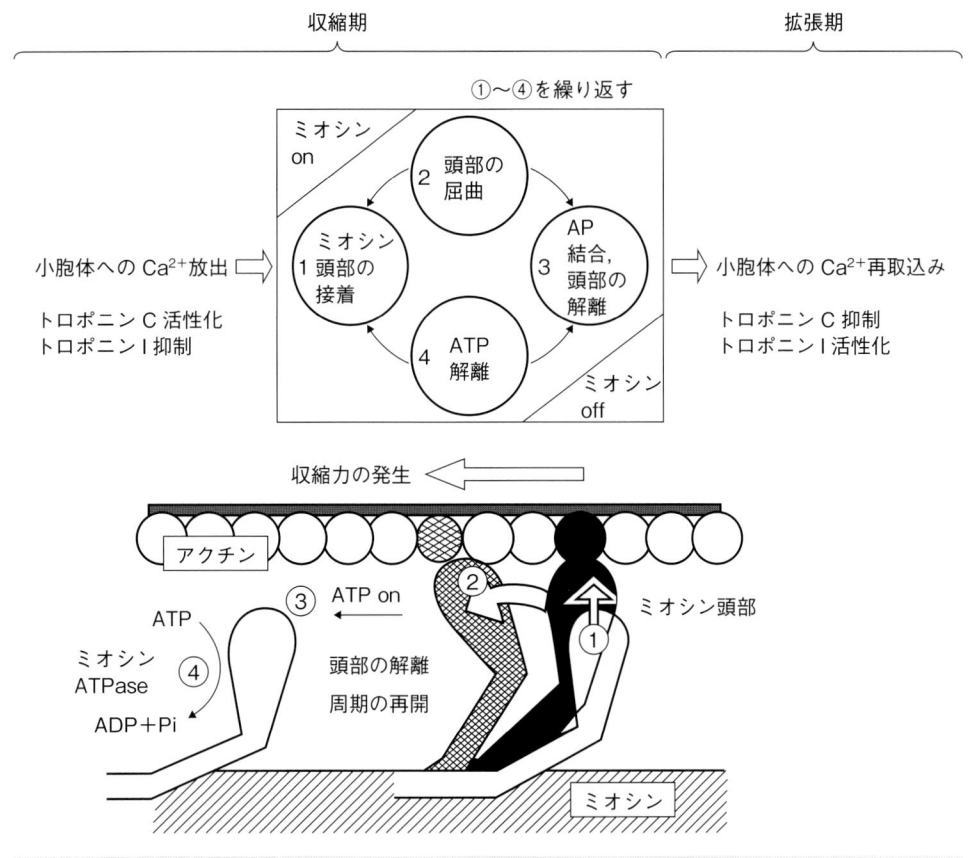

図20 収縮–弛緩周期と収縮タンパクアクチンとミオシンの相互作用（クロスブリッジ）
（L.H. オピー編著. 岩瀬三紀, 横田充弘監訳. オピーの心臓生理学─細胞から循環まで. 東京：西村書店；2008. p.xviii より改変引用）

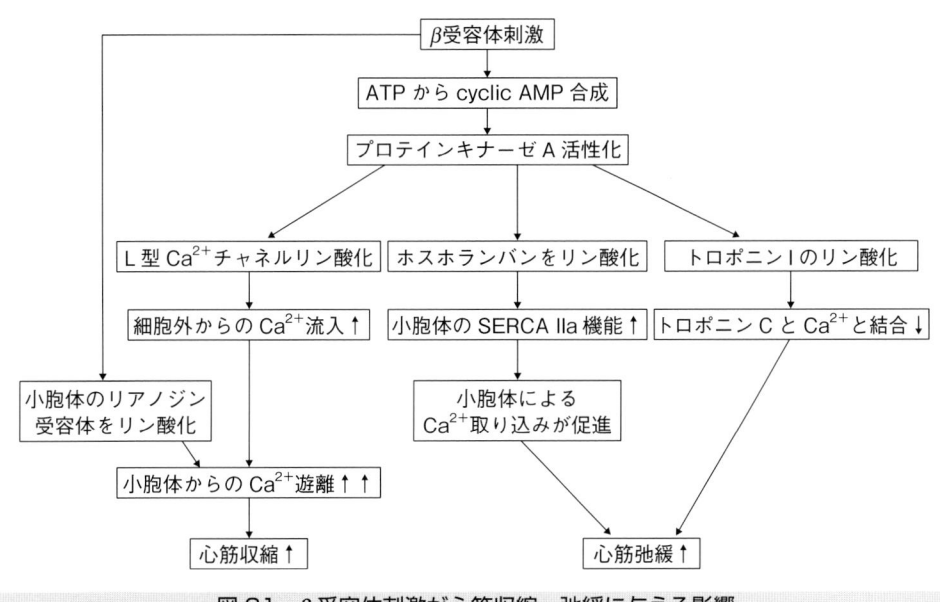

図21 β受容体刺激が心筋収縮・弛緩に与える影響

ATP から cyclic アデノシン一リン酸（adenosine monophoaphate：AMP）が合成される。cAMP はプロテインキナーゼ A を介して L 型 Ca^{2+} チャネルと SR のリアノジン受容体をリン酸化し，細胞外からの Ca^{2+} 流入のみならずリアノジン受容体も活性化させる。結果的に SR からの Ca^{2+} 遊離は増加し，心筋収縮は増強する。一方，プロテインキナーゼ A はホスホランバンをリン酸化し，SR の SERCA II a 機能亢進により SR による Ca^{2+} 取り込みを促進させる。同時にトロポニン I のリン酸化によりトロポニン C と Ca^{2+} と結合を減少させ弛緩機能も増強させる。このように，β 受容体刺激による心筋収縮・弛緩機能の増強には，SR 機能が大きく関与している。

■参考文献
1) L.H. オピー編著．岩瀬三紀，横田充弘監訳．オピーの心臓生理学─細胞から循環まで．東京：西村書店；2008. p.xviii-xxiv および p.53-255.
2) 上村和紀，杉町　勝．III．観血的検査法による心機能の評価．4．左室圧容積関係からみた心機能の評価．松崎益徳，本郷　実編．新・心臓病診療プラクティス〈3〉心機能を識る．東京：文光堂；2004. p.194-203.
3) 山本一博，増山　理．I．心機能評価による必要な基礎知識．3．心室の拡張機能はどのように評価されるか？　松崎益徳，本郷　実編．新・心臓病診療プラクティス〈3〉心機能を識る．東京：文光堂；2004. p.36-43.

（趙　　成三，澄川　耕二）

II. 心血管系の機能

2 血管の機能

はじめに

Levick[1]によると，血管をそれぞれの機能面で理解するには，弾性動脈，導管動脈，抵抗血管，交換血管および容量血管の5つに分類するとしており（表），本項でもそれに準じて説明する。

動脈の機能

1 弾性動脈（elastic arteries）

大動脈や腸骨動脈のような径の大きな血管（ヒトで1〜2 cm）は，血管中膜に天然ゴムのおよそ6倍以上も伸びやすいエラスチンと呼ばれる物質を多く含有する。そのため，弾性動脈は，伸展性に富み心臓の収縮期に伴う動脈内血流増大時に10％程度はその壁を伸展することが可能となっている。一方，拡張期には逆に血管壁のいわゆる反跳が発生することで，下行大動脈から末梢動脈へ血流が途切れることなく送られる仕組みとなっている。さらに，これらの血管の中膜には，エラスチンの100倍も硬く伸展しにくいコラーゲンの線維も配置され，過伸展を防いでいる。

表　各種血管壁の構成比率（％）

	内皮	平滑筋	弾性組織	コラーゲン
弾性動脈	5	25	40	27
細動脈（抵抗血管）	10	60	10	20
毛細血管（交換血管）	95	0	0	5（基底板）
細静脈（容量血管）	20	20	0	60

(Levick JR. Overview of the cardiovascular system. An introduction to cardiovascular pharmacology. 4th ed. London：Arnold；2003. p.10 より一部改変引用)

2 導管動脈(conduit arteries)

　ヒトで0.1〜1.0 cm程度の径の動脈を指し,橈骨動脈,脳動脈あるいは冠動脈などがこれにあたる。導管動脈の特徴は,弾性動脈など他の血管に比べ,中膜での平滑筋量が多く相対的に血管壁が厚いことである。厚い血管壁をもつことで,肘部や膝窩部のように激しい伸縮が行われる部位でも血管がその衝撃に耐えうる仕組みとなっている。導管血管では,収縮や弛緩といった血管反応の動きが大きいが,これには血管壁の多くを占める平滑筋層が自律神経系の支配を受けていることが影響している。また,導管血管では,血管壁傷害時に攣縮が発生しやすい特色がある。この性質は,四肢の血管では止血に寄与し生命維持には有利であるが,冠動脈や脳血管では臓器血流障害を招き逆に不利になる。

3 抵抗血管(resistance vessels)

　導管動脈より末梢で,動脈圧の低下を引き起こすレベルの動脈を抵抗血管と称する。径が100〜500 μm の終動脈や10〜100 μm の細動脈がこれにあたる。一般に終動脈と細動脈の境界は,径100 μm とされている。近位の抵抗血管は,導管動脈同様に平滑筋層が厚く,自律神経系の支配が優位であるのに対し,終動脈に至ると血管平滑筋は1〜3層程度となり神経系の支配も粗になる。健常人では,下行大動脈から橈骨動脈までの平均動脈圧の低下は,わずか2 mmHg程度である。しかし,抵抗血管の拡張および収縮はそれぞれ,抵抗血管が分布する局所の血流の増大あるいは減少を意味し,このサイズの動脈は局所の血流制御に重要な役割を果たしている。

毛細血管〔交換血管(exchange vessels)〕の機能

　血液中の酸素,二酸化炭素などの各種ガスや代謝関連物質の交換は毛細血管で行われるため,毛細血管は交換血管とも呼ばれる。毛細血管は,5〜6 μm ほどの非常に小さな径をもち,組織の細胞と10〜20 μm ときわめて近接して走行している。また,毛細血管の血管壁は,内皮細胞一層からなり,その厚みは0.5 μm ときわめて薄い特徴がある。これが,血管壁を介したガスや代謝関連物質の移動を容易にしている。
　前述のように,毛細血管は非常に小さい血管径をもつ一方で,毛細血管床全体としては大きな断面積をもち,結果としてその血管抵抗は低くなっている。これには,多くの毛細血管が平行して走ることや,血管長が1 mm以下と短いこと,さらには,ボーラスフローと呼ばれる毛細血管での特殊な血流パターンもその血管抵抗の低さに寄与している。毛細血管の血管径は,赤血球の径(およそ8 μm)よりも小さいため,赤血球は折れ曲がるようにしてその中を通って行く。そのような状況化では,血流は層流とはなりえず,均一の流速をもつボーラス(single-file)フローのみが発生することになる。結

果として，毛細血管での血流速は赤血球が 0.5 〜 2 秒かけて通過できるレベルとなるが，この通過時間は，赤血球が組織へ酸素を供給し炭酸ガスを受け取るに十分なものとなっている。

【補足：流体物理学の血流への適用[2)]】
直線上の血管中の血流は細い剛体管の中の流れのように層流となるのが普通である。この場合，血管壁に接する無限に薄い血液の層は動かないが，それに接する次の層はもう少し動く。さらに次の薄層はもう少し速く動くというような状態となり，管の中軸では流速は最も速い。このような層流は流速がある一定値以下である場合にのみ発生する。その臨界の速度を臨界速度という。これを超えると乱流となる。正常なヒトでも心室収縮の最大拍出期に上行大動脈の血流がこの臨界速度を超えることがある。病的には，動脈が狭窄した場所や粘性の低い貧血時などに乱流が起こりやすい。

静脈〔容量血管（capacitance vessels）〕の機能

容量血管は，細静脈と静脈からなる。これらの違いは，単に血管径（細静脈は 50 〜 200 μm）のみであり構造は共通で，血管内皮，薄い血管平滑筋層とコラーゲンで構築された中膜および外膜からなる。四肢の静脈は，血管内皮に一対の静脈弁を備え，逆流を防いでいるが，径の大きい静脈や頭頸部の静脈には弁は存在しない。静脈および細静脈は，動脈および細動脈に比較すると血管の総数は多く，そのため血管抵抗も低くなっている。例えば，細静脈から右心房へ血流を送り込むには，10 〜 15 mmHg の圧較差で十分という具合である。

静脈系は数の多さやサイズの大きさから循環血液量の 2/3 を蓄えており容量血管と呼ばれる（図1）。静脈系の血管壁は薄く，そのため容易に拡張し，また虚脱する。静脈系にも神経支配はあり，静脈容量をある程度はコントロールできる。特に，出血などで心血管系へストレスが加わると，容量血管は収縮し血液を心臓や動脈系に移行させる。

血管内皮[2)3)]

血管内皮は，血管の外膜や中膜と血液の間の隔壁であるばかりでなく，さまざまな重要な機能を担っている。血管内皮は半透過性の膜ととらえることができ，グルコース，アドレナリン，各種薬物などさまざまな物質を血液と組織の間で交換する役割を担っている。さらに，血管内皮細胞は，血流の変化，圧の変化，血液中の多種の物質（アセチルコリンなど），炎症性の各種メディエータに反応し，細胞増殖調節因子や各種血管収縮物質（エンドセリン-1, 内皮由来血管収縮因子など），あるいは拡張物質（一酸化窒素，内皮由来過分極因子，プロスタサイクリンなど）を遊離する（後述）。その他の役割としては，血管内皮は，各種血液凝固・溶解にかかわる物質を遊離するほか，炎症時には血液側から侵入しようとする外敵から組織を守る役割を担っている。病態生理上，内皮

2. 血管の機能

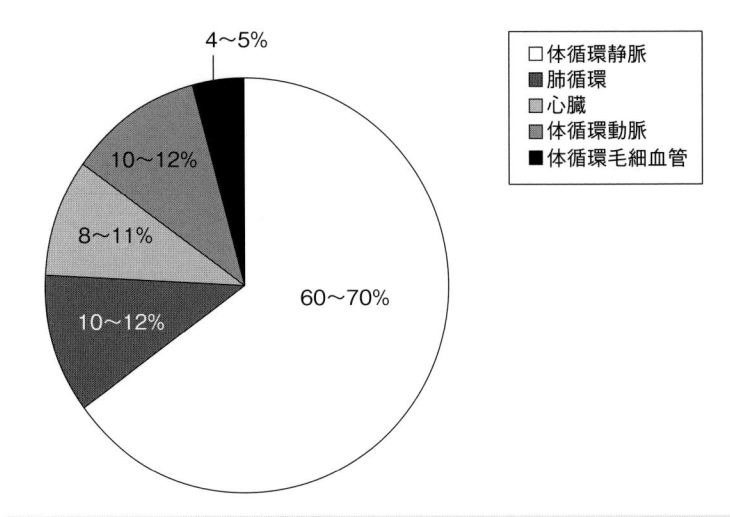

図1 各血管系の血液量分布（%）

体循環静脈系は数の多さやサイズの大きさから循環血液量の約2/3を蓄えており容量血管と呼ばれる。

(Levick JR. Overview of the cardiovascular system. An introduction to cardiovascular pharmacology. 4th ed. London：Arnold；2003. p.11 より一部改変引用)

機能の障害は，動脈硬化の促進をはじめ種々の血管病変の原因となることが知られている。

アセチルコリン，トロンビン，ブラジキニンやサブスタンスPなどのアゴニストがそれぞれの受容体に結合すると，G-タンパクを介して細胞内貯蔵部位からのCa^{2+}放出および細胞外からのCa^{2+}流入が引き起こされる。細胞内に増大したCa^{2+}はカルモジュリンと結合する。内皮型一酸化窒素合成酵素（後述）は，Ca^{2+}が結合したカルモジュリン，テトラヒドロビオプテリン，フラビンアデニンジヌクレオチド（FAD）などの還元物質，酸素の助けを借り，L-アルギニンから一酸化窒素を合成する（図2）。

血流は血管の長軸方向に平行する力を内皮細胞に与える。これをずれ応力（shear stress）と呼ぶ。ずれ応力は，粘性と速度の積で表される。ずれ応力が増大すると内皮細胞内のチロシンキナーゼが活性化を受ける。ついで，Ca^{2+}非依存性に一酸化窒素合成酵素が活性化され，一酸化窒素が合成されて血管が拡張する（図2）。

血管平滑筋

1 平滑筋収縮機構 (図3)[4]

血管平滑筋の収縮は，細胞内のCa^{2+}濃度が上昇し開始される。この上昇には，電位依存性（L型）Caチャネルを介する機序をはじめとする細胞外からのCa^{2+}の流入と小胞体からのCa^{2+}誘発性Ca^{2+}放出機構や，イノシトール3リン酸（IP_3）誘発性Ca^{2+}放

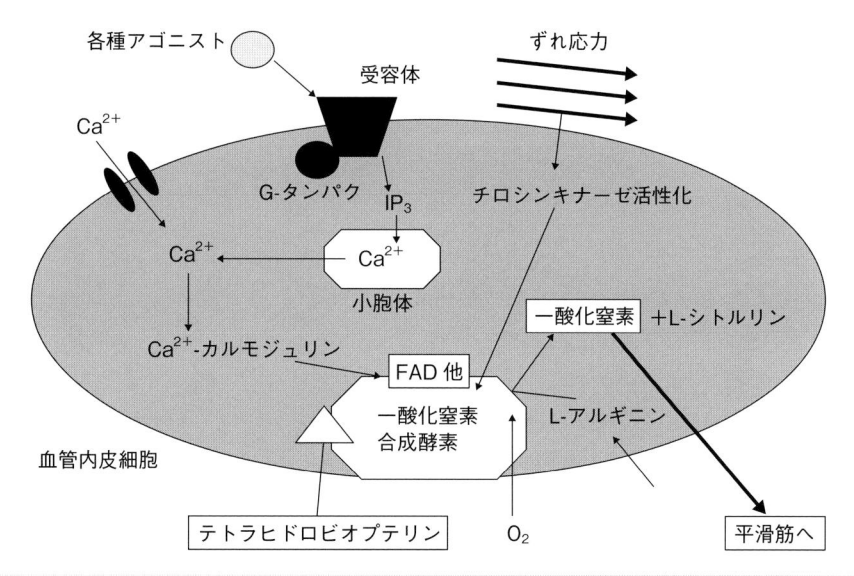

図2 血管内皮細胞での一酸化窒素合成

アセチルコリンなどのアゴニストが血管内皮細胞上の受容体に結合すると，G-タンパクを介して細胞内貯蔵部位からのCa^{2+}放出および細胞外からのCa^{2+}流入が引き起こされる。細胞内に増大したCa^{2+}はカルモジュリンと結合する。内皮型一酸化窒素合成酵素は，Ca^{2+}が結合したカルモジュリン，テトラヒドロビオプテリン，FADなどの還元物質，酸素の助けを借り，L-アルギニンから一酸化窒素を合成する。血流は血管の長軸方向に平行する力〔ずれ応力（shear stress）〕を内皮細胞に与える。ずれ応力が増大すると内皮細胞内のチロシンキナーゼが活性化を受ける。ついで，Ca^{2+}非依存性に一酸化窒素合成酵素が活性化され，一酸化窒素が合成されて血管が拡張する。

（Levick JR. The endothelial cell. An introduction to cardiovascular pharmacology. 4th ed. London：Arnold；2003. p.131-48より一部改変引用）

出機構などの細胞内貯蔵部位からのCa^{2+}放出が関与している。Ca^{2+}は，血管平滑筋内のカルモジュリンというタンパクに受容され，Ca^{2+}-カルモジュリン複合体を形成する。この複合体は，ミオシンフィラメントの頭部にあるミオシン軽鎖キナーゼを活性化しミオシン軽鎖がリン酸化されて平滑筋収縮を引き起こす。

一方，以上の細胞内Ca^{2+}濃度上昇に依存した平滑筋収縮のほかに，ミオシン軽鎖キナーゼのCa^{2+}感受性を増大させる機構も存在する。それが，プロテインキナーゼCやRhoキナーゼをはじめとする各種キナーゼが介在する収縮タンパク感受性亢進機構である。これらのキナーゼが活性化されるとミオシン軽鎖ホスファターゼが抑制される。このようにミオシン軽鎖のリン酸化を低下させる機構が抑制されると，収縮に対するブレーキが甘くなるため，ミオシン軽鎖のリン酸化がいっそう進み，平滑筋収縮は増強する。

心筋と血管平滑筋の大きな違いは，心筋では細胞内Ca^{2+}濃度上昇に細胞内貯蔵部位からのCa^{2+}遊離が大きな役割を果たすのに対し，血管平滑筋では，収縮の引き金となる細胞内Ca^{2+}濃度上昇は，細胞外からの流入によるものであり，持続的な平滑筋収縮のためには，細胞外からの大量のCa^{2+}の流入か細胞内Ca^{2+}濃度上昇に依存しない収縮タンパク感受性亢進機構の関与を必要とする点である。

2. 血管の機能

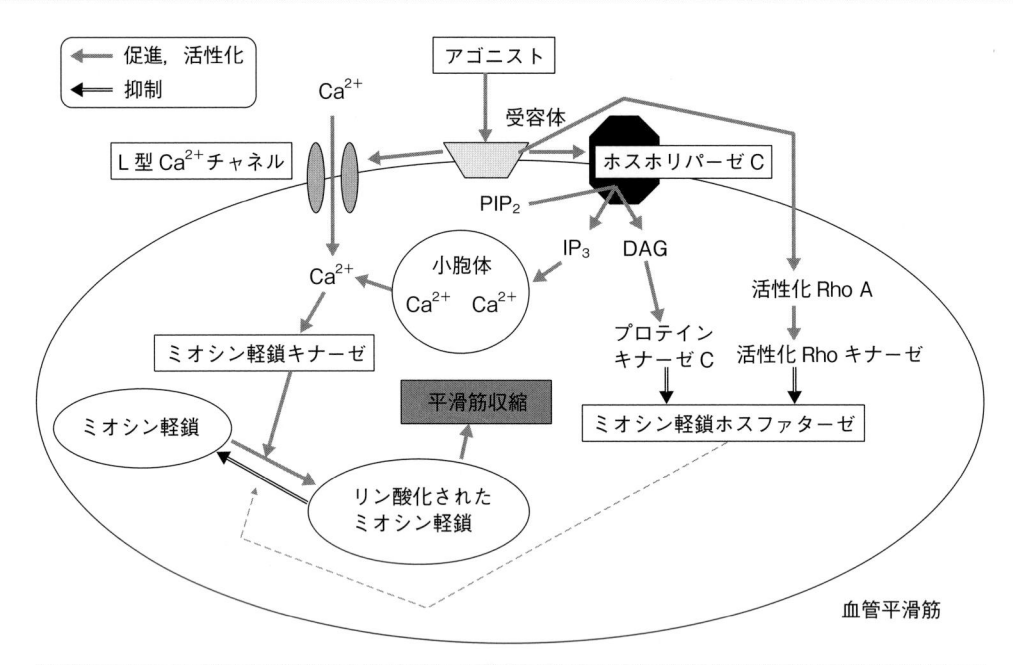

図3 血管平滑筋収縮機構

血管平滑筋の収縮は，細胞内の Ca^{2+} 濃度が上昇し開始される．この上昇には，電位依存性（L型）Ca^{2+} チャネルを介する機序をはじめとする細胞外からの Ca^{2+} の流入と小胞体からの Ca^{2+} 誘発性 Ca^{2+} 放出機構やイノシトール3リン酸（IP_3）誘発性 Ca^{2+} 放出機構などの細胞内貯蔵部位からの Ca^{2+} 放出が関与している．Ca^{2+} は血管平滑筋内のカルモジュリンというタンパクに受容され，Ca^{2+}-カルモジュリン複合体を形成する．この複合体は，ミオシンフィラメントの頭部にあるミオシン軽鎖キナーゼを活性化しミオシン軽鎖がリン酸化されて平滑筋収縮を引き起こす．細胞内 Ca^{2+} 濃度上昇に依存した平滑筋収縮のほかに，プロテインキナーゼCやRhoキナーゼをはじめとする各種キナーゼが介在する収縮タンパク感受性亢進機構も存在する．これらのキナーゼが活性化されるとミオシン軽鎖ホスファターゼが抑制される．このようにミオシン軽鎖のリン酸化を低下させる機構が抑制されると，ミオシン軽鎖のリン酸化がいっそう進み，平滑筋収縮は増強する．

（木下浩之．1．局所麻酔薬中毒の薬理―B．心筋と血管平滑筋―．浅田 章，西川精宣編．局所麻酔薬中毒・アレルギー．東京：克誠堂出版；2008. p.24-39 より引用）

2 平滑筋拡張機構（図4）[4]

　血管平滑筋収縮を制御する血管拡張機構としては，大きく分けて，細胞膜過分極によるもの，cAMPを介するもの，サイクリックGMP（cGMP）を介するものの3種類がある．K^+ チャネル（Ca依存性，電位依存性，ATP感受性，内向き整流性の4タイプがある）の開口により平滑筋細胞膜が過分極すると電位依存性 Ca^{2+} チャネルが閉じて，細胞内 Ca^{2+} 濃度が低下する．この Ca^{2+} 濃度の低下がミオシン軽鎖キナーゼの活性を低下させ，血管平滑筋は弛緩する．その他，各種アゴニストによる刺激により平滑筋細胞膜のアデニル酸シクラーゼが活性化すると，細胞内でcAMPが産生され，これがプロテインキナーゼAを活性化する．活性化したプロテインキナーゼAは，K^+ チャネルを開口させ，細胞内貯蔵部位への Ca^{2+} の取り込みや細胞外への排出を促進して細胞内 Ca^{2+} 濃度を低下させ，さらに，ミオシン軽鎖キナーゼのリン酸化を抑制して，血管を

II. 心血管系の機能

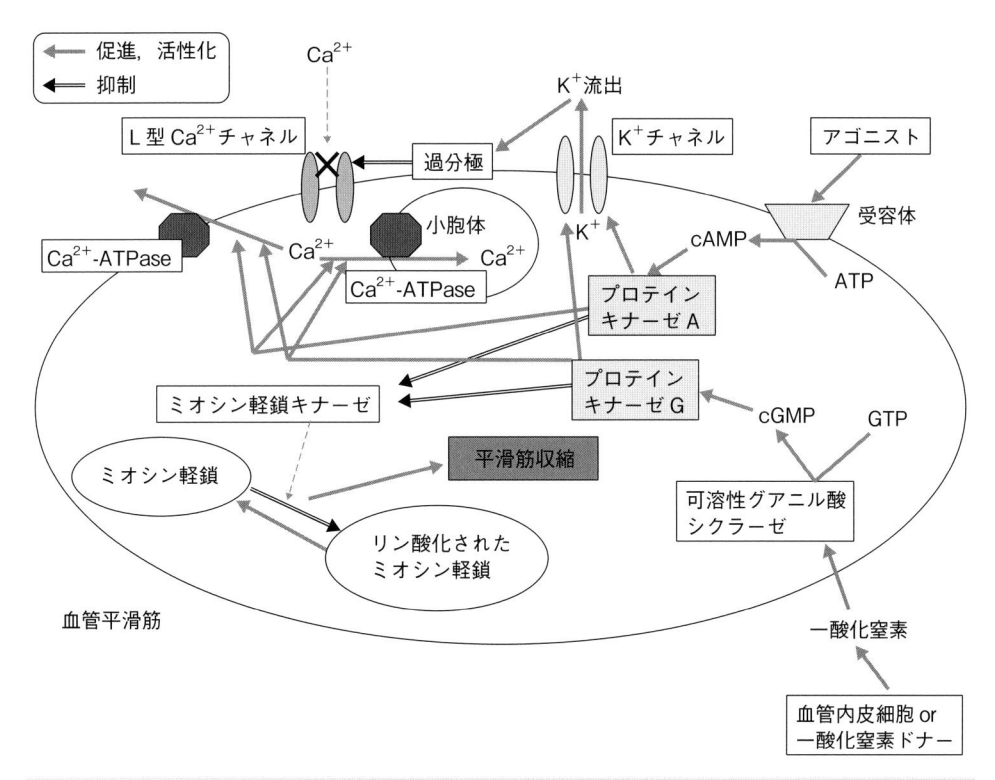

図4 血管平滑筋拡張機構

K$^+$チャネル開口により平滑筋細胞膜が過分極すると電位依存性 Ca^{2+} チャネルが閉じて，細胞内 Ca^{2+} 濃度が低下する．この Ca^{2+} 濃度の低下がミオシン軽鎖キナーゼの活性を低下させ，血管平滑筋は弛緩する．その他，各種アゴニストによる刺激により平滑筋細胞膜のアデニル酸シクラーゼが活性化すると，細胞内で cAMP が産生され，これがプロテインキナーゼ A を活性化する．活性化したプロテインキナーゼ A は，K$^+$ チャネルを開口させ，細胞内貯蔵部位への Ca^{2+} の取り込みや細胞外への排出を促進して細胞内 Ca^{2+} 濃度を低下させ，さらに，ミオシン軽鎖キナーゼのリン酸化を抑制して，血管を弛緩させる．また，血管内皮細胞で産生された一酸化窒素は平滑筋細胞内に入り，可溶性グアニル酸シクラーゼを活性化する．活性化したグアニル酸シクラーゼは，細胞内で cGMP を産生し，これがプロテインキナーゼ G を活性化する．活性化したプロテインキナーゼ G もプロテインキナーゼ A と同様の系で，K$^+$ チャネルを開口，細胞内 Ca^{2+} 濃度を低下させ，ミオシン軽鎖キナーゼのリン酸化を抑制して血管を弛緩させる．

（木下浩之．1．局所麻酔薬中毒の薬理― B．心筋と血管平滑筋―．浅田 章，西川精宣編．局所麻酔薬中毒・アレルギー．東京：克誠堂出版；2008. p.24-39 より一部改変引用）

弛緩させる．また，血管内皮細胞で産生された一酸化窒素は平滑筋細胞内に入り，可溶性グアニル酸シクラーゼを活性化する．活性化したグアニル酸シクラーゼは，細胞内でcGMPを産生し，これがプロテインキナーゼGを活性化する．活性化したプロテインキナーゼGもプロテインキナーゼAと同様の系で，K$^+$チャネルを開口，細胞内 Ca^{2+}濃度を低下させ，ミオシン軽鎖キナーゼのリン酸化を抑制して血管を弛緩させる．

■参考文献

1) Levick JR. Overview of the cardiovascular system. An introduction to cardiovascular pharmacology. 4th ed. London：Arnold；2003. p.9-11.
2) 岡田泰伸, 赤須 崇, 上田陽一ほか訳．血液とリンパの流れ：循環力学．Ganong WF. ギャ

ノング生理学. 原著22版. 東京：丸善；2006. p.597-615.
3) Levick JR. The endothelial cell. An introduction to cardiovascular pharmacology. 4th ed. London：Arnold；2003. p.131-48.
4) 木下浩之. 1. 局所麻酔薬中毒の薬理―B. 心筋と血管平滑筋―. 浅田　章, 西川精宣編. 局所麻酔薬中毒・アレルギー. 東京：克誠堂出版；2008. p.24-39.

（木下　浩之）

II. 心血管系の機能

3 心血管系調節機構

はじめに

　本項では，心血管系調節機構として，神経性調節，ホルモン性調節，局所性調節の順に概説し，最後に臨床に関連深い調節機構の一つとして，各種心臓性反射について述べる。

神経性調節[1,2]

1 循環中枢（図1）

　古典的には，延髄が循環の中枢としての役割を果たしていると考えられてきた。しかし，近年になって，延髄より中枢の視床下部，辺縁系，小脳や大脳皮質も統合して循環制御に役割を果たしていることが明らかにされつつある。

　孤束核は，末梢からの循環に関するほぼすべての求心性インパルスを受ける部位である。これには，圧あるいは化学受容体，肺伸展刺激や骨格筋収縮刺激などさまざまなインパルスが含まれる。孤束核は，これらのインパルスを，迷走神経性の心臓支配を行う疑核，尾側延髄腹外側部，あるいは視床下部の抑制部位（hypothalamic depressor area）およびバソプレシン産生部位である視索上核や房室核に送る。このように，孤束核は循環系の求心性情報を統合する中継点として位置づけられる。

　疑核は，古くから心臓抑制中枢として知られており，迷走神経刺激インパルスを心臓に向け発する。

　吻側延髄腹外側部は，交感神経刺激の中枢である。ここからの神経線維は胸髄まで下行した後，シナプスを変え交感神経節を介して心臓や血管を支配する。吻側延髄腹外側部は，尾側延髄腹外側部による制御を受けている。

　大脳辺縁系に発し，視床下部で中継されて延髄の血管運動領野に至る下行性の線維は情動に伴う血圧や心拍数の変化に関与する。

3. 心血管系調節機構

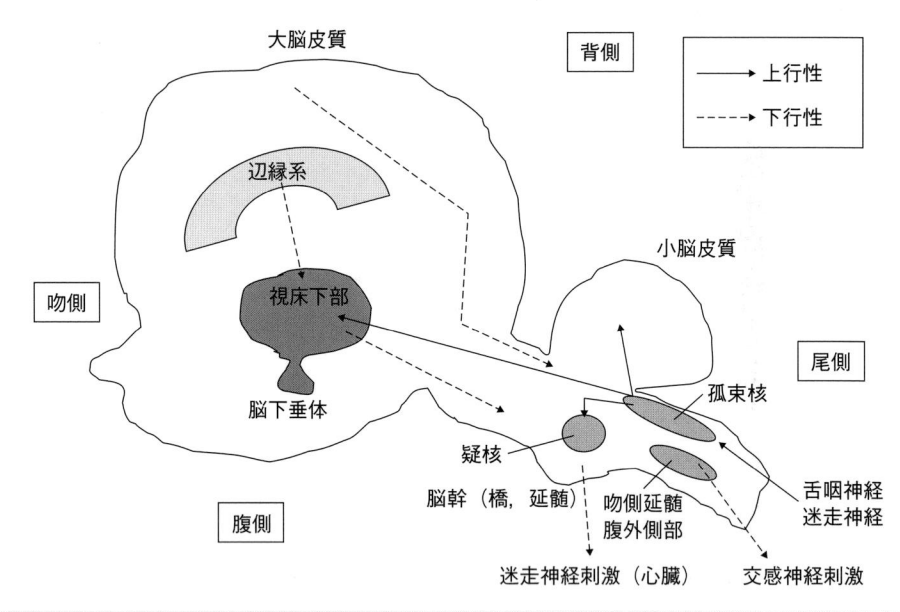

図1　循環中枢による心血管系制御（上位中枢の連携）

孤束核は，さまざまなインパルスを迷走神経性の心臓支配を行う疑核，尾側延髄腹外側部，あるいは視床下部の抑制部位（hypothalamic depressor area）および視索上核や房室核に送る。疑核は，迷走神経刺激インパルスを心臓に向け発する。吻側延髄腹外側部は，交感神経刺激の中枢である。ここからの神経線維は胸髄まで下行した後，シナプスを変え交感神経節を介して心臓や血管を支配する。大脳辺縁系に発し，視床下部で中継されて延髄の血管運動領野に至る下行性の線維は情動に伴う血圧や心拍数の変化に関与する。

（Levick JR. Overview of the cardiovascular system. An introduction to cardiovascular pharmacology. 4th ed. London：Arnold；2003. p.291 より一部改変引用）

2 自律神経（図2）

心臓は，交感神経と迷走神経の二重支配を受けている。特に，洞房結節や房室結節は迷走神経の，心室筋は交感神経の分布が密であるとされる。心拍数は迷走神経による抑制作用により，心収縮力は交感神経刺激作用により調節を受けている。

血管では，自律神経の分布が動脈系と静脈系で異なる特徴がある。血管収縮性交感神経は，毛細血管以外のすべての血管に分布するが，副交感神経および血管拡張性交感神経は，細動脈，動静脈吻合，細静脈など特定の血管系に分布する特徴がある。これにより，血管収縮性交感神経は血圧調節に，一方で，副交感神経および血管拡張性交感神経は局所血流の制御に関与している。

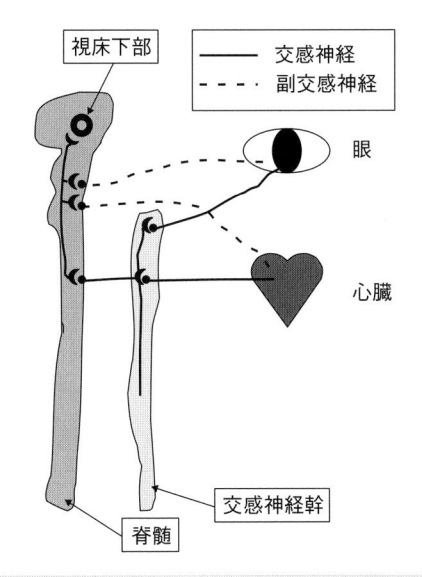

図2 交感神経系と副交感神経系の二重支配
　心臓は，交感神経と迷走神経の二重支配を受けている。心拍数は迷走神経による抑制作用により，心収縮力は交感神経刺激作用により調節を受けている。

ホルモン性調節

1 レニンアンギオテンシン系[3)〜5)]

　肝臓で産生されたアンギオテンシノーゲンが，腎臓から分泌されるレニンによりアンギオテンシンⅠに変換され，さらに，肺や心臓のアンギオテンシン変換酵素によりアンギオテンシンⅡ（angiotensin-Ⅱ：AT-Ⅱ）となり生理作用を発現する（図3）。レニンアンギオテンシン系の活性物質であるAT-Ⅱは，血管作動性ホルモンとして，血管平滑筋収縮，交感神経系賦活，アルドステロン分泌亢進およびナトリウム再吸収の促進を引き起こす。また，このホルモンは，口渇による飲水行動を惹起し，血圧の維持と血管内水分を保持する役割をもつ。AT-Ⅱの作用は，その受容体であるアンギオテンシンタイプ1受容体（angiotensin type 1：AT 1）あるいはタイプ2受容体（angiotensin type 2：AT 2）を介することが知られている。AT 1は肝臓，副腎，脳，肺，腎臓，心臓および血管などほとんどの臓器に広く分布し，AT-Ⅱの心血管関連の病態生理作用の多くを仲介する。これに対しAT 2は，血管内皮細胞での一酸化窒素合成や心肥大抑制作用を仲介するが，特に，胎児で多く発現しており生体の発育と関連があるものと推察されている。AT 2の病態生理上の意義についてはいまだ不明な点が多い。
　最近では，血管，腎臓や脳など臓器局所のレニンアンギオテンシン系の循環制御に及ぼす役割がクローズアップされてきている。AT 1に作用したAT-Ⅱは，種々の細胞内

3. 心血管系調節機構

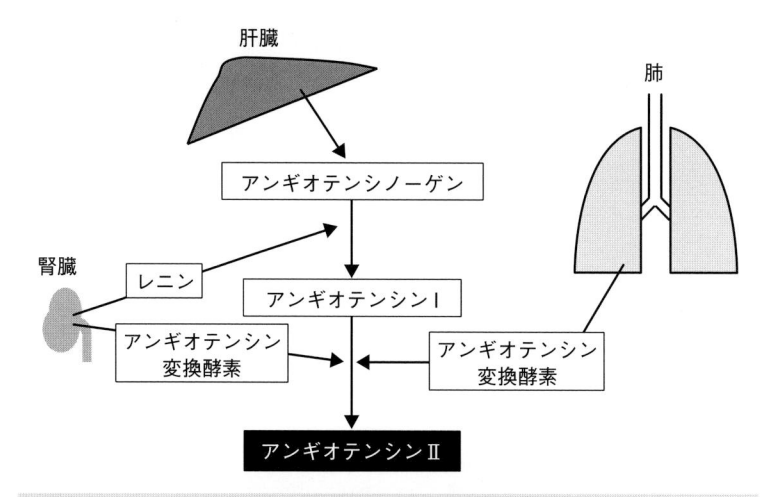

図3　アンギオテンシンⅡ産生経路
肝臓で産生されたアンギオテンシノーゲンが，腎臓から分泌されるレニンによりアンギオテンシンⅠに変換され，さらに，肺や心臓のアンギオテンシン変換酵素によりアンギオテンシンⅡとなり生理作用を発現する。
（木下浩之．心血管系侵襲とアンギオテンシン受容体シグナル．Cardiovasc Anesth 2009；13：91-4 より一部改変引用）

カスケード活性化の結果，個々の心血管系細胞レベルでの病態生理を引き起こす（図4）。血管内皮細胞に対しては，一酸化窒素合成酵素の異常をはじめとする内皮機能障害，内皮への接着因子の発現や単核球の癒着などを引き起こす。血管平滑筋に対しては，収縮反応に加えて増生や肥大，遊走，酸化ストレス増大，線維化，細胞骨格の再編などを発生させる。心筋細胞に対しては，心筋細胞の肥大をはじめ，リモデリングや刺激伝導障害を引き起こす。これらの細胞外マトリックスに対しても作用することが知られており，マトリックス自体の合成や変性，接着因子の発現，サイトカインの誘導などを引き起こす。ついで，以上のような細胞レベルでの病理が複合的に作用することで，臓器（器官）レベルでの炎症反応，動脈硬化，血栓症，線維化などの病態が発生する（図4）。臓器（器官）レベルでのこれらの病態は，心筋梗塞，脳梗塞，糖尿病性血管病変，末梢血管病変あるいはうっ血性心不全といった心血管疾患の誘因となる（図4）。以上のように，AT受容体シグナルは，さまざまな心血管病理を引き起こし，結果として，心血管疾患発生での中心的役割を果たしているといえる。

2 ナトリウム利尿ペプチド（ANPおよびBNP）[5]

　心房性ナトリウム利尿ペプチド（atrial natriuretic peptide：ANP）は，28個のアミノ酸からなる心房から分泌されるペプチドホルモンである。このペプチドは，腎臓ではナトリウム利尿およびレニン分泌抑制作用，副腎ではアルドステロン合成・分泌抑制作用を，さらに，血管では拡張作用を発揮する。その他，本ペプチドは飲水行動や食塩嗜好を抑制する働きがある。これらの作用により，ANPは，血圧降下，体液量減少およびナトリウム濃度低下作用を発揮する。

```
                    アンギオテンシンⅡ
                          │
                          ▼
                   ┌─────────────┐
                   │  AT1 受容体  │
                   └─────────────┘
        ┌────────┬──────┴──────┬────────┐
        ▼        ▼             ▼        ▼
   ┌────────┐┌────────┐  ┌────────┐┌──────────┐
   │平滑筋細胞││内皮細胞  │  │心筋細胞 ││細胞外    │
   │ 収縮反応││ 一酸化窒素│  │ 肥大   ││マトリックス│
   │ 増生   ││ 合成異常 │  │リモデリング││ 合成    │
   │ 肥大   ││ 内皮機能 │  │刺激伝導 ││ 変成    │
   │ 遊走   ││ 障害    │  │ 障害   ││ 接着因子の│
   │ 酸化スト││ 接着因子 │  │        ││  発現   │
   │ レス増大││  発現   │  │        ││ サイトカイン│
   │ 線維化 ││ 単核球の │  │        ││  誘導   │
   │ 細胞骨格││  癒着   │  │        ││         │
   │ の再編 ││        │  │        ││         │
   └────────┘└────────┘  └────────┘└──────────┘
```

図中テキスト:
炎症反応, 動脈硬化, 血栓症, 線維化

心筋梗塞, 脳梗塞, 糖尿病性血管病変, 末梢血管病変,
うっ血性心不全などの発症

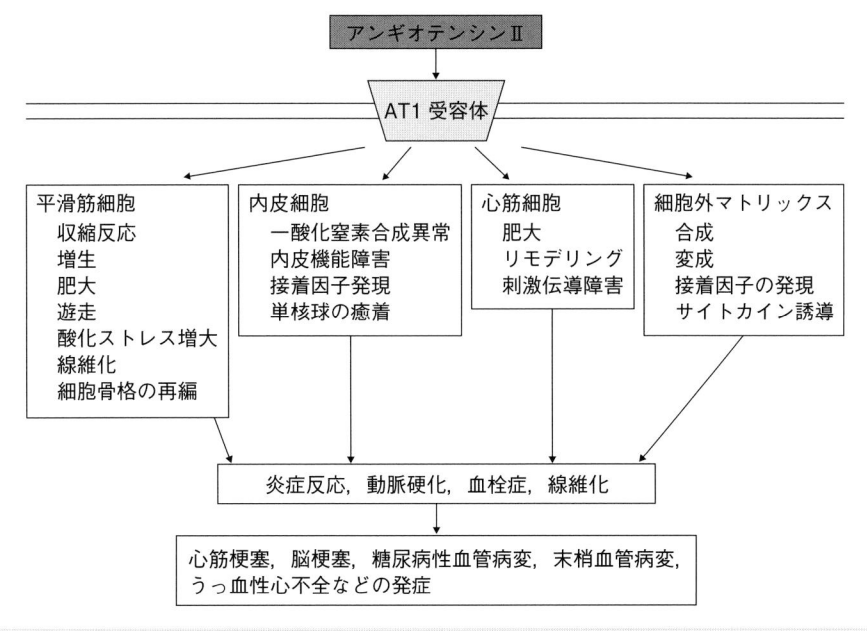

図4 アンギオテンシンⅡと心血管病態生理

AT1受容体に作用したAT-Ⅱは, 種々の細胞内カスケード活性化の結果, 個々の心血管系細胞レベルでの病態生理を引き起こす. 血管内皮細胞に対しては, 一酸化窒素合成酵素の異常をはじめとする内皮機能障害, 内皮への接着因子の発現や単核球の癒着などを引き起こす. 血管平滑筋に対しては, 収縮反応に加えて増生や肥大, 遊走, 酸化ストレス増大, 線維化, 細胞骨格の再編などを発生させる. 心筋細胞に対しては, 心筋細胞の肥大をはじめ, リモデリングや刺激伝導障害を引き起こす. これらの細胞外マトリックスに対しても作用することが知られており, マトリックス自体の合成や変性, 接着因子の発現, サイトカインの誘導などを引き起こす. 次いで, 以上のような細胞レベルでの病理が複合的に作用することで, 臓器 (器官) レベルでの炎症反応, 動脈硬化, 血栓症, 線維化などの病態が発生する. 臓器 (器官) レベルでのこれらの病態は, 心筋梗塞, 脳梗塞, 糖尿病性血管病変, 末梢血管病変あるいはうっ血性心不全といった心血管疾患の誘因となる.

(Mehta PK, Griendling KK. Angiotensin II cell signaling : physiological and pathological effects in the cardiovascular system. Am J Physiol 2007 ; 292 : C82-97 より一部改変引用)

　脳性ナトリウム利尿ペプチド (brain natriuretic peptide : BNP) は, ANPと同様の利尿ペプチドであるが, 最初に脳で発見されたためにこのような呼び名がついた. BNPは, 心負荷により心筋 (主に心室) から血液に分泌され, その分泌量は心室負荷の程度, 心筋虚血および心肥大の程度と相関する. 臨床的には, 心筋梗塞, 心不全の診断・予後判定に有用であり, 現在, 心疾患を評価できる唯一の血液検査といえる.
　ここで重要なことは, これらの利尿ペプチドはいずれも, 血圧や体液の制御において, レニンアンギオテンシン系と拮抗的に作用しているという点である. 体内分布についても両者はオーバーラップしている.

局所性調節

1 エンドセリン[2]

　エンドセリン-1は，血管内皮細胞で産生される強力な血管収縮物質であり，エンドセリン変換酵素の作用を介して39個のアミノ酸からなるプロホルモンのビッグエンドセリン-1から産生される．現在まで，2種類のエンドセリン受容体がクローニングにより同定され，どちらもGタンパクを介してその作用を発現することが知られている．ET_A受容体は，多くの組織で存在しエンドセリン-1による血管収縮を介在する．ET_B受容体は，エンドセリンの血管拡張作用を介在する．すなわち，これらの2つの受容体は拮抗的に働く．

2 一酸化窒素[2]

　一酸化窒素合成酵素により，テトラヒドロビオプテリンなどの補助因子の助けを受け，アルギニンから産生される．一酸化窒素合成酵素には，3つのアイソフォームがあることが知られる．すなわち，神経型，誘導型および内皮型の3種である．神経型は脳をはじめとする神経系に，内皮型は血管内皮細胞に元来存在する構成型一酸化窒素合成酵素である．一方で，誘導型は免疫担当細胞や血管平滑筋などにサイトカインなどによる刺激を受けて発現する誘導型合成酵素である．構成型の2つのタイプの酵素はカルシウム依存性があるのに対し，誘導型はカルシウムに依存しない特徴がある．血管内皮細胞でその合成酵素から産生された一酸化窒素は，血管平滑筋に拡散し平滑筋細胞内の可溶性グアニル酸シクラーゼを活性化し，cGMPを生成して血管平滑筋を弛緩させる．一酸化窒素は，血管平滑筋を弛緩させるほか，平滑筋の増殖や肥大を抑制，血小板の凝集を抑制するなど動脈硬化などの病変から血管を保護する働きを担っている．

3 プロスタノイド[2]

　プロスタサイクリンとトロンボキサンA_2は，血管反応を調節しているプロスタノイドである．前者は血管内皮細胞内で，後者は血小板内で，前駆体であるアラキドン酸からシクロオキシゲナーゼなどの作用を経て生成される．プロスタサイクリンは，炎症性の血管拡張や反応性の充血などに役割を果たすことが知られ，トロンボキサンA_2は強力な血管収縮物質として血管攣縮の原因の一つと考えられている．

心臓性反射[2)6)〜8)]

1 動脈圧受容体反射（arterial baroreceptors, 図5）

　大動脈弓，頸動脈洞に存在する感覚神経終末（圧受容体）が内部圧の増大による壁の進展を知覚し，この圧力の変化に伴う抑制性の中枢性圧反射を指す。通常，収縮期圧が170 mmHg以上まで上昇すると，圧受容体が活性化され，求心性インパルスが孤束核に伝わる結果，心臓抑制中枢が興奮する。またこのインパルスは，同時に，降圧中枢としての血管運動中枢を介して脊髄の交感神経核に抑制性のインパルスとして伝わり，遠心性交感神経活動が低下する。これらの結果，血管拡張および心拍数減少が発生する。血圧が低下した場合は，圧受容体からの求心性インパルスの減少に伴い，遠心性交感神経活動が賦活化される。その結果，血管収縮，心拍数増加および心筋収縮力増大が生じ血圧が正常化する。これら動脈圧受容体反射は，急性失血やショック時に生体を守る重要な役割を果たしているが，収縮期圧が50 mmHgを下回ると作用しなくなるとされている。高血圧患者では動脈圧受容体反射が減弱しており，そのことが，周術期にこれらの患者の循環が不安定になる原因の一つになっている。

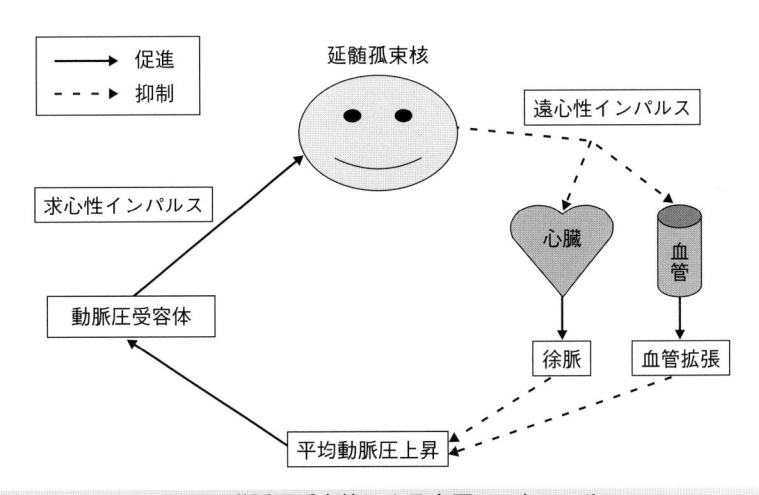

図5　動脈圧受容体による血圧コントロール

　通常，収縮期圧が170 mmHg以上まで上昇すると，圧受容体が活性化され，求心性インパルスが孤束核に伝わる結果，心臓抑制中枢が興奮する。またこのインパルスは，同時に，降圧中枢としての血管運動中枢を介して脊髄の交感神経核に抑制性のインパルスとして伝わり，遠心性交感神経活動が低下する。これらの結果，血管拡張および心拍数減少が発生する。血圧が低下した場合は，圧受容体からの求心性インパルスの減少に伴い，遠心性交感神経活動が賦活化される。その結果，血管収縮，心拍数増加および心筋収縮力増大が生じ血圧が正常化する。

（Boulpaep EL. Regulation of arterial pressure and cardiac output. In：Boron WF, Boulpaep EL, editors. Medical physiology. Updated ed. Philadelphia：Elsevier Saunders；2005. p.534-57 より一部改変引用）

2 ベインブリッジ反射（Bainbridge reflex）

　麻酔した動物で血液または食塩水を急速に血管内に注入すると，元々の心拍数が低い場合にはその上昇を来すことがある。イングランドの生理学者 Bainbridge が 1915 年に発見した反射である。これは伸展刺激による心臓局所の反応というより神経系を介する反射と考えられている。左右の迷走神経を切断するとこの反射が消失すること，心臓を移植された動物に液体を静注するとその動物に元々存在していた心房の一部は心拍数を増大させるが，移植心の心拍数には変化がないことなどが理由として挙げられる。本反射の受容器は右心房（carvoatrial junction）であると考えられるが，その意義については議論がある。

3 眼球心臓反射（oculocardiac reflex）

　眼球の圧迫や眼球周囲組織の牽引により発生する徐脈反射を指す。外眼筋に存在している伸展受容体が刺激されるとインパルスを発生し，それが短および長毛様体神経を介して毛様体神経節で三叉神経に至る。そのインパルスは，さらにガッセル神経節に至り，副交感神経が刺激されて徐脈が発生する。眼科手術における本反射の発生頻度は 30〜90％と報告されている。アトロピンなどの抗ムスカリン作用をもつ薬物が本反射の抑制に有用である。

4 バルサルバ試験（Valsalva test）

　本試験の名称は，18 世紀のイタリアの生理学者にちなんでいる。鼻と口あるいは声門のいずれかで閉塞した気道に対する強制呼気努力（バルサルバ手技）を行うと，胸腔内圧および中心静脈圧は上昇し静脈還流は減少する。その結果，心拍出量および血圧は低下する。これらの低下は各種圧受容体に感知され，ついで交感神経刺激により心拍数は上昇，末梢血管抵抗は増大し心収縮力も増強する。バルサルバ手技を止めると血圧は上昇し，今度は副交感神経が刺激されて反射性徐脈が発生する。本試験は，圧受容体反射異常の有無を検出する目的で用いられる。この反射が消失，あるいは抑制された患者は体位性（起立性）低血圧を生じやすいとされている。

■参考文献
1) Levick JR.Cardiovascular receptors, reflexes and central control. An introduction to cardiovascular pharmacology. 4th ed. London：Arnold；2003. p.278-97.
2) 岡田泰伸, 赤須　崇, 上田陽一ほか訳. 循環の調節機序. Ganong WF. ギャノング生理学. 原著 22 版. 東京：丸善；2006. p.616-29.
3) 木下浩之. 心血管系侵襲とアンギオテンシン受容体シグナル. Cardiovasc Anesth 2009；13：91-4.
4) Mehta PK, Griendling KK. Angiotensin II cell signaling：physiological and pathological ef-

fects in the cardiovascular system. Am J Physiol 2007；292：C82-97.
5) 貴邑冨久子, 根来英雄. 循環の生理. シンプル生理学. 改訂第6版. 東京：南江堂；2008. p.262-3.
6) Sun LS, Schwarzenberger J. Cardiac physiology. In：Miller RD, editor. Miller's anesthesia. Vol 1. 6th ed. New York：Churchill Livingstone；2005. p.723-42.
7) Levick JR. Co-ordinated cardiovascular responses. An introduction to cardiovascular pharmacology. 4th ed. London：Arnold；2003. p.298-315.
8) Boulpaep EL. Regulation of arterial pressure and cardiac output. In：Boron WF, Boulpaep EL, editors. Medical physiology. Updated ed. Philadelphia：Elsevier Saunders；2005. p.534-57.

（木下　浩之）

III

臓器循環の構造，機能，病態

III. 臓器循環の構造，機能，病態

1 脳循環

はじめに

　生体内重要臓器のうち，脳は最も緻密かつ繊細な構造と機能をもっているが，他方，脳は外的な侵襲によって傷害されやすい臓器である．本項では，周術期の脳循環管理と密接に関連する脳循環の構造，脳循環の機能，脳循環の病態と制御，および虚血性耐性誘導について概説する．

脳循環の構造

1 脳の血液供給（図 1, 表 1）[1]

　脳は体重の 2.5％を占めるにすぎないが，安静時心拍出量の約 1/6 に相当する血液供給を受けている．脳への血液供給は内頸動脈と椎骨動脈を介する．静脈血は大脳や小脳の静脈血を介して，近接する硬膜静脈洞に還流する．

a. 内頸動脈

　内頸動脈は，頸部の総頸動脈から起こり，頸部では枝を出さずに上行し，側頭骨岩様部の頸動脈管を通過して頭蓋腔に入る．内頸動脈の終枝は前大脳動脈と中大脳動脈である．内頸動脈とその分枝は脳の前方循環と呼ばれる．

　左右の前大脳動脈は前交通動脈によって吻合する．内頸動脈の終末付近は後交通動脈によって後大脳動脈と吻合し，大脳動脈輪（ウィリス動脈輪）を形成する．

b. 椎骨動脈

　椎骨動脈は，鎖骨下動脈の第 1 分枝として起始する．左右の椎骨動脈の太さは異なり，通常，左側が右側よりも太い．椎骨動脈は，頸部では第 6 頸椎以上の横突起を通過して上行し，大後頭孔では硬膜とくも膜を貫通する．さらに，椎骨動脈は，橋延髄移行部では左右が合流し脳底動脈を形成する．椎骨脳底動脈系はその分枝とともに，脳の後方循

1. 脳循環

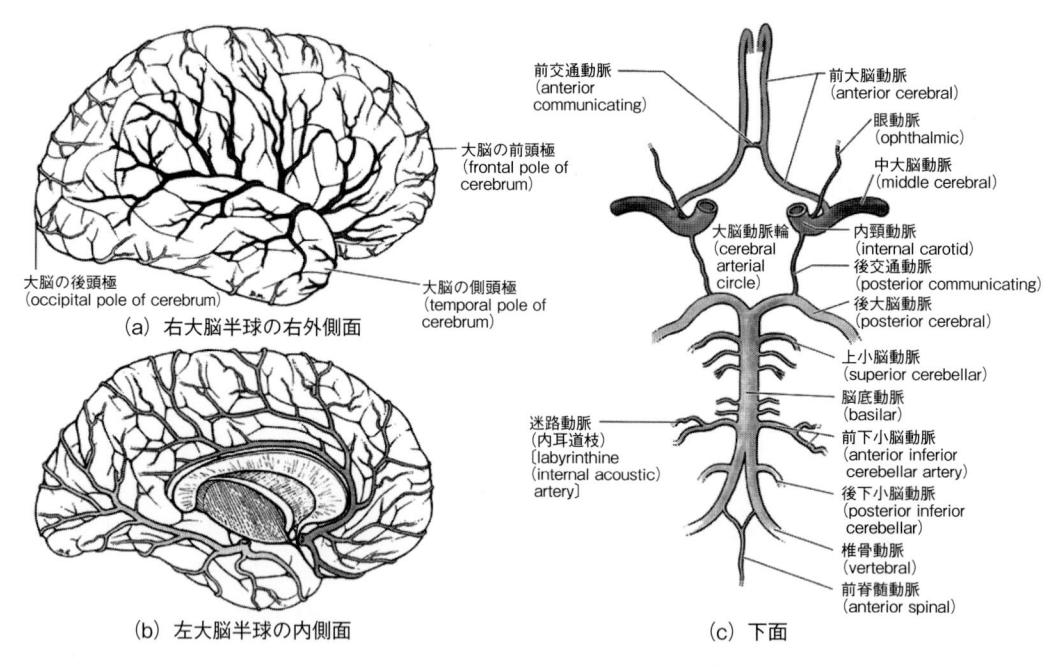

図1 大脳半球における脳血管分布

(a, b) 前・中・後大脳動脈は，大脳深部への分岐（貫通枝）と，大脳表面への分岐（皮膚枝）を介して血液を供給する。

(c) 脳への血液供給は，内頸動脈と椎骨動脈を介する。内頸動脈は，頭蓋腔で前大脳動脈と中大脳動脈になり，左右の同動脈は前交通動脈によって吻合し，同動脈の終末付近は後交通動脈によって後大脳動脈と吻合し，脳底部での重要な動脈吻合（ウィリス動脈輪）を形成する。椎骨動脈は，鎖骨下動脈から起始し，橋延髄移行部で左右が合流し脳底動脈を形成し，左右の後大脳動脈に分岐して終わる。

(Moore KL, Dalley AF. Clinically oriented anatomy. 5th ed. 佐藤達夫，坂井建雄監訳．臨床のための解剖学．東京：メディカル・サイエンス・インターナショナル；2008. p.902-13 より引用)

表1 大脳半球の血液供給

動脈	起始	分布領域
内頸動脈	総頸動脈	海綿静脈洞の壁，下垂体 三叉神経節への分枝，眼球と脳への血液供給
前大脳動脈	内頸動脈	後頭葉を除く大脳半球
前交通動脈	前大脳動脈	大脳動脈輪
中大脳動脈	内頸動脈が前大脳動脈を分岐した後の延長	大脳半球の外表面の大部分
椎骨動脈	鎖骨下動脈	髄膜，小脳
脳底動脈	左右の椎骨動脈の合流	脳幹，小脳，大脳
後大脳動脈	脳底動脈の終枝	大脳半球の下面，後頭葉
後交通動脈	後大脳動脈	視索，大脳脚，内包，視床

(Moore KL, Dalley AF. Clinically oriented anatomy. 5th ed. 佐藤達夫，坂井建雄監訳．臨床のための解剖学．東京：メディカル・サイエンス・インターナショナル；2008. p.902-13 より引用)

環と呼ばれる。

脳底動脈は，鞍背から大後頭孔に続く斜台の表面を上行し，橋の上縁に至る。脳底動脈は左右の後大脳動脈に分岐して終わる。

c. 大脳動脈

前・中・後大脳動脈は，大脳深部への分枝（貫通枝）と，大脳表面への分枝（皮質枝）を介して血液を供給する。貫通枝と皮質枝の直径は，おのおの 0.2～0.4 mm，1～2 mm である。

貫通枝は脳底部で主幹動脈から直接分枝し，大脳基底核や内包に血液を供給する重要な動脈である。前大脳動脈からは内側線条体動脈と反回動脈が分枝し尾状核，被殻，内包に，中大脳動脈からはレンズ核線条体動脈が分枝し尾状核，被殻，淡蒼球に，それぞれ血液を供給している。また，後大脳動脈からは視床貫通動脈と前乳頭体動脈が分枝し視床と乳頭体に血液を供給している。

d. 大脳動脈輪

脳に血液供給する 4 つの動脈（左右の内頸動脈と左右の椎骨動脈）は，脳の腹側表面で吻合する。この大動脈輪（ウィリス動脈輪）はほぼ五角形の血管輪で，脳底部での重要な動脈吻合である。大脳動脈輪は，前交通動脈，前大脳動脈，内頸動脈，後交通動脈および後大脳動脈によって，前方循環と後方循環に続く。

2 脳の静脈還流[1]

脳の静脈は，壁が薄く，弁を欠き，くも膜と硬膜内層を貫通して直近の硬膜静脈洞に流入し，最終的には大部分の静脈血は内頸静脈に合流する。大脳半球の上外側面からの静脈は上矢状静脈洞に注ぎ，大脳半球下部・後方・深部からの静脈は直静脈洞，横静脈洞，上錐体静脈洞に注ぐ。大大脳静脈（ガレン静脈）は左右の内大脳静脈が正中部で合流した単一の静脈であり，下矢状静脈洞から直静脈洞に移行する部分に注ぐ。小脳上面と下面からの静脈は，おのおの横静脈洞とＳ状静脈洞に注ぐ。

3 くも膜と軟膜[1]

柔膜の壁側（頭蓋側）がくも膜，臓側（脳側）が軟膜となるが，内部に脳脊髄液が貯留する空間ができ，この空間が合わさってくも膜下腔が形成される（図2）。血管周囲のくも膜は硬膜に近接し，脳脊髄液圧によって硬膜に押しつけられている。軟膜は薄い膜構造であり，繊細な血管網が発達している。脳動脈が大脳皮質を穿通するとき，軟膜も動脈に沿って入り込み，軟膜の被覆と動脈周囲に腔所（ウィルヒョウ・ロバン腔）を形成する。

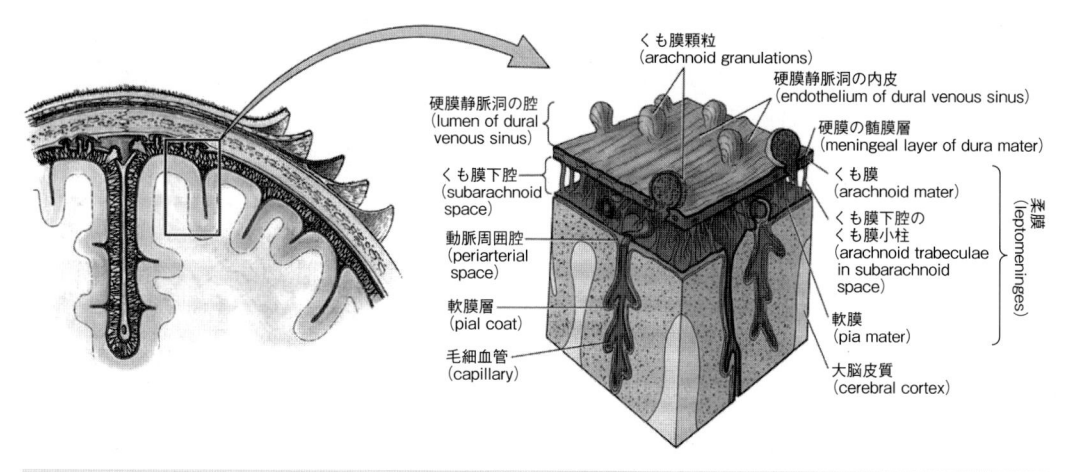

図2 頭皮，頭蓋冠および髄膜の断面図

冠状断面（左）は組織ブロック（右）の部位を示す。くも膜下腔はくも膜と軟膜を分離する。脳脊髄液が静脈系に還流する主要な吸収部位は硬膜静脈洞，特に上矢状静脈洞と隣接する静脈裂孔に突き出たくも膜顆粒である。
（Moore KL, Dalley AF. Clinically oriented anatomy. 5th ed. 佐藤達夫，坂井建雄監訳．臨床のための解剖学．東京：メディカル・サイエンス・インターナショナル；2008. p.902-13 より引用）

4 脳脊髄液[1]

a. 脳脊髄液の産生

脳脊髄液は，側脳室，第3脳室および第4脳室の脈絡叢に存在する脈絡上皮細胞で産生され，400〜500 ml/day 分泌される（図3）。脈絡叢は軟膜に由来する血管に富んだ房状の構造物で，第3脳室や第4脳室の天井，および側脳室の体部や下角の底部に陥入している。

b. 脳脊髄液の循環

脳脊髄液は側脳室から室間孔（モンロー孔）を経由して第3脳室に流れる（図3）。第3脳室からは中脳水道を経由して第4脳室に流れる。第4脳室の脳脊髄液は正中口や外側口からくも膜下腔に流出する。

c. 脳脊髄液の吸収

脳脊髄液が静脈系に吸収される部位はくも膜顆粒である（図3）。大部分の脳脊髄液はくも膜顆粒の細胞を介して静脈洞へと輸送される。

III. 臓器循環の構造，機能，病態

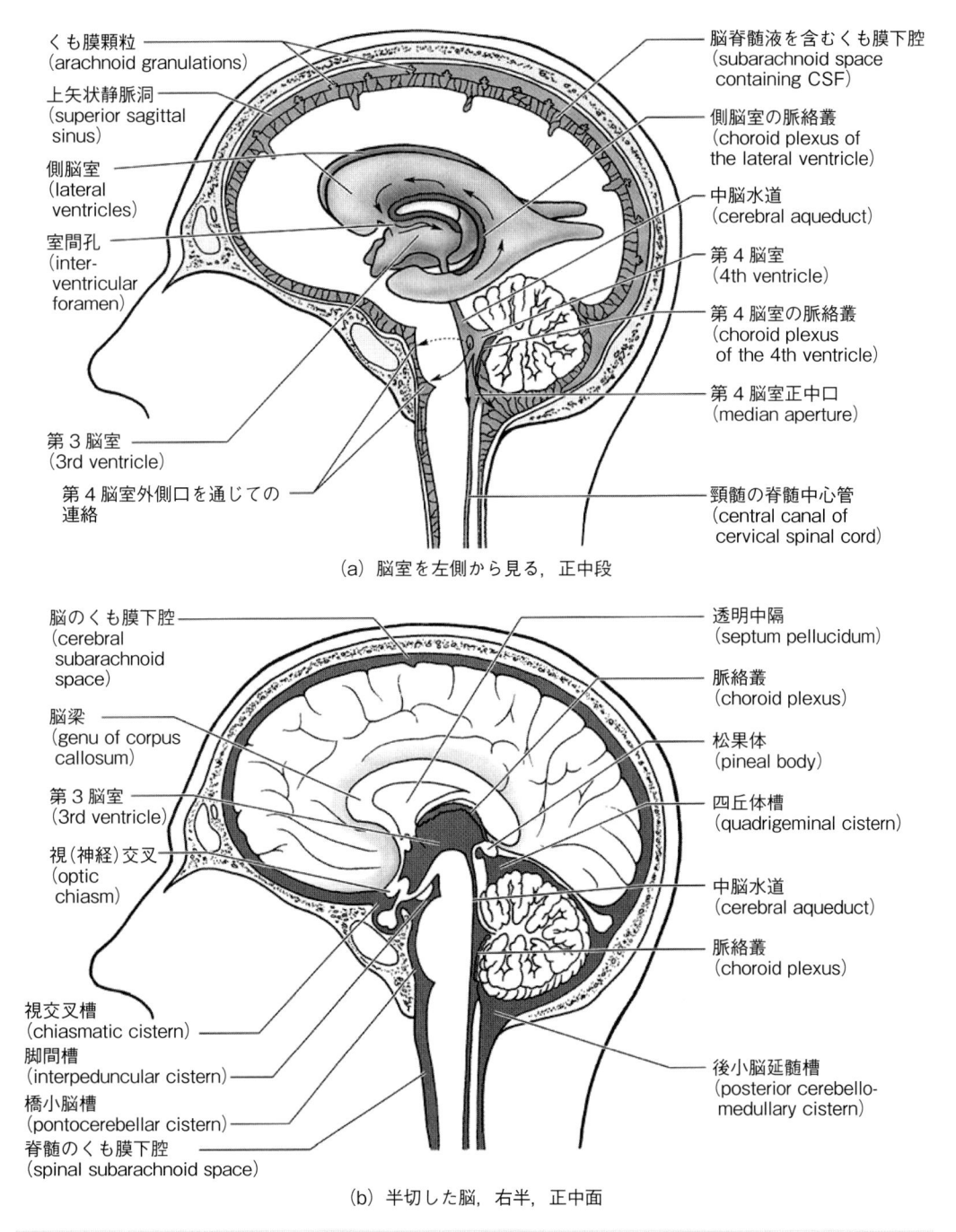

(a) 脳室を左側から見る，正中段

(b) 半切した脳，右半，正中面

図3 大脳室，くも膜下槽およびくも膜下腔の構造

(a) 脳室系と脳脊髄液の循環を示す．脳脊髄液は主に側脳室，第3・第4脳室の脈絡叢で産生される．側脳室の脈絡叢が最も大きく重要である．脳脊髄液は上矢状静脈洞や外側静脈裂孔に突き出たくも膜顆粒を介して静脈系に吸収される．

(b) くも膜下槽はくも膜下腔が拡大した部位であり，多量の脳脊髄液を含む．

(Moore KL, Dalley AF. Clinically oriented anatomy. 5th ed. 佐藤達夫，坂井建雄監訳．臨床のための解剖学．東京：メディカル・サイエンス・インターナショナル；2008. p.902-13 より引用)

脳循環の機能

1 脳血流量と頭蓋内圧

　脳血流量（cerebral blood flow：CBF）は平均動脈圧（mean arterial pressure：MAP），頭蓋内圧（intracranial pressure：ICP），および脳血管抵抗（cerebral vascular resistance：CVR）で規定され，CBF＝（MAP－ICP）/CVRの関係がある．この式において（MAP－ICP）は脳灌流圧（cerebral perfusion pressure）である．頭蓋内圧は，頭蓋内の血液量，脳脊髄液，脳間質液，および脳実質によって規定され，頭蓋内容量が限られているため，頭蓋内腫瘍・出血・浮腫などによって上昇する．異常な頭蓋内圧上昇は脳を圧迫し，脳血流量の減少，脳虚血・梗塞を来す．脳血流量と頭蓋内圧の正常値（Pa_{CO_2}が40 mmHgのとき）は，おのおの約50 ml/100 g/min（皮質で約80 ml/100 g/min，髄質で約20 ml/100 g/min），7〜12 mmHgである．

2 脳血流量の調節

　正常人では平均血圧が約60〜160 mmHgの範囲で脳血流量は一定である〔脳血流量の自己調節能：autoregulation（図4）〕[2)3)]．機序として，筋原性調節，神経性調節[4)]，一酸化窒素による調節[5)]などが提唱されているが，まだ定説はない．平均血圧60 mmHg以下および160 mmHg以上では，脳血流量は平均血圧に依存して直線的に減少，あるい

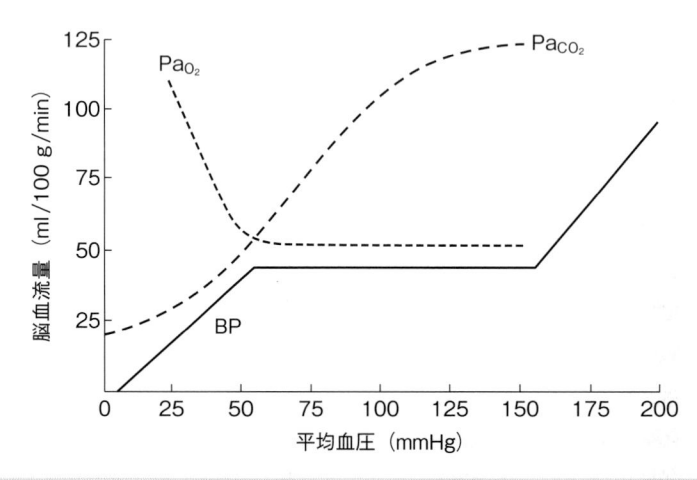

図4　血圧（BP），Pa_{CO_2}，Pa_{O_2}の変化に伴う脳血流量の変化
　正常では，平均血圧が約60〜160 mmHgの範囲で脳血流量は一定である（脳血流量の自己調節能）が，平均血圧60 mmHg以下および160 mmHg以上では，脳血流量は平均血圧に依存して直線的に減少あるいは増加する．脳血流量の自己調節能はPa_{O_2}が約50 mmHg以上で維持され，Pa_{O_2}が50 mmHg以下で脳血流量は著明に増加する．脳血流量は高二酸化炭素血症で増加し，過換気による低二酸化炭素血症で減少する．

は増加する。ところが，この自己調節能は，脳虚血・脳浮腫・腫瘍血管部位で障害され，深麻酔，手術操作，低酸素血症，高二酸化炭素血症，心停止・蘇生後などで破綻する。

高血圧患者では自己調節能の下限および上限は右に変位して，自己調節範囲が高い圧域に移動しているが，脳血流量の自己調節範囲は，降圧薬の長期間服用によって正常化する可能性がある[6]。脳血流量の自己調節能はPa_{O_2}が約50 mmHg以上で維持され，Pa_{O_2}が50 mmHg以下で脳血流量は著明に増加する。一方，1～2気圧の純酸素吸入時に脳血流量は約10～20%減少する。低酸素による脳血流量増加にはATP感受性カリウムチャネルまたは一酸化窒素の関与が示唆されている[7,8]。

二酸化炭素は強力な脳血管拡張作用をもつため，脳血流量は高二酸化炭素血症で増加し，過換気による低二酸化炭素血症で減少する。二酸化炭素による脳血管径の変化は，脳血管周辺のpH変化によるものではなく，二酸化炭素自体が血液脳関門を自由に通過するための直接作用である。Pa_{CO_2}が20～80 mmHgの範囲では，Pa_{CO_2} 1 mmHgの変化ごとに脳血流量は約1.5～2 ml/100 g/min，脳血液量は約0.05 ml/100 g[9]ずつ増減する。このため，Pa_{CO_2}が15 mmHg以下となるような過度の過換気では脳虚血を来す危険がある。なお，脳血管のCO_2反応性は，吸入麻酔薬や静脈麻酔薬の臨床使用濃度では変化しない[10]が，α_2アゴニスト投与によって低下する[11]。また，糖尿病・閉塞性動脈硬化症症例における脳血管のCO_2反応性低下が報告されている[12]。

3 脳代謝と脳血流の連関

脳機能を維持するには，酸素とブドウ糖の絶え間ない供給が必要である。脳代謝は脳酸素消費量（cerebral metabolic rate for oxygen）や脳ブドウ糖消費量（cerebral metabolic rate for glucose）を測定することによって評価できる。正常な脳酸素消費量および脳ブドウ糖消費量は，おのおの平均3～3.5 ml/100 g/min，6～7 mg/100 g/minであり，交感神経亢進状態，高体温，痙攣などで増加し，麻酔や低体温で減少する。

通常，脳機能の賦活に伴い脳代謝が亢進し，脳代謝亢進によって脳血管は拡張し，脳血流量は増加する(脳機能・代謝・血流の連関)[13]。この脳血管拡張には，グルタミン酸，ドパミン，アセチルコリンなどの神経伝達物質のほか，K^+，水素イオン，乳酸，アデノシンなどの局所代謝産物が関与している[14]。このうち，脳血流調節におけるグルタミン酸と神経膠細胞の役割に関する知見[15]～[17]によれば，脳機能亢進によって遊離されたグルタミン酸が神経細胞シナプス後グルタミン酸受容体に結合すると，一酸化窒素合成酵素やシクロオキシゲナーゼが活性化され，産生された一酸化窒素とプロスタグランジンが脳血管拡張を来す。またシナプス間隙に放出されたグルタミン酸が神経膠星状細胞に取り込まれることによって，細胞内酵素が活性化され，産生された血管拡張物質が脳血管を拡張する。

4 頭蓋内圧・量曲線

脳腫瘍や頭蓋内出血によって頭蓋内容量が増加すると頭蓋内圧が上昇し，40 mmHg

表2　頭蓋内圧亢進の原因

脳浮腫
脳腫瘍
頭蓋内血腫
水頭症
脳静脈閉塞
低酸素血症
高二酸化炭素血症
脳血管拡張性麻酔薬の投与
バッキング
過度の気道内圧上昇
頸部の過度屈曲による静脈還流障害

以上に上昇した状態を頭蓋内圧亢進（intracranial hypertension）という。頭蓋内容量と頭蓋内圧の関係では代償期と非代償期に分けられるが，非代償期では頭蓋内血液量，脳脊髄液，脳実質のわずかな増加でも頭蓋内圧が急激に上昇する。さらに頭蓋内圧の上昇は脳実質を圧迫し，脳ヘルニアの発生，脳機能障害，脳灌流圧低下による脳虚血を来し，最終的には永続的脳障害を呈する。

　頭蓋内圧亢進を来す病態にはさまざまな原因がある（表2）。脳腫瘍は発育が緩徐であるので初期には代償機構が働き頭蓋内圧の上昇を伴わないが，腫瘍の発育とともに頭蓋内圧上昇を来すようになる。一方，脳浮腫状態ではすでに非代償期にあるため，脳血管拡張作用を有する麻酔薬の投与や低換気などによって脳血流量がわずかに増加しても頭蓋内圧は著明に上昇する。逆に脳血管収縮作用を有する麻酔薬の投与や過換気は頭蓋内圧を低下させる。

5 脳脊髄液の機能

　脳脊髄液は髄膜や頭蓋冠とともに，頭部の打撃を緩衝して脳を保護する。脳による脳血管や神経の圧迫は，くも膜下腔の脳脊髄液の浮力によって軽減されている。頭蓋内圧の周期の短い変動は心臓の拍動によるが，頭蓋内圧は咳や体位変換時に瞬間的な大きな変動を示す。

脳循環の病態と制御

1 くも膜下出血（脳動脈瘤破裂）

a. 術前評価

重症度評価スケールとして，Hunt-Hess 分類（表3），World Federation of Neurological Surgeons 分類（表4），および Fisher 分類（表5）がある[18)~20)]。重症度が高いほど，脳血管攣縮，頭蓋内圧亢進，脳血流の自己調節能障害，脳血管の二酸化炭素に対する反応性低下，不整脈・心機能異常，血清電解質異常，および中枢性肺水腫を伴いやすい。くも膜下出血による意識障害患者では，脳血管の CO_2 反応は長期間保持されるが，

表3 Hunt-Hess 分類

重症度	臨床症状
I	無症状または軽度の頭痛と軽度の項部硬直
II	中等~重度の頭痛，項部硬直，脳神経麻痺以外の神経学的欠損なし
III	傾眠，錯乱または軽度の局在欠損
IV	昏迷，中等~重度の片不全麻痺，早期の除脳硬直と自律神経障害
V	深昏睡，除脳硬直，瀕死状態

表4 World Federation of Neurological Surgeons 分類

重症度	グラスゴー昏睡尺度	運動障害
I	15	なし
II	13 または 14	なし
III	13 または 14	あり
IV	7~12	あり，またはなし
V	3~6	あり，またはなし

表5 Fisher 分類

重症度	CT 所見
1	くも膜下出血なし
2	びまん性または厚さ 1 mm 以下の出血
3	局所の凝血塊および（または）厚さ 1 mm を超える出血
4	脳内出血または脳室内出血，びまん性くも膜下出血があり，またはなし

低下すると予後不良である[21]。低ナトリウム血症，低カリウム血症，低カルシウム血症，低マグネシウム血症などの血清電解質異常が伴いやすく，QT 延長，異常 T 波，U 波，不整脈などの血清電解質異常を示唆する心電図所見がある。ST 上昇・下降，Q 波，不整脈などの心筋障害を示唆する心電図異常があるとき，これらの多くは神経原性であり，神経障害の重症度に相関する。一方，心臓由来の血清トロポニン濃度上昇は心筋細胞障害を反映する。

b. 麻酔前投薬

不安による血圧上昇は脳動脈瘤破裂の危険性を増す一方，鎮静による呼吸抑制は動脈血二酸化炭素分圧や頭蓋内圧の上昇を来しうる。原則として，呼吸抑制を来す麻薬は投与しない。意識レベルの低下がない症例では，少量のベンゾジアゼピン系鎮静薬を投与してもよい。H_2 受容体拮抗薬は経口や静注で投与する。なお，脳血管攣縮予防あるいは治療として投与中のニモジピン，脳灌流圧を維持するための昇圧薬は継続して投与する。

c. モニタリング

心電図，パルスオキシメータ，カプノグラフィ，筋弛緩モニター，体温計，尿量計，動脈ラインは必須である。多くの症例では循環血液量の指標として，循環不安定な症例では心血管系薬物やマンニトールの投与経路として，中心静脈カテーテルを挿入する。呼吸・循環系合併症を有する症例また坐位手術では，肺動脈カテーテルや経食道心エコー，前胸部ドプラーで監視する。

重症度や頭蓋内圧の高い患者では，連続的な脳灌流圧および脳動脈瘤壁内外圧勾配の算出，また血液ガス分析のために麻酔導入前から動脈と中心静脈ラインを確保する。ただし，頭蓋内圧亢進患者において内頸静脈や鎖骨下静脈カテーテル挿入時のトレンデレンブルグ位や頭部回旋は頭蓋内圧をさらに上昇させるため，大腿静脈や肘静脈を穿刺部位とする。

重症度が高い症例や水頭症症例では，頭蓋内圧モニターまたは脳室内カテーテルを留置する。頭蓋内圧モニタリングは特に麻酔導入時の血圧管理や意識レベルの低下した症例の術後管理に有用である。

脳機能のモニターである体性感覚誘発電位や脳幹聴性誘発電位は，おのおの前方と後方脳循環領域，椎骨脳底動脈領域の脳動脈瘤手術に用いられ，血管閉塞時に有用である。誘発電位の変化によって脳虚血が検出された場合，血管クリップの除去またはかけ直しなどの手術操作や，血管閉塞中に側副血流を増加させるための血圧上昇操作が必要となる。誘発電位モニタリングは，特に揮発性吸入麻酔薬によって影響され，その偽陽性および偽陰性は高いため，誘発電位モニタリングは一般的とはなっていない。しかし，体性感覚誘発電位と脳幹聴性誘発電位を同時にモニタリングすることによって，偽陽性および偽陰性を減少させることができ，その際は，誘発電位への影響が少ない全静脈麻酔を行う。

内頸静脈球部カテーテルの留置によって，脳静脈酸素飽和度をモニターすることがで

きる。脳酸素消費量が安定した状態において，内頸静脈洞酸素飽和度は脳全体の酸素需要と供給バランスを反映し，過換気に伴う脳虚血の早期発見，術中血圧管理，充血や過灌流の検出に有用である。

d. 全身麻酔

　麻酔管理の主眼は，動脈瘤壁内外圧勾配の維持，十分な脳灌流圧と酸素化の維持，および頭蓋内圧の急激かつ大きな変動の防止である。

　麻酔薬の選択に関しては，ケタミンを除いて制限はない。ただし，頭蓋内圧亢進症例では揮発性吸入麻酔薬や亜酸化窒素の投与は控え，また感覚誘発電位をモニターする場合，全静脈麻酔で維持する。

　脳灌流圧と脳動脈瘤壁内外圧勾配はともに平均血圧と頭蓋内圧の差で算出されるが，十分な脳の酸素化のためには脳灌流圧をできるだけ高く維持する必要がある一方，脳動脈瘤の再破裂防止のためには動脈瘤壁内外圧勾配を低く維持することが求められ，ジレンマに陥る。このため，脳動脈瘤クリッピング終了まで術前値を維持するのが最適である。

　通常，グレードⅠ～Ⅱの患者では一過性低血圧時に脳虚血の危険は少ないため，脳動脈瘤再破裂の防止に主眼を置き20％程度の血圧低下は許容する。グレードⅢ～Ⅳの患者では脳虚血防止のため，ときに昇圧薬（フェニレフリン，ノルアドレナリン）の持続投与で脳灌流圧を維持する。喉頭展開，気管挿管，患者の体位形成，頭部ピン固定，頭蓋骨切開の刺激は強く，このときの高血圧は動脈瘤壁内外圧勾配を危険なレベルまで上昇させるため，チオペンタール・プロポフォール・麻薬の投与，ピン刺入部位の局所浸潤麻酔を行う。

　一方，硬膜切開後では刺激が少なくなるため，深麻酔の維持は低血圧の頻度を増し，十分な脳灌流圧を維持できなくなる。したがって，浅麻酔の維持を基本として，刺激が加わる直前に静脈麻酔薬の追加投与，超短時間作用性β遮断薬（ランジオロール，エスモロール）あるいはレミフェンタニルの投与を行うのが実践的である。また，硬膜切開後の低血圧時，血圧を目安に麻酔深度を浅くすると，患者の術中覚醒や体動の危険があるため，適切な循環血液量の補充後，昇圧薬を投与する。

　通常，正常換気を維持する。頭蓋内圧亢進症例では一過性の過換気を施行し，長時間の過換気は脳虚血を来しうることに留意する。また，PEEPの付加は中心静脈圧を上昇させ脳静脈還流を阻害し頭蓋内圧上昇をもたらすので，持続陽圧換気は著しく酸素化の低下した症例に限定して行う。

　輸液はリンゲル液を主体とし，晶質液は損傷された脳組織の浮腫を助長するため，輸液速度を約3 ml/kg/hrに制限する。また，高血糖は虚血性脳神経細胞障害を増悪させる可能性があるため，糖質を含んだ輸液を投与しない。

　人為的低血圧は，脳動脈瘤のクリッピングあるいは脳動脈瘤破裂時の止血を容易にするため施行されてきたが，低血圧は脳灌流や予後を悪化させ，重篤な脳血管攣縮の頻度を増すため，施行されなくなった。代替として，脳血管の一過性（15～20分）クリッピングによる局所低血圧が施行される。最近の大規模臨床研究では脳動脈瘤手術中の軽

度低体温療法（33℃）の利点は認められなかったが，脳幹近部の巨大脳動脈瘤手術では体外循環，循環停止，高度低体温療法が施行されることもある．また，脳動脈瘤の近位・遠位血管クリッピング直前に，脳波上群発抑止を来す程度の投与量でも静脈麻酔薬（バルビツレート，プロポフォール）の予防的投与の効果は証明されていない．

脳動脈瘤の再破裂は急激な血圧上昇や頭蓋内圧低下時に起き，その発生頻度は約11％で，予後不良である．破裂時，循環血液量の維持が重要で，脳動脈瘤の近位と遠位側動脈の一時的閉塞による外科処置が最も有効である．

e. 脳血管攣縮の予防

脳血管攣縮は，くも膜下出血の主な死因である．術前に脳血管攣縮徴候のない症例では，正常な循環血液量を維持し，手術終了時には術前より軽度に高い血圧を維持することによって，術後の脳血管攣縮を予防する．一方，術前から脳血管攣縮のある症例では，脳血管攣縮による虚血性神経傷害の治療として triple H（hypervolemia, hypertension, hemodilution）療法がある．脳血流の改善を目的として，晶質液・コロイド・輸血による血管内容量の増加，人為的高血圧（ドパミンやドブタミンの投与）と血液希釈（ヘマトクリット33％）を行う．

輸液管理は観血的動脈圧・中心静脈圧・経食道心エコーなどからの情報をもとに行い，循環血液量を少なくとも正常あるいは正常以上に維持し，術前血圧値の維持，低血圧の防止に努める．脳血管攣縮予防のため硬膜閉鎖前にパパベリンの槽内投与が行われるが，これは散瞳，顔面神経麻痺，悪性高熱と類似した徴候と症状，低血圧と徐脈を来しうる．

f. 術後管理

術前より20～30％高い血圧を放置すると頭蓋内出血や脳浮腫の危険が高まるため，降圧薬の投与で術前値に維持する．ただし，脳血管攣縮の危険がある症例では血圧を術前値より10～20％高く維持する．術前 Hunt-Hess 分類Ⅲ～Ⅳ，また術中合併症があった症例では継続して人工呼吸と循環管理を行う．

2 頭蓋内圧亢進

頭蓋内圧測定は脳腫瘍，頭蓋内出血，頭部外傷などで通常のモニターとなっている（図5）．頭蓋内圧下降の手段として，脳腫瘍や頭蓋内血腫摘出術は最も効果的な方法であるが，過換気や高浸透圧利尿薬の投与などによる頭蓋内圧のコントロールもある（表6）．

脳容積を減少させることによって，脳ベラによる脳の牽引力（圧迫）を減ずることができ，術野の確保が容易となる．このためには，十分な脳灌流圧・酸素化および適切な麻酔深度の維持，かつ低血圧・高血圧の防止に留意し，硬膜切開前の頭蓋内圧上昇または硬膜切開後の脳腫脹に対しては薬物治療が必要となる．

a. マンニトール

マンニトールは脳水分量を減少させ，脳圧を低下させる薬物である．投与速度が速い

(a) 脳室内カテーテル

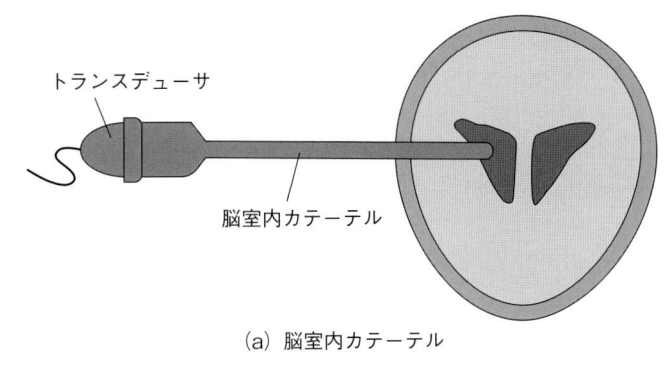

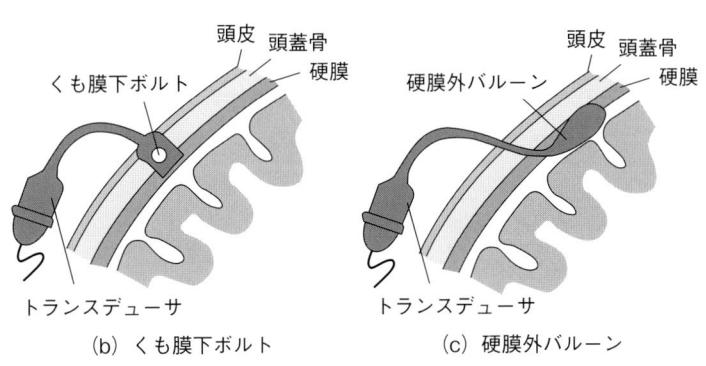

(b) くも膜下ボルト

(c) 硬膜外バルーン

図5 頭蓋内圧測定法

重症度が高い症例や水頭症例では，脳室内カテーテル（a），くも膜下ボルト（b）または硬膜外バルーン（c）を留置する。頭蓋内圧モニタリングは，特に麻酔導入時の血圧管理や意識レベルの低下した症例の術後管理に有用である。

（西川俊昭，第Ⅴ章 呼吸・循環・体液・代謝管理の評価とモニタリングのテクニック，第10節 麻酔中の脳代謝・神経機能のモニター，B) ICPのコントロール．土肥修司編．イラストでわかる麻酔科必須テクニック．東京：羊土社；2006. p.122-3 および Geocadin RG, Williams MA. Intracranial pressure monitoring. In：Parrillo JE, Dellinger RP, editors. Critical care medicine. 2nd ed. St Louis：Mosby；2001. p.249-59 より一部改変引用）

と投与初期に血圧が低下することがあるが，その後，心拍出量・心腔充満圧・循環血液量が増加し，投与終了時に最大となる。これらが一過性脳圧上昇の原因となることがある。しかし，この一過性脳圧上昇は脳圧上昇患者では起こりにくく，またマンニトールの投与速度を遅くすることによって，あるいは過換気によって防止できる。脳圧下降作用は投与開始後30～45分でピークとなる。

マンニトール投与後に血漿浸透圧は上昇するが，マンニトールは正常な血液脳関門を通過できないため，血液脳関門に浸透圧勾配ができ，その結果，水分は細胞外へ移動する。ところが，脳障害が進行し正常な血液脳関門面積が減少すると，マンニトールはその濃度勾配で移動するため，投与後に脳圧のリバウンド上昇が見られることがある。

マンニトールの推奨投与量は0.25～2 g/kgであるが，通常0.5～1.0 g/kgを投与する。低用量（0.5～1.0 g/kg）の緩徐投与（20～30分）と比較して，高用量（>1.0 g/kg）投与ではより急激で著明な脳圧低下が見られるが，一過性低血圧や電解質異常の発生頻度が高くなる。また，急激な脳圧低下による脳動脈瘤壁内外圧勾配の増大，および脳容積の減少による架橋静脈の牽引・断裂が起きる可能性があるため，理論的には脳硬膜切

1. 脳循環

表6 頭蓋内圧調節の方法

① 過換気（調節呼吸, Pa_{CO_2} 25〜30 mmHg）
② 浸透圧利尿薬（マンニトール, グリセオール）・ループ利尿薬（フロセミド）の投与：たとえば, マンニトール 1〜2 g/kg を 30 分で投与
③ ステロイドの投与
④ 輸液の制限（主体はリンゲル液, 約 3 ml/kg/hr）
⑤ 脳脊髄液ドレナージ
⑥ 頭部挙上（静脈還流の促進）
⑦ 軽度低体温
⑧ 外科手術（内減圧術, 外減圧術, シャント術）
⑨ 全身麻酔導入時にバツビツレート（チオペンタール, チアミラール）, リドカインを投与
⑩ 著明な ICP 亢進時には, 静脈麻酔薬を主体とする麻酔維持（揮発性麻酔薬はできるだけ低濃度で）
⑪ ケタミンは ICP を上昇させるので, 使用しない
⑫ 気管挿管時にフェンタニル 2 μg/kg・リドカイン 1.5 mg/kg を静注
⑬ 頭蓋内圧の測定（脳室内カテーテル, くも膜下ボルト, 硬膜外バルーン）

開前にマンニトールを投与すべきではない。しかし, 実際には脳外科医は硬膜切開前にマンニトール投与を要求してくるので, 硬膜切開前には低速度で, 切開後は高速度で投与する。

b. フロセミド

高用量（1 mg/kg）または低用量（5〜20 mg）フロセミドとマンニトール（0.25〜1 g/kg）の投与によって, 脳圧および脳水分量は減少する。フロセミドの頭蓋内圧下降作用の機序は明らかでないが, 利尿効果とは関係がない。フロセミドの前投与によって, マンニトール投与による初期の頭蓋内圧上昇を抑制することができ, 高浸透圧が維持されマンニトールの効果が増強される。結果的に, 両者の薬物に併用によって頭蓋内圧下降作用は長時間持続する。

c. 脳脊髄液のドレナージ

腰部くも膜下または脳室ドレナージによって, 脳脊髄液量を減少させ, 脳の全容積を縮小するものである。ただし, 大量のドレナージによる急激な頭蓋内圧低下は脳動脈瘤壁内外圧勾配を増大し, 動脈瘤の再破裂, 架橋静脈の牽引・破綻による脳内血腫, 反射性高血圧・徐脈・心停止などを引き起こす。脳内血腫患者では脳幹ヘルニアの危険があるため, 腰部脳脊髄液ドレナージは禁忌である。

d. 体位, 換気, 麻酔薬

脳虚血の危険を念頭に置きながら, 頭部高位および軽度過換気（Pa_{CO_2} 30〜

35 mmHg）とする。揮発性吸入麻酔薬および亜酸化窒素の投与を中止し，静脈麻酔薬に切り替える。

3 急激な頭蓋内圧低下に伴う循環虚脱

硬膜切開時に頭蓋内圧が急激に低下すると，著しい血圧低下あるいは循環虚脱・心停止を来すことがある[22)23)]。原因として，クッシング現象の解除（末梢血管拡張）[24)]，大量出血や利尿薬投与による循環血液量の減少などがある。この突発的な低血圧には，循環血液量の補充とともにα作用の強い昇圧薬の投与が有効である。

4 脳虚血・脳梗塞

a. 脳波の変化

心停止によって脳血流が完全に停止した全脳虚血では，脳波は平坦化する。一方，不完全脳虚血では脳血流量が約50％未満に減少すると，脳波変化が見られる。さらに，脳血流量が30％未満に減少すると脳波は平坦化し，脳血流量が10％未満まで減少すると脳細胞は死に至る。

b. 動脈血二酸化炭素分圧の影響

脳梗塞では，ペナンブラと呼ばれる回復可能な領域である脳梗塞巣周辺への脳血流維持が最も重要である。脳虚血領域の血管はアシドーシスのため最大限に拡張しているため，高二酸化炭素血症では正常領域血管のみが拡張し，虚血領域血管は収縮するため，虚血がさらに増悪する（盗血現象）。一方，低二酸化炭素血症では正常領域血管が収縮し，脳血流は正常領域から虚血領域への移動が起こる（ロビン・フッド現象，逆盗血現象）。

c. 局所脳酸素飽和度の測定

脳の酸素化測定装置は脳血流量が適正か否かを評価するために考案され，主に静脈成分を含む大脳皮質血管床の酸素飽和度を測定する。一般に，脳血流量が低下すると組織の酸素抽出が増加し酸素飽和度が低下するため，脳のオキシメトリは脳波よりも早期に脳血流量の変化を検出しうる可能性がある[25)26)]。

近赤外線酸素モニター装置（near-infrared spectroscopy：NIRS）は，脳内血液の酸化ヘモグロビン濃度と還元ヘモグロビン濃度を測定し，脳内血液の酸素化あるいは酸素需給バランスを評価する非侵襲的モニターである。理論的に測定値は，動脈血，毛細血管血液，および静脈血ヘモグロビン酸素飽和度の総和（平均値）を反映することになるが，実際は脳内血液の70～80％は静脈血であるため，主に静脈血酸素飽和度を示すことになる。同時に全ヘモグロビン量（酸化および還元ヘモグロビン量の和）は脳血流量を反映するため，脳血流量の変化も推定できる。浜松ホトニクス（浜松市）製NIRO®-200では，酸化ヘモグロビン濃度・還元ヘモグロビン濃度・総ヘモグロビンの濃度変化

1. 脳循環

表7 脳循環と近赤外線スペクトロスコープのパラメータ

	酸化ヘモグロビン濃度	還元ヘモグロビン濃度	総ヘモグロビン濃度
脳血流増加	↑	±	↑
脳虚血	↓	↑	↓
低酸素症	↓	↑	±
静脈性うっ血	↑	↑	↑

が算出でき，これらのパラメータ変化の代表例を表7に示した。

脳血流量は，動脈血酸素飽和度を変化させたときの酸化ヘモグロビンと還元ヘモグロビン濃度変化から算出でき[27]，キセノンやPETによる測定値と近似する[28]。近赤外線スペクトロスコープは，頭蓋内圧モニターとの併用で頭蓋内圧変化に伴う脳内酸素飽和度変動の鋭敏な指標となり[29]〜[31]，頸動脈内膜剥離術患者では脳波変化と相関し，体外循環中では脳細胞内酸素化の変動を検出できる。しかし，絶対値の評価が困難で，多箇所の評価ができない。つまり，前額部のセンサーは中大脳動脈や後大脳動脈からの血流の分布不全を探知できない。根本的な問題点は許容可能な局所酸素飽和度の下限が明らかでなく，この値は患者間で異なり，脳代謝に影響する麻酔薬がこの現象をさらに複雑化している。脳内静脈血液量の割合は正常状態において70〜80％であるが，脳疾患がこの静脈血液量に及ぼす影響については明らかではない。さらに，測定値は吸入酸素濃度によって著明な影響を受ける[32]。

一方，無侵襲混合血酸素飽和度監視装置（INVOS™，エドワーズライフサイエンス，東京）は2波長の赤外線を用いて非侵襲的に連続的局所脳組織混合血酸素飽和度の測定を行う。発光部位から受光部位の距離が長いほど光線は深層組織を透過するため，深層組織からの値から浅層組織からの値を差し引くことによって，頭皮や頭蓋骨からのノイズを除外した比較的鮮明な飽和度信号を受け取ることができる。酸化ヘモグロビンと還元ヘモグロビンの近赤外線領域での吸光度の変化をセンサーでとらえ酸素飽和度を算出する。

この監視装置の使用によって，心臓手術症例で体外循環中の脳酸素化変動の探知ができ[33]，脳梗塞の発生率が半減した[34]，あるいは脳内酸素飽和度を基準値の75％以上に維持することにより，脳梗塞やその他の臓器障害の発生率が約1/6以下に減少した[35]などの報告がある。また，脳内酸素飽和度20％以上の低下あるいは絶対値40％以下のときの迅速な処置により，脳神経機能障害などの術後合併症を減少させ[36]，さらに新生児心臓手術において局所脳組織混合血酸素飽和度は頸静脈酸素飽和度と相関した[37]など，その有用性が認められている。しかし，この監視装置でも絶対値の評価が困難であり[38]，局所脳組織混合血酸素飽和度はヘモグロビン濃度，頭蓋骨の厚み，および脳脊髄液面積に影響される[39]。

5 頸動脈狭窄症

a. 病態と治療

総頸動脈分岐部が主な病変部位で，アスピリンなどの抗血小板薬やワルファリンなどの抗凝固薬の内科的治療のほか，外科的治療として頸動脈内膜剥離術がある。

b. 麻酔管理

頸動脈狭窄症症例では脳血流の自己調節能は喪失していることがあるため，麻酔中，特に総頸動脈閉塞時の脳灌流圧と脳血流量の維持が最も大切である。術後の合併症や死亡率で局所麻酔と全身麻酔に差はない[40]が，頸動脈洞操作時の循環変動（頸動脈の牽引時の徐脈と低血圧，頸動脈閉塞時の頻脈と高血圧）は全身麻酔より局所麻酔で大きい。この循環変動は，アトロピンの静注や頸動脈洞部位のリドカイン局所浸潤麻酔によって軽減することができる。

長時間の異常低血圧は，脳灌流圧を低下させ，側副血行路を介した血流を阻害してしまうため，フェニレフリンなどの持続投与によって正常血圧を維持する必要がある。ところが，深麻酔時のフェニレフリン持続投与下では心筋虚血頻度が増加するため，浅麻酔で正常血圧を維持するのが無難である[41]。また，動脈血二酸化炭素分圧の変化に伴う局所脳血流量の変動は予測しにくいため，正常換気が推奨されている。モニターとしては，感覚誘発電位と16チャンネル脳波による監視は頸動脈遮断時の脳灌流低下の最も鋭敏な指標である[42]。断端圧25 mmHg未満および50 mmHg以上は，脳灌流が十分であるか否かの有用な指標として使用されている。

c. 術後管理

術後高血圧の発生機序は明らかではないが，高血圧は，術直後から見られ，2～3時間後にピークとなり，24時間持続する。脳浮腫と心筋虚血を回避するためには，ニトロプルシドなどの持続投与によって血圧を正常域まで下降させる必要がある。一方，低血圧が発生することもあり，この場合，フェニレフリンの持続投与，輸液，頸動脈洞周囲組織の局所麻酔浸潤などによって対処する。

6 もやもや病

a. 病態と治療

両側内頸動脈狭窄または閉塞を特徴とした脳血管疾患で，最も一般的な症状は，小児では一過性虚血発作，成人では脳内出血である。内科的治療として，アスピリンなどの抗血小板薬やベラパミルなどの脳血管拡張薬の投与がある。外科的治療としては，浅側頭動脈と中大脳動脈バイパス術などがある。

b. 麻酔管理

　脳血流量と酸素消費量の均衡維持が最も重要である。麻酔薬としては，脳血管拡張と脳酸素消費量減少作用を有するセボフルランやイソフルランが推奨されているが，動脈血二酸化炭素分圧の変動は脳血流量に悪影響を及ぼす可能性があるため，正常換気を維持する。なお，脊髄くも膜下麻酔後に局所脳虚血が原因と思われる痙攣や，一過性半身不全麻痺[43]が報告されている。

7 プレコンディショニング・ポストコンディショニング

　致死的虚血前に軽度虚血ストレスを加えておくことによって脳が虚血に対する耐性を獲得する虚血耐性現象は，20年以上前から微小脳損傷や低酸素によって誘導されることが知られていた[44,45]。臨床でも一過性脳虚血発作があった症例での脳障害の軽減が報告[46,47]されている。実際，脳虚血耐性は種々の侵害刺激によって誘導される[48～50]。また，虚血耐性を獲得するには1時間以内あるいは1日以上の非致死的虚血と致死的虚血の間隔が必要とされることから，遺伝子およびタンパク発現を介さないものと，これらを介するものがある。臨床現場では，薬物による脳のプレコンディショニングは虚血性脳障害を軽減するより実際的な手段となりうる可能性があること，かつ臨床では非致死的虚血操作を加えることができないことから，虚血以外の刺激でかつ臨床応用可能な薬理学的プレコンディショニングの開発が実験的に試みられている。

a. エリスロマイシンによる虚血耐性誘導

　Brambrinkら[51]は，ラット全脳虚血モデルを用いマクロライド系抗生物質であるエリスロマイシンによる薬理学的プレコンディショニングを検討するため，エリスロマイシンで前処置し6～24時間後に一過性全脳虚血状態にした。エリスロマイシンの投与によって，海馬領域の生存神経細胞数が多く神経学的欠損は軽減したことから，エリスロマイシンは脳虚血耐性を誘導し，臨床応用できる可能性を示した。この機序として，DNA転写の低下と前炎症性遺伝子発現の抑制が証明されている[52]。

b. イソフルランによる虚血耐性誘導

　Liuら[53]は，ラット一過性局所脳虚血モデルを用い，イソフルランによる脳虚血耐性におけるアデノシンA_1受容体の役割を明らかにするため，イソフルランによる虚血耐性の誘導前に選択的アデノシンA_1受容体拮抗薬を投与し，その効果を神経学的かつ組織学的に検討した。その結果，イソフルラン投与によって神経学的欠損の改善および脳梗塞体積の縮小が認められたが，その効果は選択的アデノシンA_1受容体拮抗薬の投与によって消失したことから，イソフルランのプレコンディショニング効果におけるアデノシンA_1受容体の関与が示唆された。

　Zhaoら[54]は，イソフルランによるプレコンディショニングの長期効果を検証するため，新生ラットを用い，左総頸動脈結紮と低酸素曝露24時間前に30分間の1.5％イソ

フルラン吸入を行い，1カ月間の死亡率や神経学的予後を追跡した．その結果，イソフルランのプレコンディショニングによって，死亡率は不変であったが，生存ラットでの1カ月後の大脳皮質や海馬の神経細胞死は減少し運動機能は改善した．また，海馬における抗アポトーシスタンパク Bcl-2 の発現は増加した．さらに，これらのイソフルランによるプレコンディショニング効果は iNOS 阻害薬によって消失したことから，イソフルランの長期的脳保護効果には iNOS の関与が示唆されている．

一方，イソフルランの虚血後投与によるポストコンディショニング効果の有無を検証するため，Lee ら[55]は，酸素・ブドウ糖欠乏溶液に成熟雄性ラットの前脳スライスを浸し，その後に 2% イソフルランを投与するモデルで検討した．その結果，イソフルランは濃度依存的に細胞死を抑制したが，その効果はミトコンドリア ATP 感受性 K^+ チャネル遮断薬で消失した．また，成熟雄性ラット一過性中大脳動脈閉塞モデルで，再灌流時の 2% イソフルラン投与は，梗塞巣を減少し神経学的予後を改善した．このように，イソフルランのポストコンディショニング効果が認められ，この脳保護作用にはミトコンドリア ATP 感受性 K^+ チャネルの関与が示唆されている．

これまでの研究結果によれば，脳虚血耐性は種々の侵害刺激によって誘導されるが，臨床的に応用できる誘導法はまだ確立されていない．また，虚血耐性を獲得するには虚血前処置（プレコンディショニング）が主体であり，虚血後虚血耐性獲得（ポストコンディショニング）についての知見はいまだ少ない．

■参考文献

1) Moore KL, Dalley AF. Clinically oriented anatomy. 5th ed. 佐藤達夫，坂井建雄監訳．臨床のための解剖学．東京：メディカル・サイエンス・インターナショナル；2008. p.902-13.
2) Michenfelder JD. Anesthesia and the brain. New York：Churchill Livingstone；1988. p.1-21.
3) Drummond JC. The lower limit of autoregulation. Anesthesiology 1997；86：1431-3.
4) Zhang R, Zuckerman JH, Iwasaki K, et al. Autonomic neural control of dynamic cerebral autoregulation in humans. Circulation 2002；106：1814-20.
5) White RP, Vallance P, Markus HS. Effect of inhibition of nitric oxide synthase on dynamic cerebral autoregulation in humans. Clin Sci 2000；99：555-60.
6) Hoffman WE, Miletich D, Albrecht RF. Cerebrovascular response to hypotension in hypertensive rats：effect of antihypertensive therapy. Anesthesiology 1983；58：326-32.
7) Armstead WM. Role of nitric oxide, cyclic nucleotides, and the activation of ATP-sensitive K^+ channels in the contribution of adenosine to hypoxia-induced pial artery dilation. J Cereb Blood Flow Metab 1997；17：100-8.
8) Hudetz AG, Shen H, Kampine JP. Nitric oxide from neuronal NOS plays critical role in cerebral capillary flow response to hypoxia. Am J Physiol 1998；274：H982-9.
9) Smith AL, Wollman H. Cerebral blood flow and metabolism：effects of anesthetic drugs and techniques. Anesthesiology 1972；36：378-400.
10) Jansen GFA, van Praagh BH, Kedaria MB, et al. Jugular bulb oxygen saturation during propofol and isoflurane/nitrous oxide anesthesia in patients undergoing brain tumor surgery. Anesth Analg 1999；89：358-63.
11) Lee H-W, Caldwell JE, Dodson B, et al. The effect of clonidine on cerebral blood flow velocity, carbon dioxide cerebral vasoreactivity, and response to increased arterial pressure

in human volunteers. Anesthesiology 1997 ; 87 : 553-8.
12) Kawata R, Nakakimura K, Matsumoto M, et al. Cerebrovascular CO_2 reactivity during anesthesia in patients with diabetes mellitus and peripheral vascular disease. Anesthesiology 1998 ; 89 : 887-93.
13) Lou HC, Edvinsson L, MacKenzie ET. The concept of coupling blood flow to brain function : revision required? Ann Neurol 1987 ; 22 : 289-97.
14) Girouard H, Iadecola C. Neurovascular coupling in the normal brain and in hypertension, stroke, and Alzheimer disease. J Appl Physiol 2006 ; 100 : 328-35.
15) Harder DR, Alkayed NJ, Lange AR, et al. Functional hyperemia in the brain : Hypothesis for astrocyte-derived vasodilator metobolites. Stroke 1998 ; 29 : 229-34.
16) Zonta M, Angulo MC, Gobbo S, et al. Neuron-to-astrocyte signaling is central to the dynamic control of brain microcirculation. Nat Neurosci 2003 ; 6 : 43-50.
17) Koehler RC, Gebremedhin D, Harder DR. Role of astrocytes in cerebrovascular regulation. J Appl Physiol 2006 ; 100 : 307-17.
18) Hunt WE, Hess RM. Surgical risk as related to time of intervention in the repair of intracranial aneurysms. J Neurosurg 1968 ; 28 : 14-20.
19) Drake CG, Hunt WE, Sano K, et al. Report of World Federation of Neurological Surgeons Committee on a universal subarachnoid hemorrhage grading scale. J Neurosurg 1988 ; 68 : 985-6.
20) Fisher CM, Kistler JP, Davis JM. Relation of cerebral vasospasm to subarachnoid hemorrhage visualized by computerized tomographic scanning. Neurosurgery 1980 ; 6 : 1-9.
21) Tenjin H, Hirakawa K, Mizukawa N, et al. Dysautoregulation in patients with ruptured aneurysm : cerebral blood flow measurements obtained during surgery by a temperaure-controlled thermoelectrical method. Neurosurgery 1988 ; 23 : 705-9.
22) Kawaguchi M, Sakamoto T, Ohnishi H, et al. Preoperative predictors of reduction in arterial blood pressure following dural opening during surgical evacuation of acute subdural hematoma. J Neurosurg Anesth 1996 ; 8 : 117-22.
23) Uchida M, Yamaoka H, Imanishi Y. Hypotension during surgery for subdural hematoma and effusion in infants. Crit Care Med 1982 ; 10 : 5-9.
24) Nishikawa T, Dohi S. Haemodynamic and cerebral blood flow alterations after reduction of increased cerebrospinal fluid pressure in dogs. Can J Anaesth 1991 ; 38 : 234-8.
25) McCormick PW, Stewart M, Goetting MG, et al. Regional cerebrovascular oxygen saturation measured by optical spectroscopy in humans. Stroke 1991 ; 22 : 596-602.
26) Smith DS, Levy W, Maris M, et al. Reperfusion hyperoxia in brain after circulatory arrest in humans. Anesthesiology 1990 ; 73 : 12-9.
27) Wyatt JS, Cope M, Delpy DT, et al. Quantitation of cerebral blood volume in human infants by near-infrared spectroscopy. J Appl Physiol 1990 ; 68 : 1086-91.
28) Skov L, Pryds O, Greisen G. Estimating cerebral blood flow in newborn infants : comparison of near infrared spectroscopy and ^{133}Xe clearance. Pediatr Res 1991 ; 30 : 570-3.
29) Cairns CB, Fillipo D, Proctor HJ. A noninvasive method for monitoring the effects of intracranial pressure with near infrared spectrophotometry. Surg Gynecol Obstet 1985 ; 161 : 145-8.
30) Cairns CB, Fillipo D, Palladino GW, et al. Direct noninvasive assessment of brain metabolism during increased intracranial pressure : potential therapeutic vistas. J Trauma 1986 ; 26 : 863-8.
31) Proctor HJ, Cairns C, Fillipo D, et al. Brain metabolism during increased intracranial pressure as assessed by niroscopy. Surgery 1984 ; 96 : 273-8.

32) McLeod AD, Igielman F, Elwell C, et al. Measuring cerebral oxygenation during normobaric hyperoxia: a comparison of tissue microprobes, near-infrared spectroscopy, and jugular venous oximetry in head injury. Anesth Analg 2003 ; 97 : 951-6.
33) Kadoi Y, Kawahara F, Saito S, et al. Effects of hypothermic and normothermic cardiopulmonary bypass on brain oxygenation. Ann Thorac Surg 1999 ; 68 : 34-9.
34) Goldman S, Sutter F, Ferdinand F, et al. Optimizing intraoperative cerebral oxygen delivery using noninvasive cerebral oximetry decreases the incidence of stroke for cardiac surgical patients. Heart Surg Forum 2004 ; 7 : 392-7.
35) Murkin JM, Iglesias I, Bainbridge D, et al. Monitoring cerebral oxygen saturation significantly decreases major organ morbidity in CABG patient: a randomized blinded study. Heart Surg Forum 2004 ; 7 : 515.
36) Yao F-SF, Tseng C-CA, Ho C-YA, et al. Cerebral oxygen desaturation is associated with early postoperative neuropsychological dysfunction in patients undergoing cardiac surgery. J Cardiothorac Vasc Anesth 2004 ; 18 : 552-8.
37) Hoffman GM, Stuth EA, Jaquiss RD, et al. Changes in cerebral and somatic oxygenation during stage 1 palliation of hypoplastic left heart syndrome using continuous regional cerebral perfusion. J Thorac Cardiovasc Surg 2004 ; 127 : 223-33.
38) Beese U, Langer H, Lang W, et al. Comparison of near-infrared spectroscopy and somatosensory evoked potentials for the detection of cerebral ischemia during carotid endarterectomy. Stroke 1998 ; 29 : 2032-7.
39) Yoshitani K, Kawaguchi M, Miura N, et al. Effects of hemoglobin concentration, skull thickness, and the area of the cerebrospinal fluid layer on near-infrared spectroscopy measurements. Anesthesiology 2007 ; 106 : 458-62.
40) Andersen CA, Rich NM, Collins GJ, et al. Carotid endarterectomy: regional versus general anesthesia. Am Surg 1980 ; 46 : 323-7.
41) Smith JS, Roizen MF, Cahalan MK, et al. Does anesthetic technique make a difference? Augmentation of systolic blood pressure during carotid endarterectomy: effects of phenylephrine versus light anesthesia and of isoflurane versus halothane on the incidence of myocardial ischemia. Anesthesiology 1988 ; 69 : 846-53.
42) Cantelmo NL, Babikian VL, Samaraweera RN, et al. Cerebral microembolism and ischemic changes associated with carotid endarterectomy. J Vasc Surg 1998 ; 27 : 1024-31.
43) Yasukawa M, Yasukawa K, Akawaga S, et al. Convulsions and temporary hemiparesis following spinal anesthesia in a child with Moyamoya disease. Anesthesiology 1988 ; 69 : 1023-4.
44) Takahata Y, Shimoji K. Brain injury improves survival of mice following brain ischemia. Brain Res 1986 ; 381 : 368-71.
45) Schurr A, Rigor BM. The mechanism of neuronal resistance and adaptation to hypoxia. FEBS Lett 1987 ; 224 : 4-8.
46) Weih M, Kallenberg K, Bergk A, et al. Attenuated stroke severity after prodromal TIA. A role for ischemic tolerance in the brain? Stroke 1999 ; 30 : 1851-4.
47) Wegener S, Gottschalk B, Jovanovic V, et al. Transient ischemic attacks before ischemic stroke: Preconditioning the human brain? A multicenter magnetic resonance imaging study. Stroke 2004 ; 35 : 616-21.
48) Ohtsuki T, Ruetzler CA, Tasaki K, et al. Interleukin-1 mediates induction of tolerance to global ischemia in gerbil hippocampal CA1 neurons. J Cereb Blood Flow Metab 1996 ; 16 : 1137-42.
49) Nawashiro H, Tasaki K, Ruetzler CA, et al. TNF-α pretreatment induces protective effects

against focal cerebral ischemia in mice. J Cereb Blood Flow Metab 1997 ; 17 : 483-90.
50) Tasaki K, Ruetzler CA, Ohtsuki T, et al. Lippopolysaccharide pre-treatment induces resistance against subsequent focal cerebral ischemia damage in spontaneously hypertensive rats. Brain Res 1997 ; 748 : 267-70.
51) Brambrink AM, Koerner IP, Diehl K, et al. The antibiotic erythromycin induces tolerance against transient global cerebral ischemia in rats (pharmacological preconditioning). Anesthesiology 2006 ; 104 : 1208-15.
52) Koerner IP, Gatting M, Noppens R, et al. Induction of cerebral ischemic tolerance by erythromycin preconditioning reprograms the transcriptional response to ischemia and suppresses inflammation. Anesthesiology 2007 ; 106 : 538-47.
53) Liu Y, Xiong L, Chen S, et al. Isoflurane tolerance against focal cerebral ischemia is attenuated by adenosine A_1 receptor antagonists. Can J Anesth 2006 ; 53 : 194-201.
54) Zhao P, Peng L, Li L, et al. Isoflurane preconditioning improves long-term neurologic outcome after hypoxic-ischemic brain injury in neonatal rats. Anesthesiology 2007 ; 107 : 963-70.
55) Lee JJ, Li L, Jung H-H, et al. Postconditioning with isoflurane reduced ischemia-induced brain injury. Anesthesiology 2008 ; 108 : 1055-62.

(西川　俊昭)

III. 臓器循環の構造, 機能, 病態

2 冠循環

はじめに

 心機能は, 心筋を還流する血液量, 供給される酸素量で規定される。心筋血流量を保つためには冠動脈の狭窄が問題となるが, 心筋梗塞など冠動脈破綻の多くは狭窄が50％以下の部位に発生し, 酸化ストレスによる動脈硬化が原因である。狭心症状の防止には冠循環を悪化させる高血圧や低血圧, 頻脈, 極端な徐脈を避けることが重要である。冠循環は内因性オピオイド, アデノシン, 内分泌物質などにより血管内皮細胞を起点として保護される。

構 造

1 走行および灌流域

 冠動脈は機能的に表在性の太い動脈である伝達血管と伝達血管から分岐し心筋内を貫通あるいは心筋を栄養する細小動脈である抵抗血管からなる。
 表在性冠状動脈は左・右冠動脈からなり大動脈起始部バルサルバ洞（右, 左, 無冠）に始まり, 右冠状動脈は前方の右バルサルバ洞, 左冠状動脈本幹は左バルサルバ洞から出る。左冠状動脈本幹は, 肺動脈基部と左心房の間を前室間溝に出て前下行枝と回旋枝に分かれる。前下行枝は前室間溝を下行, 心尖部に, 回旋枝は冠状溝を通り心臓後面に達する。右冠状動脈は肺動脈円錐部と右心房の間から心臓の前面に出て, 房室間溝を通り後室間溝に, 後室間溝を通って心尖部に達する（図1）。右冠状動脈は右心室外2/3, 洞結節, 房室結節, 心室中隔後部, 左前下行枝は心室中隔前部, 左室自由壁, 右室1/3, 左回旋枝は左室後壁, 左室横隔面を還流する。左室壁を灌流する冠動脈分枝の支配域を図2に示す。
 表在性冠動脈の太さは400μm以上, 小動脈は400μm以下で100μm以上, 貫通枝は100〜500μm, 細動脈は100μm以下とされる。冠状動脈間吻合, 側副血行路は主として心外膜側に幹動脈間, 分枝間に認め, 正常心では少なく, 虚血心では発達する。側副

2. 冠循環

血行路の太さは血管新生の程度による。

冠状動脈造影写真　　　　　　　　冠状動脈造影写真

右冠状動脈（左前斜位）　　　　　左冠状動脈（左前斜位）

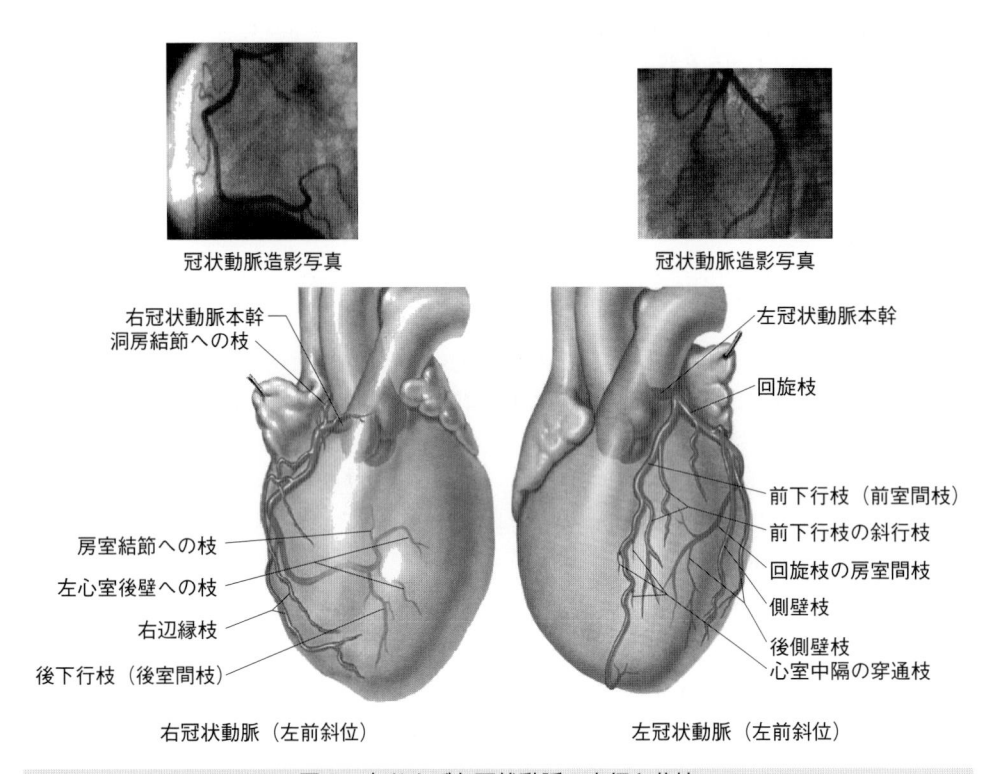

図1　右および左冠状動脈の走行と分枝

（Netter FH. 相磯貞和訳. ネッター解剖学アトラス. 東京：南江堂；2004 より引用）

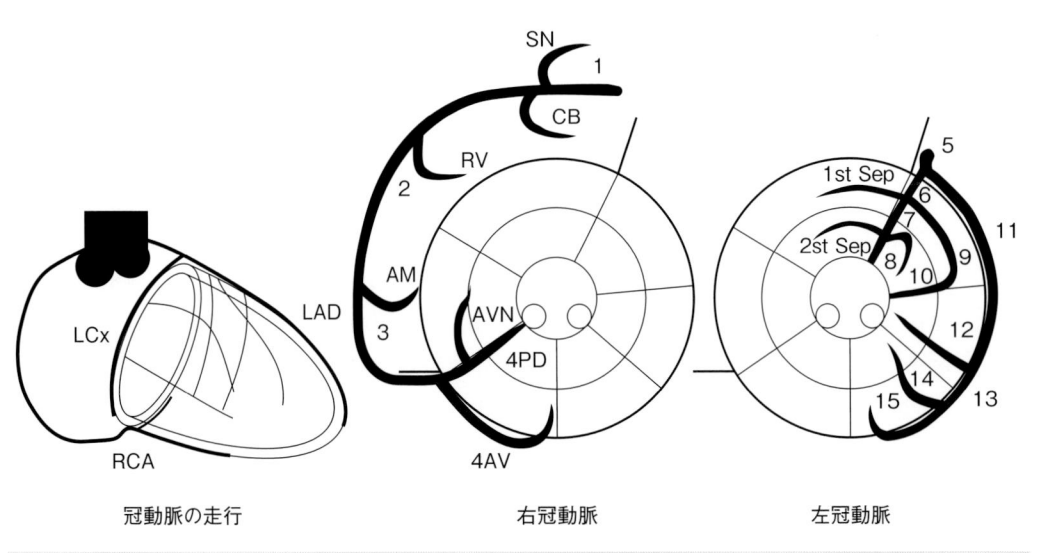

冠動脈の走行　　　　右冠動脈　　　　左冠動脈

図2　冠動脈支配領域

2 組織および細胞内構成

　冠状動脈は内膜，中膜，外膜の3層よりなる。内膜は内皮細胞と疎な結合組織よりなる。中膜は内弾性板で内膜と外弾性板で外膜と境された間をいい，輪状に走る平滑筋細胞がほとんどを占める。外膜は外弾性板の外側で膠原線維と少量の弾性線維よりなる。穿通枝および心筋層内分枝は400μm以下の細小動脈からなり3層構造を示すが外弾性板は薄く，細動脈では外弾性板を欠く。20μm以下になると内弾性板も消失し，毛細血管に至る。

　組織学的に内皮細胞膜上にはイオンチャネルや受容体以外に小窩，ラフトが存在する。細胞内構造は①細胞核，②小胞，③ゴルジ装置（複合タンパクや多糖類の合成），④ライソゾーム，⑤細胞質，⑥小胞体，⑦ミトコンドリア，⑧中心子，⑨細胞骨格，⑩液胞などからなる。細胞と細胞は，①密着結合（tight junction），②接着結合（adherence junction），③デスモゾーム結合（desmosome junction），④ギャップ結合（gap junction）で結合し，ギャップ結合はコネクソンからなる管状の小口があり隣同士の細胞質は連続しており，分子量1,000以下の分子が通過できる。

3 ミクロドメイン：細胞膜上の小窩―カベオラ，ラフト―

　細胞膜は親水性の頭部と疎水性の尾部からなり頭部を外側に尾部を内側にした脂質の二重層からなる。細胞膜を構成する主要脂質がセラミドであり細胞内シグナル物質である。

　細胞膜上の直径数10nm程度の領域"ミクロドメイン"に微小構造カベオラ，ラフトが存在する。両者はともにスフィンゴ脂質，コレステロールに富み，カベオラは膜上の凹みであり骨格タンパクカベオリン-1，-2，-3が存在する。カベオラ，ラフトは細胞内シグナル伝達，コレステロール代謝，免疫応答などに関与し，細胞外からの刺激を細胞内に伝達するプラットフォームとして機能する。カベオラ，ラフトにはシグナル分子が局在し時間的に，空間的に刺激に応じて迅速で，効率的な伝達を行う。また，刺激の時間および強度に応じて情報伝達系の脱感作あるいは活性化を行う。受容体は器官によりミクロドメインのカベオラ内，またはカベオラ近くに局在しており，δオピオイド受容体とカベオリン-3，血流刺激はカベオリン-1，心筋保護に関与する細胞内シグナリング分子Gタンパク共役受容体依存経路やタンパク質チロシンキナーゼはカベオラ内に局在するか，プラットフォームでカベオリンと連携する。刺激によりカベオラは増減する[1]。細胞外刺激をカベオラ内の受容体から効果器へのシグナル伝達の場としてシグナロソームという概念が提唱されている[2]。細胞内シグナリングは固定されたものでなく細胞質内をダイナミックに移動して伝達される。

冠循環の調節

1 冠血流を規定するもの

　冠循環は全身の循環動態の変動，酸素需要に影響される。安静時冠血流量は60〜80ml/100g心筋重量/min，心拍出量の5％である。1心拍あたりの心筋酸素消費量は外的仕事量と基礎的代謝必要量からなり，外的仕事量には心拍数，心室張力，心筋長短縮，心筋収縮力が関与する。心筋酸素供給量は冠血流量，動脈血酸素含量，心筋酸素摂取率などが関与する。心筋酸素消費量は，骨格筋酸素消費量に比べ20倍高いが心筋重量あたりの毛細血管数が多く，しかも酸素摂取率が70％と高いことで血流量を補っている。

　冠血流量は駆動圧である大動脈圧，冠動脈への血管外からの圧迫（心筋内圧，心室内圧）と血管抵抗が関与し，血管抵抗は代謝性，神経体液性，血管内皮細胞により調整される。心筋血流量，特に左室心筋血流量は収縮期に心筋内圧，左室内圧が影響し等容収縮期では逆流も認められ，心筋内膜側への血流量が減少する。拡張期には心室内圧，心筋内圧の急激な解除と静脈圧の消失により血流量は急激に増大する。冠動脈灌流圧変化に対して冠血流量をほぼ一定に保つ自己調節能（autoregulation）があり冠動脈圧が60mmHg以上，180mmHg以下の範囲で血流量はほぼ一定である。動脈圧変動に反応し一過性に血流量は上下した後，一定のレベルに戻る。自己調節能は組織内圧性，筋原性，代謝性因子が関与し，血管平滑筋への伸展刺激あるいは張力変化により筋が収縮/弛緩し，または血管壁の代謝性弛緩物質が増減し血流量を一定に保つと考えられている。自己調節能の下降脚，血流量が減少し始める動脈圧は一酸化窒素（NO），K_{ATP}[3)4)]などの拡張因子が関与し，NO産生低下などの拡張障害で下降脚の動脈圧は上昇する。拡張障害，動脈硬化が高度になるほど動脈圧−冠血流量曲線は右方移動し，圧−血流量曲線も一定でなく圧変化に応じて変化する。

　冠血流量は心筋の酸素要求量に一致して変化し，血管抵抗は神経体液性，血管内皮細胞性，代謝性に調節される。心外膜側の太い導管部の抵抗は全血管抵抗の2〜5％であり，直径200μmの細動脈で20〜50％，100〜200μmの部位で20〜50％，100μm以下の部位で50〜60％とされる。冠血流量は冠灌流圧と直径300μm以下の細小動脈の抵抗により決定される。神経体液性には自律神経系，ヒスタミン，ブラジキニン，アンギオテンシンなど関与するが正常冠血管ではほとんど血流量には影響しない。血管内皮細胞性にはNO，内皮細胞由来過分極因子（endthelium-derived hyperpolarizing factor：EDHF），プロスタサイクリン（PGI_2），エンドセリン，代謝性には二酸化炭素分圧，アデノシン，ATP，K_{ATP}，カルシウム依存性Kチャネル（K_{Ca}），電位依存性Kチャネル（K_v）が関与する（図3）。

　正常冠動脈では狭窄解除後の反応性冠血流量は500％増加するが，狭窄が75％以上になると反応性冠血流量増加は減少する。内皮細胞機能の低下や動脈硬化により拡張能

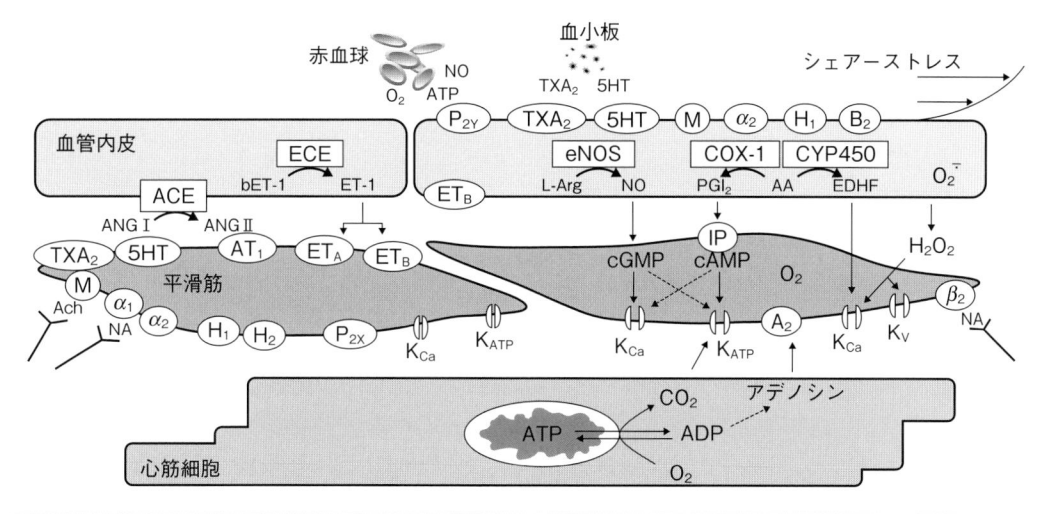

図3 血管平滑筋に及ぼす因子

TXA₂：トロンボキサン A₂ 受容体，5HT：セロトニン受容体，P₂ₓ, P₂ᵧ：プリン受容体2X, 2Y，M：ムスカリン受容体 α_2（α 受容体），H₁, H₂：ヒスタミン受容体1，2，B2：ブラジキニン受容体，eNOS：内皮細胞性 NO 合成酵素，ETₐ, ET_B：エンドセリン受容体 A，B，L-ARG：l-アルギニン，PGI₂：プロスタサイクリン，AA：アラキドン酸，EDHF：内皮細胞由来過分極因子，IP：プロスタサイクリン受容体，A₂：アデノシン受容体2，β_2：β_2 受容体，K_Ca：カルシウム依存性カリウムチャネル，K_ATP：ATP 依存性カリウムチャネル，K_v：電位依存性カリウムチャネル，Ach：アセチルコリン，NA：ノルアドレナリン

（Duncker DJ, Bache RJ. Regulation of coronary blood flow during exercise. Physiol Rev 2008；88：1009-86 より引用）

を失うと，神経体液性あるいは代謝性の影響が顕著になる。心筋内血流は心筋内圧に影響され外膜側より内膜側で血流量が減少するが，正常血管では拡張予備で内膜側血流量は保たれる。冠予備能は安静時冠血流量と最大冠血流量の比で示される。

2 血流調節への内膜の関与

アセチルコリン（Ach）の血管拡張に内皮細胞が関与していることが Furchgott ら[5]により示され，内皮細胞由来拡張物質が NO であることを Moncada ら[6]が示した。NO は内皮細胞由来 NO 合成酵素（eNOS）によりアルギニンより産生される。eNOS は内皮細胞膜上でカベオリン-1 と抑制的に結合しており，Ach がムスカリン受容体に結合すると細胞内にカルシウムが流入，カルモジュリンを活性化，eNOS とカベオリンとの抑制を外し，eNOS が活性化され NO が産生される。アドレナリン，インスリン，ブラジキニン，エストロゲン，血流速度変化によるシェアーストレスなどの刺激[7]は cAMP-PKA あるいは PI3K-Akt などの細胞内シグナリングを介し eNOS を活性化する。eNOS の活性化には熱ショックタンパクなども関与する。産生された NO は冠動脈壁平滑筋の可溶性グアニル酸シクラーゼを活性化，cGMP が平滑筋を拡張する。内皮細胞依存性血管拡張は表在部の導管部や抵抗血管部に認める。抵抗血管のうち 80～150 μm の太さの血管では NO により拡張するが，20～30 μm の細小動脈では代謝性因子およ

び筋原性に拡張する。

内皮細胞依存性血管拡張にはNO，PGI_2，EDHFが関与する。大きな動脈では主としてNO，細小動脈ではEDHFが関与する。PGI_2はcAMPを介し拡張する。NOやPGI_2が欠損した場合，他の血管拡張物質やEDHFが代償性に作動する。Achの受容体への結合は電位依存性Caチャネルを開きカルシウムが流入，カリウムを排出し細胞内は過分極になる。過分極電流はギャップジャンクションを通過して平滑筋細胞の電位依存性Caチャネルを閉じ平滑筋細胞を過分極にし，血管平滑筋を弛緩させる。

3 冠血流への代謝の影響

代謝性冠血管拡張は二酸化炭素ガス，アデノシン，ATPによって起こる。アデノシンは100μm以下の血管を拡張する。アデノシンは低酸素，虚血により細胞外ではAMPから，細胞内では酸素需要が増えたとき2分子のADPからATPとAMPが産生されAMPからアデノシンが産生される。アデノシンは代謝の程度に応じて産生される。アデノシン受容体はA_1，A_{2A}，A_{2B}，A_3があり，A_1受容体は心筋細胞に存在し，心筋収縮抑制，A_2受容体は血管内皮・平滑筋細胞に存在し血管拡張に働く。A_3受容体の役割は明確でない。虚血により産生されたアデノシンは，A_1受容体を活性化し梗塞範囲を縮小し，左室収縮力を回復，A_2受容体やA_{2B}受容体活性上昇は冠動脈を拡張し，内皮細胞障害や心筋傷害が予防される。アデノシンはNOと作用血管は異なるが相互に補完しあい，NO産生が抑制された状態ではアデノシンが血流および心機能を保持する。

4 冠血管の神経性支配

冠血管にはアドレナリンおよびコリン作動性神経が広範に分布している。α，βアドレナージック作用は，血行力学的作用が大きく冠血管に対する交感・副交感神経の収縮・拡張作用は大きくないが，動脈硬化や拡張障害の血管ではこれらの直接作用が表面化する。

5 プレコンディショニング（preconditioning：PC）

虚血PCは短時間虚血を数回繰り返すことで虚血部心筋が虚血抵抗性を得てその後の虚血/再灌流傷害から細胞を保護する現象であり，媒介物質はアデノシンとされた[8]。虚血PCは短時間の虚血刺激を虚血の生ずる直接の心筋に前もって行い細胞を保護する方法であり，虚血刺激直後から2～3時間の効果を早期PC（early PC），虚血刺激24時間後から72時間後までの効果を遅延PC（late PC）という。虚血刺激を虚血が解除される直前に行う方法をポストコンディショニング（post con），虚血が生ずる組織とは異なった部位に前もって行う方法を異所性PC（remote PC），異所性刺激によるpost conをremote post conという。

虚血PCは短時間の虚血により産生された物質がトリガーとなり細胞膜上あるいは細

胞内メディエータを活性化し，細胞内シグナリングを発動させ，①アポトーシスや壊死を防止，②カルシウムの過負荷を抑制，③冠血管の閉塞防止や内皮細胞機能を保護する．トリガーとなる物質は反応性酸素ラジカル（reactive oxygen species：ROS）あるいはアデノシン，ブラジキニン，オピオイドである．酸素ラジカルはミトコンドリア，キサンチンオキシダーゼ，NADPH オキシダーゼにより産生される．虚血 PC により発生する酸素ラジカルは虚血中の最高濃度の 35％に達するが，PC 後の虚血では 35％以上には上昇しない．ミトコンドリア内で産生された ROS はミトコンドリアマトリックスと細胞質を結ぶミトコンドリア膜の小口（mitochondrial permiability transition pore：mPTP）が虚血 PC 中，一過性に開口し細胞質に放出する[9]．虚血 PC の細胞内シグナリング発動には細胞膜上の G タンパク共有受容体，アデノシン受容体，K_{ATP}，カベオラ，カベオリンが関与する．細胞内では虚血/再灌流傷害から心筋を保護するシグナリング PI-3K-Akt などの reperfusion injury salvage kinase（RISK）[10]，アデニルシクラーゼ-PKA，hypoxia inducible factor-1（HIF-1）などのシグナリングが発動する．カルシウムの過負荷はカルシウム/カルモジュリン依存性タンパクキナーゼⅡ，筋小胞体のカルシウム遊離や汲み上げにより防がれる．

late PC は eNOS がトリガーとなり PKCε，COX-2，PGE_2，$PGF_2α$ の関与，遺伝子転写抑制による炎症活性化抑制や血小板-顆粒球凝集抑制などにより組織傷害を防ぐ．

post con には，① NO，PI-3K 系，②アデノシン，G タンパクの連動，③ δ オピオイド受容体，NO，cGMP，PKG，④ $sarK_{ATP}$ の開口などが関与する．

PC，post con ともに再灌流時には mPTP の開口阻害によりアポトーシスを防ぐ[10]．

冠循環の病態

1 高血圧症，冠動脈硬化症

冠動脈狭窄が断面積の 75％，直径の 50％を超えると狭窄部末梢の冠予備能は低下し狭心症状が出現する[11]．動脈硬化に伴い，表在部に明らかな狭窄がなくても NO 産生傷害，糖尿病などの細小血管の拡張障害，血流量増加による拡張の傷害，セロトニンによる冠血管収縮や冠血管攣縮[12]が発生する．動脈硬化の危険因子は喫煙，肥満，糖尿病，高コレステロール血症，高血圧症である．塩分摂取過多，血管収縮物質（アンギオテンシン-Ⅱ，エンドセリンなど）により G タンパク共役受容体を介しホスホリパーゼ-C が活性化し，細胞内カルシウムの増加，PKC 活性化，酸素ラジカル産生により内皮細胞は傷害され，NO の遊離が低下し血管平滑筋は収縮し高血圧が生ずる．動脈硬化症は内皮細胞傷害に引き続く血管壁の慢性の炎症性変化である．血管壁では NADPH オキシダーゼやキサンチンオキシダーゼの作用，eNOS の脱共役により酸素ラジカルが産生され内皮細胞機能の低下により白血球の内皮への接着と浸潤，T リンパ球やマクロファージからのサイトカインや増殖因子の産生，酸化低比重リポタンパク（low-density lipoprotein：LDL）の貪食によるマクロファージの泡沫化，平滑筋細胞の増殖が生じ動脈硬化が進行する。女性は閉経期後エストロゲン分泌停止により急激に動脈硬化が進行する。エストロゲンの抗動脈硬化作用は血管平滑筋細胞内カルシウム抑制および血管内皮依存性拡張物質の産生や内皮細胞の保護と動脈硬化危険因子への作用による。

2 リモデリング

　冠動脈狭窄はアテローム変化に比例すると考えられてきた。しかし，内膜下に生じたアテロームは内腔に突出せず外弾性板を押し広げ，内弾性板内断面積にプラークの占める割合が40％になると断面積増加が停止し内腔が狭くなる[13]。このように血管径や構造が代償性に変化することをリモデリングと呼び，内皮細胞が伸展刺激やホルモン変化を感知し構造を変化させる。外径の拡張は正，縮小を負のリモデリングという。プラークの破綻しやすい不安定な部位では正の場合が多く，炎症性変化や増殖性変化が強く，冠動脈径が伸展している。血管内エコーでは，プラークの破綻部位は外径の伸展を66％に認め，外形がいびつである。血管内視鏡では黄色プラークを内膜下に認め，強度が弱く，線維性被膜は薄く破綻しやすい。狭窄部位では外弾性板の縮小を認め，プラークにより内腔が狭められる。負のリモデリングは一般にアテロームの晩期であり，プラークは硬くカルシウム沈着が多く，代償機転が利かなくなり狭窄が生ずる。

　動脈硬化の重症度評価は上腕動脈での血流速度依存性動脈拡張（FMD）の測定，頸動脈内膜の肥厚度で推測され，冠動脈壁の分析には血管内エコー（intravascular ultrasound：IVUS）が有用である。

3 急性冠症候群

　急性冠症候群は急性心筋梗塞，不安定狭心症，急性心臓死の総称であり，アテローム変化したプラークが破綻しており，多くの場合，狭窄の程度が50％以下の部位に生ずる[14]。プラークの破綻は，①プラークの性状，②破綻を引き起こす外的な力が影響し，急性冠症候群は，①プラークの破綻，②血栓の発生，③冠動脈の攣縮があいまって生ずる。プラークの破綻を引き起こす外的な力には，①血圧の上昇，特に交感神経緊張-血圧上昇，頻脈，心収縮力亢進，冠動脈血流速度上昇，②冠動脈攣縮，③血液性状が関与する。血栓症は破綻あるいは亀裂，内膜表面のびらんによる①血小板凝集の亢進，②凝固能の亢進，③線溶能の低下が関与し，冠動脈の攣縮は血栓などの刺激により生ずる。プラークは炎症性細胞や炎症性サイトカインを多く含み破綻部位を還流する好中球は活性化され[15]，CRPやIL-6などが上昇する。CRPはプラークの破綻数に比例し高くなる。急性冠症候群患者では血中の組織因子が高く，凝固系，血小板凝集が亢進し，プラスミノーゲン活性化阻害因子（PAI-1）が高値で線溶活性が抑制されたことによる血栓産生が急性冠症候群の原因とされる。また，狭心症状が重症であるほどプラークはマクロファージの浸潤や新生血管の増殖，血栓の付着が多く，プラークが不安定であり[16]，凝固ならびに血小板凝集抑制が心筋梗塞の防止に重要である。

冠動脈攣縮は内皮細胞の NO 遊離機能の欠如が原因で本来冠動脈を拡張させる Ach, エルゴノビン, セロトニン, ヒスタミンなどで誘発されるが, 自律神経系のアンバランスも関与し, 異型狭心症症例では自律神経系の緊張異常, 副交感神経の緊張低下や交感神経緊張が引き金になる[17]。攣縮を起こす部位はニトログリセリンで著明に拡張する。細小血管性狭心症も NO 産生低下が原因であり, アルギニンの冠動脈内投与により拡張する。

4 高脂血症

血清脂質は総コレステロール, 中性脂肪, リン脂質よりなる。水に不溶性の脂質, エステル型コレステロールや中性脂肪などは表層をリン脂質, 遊離型コレステロールに覆われた球状のリポタンパクとして搬送される。リポタンパクはその比重によりカイロミクロン, 超低比重リポタンパク, 中間比重リポタンパク, LDL, 高比重リポタンパク (high-density lipoprotein：HDL) に分類され, 比重が高くなるにつれ形状は小さくなる。LDL は肝臓で産生されたコレステロールを末梢組織に搬送し, HDL は組織のコレステロールを取り出し肝臓に搬送する。正常値は総コレステロールが 220 mg/dl 未満, LDL が 140 mg/dl 未満, HDL が 40 mg/dl 以上, 中性脂肪が 150 mg/dl 未満とされ, これらのうち一つが高値であれば高脂血症とされる。カイロミクロンは中性脂肪がほとんどであり, LDL はエステル型コレステロールが大半を占める。LDL は悪玉コレステロールとも呼ばれるが, 小型で重く, 濃度勾配で血管内皮細胞間隙から進入しやすく, 内皮細胞上の受容体と結合しにくく, 抗酸化物質が少なく酸化されやすく, 酸化 LDL は血管内皮細胞依存性弛緩の抑制, 内皮細胞の接着能亢進, 単球の接着・もぐりこみ促進, マクロファージの保持など動脈硬化を促進する。

5 肥満, メタボリック症候群

肥満, 特に腹部内臓脂肪 (visceral adipose tissue：VAT) および腹部皮下脂肪 (subcutaneous adipose tissue：SAT) は高血圧, 空腹時血糖値, トリグリセライド値と正に, HDL コレステロールと負に相関し, SAT, VAT の増大につれ高血圧, 高血糖, 糖尿病, メタボリック症候群の危険性が高くなる。女性では VAT との間でこの傾向が強く, 体型指数 (body mass index：BMI) が男 28.6 以上, 女 29.8 以上では心筋梗塞リスク, 腹囲が男 103 cm 以上, 女 98 cm 以上で心血管での死亡, 心筋梗塞, 死亡リスクが高く, 肥満, 特に腹部脂肪蓄積が予後を悪くする[18]。脂肪組織由来活性物質のアディポネクチンの低下, レプチン過剰産生, 腫瘍壊死因子 (tumor necrosis factor：TNF) -α などは心血管病変と密接に関係する。アディポネクチンの血中レベルは BMI に反比例し, 冠動脈疾患や 2 型糖尿病症例では低い。動脈壁が傷害されると内皮細胞下にアディポネクチンが進出し内皮細胞からの接着因子分泌を抑制, 血管平滑筋細胞増殖因子, マクロファージの泡沫化, TNF-α の分泌を抑制する。アディポネクチンは動脈壁アテローム変化や糖尿病への抵抗性をもち, アディポネクチンの分泌抑制によりインスリン感受性

低下，耐糖能低下，高インスリン血症，食後血糖値の上昇，高血糖による酸化ストレスが血管内皮細胞を傷害し，動脈硬化症が生ずる．アディポネクチンは冠動脈疾患の重症度と負に相関し，血管内皮細胞機能とは正に相関する．一方，冠動脈疾患症例の心血管死リスクは BMI 20 以下の症例と BMI 35 以上の症例とが同等というデータがあり冠動脈疾患の重症化は肥満のみでは判断できない．

参考：日本内科学会のメタボリック症候群診断基準では，内臓脂肪蓄積を腹囲は男性 85 cm 以上，女性 90 cm 以上のうえに高トリグリセライド血症（50 mg/dl 以上），低 HDL コレステロール血症（40 mg/dl 未満），高血圧（収縮期血圧 130 mmHg 以上または拡張期血圧 85 mmHg 以上），空腹時血糖（110 mg/dl 以上）のうち 2 項目以上が存在する場合としている．

6 糖尿病

糖尿病による傷害はインスリン抵抗性と高血糖の問題がある．高血糖により酸化ストレスは健康人の内皮細胞機能を傷害する[19]．糖尿病症例は空腹時血糖値が 7.8 mM/l 以上であるが，耐糖能異常症例の 6.1 mM/l 以上 7.0 mM/l 未満や軽症糖尿病症例の 7.0 mM/l 以上 7.8 mM/l 未満でも冠動脈疾患，心臓死が多い．心血管病変には空腹時血糖値よりも食後などに高血糖を繰り返すことが問題であり[20]，耐糖能異常，インスリン抵抗性の段階で病変は進行する．インスリンは eNOS を活性化し細動脈を拡張する．高インスリン血症では，ET-1 や交感神経刺激による血管収縮やナトリウム取り込みによる高血圧，血栓形成，炎症サイトカインの上昇，酸素ラジカル産生による酸化ストレス，遊離脂肪酸（free fatty acid：FFA）上昇などにより内皮細胞機能が低下する[21]．高血糖に伴う糖毒性は，最終糖化生成物・ソルビトール・フルクトース・PKC 産生亢進に伴う ROS 産生，インスリン抵抗性に伴う変化や線溶系抑制，炎症などにより動脈硬化を進行させる．周術期心血管合併症リスクは糖尿病で 3.2 倍，耐糖能異常でも 1.4 倍と高く，HgA1c 7.0 以上で高率に発生する．糖尿病者の IVUS 所見では全体のアテローム量が多く，内腔は狭く，多枝病変をもち，起始部から末梢にかけびまん性の狭窄および閉塞が存在する．

7 喫　煙

タバコのタールおよびガス層に含まれるフリーラジカルにより白血球や炎症サイトカインの増加，血管内皮への白血球接着，血中コレステロールの上昇，酸化 LDL の産生，アテローム変化，内皮細胞障害による高血圧，血小板機能不全，線溶系抑制が生じ冠血管は収縮する[22]．喫煙者では組織プラスミノゲン活性化因子（tissue plasminogen activator：tPA）分泌は著明に低く，線溶低下が冠症候群発生の一因となる．喫煙により心血管疾患リスクは 80% 上昇し，受動喫煙者においても 30% 上昇する．室内労働環境を禁煙にすれば受動喫煙者においても心筋梗塞者，死亡者が激減する[23]．禁煙 1 年以内の冠動脈バイパス（coronary artery bypass graft：CABG）では術後生存率を改善し

ないが，術後の禁煙で死亡率は低下する．

冠循環の病態の制御

1 運　動

　適度な運動刺激により，①生体内のスーパーオキシド・ジスムターゼ（superoxide dismutase：SOD），ビタミンCやEなどの抗酸化物質の活性化，②血管内皮細胞，冠予備能の改善，単球の接着や平滑筋遊走および増殖の抑制，③IL-6やTNF-αなどサイトカイン産生減少，ICAM-1，VCAM-1の産生抑制，④運動療法によるearly IPC, late IPC効果が生ずる．また，アディポネクチンの上昇やブドウ糖取り込み促進，インスリン感受性の改善など糖代謝が改善し空腹時インスリンレベル，血糖値が低下し，体脂肪率，コレステロールが低下するなど心血管リスクの改善，心筋梗塞後の症例では心拍数が減少し心拍数変動が増加，心拍変動に対する圧変動の改善や酸素消費量の増加など心肺機能が改善する．運動はその質を問わず，運動速度が大きいほど冠疾患リスクの低下は大きいが，最大酸素消費量や狭心症症状の出ない最高心拍数の70％を目安にする．運動を食後に行えば食後の血糖値上昇を抑制できる．

2 麻酔薬によるプレコンディショニング

　吸入麻酔薬はミトコンドリア電子伝達系抑制やNADHにより産生されたROSをトリガーとしてミトコンドリアKATP（mKATP）を開口，アデノシン受容体，PKC，Gタンパクあるいはβ_1受容体，Gタンパク，PKAなどを介したシグナリングによる心筋保護および再灌流時のmPTP開口阻害によるアポトーシス防止により梗塞範囲を縮小する．また，吸入麻酔薬は好中球アデノシン受容体を介した血小板凝集や血管内皮細胞への接着抑制，ICAM-1やVCAM-1の発現抑制，TNF-αによる白血球接着の抑制，炎症活性化抑制，内皮細胞機能保護によるlate PC，またpost conを認めることから，少なくとも心筋虚血を解除する直前に吸入麻酔薬を使用すれば再灌流による心筋傷害を防止できる．また積極的なモルヒネ，レミフェンタニルの術中使用はδ，μ受容体と一部κ受容体が関与したPC，δオピオイド受容体，mKATP，酸素ラジカルが関与したlate PCを生じ術後の心機能を保護し，冠血流遮断前あるいは遮断解除直前に上腕への200mmHg加圧5min/再還流5minを3回や下肢への血流阻止/再開を4回行えばremote PC, remote post conにより梗塞域を縮小できる．しかし，加齢によるミトコンドリア機能低下，喫煙，高血糖や明らかな糖尿病症例，左室駆出率30％以下の心不全症例では虚血・麻酔薬PCが発生せず，麻酔中のβ遮断薬，COX-2阻害薬，血糖降下薬などは麻酔薬PCを消失させる可能性がある．

3 心拍数の管理および冠収縮の防止

　冠動脈狭窄部末梢血管は最大限拡張しているわけでなくアデノシンで拡張し，NO産生阻害薬で血流量は減少する。側副血流量は側副血管の発達の程度，灌流範囲，健常域からの血流量，血管内皮細胞機能などが関与する。狭窄部末梢への血流量は安静時保持されていても酸素需要が増大したときには特に内膜側への血流量が減少し心筋虚血が生ずる。冠動脈狭窄心への心拍数増加は，心筋酸素消費量増加と同時に拡張期時間の相対的な短縮による1心拍あたりの冠血流量の減少，狭窄による血流制限および低下した代謝性拡張予備により心筋内膜側への血流減少が生ずる。特に，内皮細胞機能が傷害された心臓では，狭窄部末梢内膜側への血流が減少し虚血，壊死が生ずるため心拍数増加を抑え，低酸素を防止することが重要であり，周術期β遮断薬による心拍数管理が勧められる[24]。狭窄部末梢動脈はβ遮断薬により外膜側の血流は減少するが内膜側では減少せず，内膜側への血流が保持され[25]，内膜側の虚血が改善される。周術期β遮断薬は不整脈，心筋虚血を減少させるが，死亡率や心筋梗塞抑制効果は認められない[26]。しかし，最大心拍数が100 beats/min未満のみの解析では心保護作用を示すことからβ遮断薬により周術期心拍数を厳密に管理すれば術後心筋梗塞を減少させられる[27]。β遮断薬の種類，心拍数の設定，遺伝子多型などを考慮し，個人に応じた投与量を考慮しなければならない。β遮断薬メトプロロールはカルシウム過負荷を防止し心筋を保護する。

　冠動脈疾患症例への交感神経α刺激は狭窄部あるいは狭窄部末梢動脈を収縮し冠血流量が減少し心筋虚血が増悪する可能性[28]とα刺激が外膜側血管を収縮し内膜側への血流を保つ可能性[25]がある。胸部硬膜外麻酔は心筋虚血を防止するが[29]，末梢血管拡張による動脈圧低下は心筋虚血を増悪させるため動脈圧低下を避ける必要がある。一方，胸部交感神経ブロックによる副交感神経優位や脊髄くも膜下麻酔後の代償性胸部交感神経緊張は冠スパズムや心筋虚血を来す可能性がある。

　ニトロ製剤は冠動脈を内皮細胞非依存性に拡張し，冠動脈攣縮解除に有用であり，しかも抵抗血管も拡張させ，内皮細胞が傷害された虚血性心疾患症例の狭窄部末梢血流を増加させる。側副血流はNOで保たれており内皮細胞に問題がある状態ではニトログリセリンにより血流量が増加して虚血を改善する。マグネシウムは抗不整脈作用のみでなく内皮細胞機能を改善し，血小板凝集や接着因子分泌を抑制し冠攣縮を防止する。ニコランジルはmKATPを開口しcGMPを介し血圧を下げずに表在部伝達および末梢抵抗冠血管を拡張する。ニトログリセリンとニコランジルの併用で健常部，狭窄部末梢心筋への血流はともに増加し，スチール現象は認めない。

4 スタチン

　スタチンはコレステロール低下作用だけでなく直接作用としてプラーク容積縮小や冠動脈狭窄減少，プラーク内へのマクロファージ集族減少，接着因子を抑制し内皮細胞機能を改善，急性心筋梗塞後の死亡率や心室細動発生頻度を減少させる。

虚血性心疾患で死亡する危険性は総コレステロール値に比例し，総コレステロール値が 1 mmol/l 低下すれば危険性は男女ともに 40〜49 歳で 1/2，50〜69 歳では 1/3，70〜89 歳では 1/6 低下する．この関係には安全レベル，閾値がない．また，血圧と総コレステロール値は相加的に作用し血圧が上昇すると危険性は上昇する．しかも，総コレステロール値/HDL-C 比が虚血性心疾患の予測因子となる[30]．LDL-C は冠動脈疾患症例では 110 mg/dl 以下，糖尿病や高血圧，メタボリック症候群，肥満，喫煙などを合併している症例では 70 mg/dl 未満に保つべきであるが，心不全患者ではコレステロールの下げすぎには注意が必要とされる．

スタチンを術前中止すれば死亡率が高く，術前投与で心合併症を防止する．平均 4 日の中止は 1 日の中断より心筋壊死の発生頻度が高く，継続者は 3 日の中断者に比べ心筋虚血，心筋梗塞，死亡は少なく，徐放性スタチンで合併症が少ないなどスタチンを継続することが勧められる．糖尿病症例へのスタチン投与により LDL-C を 1 mmol/l 下げることで心血管合併症のオッズ比の低下，300 mg/dl 以上の高血糖症例においても血管内皮の保護，抗血栓，抗炎症作用により IPC が回復する．

5 血糖降下薬

HgA1c を 1% 下げることで心血管合併症を 18%，心血管死亡リスクを 12〜14% 減少させるが，HgA1c を 6.0% 以下に厳格に管理するインスリン治療は心血管合併症を少なくするが，死亡者は多く，しかも低血糖発作や体重増加などが多く発生する[31]．空腹時血糖値を下げることよりも，食後血糖値上昇を防止することが心血管合併症を予防する．また，チアゾリジン系ピオグリタゾンはインスリン感受性を改善するとともに冠動脈アテローム容積の縮小，HgA1c の低下，HDL-C の上昇など心血管発生リスクを低下させる[32]．アンギオテンシン受容体遮断薬（angiotensin receptor blocker：ARB）はインスリンの NO 産生や糖輸送担体（glucose transporter-4：GLUT-4）移動を改善し，脂肪細胞分化への直接作用によりアディポネクチン増加，腎機能保護，酸化ストレスの防止や FFA 低下作用など，内皮細胞機能を改善し，血管拡張，抗血栓，動脈硬化抑制によりプラークを安定化する．

急性冠症候群などショックで発生した高血糖はインスリン治療で死亡率が低下する．

6 経皮的血行再建術（percutaneous coronary intervention：PCI），冠動脈バイパス（coronary artery bypass graft：CABG）

冠循環の再建に PCI〔経皮的冠動脈形成術（percutaneous transluminal coronary angioplasty：PTCA），ステント留置（ベアメタルステント；bare metal stent：BMS，薬剤溶出性ステント；drug-eluting stent：DES）〕，CABG（on pump CABG：ONCAB，off pump CABG：OPCAB）が行われる．非 ST 上昇急性冠症候群症例の中で冠動脈再建術はリスクファクターの多い症例には再発防止のため積極的に実施すべきであるが，長期的な死亡率，合併症発生率に保存治療と差がない[33]．多枝病変安定狭心症症例への

CABGはPCI，保存的治療に比べ心血管合併症や血行再建再実施，非致死的心筋梗塞が少なく，合併症のない生存率も高いが死亡率には差がない[34]。OPCABはONCABに比べ術後早期の死亡率や長期の全生存率以外に心臓合併症再発率，脳梗塞発症が少なく，腎機能保護などの点で有用である[35]。急性冠症候群患者への緊急CABGでは人工心肺の使用いかんにかかわらず術中，心拍を保つことで術後心機能や中枢神経系，腎機能が保護される[36]。

積極的な血行再建術にもかかわらず，心不全に移行する症例に，心筋梗塞部の血管新生を促す遺伝子治療が行われる。血管新生療法は血管内皮細胞を刺激し側副血行路を発達させる方法であり，血管内皮増殖因子（vascular endothelial growth factor：VEGF）の冠動脈内投与，自家骨髄細胞や自家骨格筋筋芽細胞の心筋内投与，陳旧性心筋梗塞症例への自家骨髄単核細胞冠動脈内注入，顆粒球コロニー刺激因子投予後の末梢血幹細胞の冠動脈内注入などが行われている。

7 手術前予防的PCI

非心臓手術の周術期心臓死は1％以下とされるが，冠動脈疾患既往症例は術後心筋梗塞，心臓死が2～3％とリスクが高く，虚血性心疾患症例への予防的冠動脈再建術が推奨されてきた。しかし，予防的冠動脈再建術が実施された動脈手術症例の術後30日以内の心筋梗塞発生率，死亡率，術後3年での死亡率，合併症などには非再建症例と差がなく，短期的および長期的予後に予防的再建術の効果がない[37]。また，安定狭心症合併患者への非心臓手術では，予防的冠動脈再建群の術後死亡・心合併症防止効果がない。しかも，予防的PCIを術前2週間以内に行った症例は術後合併症を起こしやすく，抗血小板凝集薬の問題もあり，予防的冠動脈再建術は勧められない[38]。冠動脈疾患既往症例の，術後心筋梗塞防止には硬膜外や麻薬の積極的使用による術後鎮痛，十分な水分バランス管理，循環動態の安定化，β遮断薬も考慮した心拍数管理，抗凝固薬や抗血小板薬による血栓予防，スタチンやカルシウム拮抗薬の投与などが推奨される。

8 血小板凝集抑制

急性心筋梗塞後再発防止と血栓防止のため血小板凝集抑制薬アスピリン，チクロピジンや血小板グルコプロテインⅡb/Ⅲa受容体拮抗薬が投与される。DESは，シロリムスやパクリタキセルでコーティングし再狭窄を防ぐが，内膜組織で被覆されないため血栓ができやすく，長期に抗血小板凝集薬を服用しなければならない。一般にアスピリンは手術約1週間前に中止されるが，中止により心筋梗塞発症リスクが高まる。非心臓手術はDES挿入後1年間するべきでなく，手術する場合はアスピリンを継続することが勧められたが，1年後でも抗血小板凝集薬中止により血栓が生ずるため，手術前アスピリンを中止しないことを原則とし，中止する場合は非ステロイド性消炎鎮痛薬が勧められる。緊急PCI，CABGでの出血リスクは抗血小板凝集薬服用症例，中止症例に差がなく，待機中の心血管合併症は服用症例で少ないとする一方で，非心臓手術症例で入

院中の死亡・心筋梗塞，脳梗塞，冠血行再建術の発生率はステント挿入後の期間に差がなく，緊急手術でも差がなく，術中の出血量は術前抗血小板薬中止時期に影響されず[39]，抗血小板凝集薬の中止時期が長ければ合併症が多いといえないなど意見が分かれる。

　生体吸収型薬剤溶出性ステントは挿入後再狭窄を防いだ後は消失する。挿入後1年間血行再建症例はなく，遅延型血栓塞栓も発症せず，ステント内径縮小，面積消失は軽度である。

■参考文献

1) Horikawa YT, Patel HH, Tsutsumi YM, et al. Caveolin-3 expression and caveolae are required for isoflurane-induced cardiac protection from hypoxia and ischemia/reperfusion injury. J Mol Cell Cardiol 2008；44：123-30.
2) Quinlan CL, Costa AD, Costa CL, et al. Conditioning the heart induces formation of signalosomes that interact with mitochondria to open mitoKATP. Am J Physiol Heart Circ Physiol 2008；295：H953-61.
3) Duncker DJ, Van Son NS, Ishibashi Y, et al. Role of K+ATP channels and adenosine in the regulation of coronary blood flow during exercise with normal and restricted coronary blood flow. J Clin Invest 1996；97：996-1009.
4) Narishige T, Egashira K, Akatsuka Y, et al. Glibenclamide, a putative ATP-sensitive K^+ channel blocker, inhibits coronary autoregulation in anesthetized dogs. Circ Res 1993；73：771-6.
5) Furchgott RF, Zqwadzki JV. The obligatory role of endothelial cells in the relaxation of arterial smooth muscle by acetylcholine. Nature 1980；288：373-6.
6) Palmer RMJ, Ferrige AG, Moncada S. Nitric oxide release accounts for the biological activity of endothelium-derived relaxing factor. Nature 1987；327：524-6.
7) Sessa WC. eNOS at a glance. J Cell Sci 2004；117：2427-9.
8) Murry CE, Jenings RB, Reimer KA, et al. Preconditioning with ischemia：a delay of lethal cell injury in ischemic myocardium. Circulation 1986；74：1124-36.
9) Hausenloy D, Wynne A, Duchen M, et al. Transient mitochondrial permeability transition pore opening mediates preconditioning-induced protection. Circulation 2004；109：1714-7.
10) Pagel PS, Krolilowski JG, Shim YH, et al. Noble gases without anesthetic properties protect myocardium against infarction by activating prosurvival signaling kinases and inhibiting mitochondrial permeability transition in vivo. Anesth Analg 2007；105：562-9.
11) Gould KL, Lipscomb K, Calvert C. Compensatory changes of the distal coronary vascular bed during progressive coronary constriction. Circulation 1975；51：1085-94.
12) Woodman OL. Enhanced coronary vasoconstrictor responses to 5-hydroxytryptamine in the presence of a coronary artery stenosis in anaesthetized dogs. Br J Pharmacol 1990；100：153-7.
13) Glagov S, Weisenberg E, Zarins CK, et al. Compensatory enlargement of human atherosclerotic coronary artery. N Engl J Med 1987；316：1371-5.
14) Fuster V. Mechanisms leading to myocardial infarction：insight from studies of vascular biology. Circulation 1994；90：2126-46.
15) Buffon A, Biasucci LM, Liuzzo G, et al. Widespread coronary inflammation in unstable angina. N Engl J Med 2002；347：55-7.
16) Depre C, Wijns W, Robert AM, et al. Pathology of unstable plaque：correlation with the

clinical severity of acute coronary syndrome J Am Coll Cardiol 1997 ; 30 : 694-703.
17) Lanza GA, Pedrotti P, Pasceri V, et al. Autonomic changes associated with spontaneous coronary spasm in patients with variant anina. J Am Coll Cardiol 1996 ; 28 : 1249-56.
18) Dagenaias GR, Yi Q, Mann JF, et al. Prognostic impact of body weight and abdominal obesity in women and men with cardiovascular disease. Am Heart J 2005 ; 149 : 54-60.
19) Title LM, Cummings PM, Giddens K, et al. Oral glucose loading acutely attenuates endothelium-dependent vasodilation in healthy adults without diabetes : an effect prevented by vitamin C and E. J Am Coll Cardiol 2000 ; 36 : 2185-91.
20) Monnier L, Mas E, Ginet C, et al. Activation of oxidative stress by acute glucose fluctuations compared with sustained chronic hyperglycemia in patients with type 2 diabetes. JAMA 2006 ; 295 : 1681-7.
21) Brawnlee M. Biochemistry and molecular cell biology of diabetic complications. Nature 2001 ; 414 : 813-20.
22) Ambrose JA, Barua RS. The pathophysiology of cigarette smoking and cardiovascular disease. J Am Coll Cardiol 2004 ; 43 : 1731-7.
23) Ong MK, Glantz SA. Cardiovascular health and economic effects of smoke-free workplaces. Am J Med 2004 ; 117 : 32-8.
24) Gibbons RJ, Chatterjee K, Dalev J, et al. ACC/AHA/ACP-ASIM guidelines for the management of patients with chronic stable angina. Circulation 1999 ; 99 : 2829-48.
25) Feigl EO. The pardox of adrenergic coronary vasoconstriction. Circulation 1987 ; 76 : 737-45.
26) Wiesbauer F, Schlager O, Domanovits H, et al. Perioperative β-blockers for preventing surgery-related mortality and morbidity : a systematic review and meta-analysis. Anesth Analg 2007 ; 104 : 27-41.
27) Beattie WS, Wijeysundera DK, Karkouti K, et al. Does tight heart rate control improve beta-blocker efficacy? an updated analysis of the noncardiac surgical randomized trials. Anesth Analg 2008 ; 106 : 1039-48.
28) Heusch G, Deussen A. The effects of cardiac sympathetic nerve stimulation on perfusion of stenotic coronary arteries in the dog. Circ Res 1983 ; 53 : 8-15.
29) Liu S, Carpenter RL, Neal JM. Epidural anesthesia and analgesia. Anesthesiology 1995 ; 82 : 1474-506.
30) Lewington S, Whitlock G, Clerke R, et al. Blood cholesterol and mortality by age, sex, and blood pressure : a meta-analysis of individual data from 61 prospective studies with 55,000 vascular deaths. Lancet 2007 ; 370 : 1829-39.
31) Gerstein HC, Miller ME, Bylington RP, et al. Effects of intensive glucose lowering in type 2 diabetes. N Engl J Med 2008 ; 358 : 2545-59.
32) Nissen SE, Nicholls SJ, Wolski K, et al. Comparison of pioglitazone vs glimepiride on progression of coronary atherosclerosis in patients with type 2 diabetes : the PERISCOPE randomized controlled trial. JAMA 2008 ; 299 : 1561-73.
33) Lagerqvist B, Husted S, Kontny F, et al. 5-year outcomes in the FRISC-2 randomized trial of an invasive versus a non-invasive strategy in non-ST-elevation acute coronary syndrome : a follow-up study. Lancet 2006 ; 368 : 998-1004.
34) Hueb W, Lopes NH, Gersh BJ, et al. Five-year follow-up of the Medicine, Angioplasty, or Surgery Study (MASS 2) : a randomized controlled clinical trial of 3 therapeutic strategies for multivessel coronary artery disease. Circulation 2007 ; 115 : 1082-9.
35) EI-Hamamsy I, Cartier R, Demers P, et al. long-term results after systematic off-pump coronary artery bypass graft surgery in 1000 consecutive patients. Circulation 2006 ; 114

(suppl-1)：1-486-91.
36) Rastan AJ, Eckenstein JI, Hentschel B, et al. Emergency coronary artery bypass graft surgery for acute coronary syndrome：beating heart versus conventional cardioplegic cardiac arrest strategies. Circulation 2006；114 (suppl-1)：1-477-85.
37) Godet G, Riou B, Bertrand M, et al. Does preoperative coronary angioplasty improve perioperative cardiac outcome? Anesthesiology 2005；102：739-46.
38) Poldermans D, Schouten O, Vidakovic R, et al. A clinical randomized trial to evaluate the safety of a noninvasive approach in high-risk patients undergoing major vascular surgery. J Am Coll Cardiol 2007；49：1763-9.
39) Rabbitts JA, Nuttall GA, Brown MJ, et al. Cardiac risk of noncardiac surgery after percutaneous coronary intervention with drug-eluting stents. Anesthesiology 2008；109：596-604.

〔神山　有史〕

III. 臓器循環の構造，機能，病態

3 肺循環

はじめに

　肺は全身を還流したすべての静脈血が流れ込み，気道から取り入れられた空気との間でガス交換を行うとともに，代謝臓器としての機能ももつ．さらに，気管支循環による血液の二重支配を受けており，非常に複雑な構造をしている．本項では，生理機能として肺循環の構造と機能，肺血管のメカニクス，血液ガス関門の構造と機能，微細循環での体液交換，肺循環の制御，気管支循環の構造と機能，肺循環の神経性調節，低酸素性肺血管収縮のメカニズムについて概説する．そして，肺循環の病態として，毛細血管のストレスフェイリュア，神経原性肺水腫，肺高血圧症についても言及する．

肺循環の構造と機能

1 解　剖

a．肺循環の全体構成

　肺動脈と気管支は，リンパ管とともに肺葉と分画の中心をなす単一の結合織の中を走る．気道と通常の動脈は左右対称に枝分かれしていき，気管支とそれに伴走する動脈はほぼ同じ径をなす．肺内静脈は異なった経路で肺葉や分画の辺縁である肺葉中隔の中を走る．枝分かれのパターンは動脈と同様のパターンを示す．

b．肺血管の分枝パターン

　通常，主肺動脈を"第1世代"と呼び，その分岐は"第2世代"と呼ぶ分類をされることが多いが，反対に一番末梢の前毛細血管動脈を"第1等級"とし，主肺動脈（第17等級，図1)[1]）に至るまで順に番号が上がっていくStrahlerオーダリングシステム[2]は構造と機能がうまく関連している．ヒト肺動脈の分枝は不規則であるが，繰り返し構造をもち，通常の二分岐の枝分かれでは，動脈径は1.7：1の関係にある．静脈も動脈と

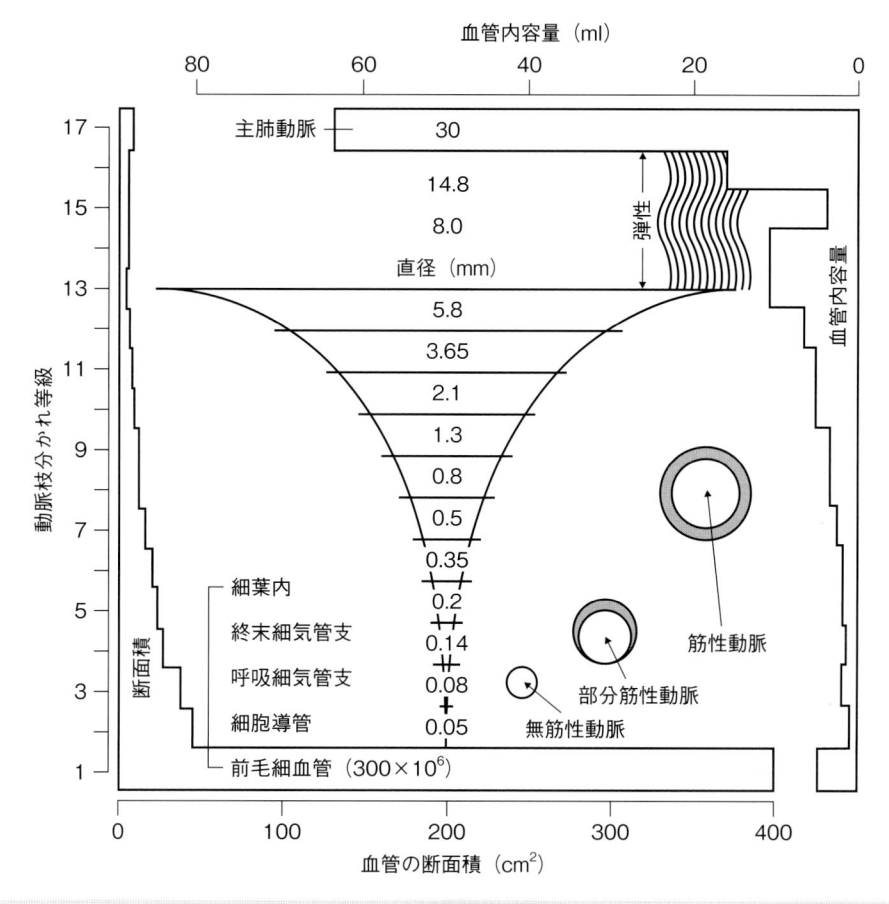

図1 肺動脈樹状構造

ヒト肺動脈樹状構造図において血管内容量，断面積，血管径，血管壁構造と枝分かれ等級の関係を示す。

(Singhal S, Henderson R, Horsfield K, et al. Morphometry of the human pulmonary arterial tree. Circ Res 1973；33：190-7 のデータに基づいて，Hughes JMB, Morrell NW. Vascular structure and function. Pulmonary circulation：from basic mechanisms to clinical practice. London：Imperial College Press；2001. p.14-22 で作成された図より引用)

同じように枝分かれしていくが，4本の肺静脈が左心房に直接注ぎそれ以上集合しないので，第15等級までの分岐となる。

c. 肺動脈樹状構造図

図1の等級（Y軸）において，第1等級の直径約13 μm の前毛細血管動脈（n＝3億）から直径30,000 μm の主肺動脈（第17等級）までが表わされている。左端に各等級での断面積がプロットされており，肺動脈樹状構造の断面積は画鋲のように裾広がりになっていて，第2等級から第1等級になる段階で急に9倍に増える。各等級における摩擦抵抗（断面積の2乗に反比例）は弾性動脈の部分（第13〜17等級）で最も大きくなる。しかし，血管平滑筋が同程度に収縮するならば，小血管において断面積はより狭くなるので，血管運動トーヌスが上がったときには，筋性動脈あるいは部分筋性動脈（第4〜6等級：直径50〜150 μm）の部分が最も大きな血管抵抗を発生させることに

なる。

　血管のコンダクタンス（抵抗の逆数）は前毛細血管動脈において一番大きいが，血管内容量は太い血管（第13〜17等級）のほうが大きい。これらの太い血管は，弾性組織をより多く含んでいるので硬い。しかし，血管径で補正した血管のコンプライアンスは，太い血管から中程度の血管（第15〜7等級）まで同程度になる。

d. 肺動静脈の血管壁構造

1）弾性動脈（第17〜13等級）
　これら大きい動脈は外膜，中膜そして内膜の3層構造をもつ。中膜（筋性層）は内・外側に筋性弾性線維層をもち，その厚さは外径の1〜2％である。

2）筋性動脈（第13〜3等級）
　小動脈は外径に比べてより厚い（2〜5％）筋層をもち，内膜と外膜の2層構造をとる。最も小さな動脈においては，内側弾性線維層は消失している。

3）部分筋性動脈（第5〜3等級）
　血管を取り巻く筋層が不完全となり，平滑筋の配列がらせん状になってくる。50〜100 μm の動脈のほとんどは，部分筋性動脈である。

4）無筋性動脈（第5〜1等級）
　弾性線維層をもたない。平滑筋細胞はペリサイトと呼ばれる細胞に置き換わり，その基底膜は血管内腔に並んでいる内皮細胞の基底膜と癒合している。ペリサイトの役割は，血管外マトリクスや基底膜を合成し編成することにある。

5）supernumerary arteries
　第11〜12等級以下の動脈において，通常の枝分かれのシステムとは別にほぼ垂直に親動脈から分かれる壁の薄い小動脈が，各二分岐の間で平均3本枝分かれしている。それらの動脈の直径は親動脈の30〜50％である。それらの動脈は起支部には括約筋をもち，壁の厚い直径の大きな親動脈の圧調節機能を担っていると推察される。それらの動脈は，導管動脈や気管支のすぐ近くにある肺胞への血流を供給する近道にもなっていると推察される。

6）肺静脈
　静脈の枝分かれパターンと全体構成は，動脈とほぼ同じである。静脈は内弾性板をもたず，同じ大きさの動脈と比べて，静脈壁にはより多くの弾性組織と少ない筋組織を含んでいる。動脈と同じように supernumerary veins をもつ。

e. 毛細血管ネットワーク
　3億の前毛細血管動脈は肺胞中隔毛細血管ネットワークにつながり，そこには動脈系

500 μm

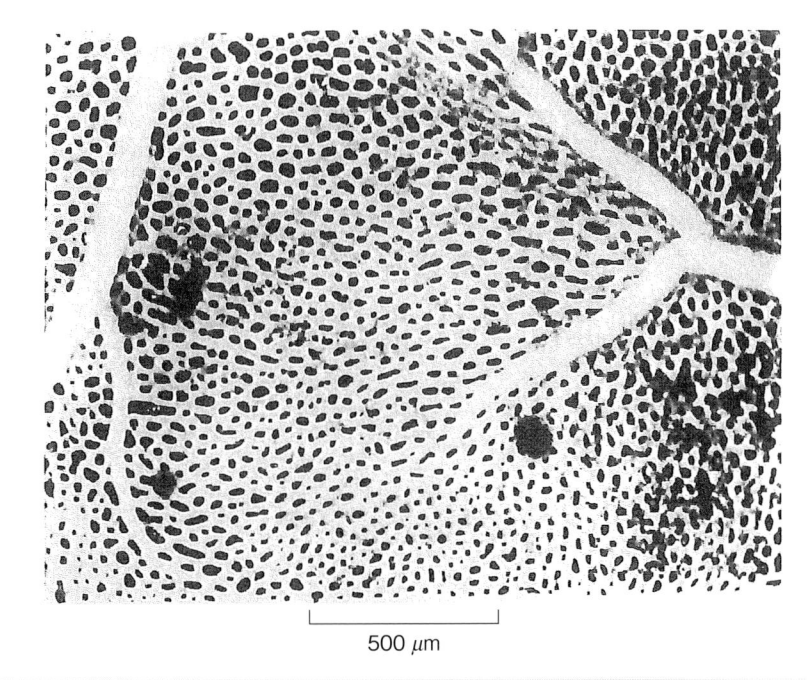

図2 カエルの肺胞壁

血液を造影剤に置き換えた像（血管内は白く，組織は濃く写っている）であり，シート状の毛細血管網を示している。

(Malone JE, Castle BL. Pressure-diameter relations of capillaries and small blood vessels in frog lung. Respir Physiol 1969；7：150-62 より改変引用)

および静脈系と同じ容量の血液（150 ml）を含んでいる。毛細血管の表面積は約 125 m^2 あり，肺胞表面積の 86％になる。図2[3]はカエルの肺表面の写真で，血管ネットワークが網の目状に広がっている。毛細血管は通常管状構造をしていると考えられているが，肺毛細血管床はむしろ杭が間に入った薄い血液のシート状構造を呈し，まるで地下駐車場のような構造で，シート両側が肺胞ガスに接している。床と天井の距離（毛細血管の幅）は，正常圧において単一赤血球の大きさと同程度であるが，毛細血管内圧が上がると 1 cmH$_2$O ごとに 3％増え，肺の拡張により減少する。もし，毛細血管内圧が周囲の圧（肺胞内圧）より下がるとシート（あるいはその一部）は虚脱する。

2 肺血管のメカニクス

a. 肺胞内血管と肺胞外血管の差

　肺はユニークな臓器で，その容積は3倍にも（残気量容量から全肺活量まで）増えることができる。肺容量の増加は，肺胞中隔の中を走る毛細血管（肺胞内血管）と導管となる血管（動脈と静脈：肺胞外血管）に対して反対の機械的作用を及ぼす。肺が広がると，図3に示したように，すべての肺胞外血管は周囲の肺胞の拡張によって牽引され，その断面積は大きくなる[4]。反対に肺が広がると，肺胞中隔が伸びるに従って肺胞内血

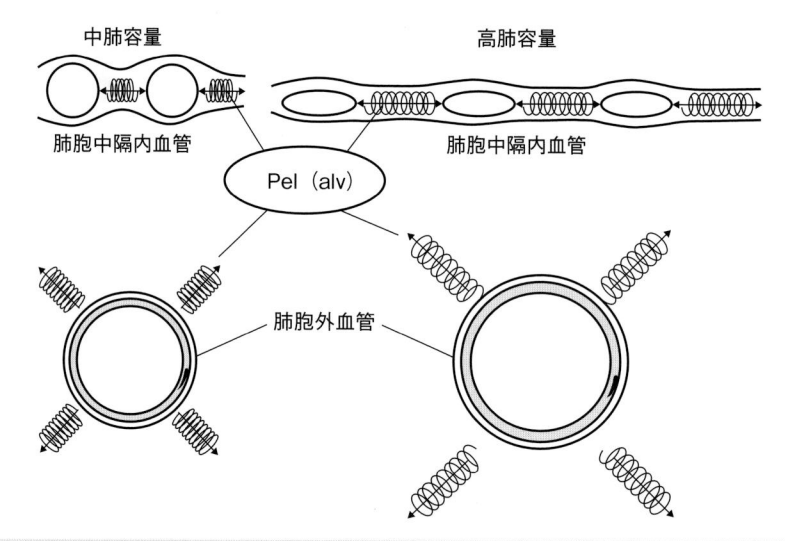

図3 肺血管のメカニクス

肺容量増加が肺胞中隔内血管および肺胞外血管に及ぼす影響を模式図に示す。肺容量が増えると肺胞中隔内血管は狭くなり、肺胞外血管は広くなる。

(Hughes JMB, Morrell NW. Mechanics of pulmonary blood vessels. In：Pulmonary circulation：from basic mechanisms to clinical practice. London：Imperial College Press；2001. p.23-30 より改変引用)

管は狭くなる。図4に肺気量と肺血管抵抗の関係を示す[5]。安静呼気位（functional residual capacity：FRC）で全体の肺血管抵抗（pulmonary vascular resistance：PVR）が最小となり、FRC 以上の肺気量では肺胞内血管の抵抗が上昇し、FRC 以下の肺気量では肺胞外血管の抵抗がそれぞれ大きくなるので、全体の PVR は増加する。

b. 肺胞中隔毛細血管の拡張

肺胞中隔毛細血管は経壁圧〔transmural pressure（Ptm）＝毛細血管内圧（P_C）－肺胞腔内圧（P_A）〕が 0～40 cmH$_2$O の範囲内で、圧に比例して拡張する。Ptm がゼロかマイナスのときに毛細血管は閉じているが、Ptm が 1 cmH$_2$O になると急に開きその径は 3～4 μm になり、40 cmH$_2$O で 6～7 μm に達する（図5）[6]。いくつかの血管では 10～13 μm にもなる。毛細血管内圧が低い間は、毛細血管は肺胞中隔と同一平面内にあるが、圧が高くなると肺胞腔内へ膨らむ。

c. 動静脈の拡張性

肺動静脈の拡張性は、変化率で見るかぎり大きさとは独立しており、specific compliance は動脈では 1 mmHg あたり 1.8%、静脈では 1.4% の変化率である[7]。血管径 D、Ptm を経壁圧（血管内圧－血管外圧）、D_0 を Ptm が 0 の安静時の径とすると、specific compliance ＝（$\Delta D / \Delta Ptm$）/D_0 となる。毛細血管の specific compliance は 1 mmHg あたり 3% であり、ヒトにおける全肺コンプライアンスは 20 ml／mmHg となる。運動によってすべての肺血管内圧が 10 mmHg 上がったとすると、肺血管内容量は 200 ml 増えることになる。

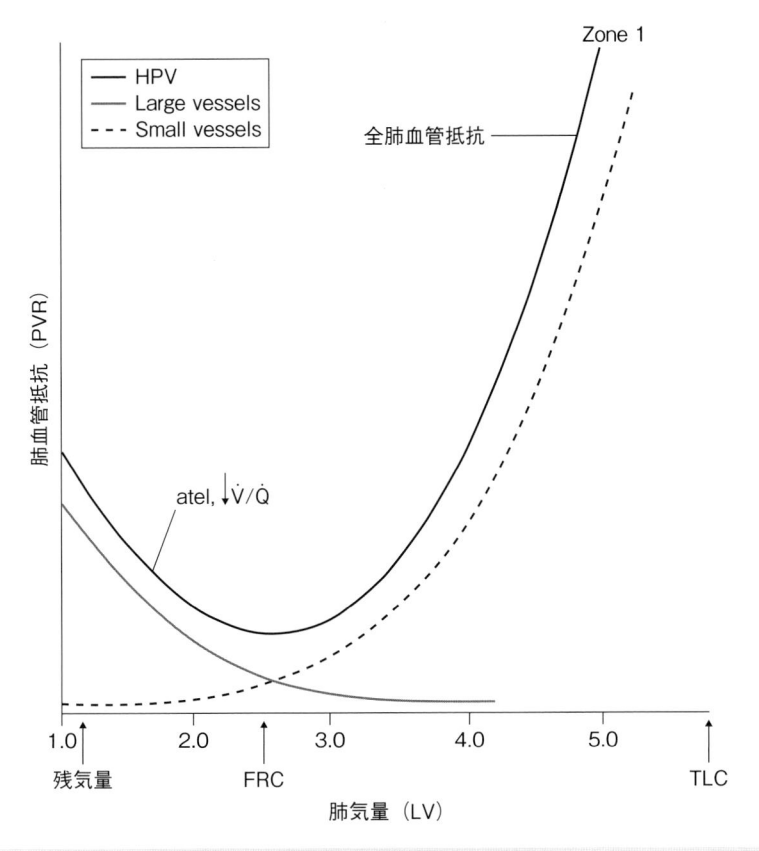

図4 肺気量と肺血管抵抗の関係

FRC で PVR は最も小さく，FRC より大きい肺気量では肺胞中隔の毛細血管網の血管抵抗が増え，FRC より小さい肺気量では肺胞外血管の抵抗が増えるため，PVR は U 字形を示す。

(Wilson WC, Benumof JL, Respiratory physiology and respiratory function during anesthesia. In：Miller RD, editor. Anesthesia. 6th ed. Philadelphia：Churchill Livingstone；2005. p.679-722 より改変引用)

d. 肺胞中隔毛細血管のリクルートメント

肺胞中隔を流れる血流のパターンは刻々と変化する。通常は半分程度の経路に血液が流れており，残りの半分は間歇的となる。リクルートメントとは，それまで流れていなかった経路に血液が流れるようになることを指し，血管の直前の内圧がその血管の開放圧を超えたときに起こる。リクルートメントは毛細血管においてのみ起こり，小動脈や静脈では起きない。

3 血液ガス関門（blood gas barrier：BGB）の解剖

図6の電子顕微鏡像[8]に示すように，BGB は肺胞上皮細胞（Ⅰ型上皮細胞）の非常に薄い細胞質と，血管内皮細胞からなり，厚い部分（支持組織側）と薄い部分（ガス交換側）からなる。2つの細胞の間で厚い部分（1 μm）には，Ⅰ型コラーゲン，線維芽細

3. 肺循環

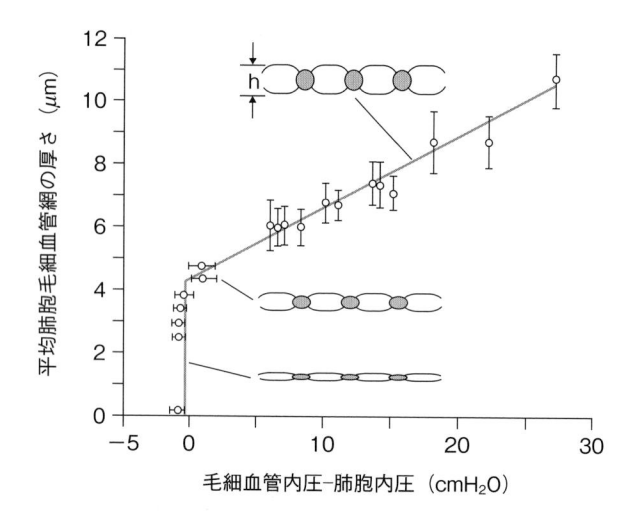

図5 肺胞中隔毛細血管網の拡張性

ネコの肺における経壁圧（Ptm）と肺胞中隔毛細血管網の厚さの関係を示す。Ptm がゼロかマイナスのとき毛細管は閉じているが，Ptm が 1 cmH$_2$O になると急に開き，その径は 3〜4 μm になり，40 cmH$_2$O で 6〜7 μm に達する。

（Fung YC, Sobin SS. Elasticity of the pulmonary alveolar sheet. Circ Res 1972 ; 30 : 451-69 より改変引用）

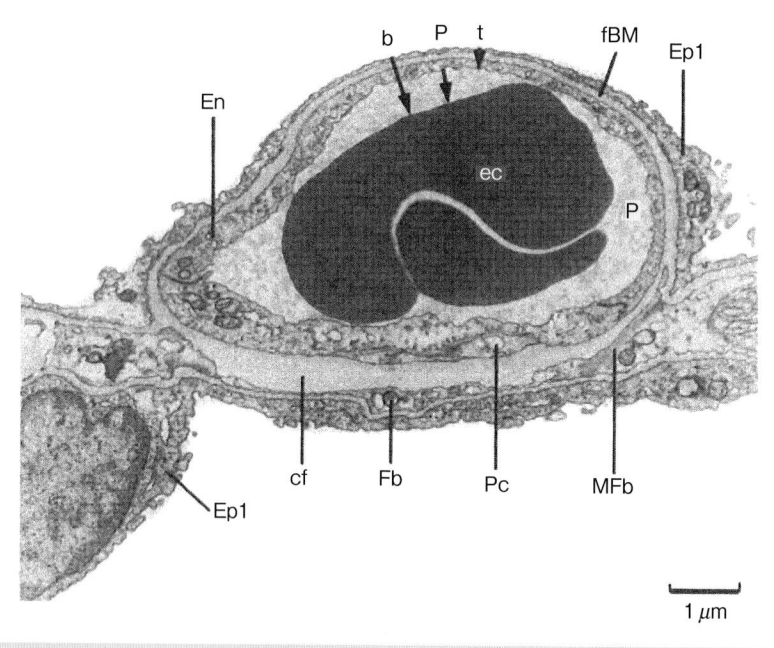

図6 BGB の電子顕微鏡像

図上方の BGB の薄いほうでは，肺胞腔と ec（赤血球）との間のガス交換における b（拡散バリア）は P（プラズマ部分）と t（組織部分）よりなり，その組織成分は En（内皮細胞），Ep1（I型上皮細胞），そして fBM（癒合した基底膜）からなる。図下方の BGB の厚いほうでは，さらに Fb（線維芽細胞），MFb（筋線維芽細胞），Pc（ペリサイト），cf（間質の線維）などが加わり，支持組織としての役割を担う。

（Weibel ER, Federspiel WJ, Fryder-Doffey F, et al. Morphometric model for pulmonary diffusing capacity I. Membrane diffusing capacity. Respir Physiol 1993 ; 93 : 125-49 より改変引用）

やペリサイトなどの支持組織からなり，薄い部分（0.2〜0.3 μm）には，肺胞上皮細胞と内皮細胞，そして癒合した両者の基底膜のみが存在している．BGBの薄い部分では，癒合した基底膜の中心的構造物である lamina densa がその強度を保っており，IV型コラーゲンからなる薄い(50 nm)層状構造をしている．このコラーゲン層の厚さと強さは，その血管にかかるストレスに応じて変わってくる．

4 微細循環での体液交換

a. スターリングの仮説

　毛細血管と間質の間の体液の移動については，スターリングの仮説に基づいて考えられる．毛細血管の中から外へと水分を押し出す力は，毛細血管内静水圧（Pc）と組織内静水圧（Pi）との差（Pc − Pi）であり，毛細血管内に水分を引き戻す力は血漿タンパクの膠質浸透圧（πp）と間質組織のタンパクによる膠質浸透圧（πi）との差（πp − πi）である．したがって，

$$Jv = Kf[(Pc - Pi) - \rho(\pi p - \pi i)]$$

この式で Jv は単位時間に毛細血管壁を通る水分量，Kf は単位接触面積あたりの濾過係数，ρ は血管壁のタンパク質透過性を反映する係数で，水と同程度に透過させるなら ρ = 0，まったく透過させないなら ρ = 1 となる．ρ は内皮細胞のポアサイズとタンパク分子の大きさとの関係を反映し，通常では 0.7〜0.9 の範囲にあるが，内皮細胞障害があると 0.4 まで下がる．Jv が正ならば水分は血管外へ，負なら間質から血管内へ移動する．

b. 体液移動の部位

　間質に移動した水分は，リンパ管系と細胞間および細胞内を通る経路によって排除される．リンパ管は肺胞レベルにはなく，最も末梢では導管や呼吸細気管支レベルで気管支血管鞘のなかに見られる．それらのリンパ管は動脈や気管支に沿って肺門部まで集まってきて，その後大きな体静脈系にドレナージされる．もう一つのリンパ系として葉間中隔に静脈に沿って走行するものもある．大きなリンパ管は弁と収縮能をもち，30 mmHg の圧を発生させうる．

　肺胞上皮細胞間はタイトジャンクションで繋がっており，水分と塩の移動を制限している．肺胞上皮細胞はナトリウムを肺胞腔から血管内に能動輸送し，小さなタンパク質も caveolae や plasmalemmal vesicles と呼ばれる小胞により細胞質を通して能動輸送している．水分は水選択的チャネルである細胞膜上のアクアポリンによって運ばれる．

　血管内皮細胞間および細胞内を通る経路について，図7に示す[9]．内皮細胞間の連結は肺胞上皮間のタイトジャンクションに比べて緩く，その距離（0〜10 nm）は細胞骨格を司るアクチンとミオシンを活性化する myosin light chain kinase (MLCK) によって，収縮すると開き，弛緩すると閉じるようにコントロールされている[10]．β受容体刺激薬によるアデニル酸シクラーゼの活性化，ホスホジエステラーゼの抑制やアデノシン A_2

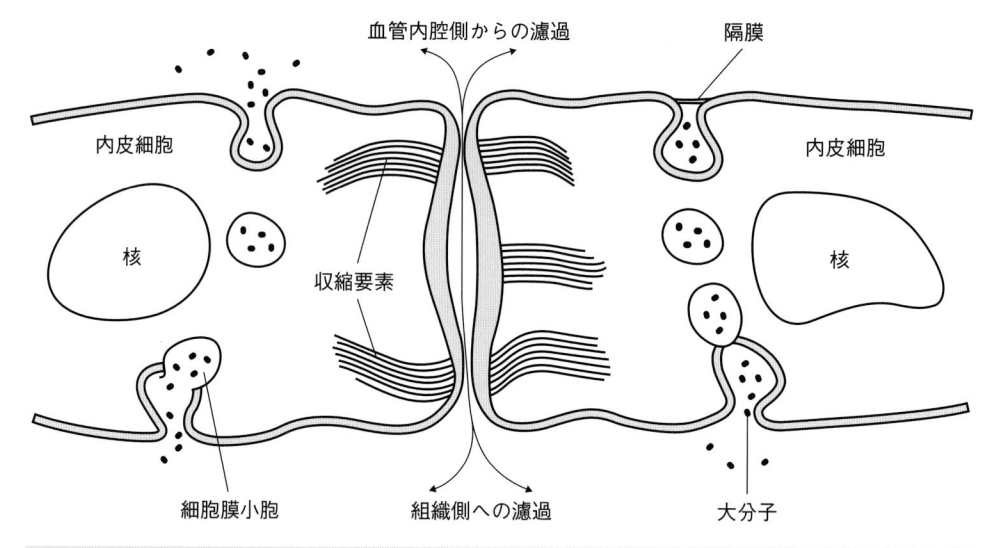

図7 内皮細胞間の接合部
内皮細胞間隙の幅は1〜6nmで細胞骨格の収縮・弛緩によりその幅が調節されていて，水分と小さな物質はその間隙を通って移動する．それより大きなタンパクなどは細胞膜小胞に包まれて細胞内を通過する．
(Hughes JMB, Morrell NW. Microvascular fluid exchange. In：Pulmonary circulation：from basic mechanisms to clinical practice. London：Imperial College Press；2001. p.37-43 より改変引用)

受容体の活性化などを介してプロテインキナーゼAを活性化し，cyclic-AMPが上昇するとMLCKが不活性化されて細胞骨格が弛緩し，細胞間隙が閉じる可能性がある．これらの関係は動物実験においては認められており，透過性亢進型肺水腫の治療手段になる可能性がある．

大きな分子に対しては細胞内を通る経路として，2種類の孔（小さい5nmと大きい20nm，比率は200：1）が想定されている．小さい孔はplasmalemmal vesicles様であり，内皮細胞の血管側でcaveolaeとして現れ，それが横隔膜で閉じられて小水疱として細胞内を通り，最終的に反対側に開口して中に包み込んだ分子を排出する．大きな小水疱は癒合して細胞内を通る経路となる．

肺血流

1 肺血管抵抗

a. 定義

肺血管抵抗（pulmonary vascular resistance：PVR）は平均肺動脈圧（Ppa）−静脈圧（Ppv）を平均肺血流（Qp）で割ったもの：(Ppa − Ppv)/Qp = PVR（mmHg/l/

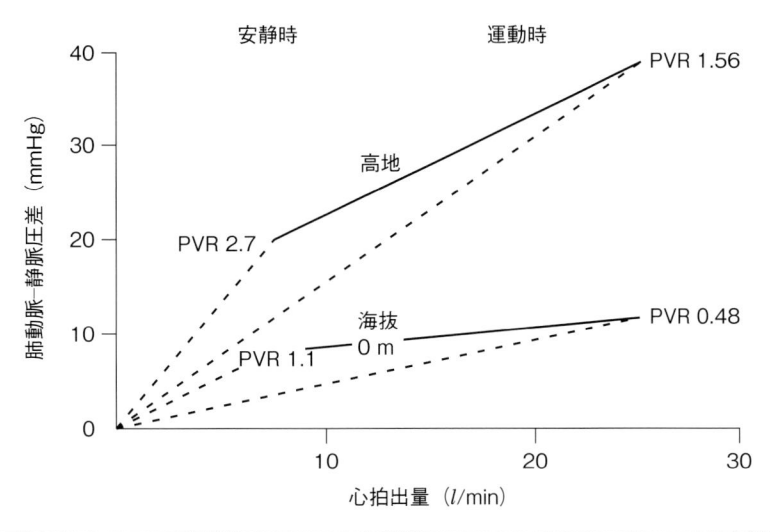

図8 正常酸素状態と低酸素状態での安静時および運動時の肺血管抵抗（圧流量関係）
健康成人男性で海抜0 m（正常酸素状態）と海抜6,100 m（P_{IO_2} 73 mmHgの低酸素状態）での安静時と運動時の肺にかかる圧差を心拍出量に対してプロットした図である。PVRは低酸素状態から正常酸素状態になると下がり，安静時に比べて運動時にも下がる。
（Reeves JT, Groves BM, Sutton JR, et al. Operation Everest II：preservation of cardiac function at extreme altitude. J Appl Physiol 1987；63：531-9 より改変引用）

min）で表わされる。

図8には，正常酸素状態と低酸素状態での安静時および運動時の肺血行動態データからPVRの算出を示す[11]。低酸素状態では，肺血管収縮により正常酸素状態に比べてPVRは3倍にもなる。どちらの状態においても，運動によって心拍出量を増やすとPVRは減少する。したがって，PVRを比較するときは同じ心拍出量において比べるのが最良である。

b. 肺血管抵抗の決定因子

流体が枝分かれのない長く真っ直ぐな管の中を定常状態で流れる場合，ポアズイユの法則に従う。長さL，半径Dの管を粘度μの流体が流量Qで定常流として流れるとき，両端にかかる圧をPとすると，$P = 8L\mu Q/\pi D^4$で表わされる。変形すると$P/Q = 8L\mu/\pi D^4$となり，これはPVRにほかならない。したがって，抵抗は血管の長さ，流体の粘度に比例し，血管の半径の4乗に反比例する。したがって，細い毛細管部分の抵抗は全肺血管抵抗の主要な部分となるようにも思えるが，実際には血管が分枝していくにつれて，その総面積が飛躍的に増大するため，細い毛細管とその前後の細血管の抵抗が全肺血管抵抗の中に占める割合は非常に小さい。

さらに，血管の拡張性とリクルートメントについて考慮しなくてはならない。肺毛細血管レベルでは血管内圧と周囲の圧の関係でリクルートメントが起こり，血管内圧の変化によって血液の流れる経路が増えるため，抵抗も変化する。そして，そのファクターと肺動脈圧，肺静脈圧，毛細血管内圧，肺胞内圧などとの関係を同時に考慮しなければならない。

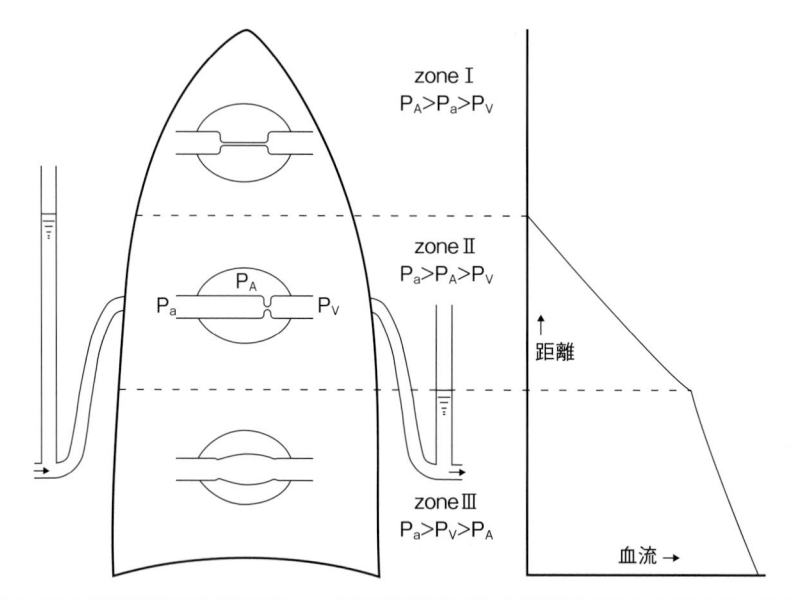

図9 重力の影響から毛細管に働く圧を3つのzoneに分類し，肺内不均等血流分布を説明するモデル

P_a：肺動脈圧，P_A：肺胞内圧，P_v：静脈圧

(West JB, Dollery CT, Naimark A. Distribution of blood flow in isolated lung：relation to vascular and alveolar pressure. J Appl Physiol 1964；19：713-24 より改変引用)

c. 肺血流分布

　立位ヒト肺では，血流は肺基底部から肺尖部にいくに従って直線的に低下し，肺尖部ではきわめて低い値を示す。立位で肺門部の平均肺動脈圧は約 18 cmH₂O であり，肺尖部は肺門部より 20 cm 高い位置にあるとすると，肺尖部は収縮期のみに血流を受けることになる。この血流不均等分布を West ら[12]は静水圧差から図9のように説明している。
　zone Ⅰ では肺胞内圧（P_A）＞肺動脈圧（P_a）＞肺静脈圧（P_v）の関係となり毛細血管は押し潰されて血流は停止する。実際には肺動脈血流は脈波のため，P_a が P_A を上回っている収縮期においてのみ血液が流れることになる。zone Ⅱ では $P_a > P_A > P_v$ の関係となり，血流は動脈圧と肺胞圧の差により決定される。P_a は 1 cm 低い位置にいくごとに 1 cmH₂O の圧上昇が起きるため，肺血流は低い位置にいくほど増える。zone Ⅲ では $P_a > P_v > P_A$ となり，駆動圧は $P_a - P_v$ で zone Ⅲ の肺のどの高さでも一定となる。しかし，肺基底部に行くほど P_a は高くなるため，肺血管の拡張とリクルートメントが起こり，肺血管抵抗が下がるため血流は増える。

d. zone Ⅳ：重力方向での肺血流低下

　zone Ⅲ の領域で，重力方向（肺基底部）にいくに従って血流が減る部分があり，zone Ⅳ と呼ばれる[13]。zone Ⅳ では肺の間質の圧（interstitial pressure：P_{ISF}）が陽性となり，P_A や P_v を超える状況となると，血流を規定する圧が P_{ISF} となり，駆動圧が $P_a - P_{ISF}$ と小さくなり血流が減る。もし，肺容量が大きくなり，胸空内圧が下がるこ

とによって P_{ISF} が P_A や P_v より小さくなると，P_{ISF} は規定因子から外れて，zone IV から zone III となる。

e. 中枢-末梢血流勾配

Hakim ら[14]は，仰臥位で同じ高さにある断面において，図10に示すように肺門部ほど血流が多く，末梢にいくほど減少することを示した。肺門からの距離が近いほど抵抗が少なく，血流が多くなると説明されている。

f. 肺血流と生理活性物質

エンドセリン（endothelin：ET）-1は強力な肺血管収縮物質であり，慢性低酸素血症や肺高血圧症例の血清に見られる。アンギオテンシン（angiotensin：ANG）IIは，肺のアンギオテンシン変換酵素（angiotensin converting enzyme：ACE）により ANG I から転換される強力な血管収縮物質である。ET-1 や ANG II の特異的拮抗薬による ET_A，AT_1 受容体の抑制は，低酸素誘導肺高血圧の予防になる。一酸化窒素（NO）や PGI_2 などには肺血管拡張作用があり，内因性のものは定常状態の肺血管において低い肺血管抵抗を維持するのにほとんど寄与していないが，急性および慢性低酸素血症により肺血管抵抗が上昇した場合には，それを抑制するように働き，また血管のリモデリン

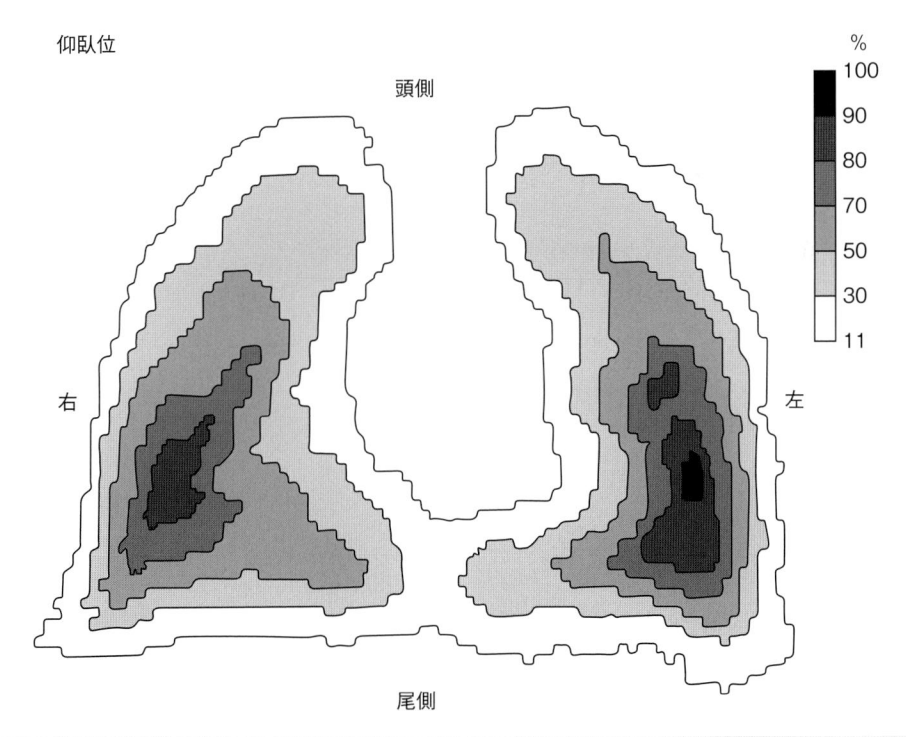

図10 肺血流の中枢-末梢血流勾配

仰臥位で，同じ高さの断面での肺血流分布をγカメラライメージのトモグラフィとして測定した。重力の影響を受けない中枢-末梢血流勾配が見られる。

（Hakim TS, Lisbona R, Dean GW. Gravity-independent inequality in pulmonary blood flow in humans. J Appl Physiol 1987；63：1114-21 より改変引用）

グを抑制する．臨床的にはNOの吸入，静注や経口プロスタグランジンI_2製剤，経口ET受容体拮抗薬（ボセンタン）が使用可能である．

g. 肺循環と麻酔薬の影響

レミフェンタニルは，トロンボキサンA_2類似薬などの肺血管抵抗を上げる薬物と同時に投与されると，用量依存性にヒスタミン受容体あるいはオピオイド受容体を介して肺血管拡張作用を発現する[15]．

プロポフォールは，ラット摘出肺灌流標本を用いた実験で，単独では肺血管抵抗を変化させないが，フェニレフリンを前投与すると肺血管抵抗を増加させる．プロポフォールの肺血管収縮作用は，シクロオキシゲナーゼ経路の抑制によると推察されている．この知見は，浅麻酔などの交感神経緊張状態でプロポフォールを使用すると肺高血圧を招く可能性を示唆している[16]．

気管支循環

1 気管支循環の解剖

肺は肺循環と気管支循環による二重支配を受ける．気管支循環は体循環系であり，気管分岐部から呼吸細気管支レベルの気管支の栄養血管としての役割をもつ．気管支動脈は胸部大動脈に起始し，血流は約40 ml/minで肺動脈血流の約1％である．気管支を還流した血液は，太い気管支からは気管支静脈として右心房に流入する．中程度から細い気管支からは，気管支肺静脈となり左心房に流入する．さらに，細い気管支を還流した血液は肺胞導管や肺胞で肺循環と吻合し，肺静脈系から左心房に流入する．気管支循環の70％の血液が左心房に流入し，解剖学的シャントの主要な部分を占める．

2 気管支循環の制御

気管支動脈血流は，大動脈圧が上がると増え，左心房圧が上がると減る．呼気終末陽圧（positive end-expiratory pressure：PEEP）による肺容量の増加は，気管支動脈血流を減らす．αアドレナリン作動薬は血管収縮を来し，βアドレナリン作動薬は血管拡張に働いて血流を増やす．コリナージック神経と，non-adrenergic, non-cholinergic（NANC）神経の刺激は血管拡張に働く．カプサイシンとほかの神経ペプチドは細気管支血管を拡張させ，タンパクと水分の漏出を引き起こす．求心性線維としては，C線維の刺激が細気管支の血流を増やす．喘息における気道炎症は気管支血流を増やす[17]．

肺血管緊張の神経性調節

　種によって差があるが，一般に自律神経系は肺に対して，副交感神経系（cholinergic：主に血管拡張作用）と交感神経系（adrenergic：主に血管収縮）およびNANC線維を送って，肺血管緊張を調整している。ヒトにおいては，頸部および上部胸部の交感神経節からの交感神経線維による支配が主で，α_1とα_2受容体を介して血管収縮に，β_1およびβ_2受容体を介して血管拡張に作用している[18]。通常α作用が優位なため交感神経系の刺激は血管収縮に働くが，血管緊張が高い状態でさらにα遮断薬が投与されている状況での交感神経系の刺激はβ作用を通して，血管拡張作用が現れる。ヒトでは，交感神経系に比べて副交感神経系はほとんど影響を及ぼしていないと考えられている。

　ヒツジ胎児において，ホルマリン皮下注による疼痛が肺血管収縮を引き起こすかの実験で，疼痛による肺血管収縮がプラゾシンで顕著に抑制され，血中のカテコラミンの上昇は認めなかったので，痛み刺激が交感神経系を活性化し肺血管収縮が起きたと推察された[19]。

低酸素血症

　肺胞気の低酸素は肺血管収縮を引き起こし，それが長期にわたると肺動脈のリモデリングを引き起こす。反対に非常に高い濃度の酸素は酸素ラジカルを増やし，肺にダメージを引き起こす。酸素は非常に広い範囲に及ぶ細胞増殖，代謝，酸素ストレスなどに関与する遺伝子発現にも影響を及ぼす。

1 低酸素性肺血管収縮（hypoxic pulmonary vasoconstriction：HPV）

a．HPVのメカニズム

　肺胞低酸素に伴う肺動脈圧の上昇は，主に半径500 μm以下の動脈の収縮により起こる[20]。HPVは，摘出・除神経された肺でも正常肺と同じように起こり，さらに摘出して内皮細胞を除いた動脈でも，単離された血管平滑筋細胞だけでも起こる。したがって，低酸素が肺動脈抵抗血管の血管平滑筋へ直接作用して収縮を引き起こしていると考えられている。そのメカニズムの本体は，肺血管平滑筋のKチャネルの内の電位依存性Kチャネルが低酸素状態になると閉じてしまい，細胞内から外へのK^+の移動が減ることにより平滑筋細胞は脱分極を起こし，それがL型Caチャネルを開いて細胞内へのCa^{2+}の流入が増えて細胞内濃度が上がり，肺血管平滑筋の収縮を来すと考えられている[21]。肺の近位肺動脈や体動脈においては，Ca依存性KチャネルやATP感受性Kチャネルが優位で，それらは電位依存性Kチャネルとはまったく逆に低酸素状態になるとチャネルが開いて平滑筋細胞は過分極を起こし，それがL型Caチャネルを閉じて細胞内への

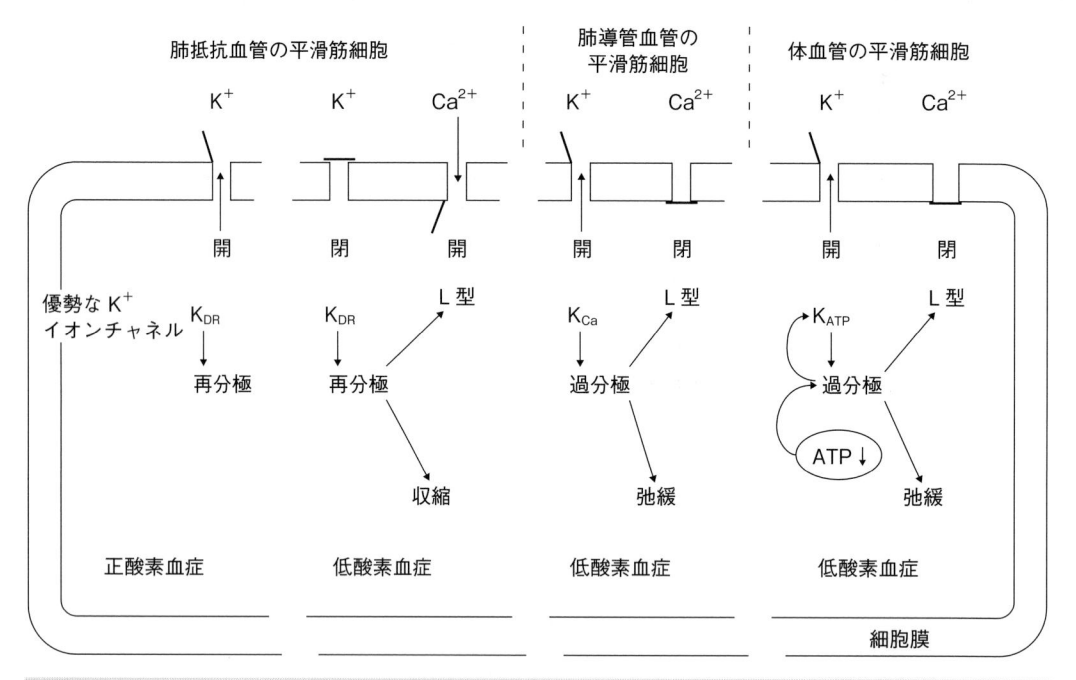

図11 血管部位別の低酸素症に対する K と Ca イオンチャネルの反応

血管の部位別に発現している K チャネルが異なるため，低酸素に対する反応が異なり，肺の抵抗血管では収縮し，肺の太い血管，体血管では弛緩する。

K_{DR}：電位依存性 K チャネル，K_{Ca}：Ca 依存性 K チャネル，K_{ATP}：ATP 感受性 K チャネル

(Hughes JMB, Morrell NW. Smooth muscle. Pulmonary circulation：from basic mechanisms to clinical practice. London：Imperial College Press；2001. p.159-68 より改変引用)

Ca^{2+} の流入が減って細胞内濃度が下がり，血管平滑筋の弛緩を来す。このように平滑筋の部位による K チャネルの発現の差によって，低酸素が収縮や弛緩といった反対の作用を引き起こしていると考えられている[22]（図11 [23]）。

電位依存性 K チャネルの遮断薬である 4-aminopyridine（4AP）が HPV を回復させるかを，マウスの分離肺灌流実験において検討した研究[24]では，4AP 単独では HPV に作用を及ぼさないが，LPS 処理によりいったん HPV を抑制しておいてから 4AP を加えると，容量依存性に HPV 抑制が軽減され，低酸素症の改善が見られたと報告されている。

b. HPV の修飾因子

カテコラミン，ヒスタミン，セロトニン，プロスタグランジン，ロイコトリエン，アンギオテンシンやエンドセリンなどの血管収縮物質は HPV の反応を増強させる。反対にブラジキニン，アデノシン，アデニンヌクレオチド，プロスタサイクリン，一酸化窒素などの血管拡張物質は HPV の反応を減弱させる。Ca チャネル遮断薬やニトログリセリンなどの血管拡張薬や吸入麻酔薬も HPV の反応を減弱させる。静脈麻酔薬や麻薬はほとんど影響を与えない。

c. HPVと局所換気血流比のコントロール

肺の一部分の換気を減らしてその領域から帰ってくる肺静脈血のP_{O_2}とその領域への血流の関係を見ると，P_{O_2}が30〜100 mmHgの範囲で10 mmHgの低下に対して10％の血流低下というように，直線的に肺血流の減少が見られる[25]。一方P_{CO_2}の増加は肺血流を減らし，低下は肺血流を増やすというように，高二酸化炭素血症はHPVを増強する。HPVは，局所の換気血流比を保つ方向に作用しているが，その程度は中程度で，局所の肺胞低換気によるP_{O_2}の低下の影響は50％程度残るとされている。しかし，血管拡張薬や吸入麻酔薬はHPVを抑制して局所換気血流比を悪化させる可能性があるので，分離肺換気が必要な手術時など十分な注意が必要である。

肺循環の病態

1 毛細血管のストレスフェイリュア

毛細血管のストレスフェイリュアとは，肺胞上皮細胞と毛細血管内皮細胞が，高い血管内圧による円周方向の張力や，肺の伸展や過膨張による縦方向の張力の増強など，高いストレスが原因となって血管壁が構造的に破綻することである。

a. 血液ガス関門（blood gas barrier：BGB）の病理

BGBのストレスフェイリュアの関連する病態としては，ウサギ肺の実験で，毛細血管内圧が24〜40 mmHgに4分間さらされただけでも，肺胞上皮細胞と内皮細胞に亀裂ができ，肺胞にダメージを生じて，タンパクや赤血球が間質や肺胞腔に漏れ出ることが電子顕微鏡像（図12）などで確かめられている[26]。血管外に漏出した赤血球は崩壊し，ヘモジデリンは組織貪食細胞によって処理され，肺胞上皮細胞と血管内皮細胞の基底膜は著しく厚くなる。肺容量の増加は高い圧による障害効果を悪化させる。損傷が小さく，数分以内に圧が下がって基底膜が無傷ならコラーゲンマトリクスの可逆的な解離が起こっただけで済むが，損傷が大きい場合，修復機転が働いてfibroblast growth factorやTGF-βなどの成長因子や，プロコラーゲンやフィブロネクチンなどの細胞外マトリックスタンパクの遺伝子発現の増加などが見られる[27]。

b. BGBの異常が関与する臨床病態

臨床的には，BGBの異常が関与する臨床病態として運動誘発肺出血，運動誘発低酸素血症，慢性心不全などがある。

運動誘発肺出血は競争馬が全速力をする場合によく見られ，肺毛細血管内圧は100 mmHgにも達し，上記変化が起きてくることが確かめられている。運動誘発低酸素血症も非常に強い強度の運動をした後の運動選手に見られる。競走馬と同じ原理で肺毛

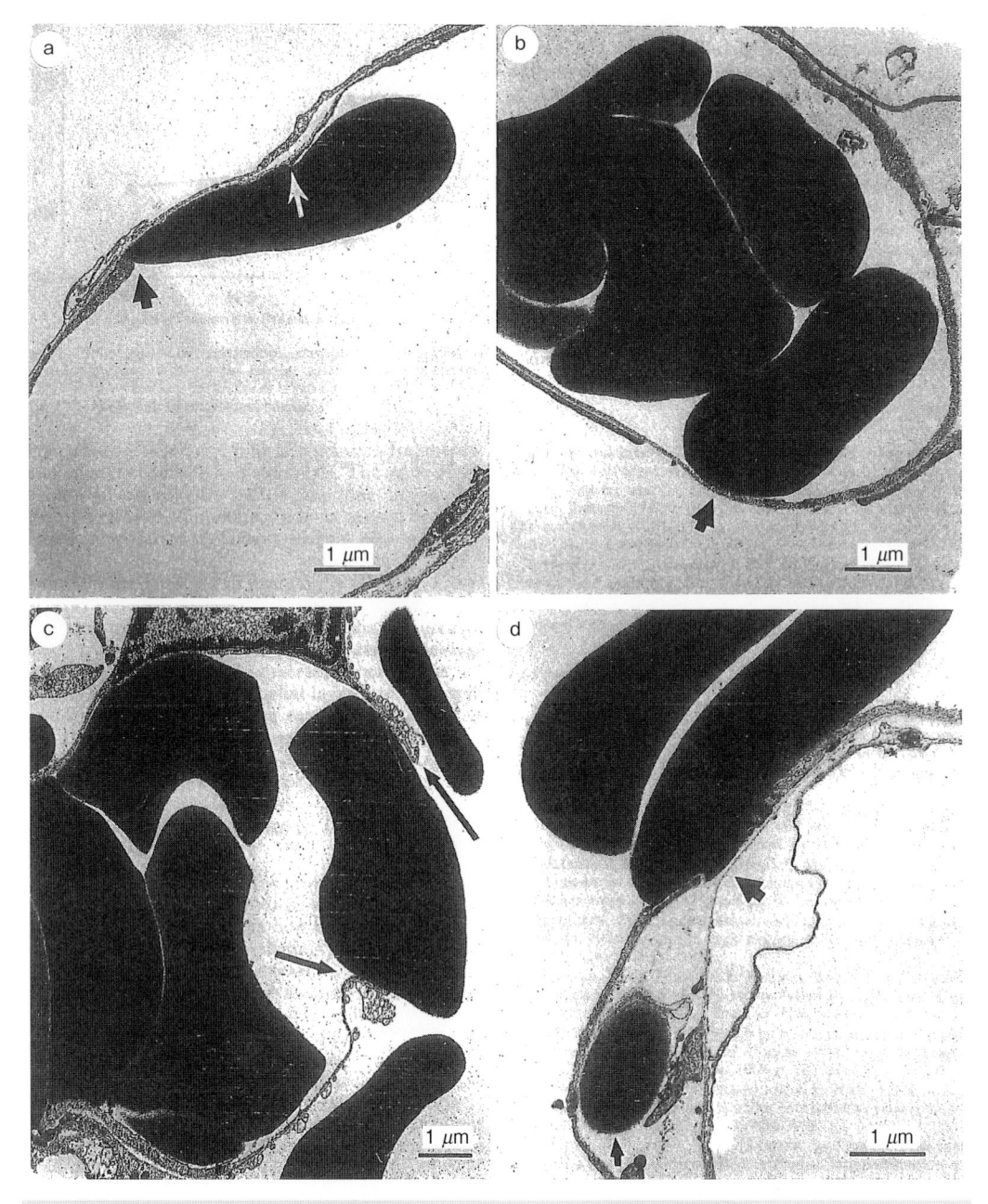

図12 BGBのストレスフェイリュアの電子顕微鏡像

ウサギ肺を 52.5 cmH$_2$O（b, d）と 72.5 cmH$_2$O（a, c）の圧をかけて灌流したときの像である。
(a) 血管内皮細胞の断裂（→）。ただし基底膜は保たれている。
(b) 上皮細胞の断裂。
(c) BGBは完全に断裂し，上皮細胞は切れた部分で弛んでおり（→），赤血球が開口部から血管外に出かかっている。
(d) 内皮細胞は断裂し，上皮細胞層は膨隆して間質が拡大している。赤血球は間質にはみ出している（→）。
（Tsukimoto K, Mathieu-Costello O, Prediletto K, et al. Ultrastructural appearances of pulmonary capillaries at high transmural pressures. J Appl Physiol 1991；71：573-82 より改変引用）

細血管にストレスフェイリュアが起きて，間質と肺胞腔の浮腫が起こり，酸素化能の低下を認めると考えられている。

心不全においては，特に僧帽弁狭窄などで左心房の圧が上がり，肺静脈の圧が上がって，毛細血管のストレスフェイリュアを起こす。平均左心房圧の上昇より，運動時などの一過性の左心房圧の著しい上昇のほうがより悪影響がある。ペーシングによって誘導された心不全のイヌのモデルで，7週間の心不全状態によってBGBが31％厚くなった（ほとんどが基底膜を含む間質層の変化）との報告[28]がある。

ほかに，肺毛細血管のストレスフェイリュアが起こる病態としては，神経原性肺水腫や高地肺水腫，グッドパスチャー症候群などがある。

2 神経原性肺水腫

臨床的に，頭蓋内圧亢進により神経原性肺水腫を発生してくることはよく知られているが，その病態についてはいまだ不明な点が多い。頭蓋内圧の著明な亢進により，交感神経系の非常に強い興奮が起こり，肺血管収縮が起こるとともに，血液のセントラリゼーションが起こって，肺毛細血管内圧が上がり，ストレスフェイリュアにより透過性亢進による肺水腫が起きてくると報告[27]されている。それに加えて，交感神経終末にノルアドレナリンと共存するニューロペプチドYがY3受容体を介して透過性亢進に重要な働きをしているとの報告[29,30]もある。

3 肺高血圧症

肺高血圧症は原発性と二次性のものに分けられる。典型的な形態学的異常として半径200 μm以下の筋性動脈での筋肉の増加，および内膜の肥厚が見られる。原発性肺高血圧症や二次性肺高血圧症の患者肺動脈から分離された平滑筋において，Kカレントの低下が見られ，電位依存性KチャネルのmRNA発現が著明に減少していることが認められ，電位依存性Kチャネルの異常がその原因の一つとして考えられている[31]。

ケタミンの肺高血圧症小児症例への使用についての検討[32]では，セボフルラン0.5 MAC自発呼吸下でケタミンを5分かけて2 mg/kg静注後10 μg/kg/minで維持した状態で，肺血管抵抗の上昇は認めず，ケタミンは重症肺高血圧症小児症例の肺血管抵抗を増加させないと報告されている。

■参考文献

1) Hughes JMB, Morrell NW. Vascular structure and function. Pulmonary circulation：from basic mechanisms to clinical practice. London：Imperial College Press；2001. p.14-22.
2) Singhal S, Henderson R, Horsfield K, et al. Morphometry of the human pulmonary arterial tree. Circ Res 1973；33：190-7.
3) Malone JE, Castle BL. Pressure-diameter relations of capillaries and small blood vessels in frog lung. Respir Physiol 1969；7：150-62.
4) Hughes JMB, Morrell NW. Mechanics of pulmonary blood vessels. Pulmonary circulation：

from basic mechanisms to clinical practice. London：Imperial College Press；2001. p.23-30.
5) Wilson WC, Benumof JL. Respiratory physiology and respiratory function during anesthesia. In：Miller RD, editor. Anesthesia. 6th ed. Philadelphia：Churchill Livingstone；2005. p.679-722.
6) Fung YC, Sobin SS. Elasticity of the pulmonary alveolar sheet. Circ Res 1972；30：451-69.
7) Dawson CA. Dynamics of blood flow and pressure-flow relationship. In：Crystal RG, West JB, et al, editors. The lung：Scientific foundations. 2nd ed. Philadelphia：Lippincott-Raven；1997. p.1503-22.
8) Weibel ER, Federspiel WJ, Fryder-Doffey F, et al. Morphometric model for pulmonary diffusing capacity Ⅰ. Membrane diffusing capacity. Respir Physiol 1993；93：125-49.
9) Hughes JMB, Morrell NW. Microvascular fluid exchange. Pulmonary circulation：from basic mechanisms to clinical practice. London：Imperial College Press；2001. p.37-43.
10) Taylor AE, Khimenko PL, Moore TM, et al. Fluid balance. In：Crystal RG, West JB, et al, editors. The lung：Scientific foundations. Philadelphia：Lippincott-Raven；1997. p.1549-66.
11) Reeves JT, Groves BM, Sutton JR, et al. Operation Everest Ⅱ：preservation of cardiac function at extreme altitude. J Appl Physiol 1987；63：531-9.
12) West JB, Dollery CT, Naimark A. Distribution of blood flow in isolated lung：relation to vascular and alveolar pressure. J Appl Physiol 1964；19：713-24.
13) Hughes JMB, Glazier JB, Maloney JE, et al. Effect of lung volume on the distribution of pulmonary blood flow in man. Respir Physiol 1968；4：58-72.
14) Hakim TS, Lisbona R, Dean GW. Gravity-independent inequality in pulmonary blood flow in humans. J Appl Physiol 1987；63：1114-21.
15) Kaye AD, Baluch A, Phelps J, et al. An analysis of remifentanil in the pulmonary vascular bed of the cat. Anesth Analg 2006；102：118-23.
16) Edanaga M, Nakayama M, Kanaya N, et al. Propofol increases pulmonary vascular resistance during α-adrenoreceptor activation in normal and monocrotaline-induced pulmonary hypertensive rats. Anesth Analg 2007；104：112-8.
17) Wagner EM. Bronchial cieculation. In：Crystal RG, West JB, et al, editors. The lung：Scientific foundations. 2nd ed. Philadelphia：Lippincott-Raven；1997. p.1093-105.
18) Liu SF, Barnes PJ. Neural control of pulmonary vascular tone. In：Crystal RG, West JB, et al, editors. The Lung：Scientific foundations. 2nd ed. Philadelphia：Lippincott-Raven；1997. p.1457-72.
19) Debarge VH, Sicot B, Jaillard S, et al. The mechanisms of pain-induced pulmonary vasoconstriction：an experimental study in fetal lambs. Anesth Analg 2007；104：799-806.
20) Dawson CA. Dynamics of blood flow and pressure-flow relationship. In：Crystal RG, West JB, et al, editors. The lung：Scientific foundations. 2nd ed. Philadelphia：Lippincott-Raven；1997. p.1503-22.
21) Weir EK, Reeve HL, Peterson DA, et al. Pulmonary vasoconstriction, oxygen sensing, and the role of ion channels. Chest 1998；114：17S-22S.
22) Archer SL, Souil E, Dinh-Xuan AT, et al. Molecular identification of the role of voltage-gated K+ channels, KV1.5 and KV2.1, in hypoxic pulmonary vasoconstristion and control of resting membrane potential in rat pulmonary artery myocytes. J Clin Invest 1998；101：2319-30.
23) Hughes JMB, Morrell NW. Smooth muscle. In：Pulmonary circulation：from basic mecha-

nisms to clinical practice. London：Imperial College Press；2001. p.159-68.
24) Fabian S, Cornelius B, Christian R, et al. 4-aminopyridine restores impaired hypoxic vasoconstriction in endotoxemic mice. Anesthsiology 2007；107：597-604.
25) Barer GR, Howard P, Shaw JW. Stimulus-response corves for the pulmonary vascular bed to hypoxia and hypercapnia. J Physiol 1970；211：139-55.
26) Tsukimoto K, Mathieu-Costello O, Prediletto K, et al. Ultrastructural appearances of pulmonary capillaries at high transmural pressures. J Appl Physiol 1991；71：573-82.
27) West JB, Mathieu-Costello O. Structure, strength, failure, and remodeling of the pulmonary blood-gas barrier. Annu Rev Physiol 1999；61：543-72.
28) Townsley MI, Fu Z, Mathieu-Costello O, et al. Pulmonary microvascular permeability：responses to high vascular pressure after induction of pacing-induced heart failure in dogs. Circ Res 1995；77：317-25.
29) Hirabayashi A, Nishiwaki K, Shimada Y, et al. Role of neuropeptide Y and its receptor subtypes in neurogenic pulmonary edema. Eur J Pharmacol 1996；296：297-305.
30) Hamdy O, Nishiwaki K, Yajima M, et al. Presence and quantification of neuropeptide Y in pulmonary edema fluids in rats. Exp Lung Res 2000；26：137-47.
31) Yuan JX, Aldinger AM, Juhaszova M, et al. Dysfunctional voltage-gated K＋ channels in pulmonary artery smooth muscle cells of patient with primary pulmonary hypertension. Circulation 1998；98：1400-6.
32) William GD, Philip BM, Chu LF, et al. Ketamine does not increase pulmonary vascular resistance in children with pulmonary hypertension undergoing sevoflurane anesthesia and spontaneous ventilation. Anesth Analg 2007；105：1578-84.

〔西脇　公俊〕

III. 臓器循環の構造, 機能, 病態

4 肝循環

はじめに

　肝臓は肝動脈と門脈から血流を受け, 血液の貯留, 放出を繰り返す全身循環の調節臓器であるとともに, エネルギー産生, 代謝, 解毒, 止血・凝固機能や免疫機構などの中心的臓器でもある。肝切除術における長時間の肝門部遮断や, 肝移植術での移植肝の再灌流後に発生する虚血再灌流 (ischemia and reperfusion : I/R) 傷害は生体恒常性維持機構を破綻させ, 術後に重篤な合併症を招く。慢性肝炎や脂肪肝, 肝硬変などにより術前から予備能が低下していると, I/R 後に機能低下が増悪し致命的となる。術後の重篤な肝障害の原因としては, 術中, 術後の長時間にわたる肝循環, 肝類洞内微小循環の抑制による肝酸素需給動態の不均衡と, I/R 後に急増するサイトカイン類による類洞内炎症反応が引き金となり, 微小循環障害の増悪と酸化ストレスによる活性酸素種 (reactive oxygen species : ROS) 産生増加の悪循環が増幅されるためと推測される。したがって, 肝循環, 肝類洞内微小循環を早期に回復し, 炎症反応と ROS 産生を抑制する周術期管理が重要となる。

　本項ではこのような病態を考慮して, 肝臓の循環を肝循環 (内臓循環 : regional macrocirculation, splanchnic circulation) と肝類洞内微小循環 (microcirculation) に大別し, その調節機構と影響因子, 制御の試みについて解説する。

肝循環（内臓循環）

1 構　造

　肝臓は成人で約 1.2 〜 1.5 kg, 心拍出量の約 25％ (1.5 l/min) の血液を受け取っている。このうちの 20 〜 30％は酸素含量の高い肝動脈から, 残りの 70 〜 80％は膵臓, 脾臓や消化管を経由した酸素含量の低い門脈から供給されているが, 両者の血液は肝類洞入口部で合流し混合する（一部の肝動脈終末枝は直接類洞内に開口する）。門脈血の酸素含量は吸入気の酸素濃度や, 経由してくる消化管の活動状況で変化する。絶食後で,

かつ吸入酸素濃度が高く保たれている麻酔中では，門脈側からの酸素供給が肝動脈側を凌ぐこともある。さらに門脈血には，膵臓や消化管由来のインスリン，グルカゴン，ガストリン，コレシストキニン，セクレチンといった生理活性物質が豊富に含まれており，肝細胞の活動性や機能維持に密接に関連している。

2 調節機構と調節因子

　総肝血流量は肝内因子と肝外因子によって調節されている。肝内因子は局所で産生される血管作動性物質であり，自己調節機能や，反射性の血流増加，低酸素性血管拡張反応などに関わっている。特に門脈と肝動脈の血流量のバランスは，類洞入口部周囲のMall 腔で産生され蓄積されている強力な血管拡張物質のアデノシンによってもたらされる，"肝動脈緩衝反応（hepatic arterial buffer response：HABR）"と呼ばれる肝門部での調節機構によって制御されている。このアデノシンは門脈血流によって絶えず門脈側に洗い流され類洞の狭窄を予防しているが，門脈血流量が減少するとMall 腔周囲に大量に蓄積して，やがて肝動脈側に放出されて肝動脈が弛緩・拡張する結果，肝動脈の血流量が増加する。すなわち，門脈血流量減少に対して肝動脈血流量を増加させて総肝血流量を一定に保つ生理的代償反応と考えられる。このHABR により20 〜 30％の門脈血流量の減少が補われるといわれているが，この逆，すなわち肝動脈血流量が減少した際に，門脈血流量が増加して代償するような反応は起こらない。肝動脈血流量は門脈血流量の増減とともに血圧の変化にも影響される。血圧が低下して肝動脈の灌流圧が低下すると，アデノシンは肝動脈の血流自体によって洗い流される量が少なくなり，Mall 腔周囲に蓄積する結果，この部位で肝動脈は拡張されて血流が維持されるため，通常，収縮期血圧が80 mmHg 以上であれば肝動脈血流量は一定に保たれる。HABR は出血性，心原性，細菌性ショックなどで消失するといわれる[1]。

　肝外の調節因子としては，血圧，心拍出量，中心静脈圧などの循環系因子，カテコラミン，グルカゴンなどの液性因子，交感神経と副交感神経のバランスによる神経性因子などが挙げられる。肝動脈周囲にはα, βアドレナリン受容体が豊富に分布しているので，肝動脈はα刺激で収縮し，β刺激で拡張する。門脈は肝内で8 回ほど分枝した後，門脈終末枝となって類洞に注ぐが，門脈終末枝には1 〜 2 層の平滑筋細胞があり，α_1優位のカテコラミン受容体が分布しておりα_1作動薬やエンドセリン（endothelin：ET）により収縮する。しかし門脈系は低圧系であるので，門脈血流量は門脈終末枝の収縮，拡張よりも，心拍出量の変動，門脈前臓器の灌流状態，中心静脈圧や類洞内圧の変化などに影響される割合が高く，肝硬変などで類洞周囲の線維化が進行して類洞の血流抵抗が増大すると門脈血流量は減少する。門脈前臓器の血管においても基本的にはα作動薬，アンギオテンシン，バソプレシン，ET などで収縮，β作動薬で拡張するが，特に低灌流状態ではレニンアンギオテンシン系が内臓血管収縮の主役を担っている[2]。

　臨床で使用される麻酔薬や麻酔補助薬の肝循環に及ぼす影響についての研究成果は，すでに膨大な量の蓄積がある。ハロタンを除けば亜酸化窒素，イソフルラン，セボフルラン，プロポフォール，筋弛緩薬など，臨床濃度，投与量で使用するかぎり肝循環への

影響は少ない。手術手技による影響としては，腹腔内操作，肝門部遮断，下大静脈圧迫，腹腔鏡手術での気腹，体外循環などにより肝血流量は減少する。詳しくは参考文献[3,4]を参照されたい。

3 病態とその制御

a. 循環血液量の減少と出血性ショック

循環血液量の減少時には，門脈前臓器循環は心拍出量の減少に応じて抑制されるが，空腸粘膜の微小循環が比較的よく保たれるのに対して，胃粘膜や膵臓では強く影響を受けるといわれる。10 ml/kg 程度の出血では HABR はよく維持されるが，循環血液量の30％を超える出血では HABR は抑制され，さらに肝動脈血流の不均等分布が生じるおそれがある。腸間膜血管にはドパミンおよびカテコラミン β_2 受容体が豊富に存在しており，ドパミン-1 受容体アゴニストは門脈血流量の減少を回復させる。しかし，ドパミンは全身循環に並行して内臓血流を回復させるものの，ショック時の使用では内臓酸素摂取率を低下させるので，臓器保護の観点から異論がある。バソプレシンはアドレナリンに比べて作用時間が長く，冠動脈血流量を増加させ，心筋酸素消費量を抑制する，などの点から心肺蘇生後の生存率を高めるといわれている。しかし，β 作用を有しないため内臓血流量や腎血流量を著明に減少させ，蘇生後に臓器不全を生じるおそれがある。

b. その他の急性循環不全

重篤な心タンポナーデでは，すべての臓器組織血流量が減少し，HABR も消失する。右心不全を伴うショックでは，重篤な肝循環障害を生じる。心臓手術後に低拍出状態が続くと，内臓血流量も減少する。細菌性ショックでは早期から，消化管，腹腔動脈幹，肝動脈，門脈の血管抵抗は増大し，HABR は消失する。いずれの状況でも肝循環と肝酸素代謝は，減少した門脈血流量，障害された HABR，抑制された酸素摂取率によって危機的状況に陥る。周術期管理では血圧と心拍出量を早期に回復させ，内臓の灌流圧と血流量を一定に保つことが重要である。ドブタミンやホスホジエステラーゼ（phosphodiesterase：PDE）-Ⅲ阻害薬は，心拍出量と内臓血流量を増加させるが，ノルアドレナリンは必ずしも内臓血流量を回復させない[5]。

肝類洞内微小循環

1 構　造（図1）

肝動脈終末枝と門脈終末枝は類洞入口部（グリソン鞘）で合流し，肝細胞を網の目のように灌流する類洞を経由して小葉中心静脈に至るが，この類洞内循環が肝臓の微小循

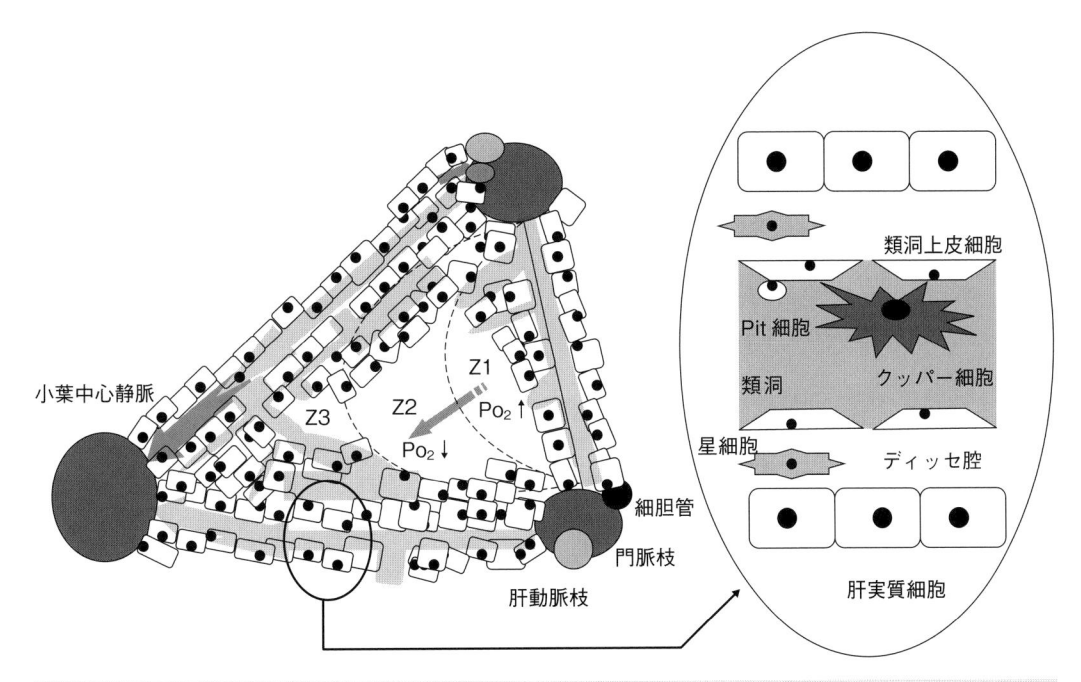

図1 肝細葉（acinus）と類洞の模式図

左図で血液は門脈枝，肝動脈枝，細胆管を含む門脈三分岐から小葉中心静脈に向かって灌流する。zone（Z）1からZ3に下るに従って，酸素分圧は低下していく。右図は類洞内を拡大したもので，ディッセ腔側から類洞を取り囲むよう存在する星細胞内の筋線維の収縮，弛緩により類洞内径が変化する。

環系である。その機能的な最小実質単位は肝細葉（acinus）と呼ばれ，肝門部周辺のzone 1（Z1），中間部のzone 2（Z2），中心静脈周辺のzone 3（Z3）に区分されている。Z1ではZ3に比べて類洞内径が狭く，血流抵抗は大きく，流速が速い。また，Z1を灌流する血液の酸素含量は高く，流域の肝細胞内にはミトコンドリアが豊富で，好気性代謝やグリコーゲン合成の主役となっているのに対して，Z3では酸素含量が低く，嫌気性代謝が主体となっている。また，Z3の肝細胞にはチトクロムP-450が多く含まれており，薬物や異物の代謝に関与している。類洞は他臓器の毛細血管に相当しているものの，類洞内皮細胞はディッセ腔と呼ばれるリンパ間隙を挟んで，肝実質細胞とは間接的に接している点がほかの多くの毛細血管とは異なっている。この類洞内皮細胞には無数の小孔が開いており，類洞内とディッセ腔内の，ひいては肝実質細胞との物質交換に役立っている。この類洞内には，肝臓に定着したマクロファージの一種であるクッパー細胞が存在している。またディッセ腔側には類洞を一周して取り囲むように数多くの星細胞（伊東細胞）があり，能動的な類洞内径の調節に関与している。この類洞内径の拡張，収縮は，少なくとも2系統の調節機構によって制御されていることが明らかとなっている。その一つは強力な血管収縮性のペプチドであるETと，血管拡張性のガス状メディエータである一酸化窒素（nitric oxide：NO）に代表される生理活性物質であり，ETによって星細胞内の筋線維が収縮し，NOによって弛緩することで類洞内径が変化する。もう一つは自律神経系の調節機構である。肝小葉内の神経終末の多くは星細胞ときわめて密に接して認められ，この神経終末からは血管収縮物質のアドレナリンやサブスタン

スP，拡張作用のあるアセチルコリン，血管活性腸管ペプチド（vasoactive intestinal peptide：VIP）などが分泌され，これらの神経伝達物質も星細胞内の筋線維を収縮，弛緩させる[6]。

2 調節機構と調節因子 ―I/R 傷害の視点から― （図2）

類洞内微小循環におけるI/R 傷害は，肝切除術時の肝門部遮断，移植肝虚血，心血管外科手術での体外循環時，大量出血時，心原性，細菌性ショック時など，さまざまな状況で発生してくる。肝虚血時には酸素，エネルギー不足によりクッパー細胞と類洞内皮細胞の浮腫・膨化が生じ，類洞は狭小化される。この影響は類洞が狭く，好気性代謝の中心であるZ1で特に顕著である。虚血後に再灌流が再開されると，狭小化した類洞には白血球や血小板が集積し，さらに白血球膜上に発現するセレクチンやインテグリンと，類洞内皮細胞上に発現する細胞内接着分子（intercellular adhesion molecules：

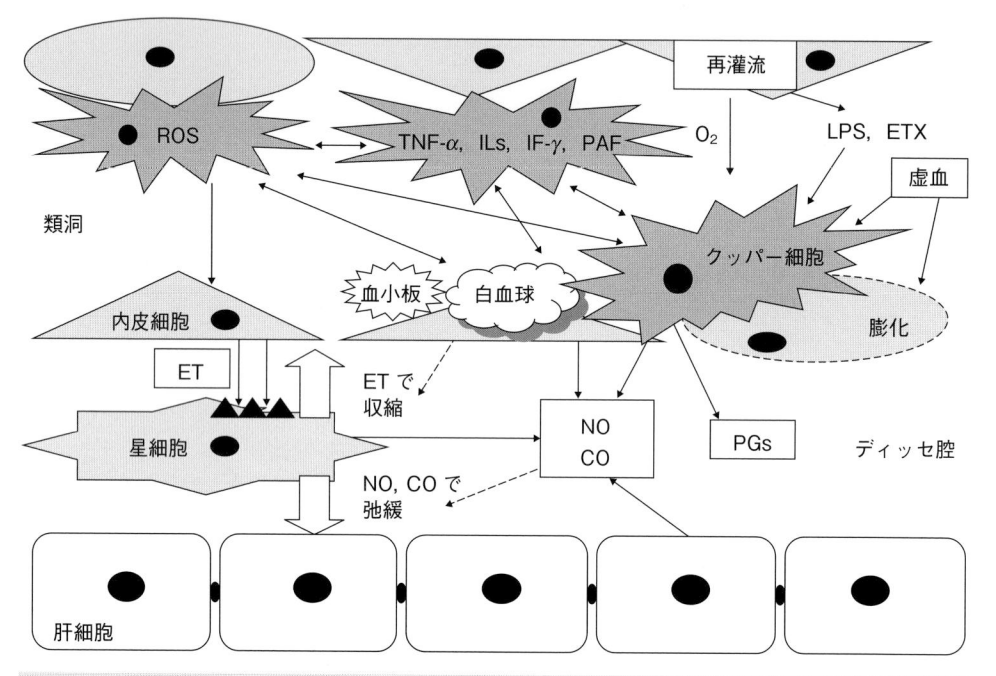

図2　虚血再灌流時の類洞内変化

肝虚血時にはクッパー細胞と類洞内皮細胞の浮腫，膨化が生じ，類洞は狭窄する。再灌流に伴い，白血球や血小板が集積，接着して類洞はいっそう狭小化するとともに，白血球やクッパー細胞から産生されたサイトカインは，類洞内で炎症反応を惹起しROS を産生する。ROS は類洞内皮細胞を障害し，内皮細胞からはET がディッセ腔内に放出される。ET は星細胞内の筋線維を収縮させ，類洞は周囲から星細胞に包囲される形でさらに狭窄するため，著しい微小循環障害が生じる。しかし，ET が内皮細胞膜上のET$_{B1}$ 受容体に結合するとNO が産生され，星細胞は弛緩し類洞は拡張する。また，エンドトキシンの刺激によりクッパー細胞から産生されたPGE$_2$ やCO も星細胞の弛緩を介して類洞の微小循環を維持している。このように，類洞内の微小循環はET に対するNO，CO のバランスで微妙に制御されている。
CO：一酸化炭素，ET：エンドセリン，ETX：エンドトキシン，ILs：インターロイキン類，IF：インターフェロン，LPS：リポ多糖類，NO：一酸化窒素，PAF：血小板活性化因子，PGs：プロスタグランジン類，ROS：活性酸素種，TNF：腫瘍壊死因子

ICAM-1) などの相互作用により，白血球，血小板と内皮細胞は強固に接着して類洞はいっそう狭窄する．特に ICAM-1 の発現の増加は，急性期の移植肝拒絶反応と関連するといわれている．狭窄の著しい類洞では著明な微小循環障害（ときに血流断絶）が生じるとともに，集積した白血球やクッパー細胞は補体によって刺激され，腫瘍壊死因子（tumor necrosis factor：TNF-α）やインターロイキン（interleukin：IL）-1，IL-6 などのサイトカインを産生する．これらは類洞内で炎症反応を惹起し，この炎症反応により超酸化物（O_2^-），過酸化水素（H_2O_2）をはじめとする ROS やプロスタグランジン類（PGs）が産生される．TNF-α と IL-1，ROS はクッパー細胞内で互いに産生を増幅するとともに，IL-10 などの抗炎症性サイトカインを減少させて I/R 傷害を増悪させる．移植肝の冷保存はクッパー細胞の被刺激性と活動性を強め，移植後のサイトカイン産生を増加するといわれている．産生増加された ROS は類洞内皮細胞を障害し，内皮細胞からは ET がディッセ腔内に放出される．ET は現在まで ET-1，ET-2，ET-3 の 3 種類が発見されているが，ET-1 と ET-2 はディッセ腔に放出され，内皮細胞を外側から取り囲んでいる星細胞膜上の ET_A 受容体に結合すると，この細胞内に豊富に含まれる筋線維の収縮が起こり，類洞壁は周囲から星細胞に包囲されたような形でいっそう狭窄する．しかし ET-1，ET-2，ET-3 が，内皮細胞膜上に存在する ET_{B1} 受容体に結合すると，タイプⅢ構成型 NO 合成酵素（endothelial "constitutive" nitric oxide synthase：eNOS，NOS-3）の働きが亢進し NO が産生される．この結果，星細胞は逆に弛緩し，類洞壁は拡張すると考えられている．

また，再灌流直後に細胞内 Ca^{2+} が急速に増加すると，eNOS の活性が上昇してテトラヒドロビオプテリン，NADPH と分子状酸素を利用して L-アルギニンから NO が生成されるが，この NO は標的細胞内の cGMP を増加させて血管拡張作用を発現する．NO の供給源は内皮細胞，クッパー細胞，星細胞などであるが，NOS にはこれまで 3 種類のイソ酵素が報告されており，タイプⅠ構成型（neuronal constitutive NOS：nNOS，cNOS，NOS-1），タイプⅡ誘導型（inducible NOS：iNOS，NOS-2）および前述の eNOS に分類されている．正常肝では，主に eNOS によって誘導された NO が ET-1 の作用に拮抗して肝循環を維持しているが，静脈系よりも動脈系に強く作用している．また類洞内皮細胞にも作用しており，血管のずれ応力に反応して拡張作用を増強する．出血性ショックや I/R 時のような低灌流状態で，このような NO 産生の増加が観察されているが，一方でエンドトキシンやサイトカインは nuclear transcription factor-κB（NF-κB）などの活性化を介して iNOS の発現を誘導している．NF-κB は I/R 早期（30 分～4 時間）では TNF-α，IL-1β や IL-6 などの発現を誘起し，I/R 後期（9～12 時間）では抗炎症性に作用する．I/R の早期には eNOS の作用により NO が産生され，ET-1 による類洞収縮反応に拮抗し，I/R の中～後期（4～6 時間以後）には iNOS に誘導される NO が主役を担う．NO はまた，白血球接着や血小板集積をも緩和させると考えられている．臨床上でも，NO 濃度の上昇や ET 濃度の低下は I/R 傷害を減弱させることが証明されている．さらに，クッパー細胞からはエンドトキシンの刺激により PGE_2 も分泌され，ET により収縮した星細胞の弛緩に一役を担っている．

肝実質細胞やクッパー細胞内で産生される一酸化炭素（carbon monoxide：CO）もま

た，星細胞を弛緩させる物質であることが明らかとされており，内因性に産生されるCOが，恒常状態での肝血管抵抗の主要な調節因子である可能性がある[7]。COもNO同様に，グアニル酸シクラーゼの活性化とcGMPの産生増加を介して血管の弛緩拡張に携わる。COはミクロゾーム酵素であるヘム酸化酵素（heme oxygenase：HO）の作用によって，ヘムから生成されるが，このHOには，現在までのところ3種類のイソ酵素が見つかっている。HO-1発現遺伝子は種々の刺激により誘導され，HO-2は構成的に発現しており，HO-3はヘム結合に関わっているとされる。HO-2は肝実質細胞に，HO-1はクッパー細胞に認められ，正常肝では，門脈系の血管拡張にはHO-2が関与しており，門脈抵抗と門脈圧の上昇を抑制する重要なファクターと考えられる。正常肝でHO-2の活性を抑制すると，COの放出は減少し，門脈の血管抵抗は増加する。I/R時のCO産生に関してはI/Rに重要な役割を担ういくつかのファクター，すなわちグラム陰性細菌由来のリポ多糖類（lipopolysaccharide：LPS）やサイトカイン，ROS中間体，組織酸素化障害，壊死細胞からのヘム放出，血管のずれ応力の増加などがHO-1の誘導因子となる。また，シグナル変換因子，転写活性化因子がHO-1の誘導に関与しているといわれており，I/R時にHO-1の誘導により産生されたCOは星細胞の弛緩を介して類洞の微小循環を維持していると考えられる。

　NOとCOは相互に作用して血管拡張を生じており，NOはCOのグアニル酸シクラーゼ活性化作用を強める一方で，I/R時にはNOはスーパーオキシド・ジスムターゼ（superoxide dismutase：SOD）様作用を示しO_2^-と反応し（反応速度はSODの約3倍）消費されるために，NO本来の血管拡張作用が低下する結果，COの重要性が増す。また，NOSの分子はヘムタンパクであり，I/R後にHOの活性が高まると，NOSの分解，再生が促進され活性が抑制される可能性がある。一方で，NOは用量依存的にHO-1の遺伝子発現を制御しているといわれる。このようにNO，COの作用は複雑に絡み合っており，類洞内での微小循環調節作用はETに対するNO，COのバランスで微妙に制御されていると考えられる。

　I/R傷害における細胞死のプロセスでは，虚血によるATP欠乏とI/R後に産生されたROSによってクッパー細胞，類洞内皮細胞，肝実質細胞などのミトコンドリア障害が生じ，ミトコンドリアからチトクロムcが細胞質内に放出される。チトクロムcはcaspase-3，8，9，10などのシステインプロテアーゼを活性化して，細胞はアポトーシス（apoptosis）に陥ると考えられている。特にクッパー細胞がアポトーシスに陥る過程でその活性化が亢進し，サイトカイン，ROS産生が急増して内皮細胞や実質細胞への攻撃性が増強される可能性が考えられる。一方で，I/R時の細胞死は肝実質細胞の広範壊死（massive necrosis）であるともいわれており，両者の混在した"necro-apoptosis"の概念も生まれている。I/R傷害による肝細胞死のプロセスは今後の検討課題である[8]〜[10]。

3 病態とその制御

a. 肝硬変における微小循環の変化（図3）

慢性肝炎から肝硬変に進展していく過程で，肝類洞壁は著しい変化を生じる．正常であった類洞内皮細胞小孔はしだいに消失し，基底部には基底膜が形成され，一般の毛細血管のように変化していく．この変化は，結果として類洞内と肝実質細胞内の物質交換の障害となり，肝細胞機能はさらに低下する．ディッセ腔では星細胞が活性化され筋線維芽細胞に変容して筋線維を多量に産生するようになり，ディッセ腔は結合組織で満たされてくる．ETの受容体も著しく増加するために，類洞はETの刺激による収縮状態を続け，肝内血管抵抗は増大し，類洞血流は抑制され門脈圧は上昇する．また，血小板由来の血小板由来増殖因子（platelet-derived growth factor：PDGF）や芽球分化成長因子（transforming growth factor-β：TGF-β）などの成長因子によって，星細胞の増殖と線維化が促進されるため，類洞はいっそう狭窄する．

一方，肝硬変患者では栄養障害や免疫能の低下のため，腸管壁からのエンドトキシンの吸収が著しく亢進する（intestinal endotoxemia）が，肝内血管抵抗の増大による側副血行路形成により肝内通過を迂回する血液が増加し，またクッパー細胞数も減少するため，肝で処理されないエンドトキシンが増加しエンドトキシン血症となる．このエンド

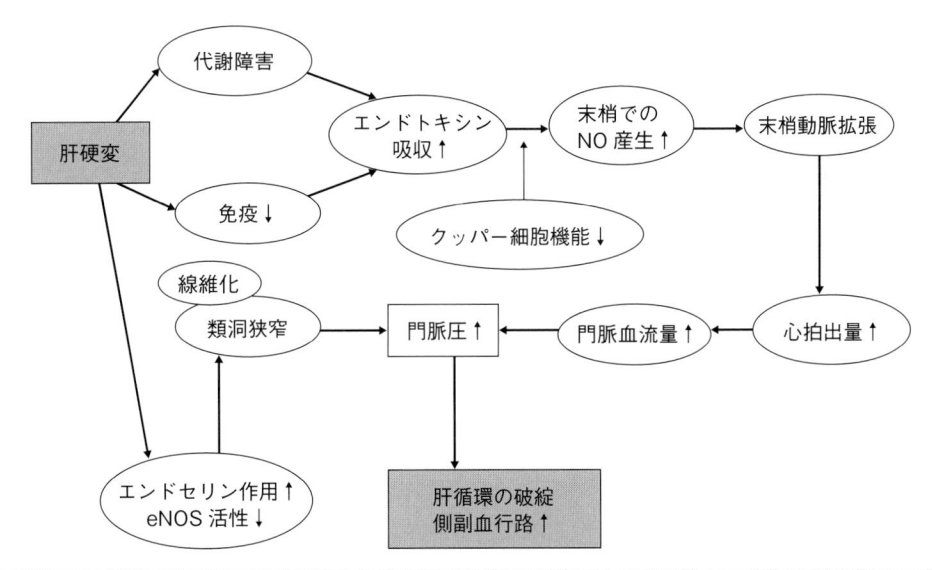

図3 肝硬変でのhyperdynamic circulationの成因

肝硬変では栄養障害や免疫能の低下のため，腸管壁からのエンドトキシンの吸収が著しく亢進する．しかし，肝の線維化により肝内抵抗は増大しており，肝を通過する血液量は減少するため，肝で処理されないエンドトキシンが増加する．エンドトキシンは末梢動脈壁のNO産生を促進し，NOによる血管床増大の結果，循環血液量と心拍出量が増加して，特に門脈前領域の循環亢進状態を招く．しかし，肝内では線維化に加え，エンドセリン作用の亢進とeNOSの活性の低下による類洞狭窄により，門脈抵抗は著しく上昇しているため，門脈前領域からの血液は肝内には進入できず，側副血行路へバイパスされる．この結果，肝実質細胞はますます低酸素，低栄養状態となり，線維化が進行するという悪循環に陥る．

トキシンは末梢動脈壁を刺激してNO産生を促進するが，このNOによって全身の血管拡張と血管床増大が生じ，循環血液量と心拍出量の増加が惹起され，循環亢進状態を招く．大量に産生されたNOによる過度の末梢血管拡張が持続すれば，やがては循環不全に陥る．大量NO産生による血管拡張は特に内臓領域で著しく，この領域の血液量は健常人と比べ40％も増加しているが，これがまた門脈圧上昇の大きな原因となる．一方で，硬変肝の類洞では内皮細胞由来のeNOSの活性は低下しており，類洞でのNO産生はむしろ減少しているため，わずかに残存する正常な星細胞の弛緩も期待されない．したがって，門脈前領域から肝入口部に至る血液量は増加するにもかかわらず肝類洞には進入できず，この血液は側副血行路へバイパスされることになり，肝実質細胞の低酸素，低栄養状態はますます進行する．肝内門脈系の血管抵抗増大による門脈側からの血液供給が減少する一方で，HABRは比較的よく維持されるので肝動脈側からの酸素，栄養補給に依存する割合が高まる[11)12)]．

b. 硬変肝切除術の麻酔

肝切除術に伴う腹腔内操作，肝門部遮断，大量出血などは肝硬変で変化している肝血行動態をいっそう悪化させ，I/R傷害を進展させる．門脈抵抗の増大により門脈系からの血流，酸素供給が期待されない肝硬変では，HABRを保持することにより，肝動脈側からの血流を維持する必要がある．このためには，HABRを抑制しない低濃度のイソフルランやセボフルランをベースにして，血圧を維持する麻酔を行うべきである．肝で代謝されるプロポフォールや筋弛緩薬などは作用の遷延が予測される．過剰ストレス反応により肝動脈を収縮させる交感神経系の刺激を遮断するために，出血・凝固時間が著しく延長していなければ硬膜外麻酔を併用するが，血圧の低下には注意する．また，硬膜外腔も側副血行路となっているために静脈叢が怒張しており，出血しやすいので穿刺には細心の注意を要する．肝動脈血流量の増加と星細胞の弛緩作用を期待して少量のPGE$_1$使用も考慮される．PDE Ⅲ阻害薬やCa拮抗薬も内臓循環を維持するが，血圧低下作用のあるこのような薬物を使用する際は，ドパミンや肝動脈の血流増加が期待できるドブタミンなどを併用する．

c. I/R傷害の制御

I/Rの周術期管理では，①微小循環障害と肝虚血，②再灌流による類洞内炎症反応の開始，③ROSの産生という各段階における反応の増幅を制御することが重要となる．

1）血管拡張物質

HABRの発動にかかわるアデノシンはATP，ADP，AMPの生体内代謝産物であり，強力な血管拡張物質であると同時に，血小板凝集，白血球活性化を抑制し，NO産生を高めET，ROS産生を抑制する．PDE Ⅲ阻害薬のミルリノンもcAMPの分解を抑制し，肝細胞内エネルギーチャージレベルを維持し，ICAM-1の発現を抑制することにより血小板や白血球と内皮細胞の粘着を抑制して，I/R時の微小循環を改善するといわれる．また，PGやプロスタサイクリン類も同様の作用をもつ可能性がある．

2）NOの増加

I/R傷害時はET/NOのバランスが圧倒的にET過剰に傾いているため，NOを増加させることが有用である．著者は，I/R傷害早期にはNO供与体であるニトロプルシドが有効であることを報告した．移植肝保存液も，従来のUniversity of Wisconsin(UW)液に比べ，eNOS活性化の高い保存液の研究が進んでいる．

3）虚血プレコンディショニング

虚血プレコンディショニングは，あらかじめ短時間の肝門部遮断・肝虚血を繰り返すことでアデノシンやNOの産生を促すものと考えられており，比較的若い患者や切除範囲の狭い肝切除術では有効性が認められている．

4）麻酔薬

肝移植時の麻酔薬として選択されているイソフルランは，臨床使用濃度で肝血流量を増加させるとともに，動物実験では肝のHO-1発現を誘導しCO産生を高め，肝内微小循環を改善すると報告されている．

5）ROSの抑制

αトコフェロール（ビタミンE），アロプリノール，Nアセチルシステイン，SOD，カタラーゼ，アスコルビン酸塩（ビタミンC），βカロチンなどがROSの除去に有効であり，I/R傷害の程度を軽減させるといわれている．特に，I/Rの前投与や初期投与が有効と考えられる[9)10)]．

I/Rに伴う肝微小循環障害の予防法や治療については，現時点では動物実験が主体であるが，徐々に臨床にも応用され始めており，近い将来に飛躍的な発展が期待される．

■参考文献

1) Lautt WW. Mechanism and role of intrinsic of hepatic arterial blood flow：hepatic arterial buffer response. Am J Physiol 1985；249：G549-56.
2) Brown BR Jr. Liver blood supply and regulation. Anesthesia in hepatic and biliary tract disease. Philadelphia：FA Davis Company；1988. p.17-32.
3) 松本延幸．肝機能．釘宮豊城，高橋成輔，土肥修司編．図説最新麻酔科学シリーズ　麻酔の薬理と手技の実際．東京：メジカルビュー社；1996. p.105-15.
4) 松本延幸．肝循環の生理学．LiSA 2002；9：684-9.
5) Jakob SM. Splanchnic blood flow in low-flow states. Anesth Analg 2003；96：1129-38.
6) Rockey D. The cellular pathogenesis of portal hypertension：Stellate cell contractility, endothelin, and nitric oxide. Hepatology 1997；25：2-5.
7) Suematsu M. Recent developments in hepatic circulatory physiology. Hepato-gastroenterology 1999；46：1406-8.
8) Pannen BHJ. New insights into the regulation of hepatic blood flow after ischemia and reperfusion. Anesth Analg 2002；94：1448-57.
9) Ramalho FS, Fernanndez-Monteiro I, Rosello-Catafau J, et al. Hepatic microcirculatory failure. Acta Cir Bras 2006；21 Suppl 1：48-53.

10) Montalvo-Jave EE. Escalante-Tattersfield T, Ortega-Salgado JA, et al. Factors in the pathophysiology of the liver ischemia-reperfusion injury. J Surg Res 2008 ; 147 : 153-9.
11) 谷川久一. 肝炎・肝硬変の進展機序とその予防策—血行動態からの検討—. 医学のあゆみ 1997 ; 181 : 379-83.
12) 周防武昭, 満田朱理. 肝線維化の成立機序と治療戦略. 玉熊正悦, 石井裕正編. 別冊医学のあゆみ. 消化器疾患 Ver.2 Ⅱ. 肝・胆・膵. 東京：医歯薬出版；1999. p.130-4.

（松本　延幸）

III. 臓器循環の構造，機能，病態

5 腎循環

はじめに

　周術期循環管理では，循環血液量や血管収縮力の調節など，腎臓に依存している部分が大きいため，腎機能が障害されると適切な管理ができなくなってしまう。ここでは周術期に腎機能を保護する管理を行うために必要な腎循環の構造・機能を理解し，さらに腎循環の病態と制御についてまとめた。また，現在解明されている薬物療法を麻酔薬の腎保護作用も含めて述べる。

腎循環の構造

　腎臓は脊椎の左右後腹膜にあり，右が第11胸椎〜第3腰椎間，左が第10胸椎〜第2腰椎間と左がやや高い位置にある。成人での大きさは10〜12×5〜6×3〜4 cmで，1個の重量はおよそ150 gである。機能単位はネフロンと呼ばれ，糸球体，近位尿細管，ヘンレ係蹄，遠位尿細管，集合管から構成される。ネフロンは左右の腎臓合わせて2百万個ほど存在する。糸球体はボーマン嚢の中に毛細血管が嵌入したもので，血液が輸入細動脈から入り輸出細動脈から出て，尿細管周囲の毛細血管になる。ボーマン嚢から続く尿細管を近位尿細管と呼び腎皮質にある。近位尿細管は腎髄質に向かって伸び（下行脚），ヘアピン状に方向を変えて皮質に伸びるヘンレ係蹄となる。その上行脚は皮質に近づくと太くなり遠位尿細管となる。遠位尿細管が集まって集合管となり腎盂に開口する（図）。

　腎臓の血管は腎動脈が腎門から入って腹側と背側に分かれる。それから腎皮質と腎髄質の境界を走る弓状動脈となり，腎皮質に入って小葉間動脈となり，分かれて輸入細動脈となり，毛細血管に枝分かれして糸球体の血管網となる。次いで毛細血管は集合し，輸出細動脈となり糸球体を出たあと再び毛細血管に分かれて尿細管周囲の血管網として尿細管を灌流した後，小葉間静脈に注ぐ。糸球体への血流は輸出細動脈による。糸球体から出た血管は皮質部では相互に毛細血管の吻合を形成し（糸球体毛細血管），腎髄質部に向かって深く入った血管は普通の毛細血管より太い直脈管となって相互に毛細血管の吻合を形成する。これはさらに髄質に深く伸びてヘアピン様の直血管を作る。髄質の

5. 腎循環

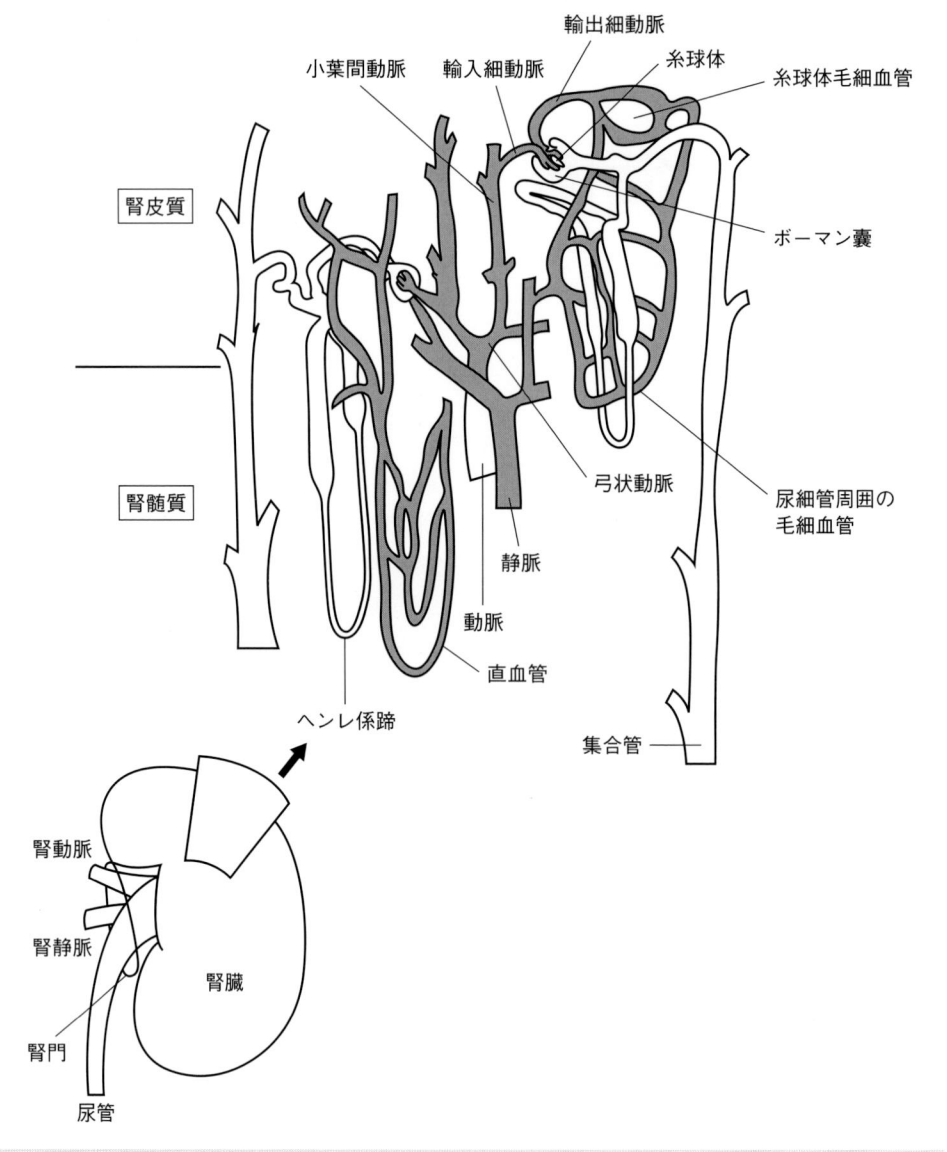

図 ネフロンの血管

　腎循環の構造は，腎動脈が腎門から入って腹側と背側に分かれる。それから，腎皮質と腎髄質の境界を走る弓状動脈となり，腎皮質に入って小葉間動脈となり，分かれて輸入細動脈となり，毛細血管に枝分かれした後集合し，輸出細動脈となり糸球体を出た後，再び毛細血管に分かれて尿細管周囲の毛細血管として尿細管を灌流した後，静脈に注ぐ。

　血流は輸出細動脈からの下行直血管による。静脈は腎皮質に集合し，小葉間静脈，弓状静脈となる。また，深部の毛細血管は深部皮質静脈となって小葉間動脈と併走する小葉間静脈となり，それぞれ腎静脈に至る（図）。

腎循環の機能

1 腎血流

　腎臓の重さは体重のわずか0.5％にすぎないが，心拍出量の20％の供給を受け，成人で1,000～1,200 ml/min（約400 ml/100 g組織）の血液を受け取っている．そのうち，皮質に腎血流の90％以上が流れる．酸素消費量は18 ml/min（6 ml/100 g）で全酸素消費量に占める腎酸素消費量の割合は7％と他臓器よりも多く，単位重量あたりの血流量は全臓器中最も大きい．腎血流は自己調節により，動脈圧が収縮期圧で80～180（平均動脈圧60～150）mmHgの範囲ではほぼ一定に保たれる．これは，少なくとも一部は輸入細動脈平滑筋のトーヌスが変化することによる調節である．ほかに，NOやアンギオテンシンIIによる輸出細動脈の収縮もかかわっている．動脈圧が自己調節の範囲を逸脱すると，腎血流量は血圧に依存して変化する．ただし，髄質は血流量が血圧に応じて直線的に変化するため，皮質血流が一定でも血圧によってはすでに髄質の血流低下が生じる可能性がある．

　腎血流量は，フィックの原理から，腎臓で排泄され生体内代謝を受けることがない非毒性物質を用いて［腎血漿流量＝UV/(A－RV)］のように算出される．ここで，Uは尿中濃度，Vは尿流出速度，Aは動脈血漿濃度，そしてRVは腎静脈血漿濃度を表す．ここから，腎血流量は［腎血流量＝腎血漿流量/(1－ヘマトクリット)］の公式で算出される．腎血流測定に用いる物質では，パラアミノ馬尿酸が，1回通過で約90％が腎抽出を受けることからほぼ理想的であるが，腎皮質の抽出率が100％ではないことから正確性に疑問がもたれている．

　ほかの腎血流測定法には，電磁流量計やドプラー超音波流量計を用いた侵襲的な方法［血流量（ml/min）＝流速（cm/min）×血管断面積（cm^2）］，試薬希釈法，腎皮質組織酸素分圧測定法，放射線トレーサー法，超音波検査法，外因性ガス洗い出し検査法（クリプトン85とキセノン133）などがあるが，いずれの検査法にも危険性と限界があり，その有用性には制限がある．

2 尿の生成

　糸球体でタンパクを除く成分がボーマン嚢で濾過されて原尿となる．したがって，原尿はタンパクを含まないことを除けば，血漿とほぼ同じである．1分間に糸球体から濾過される血漿の容積を糸球体濾過率（glomerular filtration rate：GFR）と呼び，成人でおよそ125 ml/minである．原尿の80％が近位尿細管で，残りのほとんどが遠位尿細管と集合管で再吸収される．Na$^+$およびCl$^-$が能動輸送されて浸透圧が上昇し，水がそれに伴って受動輸送される．

3 水・電解質の代謝

遠位尿細管と集合管では抗利尿ホルモン（antidiuretic hormone：ADH）およびアルドステロンの支配を受ける。アルドステロンはK^+とH^+の分泌とNa^+の吸収を促進する。ADHは集合管で水分の再吸収とヘンレ係蹄で尿の濃縮を促進する。ADHは手術侵襲で分泌が増加する。

4 内分泌機能

交感神経の活動亢進や腎灌流圧の低下が刺激となり，レニンが傍糸球体装置から分泌される。レニンは血中のアンギオテンシノーゲンに作用し，アンギオテンシンⅠを生成する。これが肺において，アンギオテンシン変換酵素でアンギオテンシンⅡになる。アンギオテンシンⅡは，強力な腎血管収縮作用を有する。アンギオテンシンⅡは輸出細動脈での収縮作用が輸入細動脈より強いため，GFRは上昇する。

5 腎機能と血管作動性物質

腎の機能は，血管収縮によりGFRを低下させ塩類保持に作用する系，すなわち交感神経活動，レニン-アンギオテンシン-アルドステロン（renin-angiotensin-aldosterone：RAA），バソプレシン，エンドセリン，トロンボキサンA_2と，血管拡張によりGFRを増加させて，塩類排泄に作用する系，すなわちプロスタサイクリン，ブラジキニン，NO，ドパミンの両者のバランスの上に成り立っている。アドレノメジュリンは強力な降圧作用を有し，ナトリウム利尿ペプチド（心房性，脳性，C型の各ナトリウム利尿ペプチド）とともに後者に関与している。エンドセリンは腎血管内皮細胞以外でも産生されるが，腎動脈はこれに対する感受性が高く，輸出入細動脈とも収縮させる。バソプレシンは血管収縮，血小板凝集，抗利尿作用などを示す。腎においてはcAMPを介して水の再吸収を促す。過剰状態でADH不適合分泌症候群（SIADH）を来すが，その治療にバソプレシン受容体拮抗薬が有効である。欠乏状態では中枢性尿崩症を来し，高ナトリウム血症を伴いやすい。

腎循環の病態と制御

1 GFRの低下

GFRが大きく低下しないと明らかな臨床症状を示さないが，体内のナトリウムと水分含量が増加する。体重増加は通常水分容量の増加によるものであり，ループ系利尿薬

の投与が行われる。

2 腎灌流圧低下

　麻酔中の著しい動脈圧低下のために腎血流量が低下するおそれがある場合は，腎の灌流圧を正常化すれば腎血流が回復するので，輸液負荷のほかに血管収縮薬による灌流圧上昇も有効である。

3 腎不全に伴う高カリウム血症

　慢性腎不全に伴う最も重篤な電解質異常である。周術期にはタンパク異化，溶血，保存血輸血，K^+の細胞内流入抑制と遠位尿細管からのK^+排泄を抑制する薬物投与など，種々の要因により，高カリウム血症を起こしやすい。緊急を要する高カリウム血症に対しては，過換気により動脈血二酸化炭素分圧を低下させるグルコース・インスリン療法により，K^+の細胞内移動を促進し，K^+値を低下させる。高カリウム血症による心伝導異常に対しては，カルシウム製剤の静注を行う。

4 腎不全に伴う高血圧

　慢性腎不全では，通常過剰な循環血液量増加に伴い高血圧が見られることが多い。したがって，利尿薬投与か血液透析により血圧が改善される。高レニン血症などを伴う場合は治療に反応が悪く，血管拡張薬が使用される。腎不全に伴う心血管系変化としては，左室肥大と動脈硬化，さらには虚血性心疾患や心外膜炎を合併することが多い。

5 虚血再灌流性腎障害

　糸球体のほとんどは腎皮質に存在し，その活動は酸化的エネルギー代謝に依存しているため，虚血性低酸素症は，腎皮質構造，特に近位尿細管を損傷する。30〜60分以上の腎血流途絶は，不可逆的な腎細胞損傷をもたらす。ただし，細胞内小器官，特にミトコンドリアの膨張のようなごく早期の細胞性変化は可逆性である。さらに虚血が進行すると，ATPの欠乏が生じてナトリウムポンプ機構が破綻し，尿細管細胞内の小胞体に水とナトリウムの蓄積が生じ，細胞の膨張が始まる。次に尿細管上皮細胞の膨張によって嚢胞形成が生じ，これが尿細管腔へと突出する。ついで，尿細管細胞の壊死により膜透過性異常が生じる。さらに，糸球体上皮細胞の構造変化により糸球体濾過が減少する。そして腎内動脈および細動脈の収縮により，さらなる糸球体血流の減少を生じて不可逆性の急性腎不全となる[1]。

　また，虚血後再灌流した組織で細胞死や尿細管障害が報告されており，腎機能の回復を遷延させる原因となっていると考えられている。再灌流性腎障害の原因には急性尿細管壊死のほかにアポトーシスの関与が報告されている。

6 腎循環保護のための薬物療法（表）

a. カルシウム拮抗薬

ベラパミルは，腎血流とGFRを増加させることで腎移植後の急性尿細管壊死の発生頻度を減少させる。

b. RAA系阻害薬：アンギオテンシン変換酵素阻害薬（ACE阻害薬），アンギオテンシンIIタイプ1受容体遮断薬（ARB）

ACE阻害薬はアンギオテンシンIIの産生を低下させ，ARBはアンギオテンシンIIの昇圧作用を受容体の場で抑制する。どちらのRAA系阻害薬も輸出細動脈を拡張させ，尿細管周囲毛細管の血流を増加させる。さらに糸球体内圧を低下させ，タンパク尿や糸球体の障害を減少させる。こうした点で，RAA系阻害薬には腎保護作用があるとされる。

c. ドパミン

ドパミンは腎臓で生成され，腎動脈の拡張とナトリウム利尿を起こす。ドパミンは1970〜1980年代にかけて，急性腎不全の予防と治療における標準薬として使用されていたが，ここ数年，腎用量ドパミン（1〜3μg/kg/min）の腎保護効果を否定する報告が続いている。8名の集中治療患者にドパミンを3μg/kg/minで48時間投与すると時間尿やクレアチニンクリアランスは投与8時間後に最も増加するが，投与48時間後にはその効果は消失し，耐性が生じている。早期腎不全患者にドパミンを2μg/kg/minで投与しても，クレアチニンのピーク値や透析導入率，死亡率に差はない，つまりドパミンは急性腎不全の予後を改善しないとする報告がなされるようになった[2]。さらに合併症として，人工心肺を用いた冠動脈バイパス術後に投与した腎用量ドパミンが1.74倍の危険度で心房細動を引き起こしやすいという報告もなされた[3]。この原因としては，心筋のDA_2受容体の賦活化やβ受容体の賦活化が想定されている。

表　腎循環保護効果を有する薬物

a. カルシウム拮抗薬
b. レニン-アンギオテンシン-アルドステロン系阻害薬（アンギオテンシン変換酵素阻害薬，アンギオテンシンIIタイプ1受容体遮断薬）
c. ドパミン
d. ノルアドレナリン
e. プロスタグランジンE_1
f. ヒト心房性ナトリウム利尿ペプチド
g. フェノルドパム
h. 麻酔薬（吸入麻酔薬，静脈麻酔薬）　ほか

d. ノルアドレナリン

ノルアドレナリンは腎動脈を収縮させる。特に，葉間動脈と輸入細動脈を最も強く収縮させることから，腎血流が低下して腎機能障害を生じ危険であるとの考えがあった。しかし，ノルアドレナリンの過量投与による腎虚血のほか，腸管虚血や多臓器不全の報告はほとんど見られない。ショック時は早急に，腎循環の自己調節が働く血圧の値に達するまでノルアドレナリン投与を行ってよいと思われる。

e. プロスタグランジン E_1（PGE_1）

プロスタグランジンは腎皮質の血流量を増加し，髄質の血流量を減少させる。PGE_2, PGE_1 には腎血管拡張作用，尿細管でのナトリウム再吸収抑制作用，レニン分泌刺激を介したカリウム排泄促進作用が知られている。PGE_1 には腎血管拡張作用がある。術前腎機能障害者に PGE_1 を造影剤投与1時間前から投与6時間後まで持続投与するとクレアチニンの上昇を抑制できる[4]。

f. ヒト心房性ナトリウム利尿ペプチド（atrial natriuretic peptide：ANP）

ANPは輸入細動脈の拡張作用と輸出細動脈の収縮作用によるGFRの増加，腎髄質血流量の増加，アルドステロン，抗利尿ホルモンによる水，ナトリウム再吸収抑制作用などにより利尿作用を呈する。術後の腎機能に対しては，心臓手術後の心不全患者の腎障害に対して $0.05\,\mu g/kg/min$ の持続投与で，尿量，GFR，腎血流量が増加するとの報告がある[5]。ANP受容体は近位尿細管から髄質内層集合管まで広く見られる。ANPの利尿作用はナトリウム排泄の増加が大きく，カリウムの排泄作用は弱い。水・ナトリウムの再吸収の抑制の結果，利尿作用が見られるが，部位別の作用点は明らかではない。ANPの特徴として，ドパミンと違って長期投与による耐性が生じないと報告されている。2004年，ANPが腎障害症例短期予後を改善するとの報告[6]があり，今後その治療効果が期待される。ただし，ANPは $0.1\sim 0.2\,\mu g/kg/min$ の濃度で投与するとその血管拡張作用が強く出て血圧低下が生じるので，腎機能改善目的では $0.05\,\mu g/kg/min$ 以下の濃度で使用する必要がある。

g. フェノルドパム

フェノルドパムは DA_1 選択性アゴニストで，DA_2, α, β 受容体には効果を示さない。$0.03\sim 0.3\,\mu g/kg/min$ で用量依存的に腎血流とナトリウム排泄を増加させる。このフェノルドパムの，ドパミンに対する優位性が報告[7]されている。ICUで軽度腎障害のときから投与した $0.1\,\mu g/kg/min$ のフェノルドパムが $2\,\mu g/kg/min$ のドパミンよりも，血清クレアチニン値を有意に低下させたという。

h. 麻酔薬

1）吸入麻酔薬

動物実験であるが，吸入麻酔薬をラット腎45分虚血から再灌流3時間まで投与する

ことで，血清クレアチニン値の上昇を抑制し，その機序に炎症性サイトカイン抑制，NF-κB 抑制が関与していると報告[8]された。また，Hashiguchi ら[9]は，吸入麻酔薬（イソフルラン）を腎虚血前に投与することで，血清クレアチニンと尿素窒素の上昇が抑制され，この吸入麻酔薬の腎保護作用に分裂促進因子活性化タンパク質キナーゼ（MAPK）を介した経路が関与していることを報告した（薬物的プレコンディショニング）。また，デスフルランのポストコンディショニング作用による腎保護に関する報告[10]が見られる。

2）静脈麻酔薬

プロポフォールは虚血再灌流において活性酸素除去薬として働き，ブタの腎虚血モデルで，再灌流後の血清クレアチニン値，NF-κB の発現，炎症性マーカーの増加をセボフルラン麻酔よりも抑制した報告[11]が見られる。

麻酔薬の腎循環保護作用は術中の麻酔薬の選択を左右する重要な発見といえ，今後の研究結果が期待される。

■参考文献

1) 武田純三監訳．腎機能モニタリング．ロナルド D. ミラー編．ミラー麻酔科学．メディカル・サイエンス・インターナショナル；2007. p.1155-77.
2) Bellomo R, Chapman M, Finfer S, et al. Low-dose dopamine in patients with early renal dysfunction：a placebo-controlled randomized trial. Australian and New Zealand Intensive Care Society（ANZICS）Clinical Trials Group. Lancet 2000；356：2139-43.
3) Argalious M, Motta P, Khandwala F, et al. "Rena dose" dopamine is associated with the risk of new-onset atrial fibrillation after cardiac surgery. Crit Care Med 2005；33：1327-32.
4) Koch JA, Plum J, Grabensee B, et al. Prostaglandin E1：a new agent for the prevention of renal dysfunction in high risk patients caused by radiocontrast media? PGE1 Study Group. Nephrol Dial Transplant 2000；15：43-9.
5) Valsson F, Ricksten SE, Hedner T, et al. Effects of atrial natriuretic peptide on acute renal impairment in patients with heart failure after cardiac surgery. Intensive Care Med 1996；22：230-6.
6) Swärd K, Valsson F, Odencrants P, et al. Recombinant human atrial natriuretic peptide in ischemic acute renal failure：a randomized placebo-controlled trial. Crit Care Med 2004；32：1310-5.
7) Brienza N, Malcangi V, Dalfino L, et al. A comparison between fenoldopam and low-dose dopamine in early renal dysfunction of critically ill patients. Crit Care Med 2006；34：704-14.
8) Lee HT, Ota-Setlic A, Fu Y, et al. Differential protective effects of volatile anesthetics against renal ischemia-reperfusion injury in vivo. Anesthesiology 2004；101：1313-24.
9) Hashiguchi H, Morooka H, Miyoshi H, et al. Isoflurane protects renal function against ischemia and reperfusion through inhibition of protein kinases, JNK and ERK. Anesth Analg 2005；101：1584-9.
10) Obal D, Rascher K, Favoccia C, et al. Post-conditioning by a short administration of desflurane reduced renal reperfusion injury after differing of ischaemia times in rats. Br J An-

aesth 2006 ; 97 : 783-91.
11) Sánchez-Conde P, Rodríguez-López JM, Nicolás JL, et al. The comparative abilities of propofol and sevoflurane to modulate inflammation and oxidative stress in the kidney after aortic cross-clamping. Anesth Analg 2008 ; 106 : 371-8.

〔諸岡　浩明，坂井　正裕，澄川　耕二〕

IV

循環モニタリング

IV. 循環モニタリング

1 心電図

はじめに

　心電図は，1903年にオランダのWilliam Einthovenによって検流計を用いて初めて測定された。Einthovenは，1924年この業績によってノーベル生理学・医学賞を授与された。麻酔科学領域における心電図で重要な点は，いわゆる診断装置として心臓の電気活動を検索するのが目的ではなく，全身麻酔中の"モニター"として使用することである。その使用目的は，心拍数，不整脈，心筋虚血，電解質異常の4点について現状を把握することである。可能であれば事前にこれらの障害が予知できれば理想的であるが，心電図に異常が認められたときにはすでに即座に対応しなくてはならないことが多い。

　一般的に麻酔中はモニター機能を優先するため，図1-aに示したように3極誘導法を用い，電極やリード線が手術の妨げにならないように誘導を最小限に制限する。また，診断装置にはないノイズの除去や基線を安定化する付加機能が装備されていることが多い。こういったモニターの目的とそのための波形の処理や表示について理解がなければ，麻酔中の電極装着や誘導選択，判読内容に齟齬が生じる。

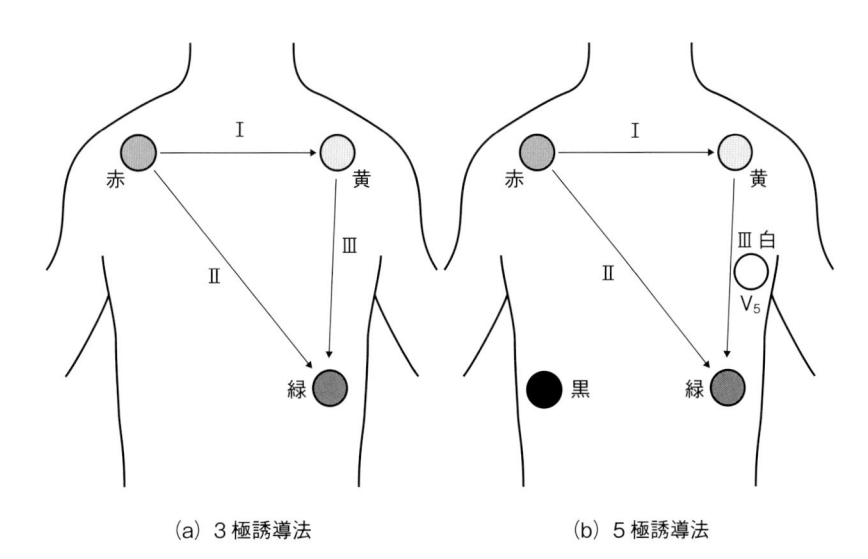

(a) 3極誘導法　　(b) 5極誘導法

図1　心電図モニターの誘導法

心拍数のモニター

　心拍数は，通常 QRS 波をカウントするが，T 波が高いときは 2 倍の数値が表示される。これは，心電計が自動的に，ある閾値以上の電圧を示した 2 点の時間間隔から 1 分間あたりのカウントを計算して求めた数値である。正確に心拍数をカウントするには，1 拍の心電図波形の中でピークを 1 点でしか示さないような誘導を選ぶか，貼付する電極の位置を工夫して適切な波形を得るようにする。心電図波形にノイズが多く，心拍数に誤差が生じるときは，パルスオキシメータや観血的動脈波形のピークをカウントするように設定して脈拍数を心拍数の代用とする。また，一時的に心電計にノイズが混入すると不整脈のように見えることや同期音が不整に聞こえることがあるので，パルスオキシメータや観血的動脈圧の圧波形を見て脈拍に異常がないことを確認する習慣を身につけておく。

不整脈のモニター

　不整脈は，等間隔で聞こえる心拍同期音が突然乱れることで，発見されることが多い。術中，この同期音は常に聞いていなくてはならない。古い心電計はブラウン管に輝点の掃引が表示されるだけで，1 心拍前の波形が保存されることがなかったが，最近は不整脈の波形を判読する必要性から一定時間軌跡を表示するのが一般的である。今後は，リスクマネジメントの必要性からも，波形をすべてハードディスクに保存するようになると考えられる。
　不整脈を診断し治療する際，次のチェックリスト[1]に従うとよい。
　①心拍数はいくらか。②リズムは規則正しいか。③ 1 つの P 波に 1 つの QRS 波がつながっているか。④ QRS 波は正常か。⑤危険な不整脈か。⑥治療を要する不整脈か。
　最も危険な不整脈は心停止である。この診断と対処は即座にできるように日常的に訓練しておく必要がある。心電図波形が突然一直線に表示されたとき，まず心拍に異常のないことを確認してから，電極が脱落したことやリード線の接続不良などを確認するようにする。覚醒時にシバリングが生じると心室細動のような波形が観察されることがある。この場合も，まず心拍に異常のないことを触診やパルスオキシメータ波形などで確認することが重要である。心電図波形が観察されるのに脈拍が触れない場合もある。いわゆる pulsless electric activity（PEA）と呼ばれる状態で，緊張性気胸や心タンポナーデ，心肺蘇生直後などに生じる。いずれも，滅多にないことなので，実際に直面するとパニックに陥りやすい。日常的にシミュレーションを繰り返しておくことが大切である。

心筋虚血のモニター

　心筋虚血を示す代表的な兆候として，ST 部分の変化がある。ガイトン生理学[2]では，

脱分極が完了した時点を心電図のゼロ電位とするから，QRS 波の終了点で J 点と呼ばれる部位の電位が 0 V である。一般に ST 上昇と呼ばれるが，実はその電位が 0 V で，基線がマイナスの障害電流を表している。障害電流は，障害部位から正常部位へ流れる電流で，たとえば，II，III，aVf 誘導に ST 上昇が認められれば，心筋下壁から上に向かって障害電流が存在することを表している。ガイトンは，この考え方を心電図解析の中で最も重要であると述べている。

一方，基線を 0 V と考える場合，障害部位が脱分極後も異常電位を保持するため ST 部位の上昇が認められると考える。この考え方に基づき，虚血部位あるいは虚血の早期発見が必要な部位に電極を位置させてモニターする。

心電図は心臓の現状を表示するので，虚血の兆候が示されたときにはすでに病状は相当進行しており，至急対処が必要である。冠動脈の狭窄部位が術前に明らかであれば，それがモニターできる位置に電極を装着して誘導を適切に設定し，虚血の兆候を認めた場合は，即座に対処できるように準備しておかなければモニターの意味がない。

1 3 極誘導法 (図 1-a)

心筋虚血の発見率は，一般に用いられている 3 極誘導法の II 誘導のみでは 33％である[3]。

2 修正 3 極誘導法

修正 3 極誘導法とは，P 波または R 波を最大に表示することを目的として，電極の位置を工夫した誘導法である。右腕（赤）電極を右鎖骨下に，左腕（黄）電極を V_5 に位置させる中心鎖骨下誘導（CS_5）や，右腕電極を右肩甲骨中央に，左腕電極を V_5 に位置させる中心背部誘導（CB_5）などが有用であるとされ[4]，ミラーの教科書（第 6 版）[5]にもそのように記載された。しかし，第 7 版[1]では，心筋虚血のモニターとしては不十分であると記された。

電極は，機械的・慣習的に貼付することを避け，心電図波形の成り立ちを理解して，必要と考えられる部位に貼付するべきである。加えて，得られた波形を生理学的に解析することが肝要と考える。

3 5 極誘導法 (図 1-b)

5 極誘導法とは，標準四肢誘導に 1 つの胸部誘導を加えたものである。一般に胸部誘導は，第 5 肋間で前腋窩線上に置いた V_5 誘導を用いる。II 誘導に V_5 誘導を組み合わせた 5 極誘導法では心筋虚血の検出率は 80％[3]で，3 極誘導より格段に感度が高い。

電解質異常のモニター

電解質異常で代表的なものは，血清カリウム値の上昇が T 波の増高を来すことである。

この場合，ST部分がなくなり，幅の広いQRS波をあわせて認めると心停止まで間がないので即座に対処する必要がある。大量のカリウム製剤を一気に投与したとき以外，準備が間に合わないほど急速にカリウム値が上昇することは考えられず，徐々にカリウム値の上昇を認めるのが一般的である。根本的には，カリウムの発生源を絶つか，腎機能の改善を図るが，麻酔科医として対症療法を普段からシミュレーションしておく。一方，低カリウム血症では，T波が低くなり，T波に後続してU波が現れることがある。

また，血清カルシウム値が低値であるとQT間隔が延長し，高カルシウム血症では短縮する。

心電計モニターの特性

麻酔中に使用する心電計には，モニターとして特有の装置が付加されている。手術室内は，電気メスや体動などノイズが多く，診断目的の心電計では基線も定まらず波形が観察できない。この高周波ノイズを除去するフィルタは，心臓の電気活動よりも鋭く変化するものをノイズとみなすので，ペースメーカのスパイクもノイズとみなされ自動的に消去される。ペースメーカを装着した症例ではそのスパイクを観察するため心電計モニターの"ペースメーカモード"を選択する。一方，体動や呼吸運動に影響された大きな電位の変化は，低周波遮断フィルタを使用して除去するが，より基線を安定化するため，P波の先頭を必ず基線に表示するようにするなど波形を加工している。その結果，心電図は表示画面の中央に必ず表示され，1心拍の波形がよく観察されるようになった。一方，1心拍内で基線が偏移した場合，P波の先頭が基線に表示されるので，波形の後半が歪む。

正常波形とT波の考察

正常波形は，図2に示したようにP波，QRS波，ST部，T波から構成される[6)7)]。P波とQRS波はそれぞれ心房筋と心室筋の脱分極を表し，T波は心室筋の再分極を表す。心房筋の再分極は，QRS波に隠れて見えない。QT間隔の延長は，心室筋の脱分極から再分極までの時間が延長していることを示す。すべての心室筋が脱分極して一致して不応期であるか，再分極して次心拍の刺激への準備が一致して整っていれば問題ないが，脱分極している心筋と再分極した心筋が混在した状態は非常に危険である。この時点で次の心拍刺激が入力された場合，不応期で脱分極しない心筋と受攻期で脱分極する心筋が混在する状態に陥る。このときは脱分極しなかった心筋も一瞬の間をおいて不応期から受攻期に移行するので，近傍の脱分極筋から生じた刺激によりたちまち脱分極する。順次，再分極が完了した心筋が次々に脱分極し，これが次々に連鎖して心室細動となる。再分極に時間を要するQT間隔が延長している症例や，裾野が広いT波はその機会が多いことを示している[8)]。

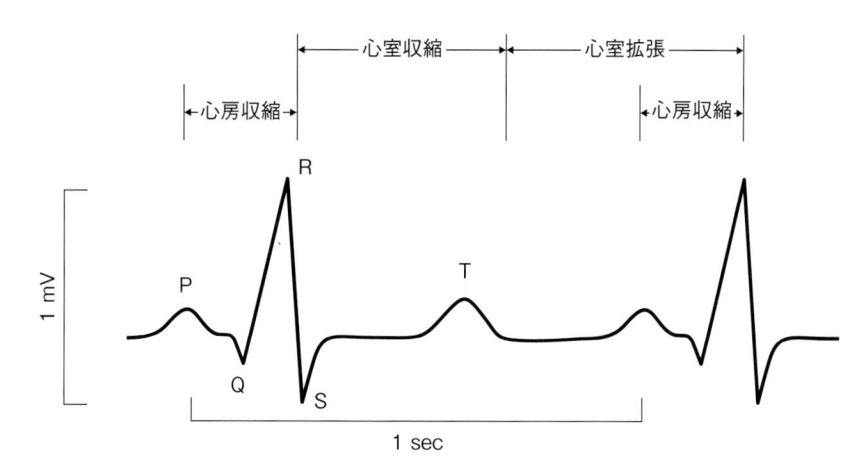

図2 心電図波形の成り立ち
スケールはおおよその値である。

まとめ

　一本の心電図波形は心筋の電気的活動を一方向から観察し，心筋の現状を反映したものである。このモニターの目的と特性をよく理解して把握し，十分な酸素供給と適切な電解質管理によって，心筋が快適に収縮と弛緩を繰り返すことができるように麻酔することが肝要である。心筋は，環境が整っていれば自動的に規則正しく収縮・弛緩する特性をもっているので，有事に備えることも重要であるが，なにより危機的状況に陥らせないように麻酔することを心がけるべきである。

■参考文献

1) Hillel Z, Landesberg G. Electrocardiography. In : Miller's anesthesia. Vol 1. 7th ed. Philadelphia : Chuechill Livingstone Elsevier ; 2010. p.1357-86.
2) 御手洗玄洋総監訳．心筋異常と冠血流異常の心電図学的説明：ベクトル解析．ガイトン生理学．原著第11版．東京：エルゼビア・ジャパン；2010. p.139-54.
3) London MJ, Hollenberg M, Wong MG, et al. Intraoperative myocardial ischemia : Localozation by continuous 12-lead electrocardiography. Anesthesiol 1988 ; 69 : 232-41.
4) Bazaral MG, Norfleet EA. Comparison of CB_5 and V_5 leads for intraoperative electrocardiographic monitoring. Anesth Analg 1981 ; 60 : 849-53.
5) Hillel Z, Thys D. 心電図．Miller RD 編．武田純三監訳．ミラー麻酔科学．原著第6版．東京：メディカル・サイエンス・インターナショナル；2007. p.1081-101.
6) 御手洗玄洋総監訳．心筋；ポンプとしての心臓，心臓弁の働き．ガイトン生理学．原著第11版．東京：エルゼビア・ジャパン；2010. p.111-23.
7) 御手洗玄洋総監訳．正常心電図．ガイトン生理学．原著第11版．東京：エルゼビア・ジャパン；2010. p.131-8.
8) 田中義文．体表心電図から読み取るイオンチャネルの情報．麻酔 2008；57：S189-99.

（重見　研司）

IV. 循環モニタリング

2 動脈圧モニタリング

はじめに

　麻酔中は全身への酸素の供給を正常に保つことが重要であるから，麻酔を実施するには何より循環と呼吸のモニターについて，その特性を理解し利用方法を修得していなければならない．動脈圧は心電図とならんで循環モニターの代表である．心電図は心筋の電気活動を監視するが，動脈圧は心臓のポンプ作用と動脈の後負荷作用との相互関係を示す．動脈圧については，測定部位や測定方法による値や波形への影響についての理解がなければ，モニターによって得た情報から生体の生理的状態を適切に解析することができない．たとえば，圧トランスデューサを用いて観血的に動脈圧を測定する際に，ゼロ点や水圧から電圧への変換倍率の校正を正確に設定しておかなければ，表示された値を臨床に生かすことができないばかりか，その情報に基づいた対処は危険である．

血圧の基準となるゼロ点

　循環の圧測定においては，動脈圧も静脈圧も，基準となるゼロ点は三尖弁前尖に位置させた大気圧中の水面の圧である[1]．生体を仰臥させて動脈圧反射が生じないようにしてから，循環を停止させると，血管内の圧は動脈も静脈も同じ値をとる．これを平均循環充満圧（mean circulatory filling pressure）という[2]．一般的には 7〜8 mmHg が正常値であるが，ここから 2〜3 ml/kg 脱血すると 1 mmHg 圧が下がるから，50 kg の成人では 700〜1,200 ml の脱血で血管内の圧がゼロとなる．この血管内圧に寄与する血液量を excess volume（Ve）または stressed volume と呼び，残余の血液量を unstressed volume（Vu）と呼ぶ．麻酔中は血液量の変動が大きく，総血液量の調節だけでなく，Ve と Vu の割合の調節も念頭においた循環管理が欠かせない．心臓が Ve に寄与する血液を駆動すると，心臓の下流である動脈側で圧が上昇し，上流である静脈側で圧が低下する．緩徐に出血した場合など，Vu が減少してその量を補えば Ve は変化しないので，循環動態は一定に保たれると考えることができる．

観血的動脈圧の測定方法 (図)

　血圧のモニターでは，その測定部位とゼロ点の設定を常に確認する必要がある。最も一般的な方法は，図に示すように，右心房の中央の高さである，第4肋間中腋窩線の高さに，水準器を用いて圧トランスデューサを設置し，それに直接接続した三方活栓を大気に開放してゼロ点とする。動脈血圧測定部位が心臓より高い位置にあると，高低差の水柱に相当する分だけ正しい血圧値より低い値を示す。厳密には水柱ではなく血液の高低差を用いるべきであるが，血圧に関しては血液の比重は1と考えて差し支えない。たとえば，坐位で脳の位置が心臓より30 cm 高い位置にあるとすると，水銀の比重は13.6 であるから，脳の血圧は上腕で測定した血圧より 22 mmHg (30 cmH$_2$O) 低い。また，坐位で上肢を心臓の高さに保たずに体側に置き，心臓から 30 cm 低い位置にある橈骨動脈から動脈圧波形を得て，その部位で三方活栓を大気に開放してゼロ点を設定すると，本来の血圧より 22 mmHg 高い値をモニター画面に表示する。この場合，脳の動脈血圧は，表示された値より 44 mmHg 低い状態となり，モニターの値をもとに循環を管理すると危険である。このように，観血的動脈圧測定において，圧トランスデューサの位置やゼロ点設定の位置が正しくなければ，13.6 cm の高低が 10 mmHg の測定値の誤差となる。

　詳細を整理して記述すると，血圧測定においては，血圧測定を必要とする部位（臓器），血圧測定部位，電気信号への変換部位（圧トランスデューサの位置），ゼロ点設定部位（大気に開放する部位）の4点の高さについての配慮が必要である。図に示したように設定すれば，水平に仰臥した症例では体血圧がいずれの臓器の動脈圧とも同じ値と考えられるが，坐位や側臥位，手術台が昇降あるいは傾斜した場合などでは注意が必要である。

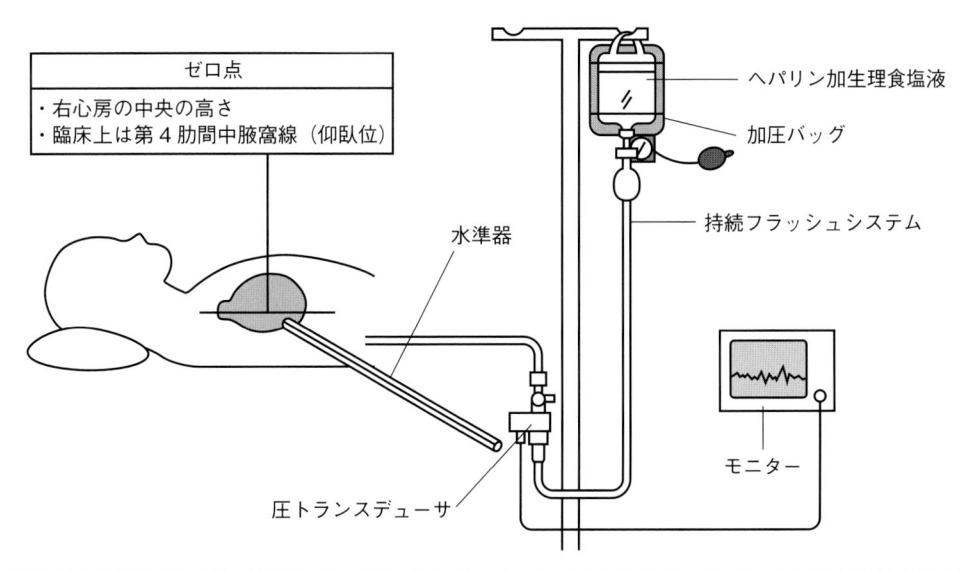

図　観血的動脈圧の測定方法
　一般的には，水準器を用いて，右心房の中央の高さである，第4肋間中腋窩線に，三方活栓を接続した圧トランスデューサを設置する。

上腕に装着したマンシェットを使用した血圧測定では，測定部位と信号への変換部位およびゼロ点の3点は一致しているが，圧トランスデューサを使用した場合は，留置針を穿刺した部位と，圧トランスデューサの位置，ゼロ点設定の位置（大気に開放する部位）の3点が異なる場合がある。一般に，留置針をどこに留置しても，圧トランスデューサを心臓の高さに設置し，圧トランスデューサに接続した三方活栓を大気に開放してゼロ点を設定すると間違いがない。さらに混乱を恐れずに記述すると，ゼロ点の位置（大気に開放する部位）を心臓の高さに設定してその水柱圧をゼロとして補正すれば，圧トランスデューサをどこに設置しても構わない。圧測定システムの仕組みを理解することが肝要である。

測定部位による値や波形の違い

観血的動脈圧測定は，橈骨動脈でモニターすることが多いが，アレンのテストの結果や術野の関係などから大腿動脈や足背動脈を用いることもある。動脈圧波形は大動脈起始部から末梢に向かうに従って波形が徐々に細くなりピークが鋭角を形成するように変化する[3]。そのため，平均血圧の変化は少ないが，特に収縮期血圧が高く表示される。水流は通常，圧の高い所から低い所へ流れるが，動脈内では末梢の方が圧が高く測定される。必要に応じて頻回に上腕の血圧と比較して測定圧の較差を確認する必要がある。通常は術中その較差はほぼ一定であるが，痛み刺激や出血などで交感神経系が優位になった状態では，血管の緊張度が高まり，較差が大きくなる可能性がある。また，大量に出血した場合や人工心肺からの離脱時など，血管内の血液量が極端に少ない場合は，細い動脈は虚脱して橈骨動脈も足背動脈も測定不可能となる。

一般化圧伝達関数（generalized transfer function：GTF）

動脈圧波形を解析して病態を評価するため大動脈起始部の動脈圧波形を得ることを目的として，橈骨動脈圧波形から大動脈圧波形を推定する方法が考えられた[4]。動脈圧波は大動脈から上腕動脈を経て橈骨動脈に至るが，この伝達特性を一般化圧伝達関数（GTF）として定め，橈骨動脈における測定波形から大動脈起始部の波形をGTFをもとに計算して求めることができる。GTFを用いると，収縮期圧と脈圧および拡張期圧減衰の時定数について，高い精度で推定できることが知られている。これは，3～5Hzまでの低帯域に圧波形の主要成分が含まれ，個体差が少ないことを示している。しかし，麻酔中に同一個体の生理的状況の変化が，大動脈から末梢動脈への波形の伝達に与える影響は大きいと考えられる[5]。また，麻酔中は極端なことが生じ，たとえば人工心肺からの離脱時には，橈骨動脈の波形がフラットであることがあるから，GTFを用いることはできない。GTFを波形の解析に用いるには，これが有効である条件の範囲内にかぎる。

各種動脈圧測定方法の注意点

1 マンシェットによる測定

　どんなモニターでも，同じものを測定しながら測定方法によって異なった値を表示するようでは臨床に用いるのは危険である。マンシェットで血圧を測定する際は，幅の広いマンシェットで血圧測定すると低値を示し，幅の狭いものでは高値を示すから，適切なものを使用する。水銀血圧計ではコロトコフ音を聴診器で聴取しなければならないが，動脈拍動の振動によって測定する自動血圧計では，上腕だけでなく大腿や下腿でも測定部位の血圧を得ることができる。測定部位による血圧の相違は生理的なものであるから，麻酔記録には測定部位を記載しておかなくてはならない。

2 観血的動脈圧測定

a. 測定波形の歪み

　観血的動脈圧測定では，モニター画面に表示された圧波形は，測定部位の圧波形と比較すると歪みがある。それは，血圧を血管内から留置針を介して延長チューブへ導き，圧トランスデューサを用いて機械的な圧を電気的信号に変換してディスプレイに波形を表示するからである。留置針が細いと圧が伝わりにくく，波形がなまるのでできるだけ太い針を使用する。留置針から圧トランスデューサまではヘパリン加生理食塩液が満たされているが，チューブが長くやわらかい材質であると，根元の圧変化が先に伝わるのに時間を要しその変化も鈍いものとなる。場合によっては，特定の周波数帯域で増幅されることもある。また，気泡が存在するとダンパーの役割をし，圧の変化は伝わりにくくなる。そこで，チューブはなるべく短く硬い材質とし，気泡がないようにヘパリン加生理食塩液を満たすようにする。さらに，チューブの途中に三方活栓や注射器などを介在させるとそれも波形の伝達を妨げるものとなる。しかし，チューブ全体が手術中を通じて一定の性質を保つのであれば，測定前にそれぞれ補正してモニターとして有効に利用できる。従来，チューブの圧伝搬特性を2次系とみなし，固有周波数（natural frequency：fn）とダンピング係数（ζ）の組み合わせでチューブの性質を示し，定められた許容範囲内にあるものを使用すれば波形の歪みが少ないとして臨床使用してきた[6]。

b. 測定波形の近似二次微分方程式による補正

　固有周波数とダンピング係数は，測定系を線形二次微分方程式（二次ローパスフィルタ）で近似して検討したものと一致するから，実測された固有周波数とダンピング係数から近似方程式の係数を定めることができる。この式を用いて測定波形から原波形を計算すれば[7]，技術的にはオンラインで原波形を表示することが可能になる。

c. 測定波形の伝達関数による補正

さらに，近似式ではなく，測定系の伝達関数そのものを用いて補正することもできるが，フーリエ変換や重畳積分など大量で複雑な計算が必要であるから，これまでは大型計算機でなければ計算できなかった。しかし，現在はパーソナルコンピュータで十分計算できる[8]ので，今後それを組み込んだモニターが出現することも予想される。

d. チューブ内の気泡の問題

以上，チューブの特性を補正する方法について記述したが，チューブ内の気泡については対応が難しい。手術中に室温の変化に従って水中に溶解していた空気が水泡となって現れる。これがチューブの長さや材質を補正しても手術中の伝達関数を変化させる大きな要因となる。これを解決するには手術中に頻回に校正すればよいが，正確な原波形を求めても，臨床に活用できるだけの情報が波形の解析から得られていないため実用化されていない。波形の解析によって心機能がモニターできる方法などが開発されれば，正確な原波形を得るために努力する価値があると考える。

e. 測定波形のダンピングデバイスによる補正

収縮期圧を過大に表示する，波形のピーキングに関しては，市販の使い捨てのダンピングデバイス（ROSE，日本ベクトン・デッキンソン，東京）を用いて軽減することができる。これは，簡単に述べると人為的に気泡を介在させて波形を鈍くする装置である。アナログの装置であるが，同じ作用をデジタル処理で実現することも可能である。収縮期圧がオーバーシュートすることを取り除くことだけに関しては有用であり，何より使い捨てで廉価である点では優れている。しかし，波形を解析するために必要な高周波成分の情報も消去されるから，波形を用いて循環動態を解析する際には注意する。

3 トノメトリ法

トノメトリ法を用いて血圧を測定する装置もある[4]。橈骨動脈に圧素子を圧着して圧波形を検出し，収縮期血圧と拡張期血圧をマンシェットによって校正して実用化したものである。非観血的に連続測定できる点が優れているので，採血は必要としないが頻回の血圧測定を要する症例に最適である。また，波形の解析によって心機能を算定するなど，その利用が進めば，この測定方法の有用性が増すと考えられる。

4 その他の測定方法

生理食塩液を満たしたチューブを介さないで動脈圧を測定する方法として，カテーテルの先に圧トランスデューサを装着したものもあるが，太く高価であるため麻酔中のモニター機器としては実用化されていない。ほかにパルスオキシメータの波形を利用する方法もあるが，指尖脈波は低体温や低血圧で容易に検出されなくなり必要なときに役に

立たないため血圧のモニターとしては用いられない。

波形の解析

1 4要素2次応答モデル

4要素2次応答モデルは，大動脈から橈骨動脈に至る経路を大動脈インピーダンス[9]，末梢血管抵抗，血管コンプライアンス，血液粘性の4要素で近似した2次線形モデルである[5]。交感神経系が亢進して血管収縮を来すと，インピーダンスが上昇し，末梢血管抵抗が増加し，血管コンプライアンスが低下し，血管粘性の変化は少ないとすると，波形は先鋭化し，平均血圧が上昇し，脈圧が増加することが予測され，臨床経過とよく一致する。この解析では心拍出量が一定であることが前提であるが，実際には後負荷の変化によって心拍出様態も変化すると考えられ，今後その要素を加えた研究も必要である。

2 左心室大動脈結合状態

動脈圧波形の収縮期は，左心室の圧波形と一致するため，動脈の特性が既知であればこの部分の解析によって左心室の収縮様態がモニターできるはずである。現在は，収縮末期の左心室の硬さと大動脈の後負荷としての硬さの比を左心室大動脈結合状態（カップリング）として非侵襲的に求めることができる[10]。たとえば，同じ血圧でも，心不全状態であるが後負荷が増加している場合と，敗血症によって後負荷が著しく低下しているが心機能の亢進によって血圧を保っている場合がある。この区別を動脈圧波形と心電図や心音図の組み合わせによって，電気的な心筋の活動とそれに伴う機械的な心筋の活動から心機能と後負荷のバランスを定量化したものである。従来の方法では大きな侵襲を伴うので臨床応用が限られていたが，今後，正常値の検索や測定方法の改良などが期待される。

3 心拍出量の推定

心拍出量が正常であれば，動脈圧波形は裾野の広いたおやかな穏やかな山形の波形を示すが，心拍出量が低下した場合や血管収縮が生じた場合は，やせ細ったピークが先鋭化した波形を呈する。これを定量化してモニターする方法は，項を改めて詳しく解説してあるので，そちらを参照していただきたい。

【付　録】

最後に圧力の単位の換算表を示す。上段は1気圧を，下段は100 mmHgを，それぞ

れの単位へ換算した．最近は，パスカル（Pa）の使用が一般的になってきている．ヘクトパスカル（hPa）のhは100を表す．キロパスカル（kPa）のkは1,000を表す．利便性を考慮して，パスカルの項目には単位を付けた数値を記載した．

気圧	mmHg	Torr	ミリバール	パスカル
1	760	760	1,013	1,013 hPa
0.13	100	100	133	13.3 kPa

■参考文献

1) 御手洗玄洋総監訳．ガイトン生理学．原著第11版．東京：エルゼビア・ジャパン；2010. p.179-88.
2) 御手洗玄洋総監訳．ガイトン生理学．原著第11版．東京：エルゼビア・ジャパン；2010. p.242-56.
3) Nichols WW, O'Rourke MF. McDonald's blood flow I arteries. 5th ed. Ner York：Oxford University Press；2005. p.165-91.
4) Nichols WW, O'Rourke MF. McDonald's blood flow I arteries. 5th ed. Ner York：Oxford University Press；2005. p.463-502.
5) 林 和子，重見研司．4要素2次応答モデルを用いた橈骨動脈圧波形歪みの解析．麻酔 2003；52：1011-20.
6) Schroeder RA, Barbeito A, Bar-Yosef S, et al. Cardiovascular monitoring. In：Miller RD, editor. Miller's anesthesia. Vol 1. 7th ed. New York：Churchill Livingstone Elsevier；2010. p.1267-328.
7) 別府 賢，林 和子，重見研司ほか．観血的動脈圧モニタリング波形から実際の測定部の血圧波形をオンラインで推定する試み．麻酔 2001；50：792-8.
8) 三田健一郎，佐藤倫祥，清水久美子ほか．デジタル処理による動脈圧波形の歪みの補正．麻酔・集中治療とテクノロジー 2009．（印刷中）．
9) Milnor WR. Hemodynamics. 2nd ed. Baltimore：Williams & Wilkins；1989. p.167-203.
10) Hayashi K, Shigemi K, Shishido T, et al. Single-beat estimation of ventricular end-systolic elastance-effective arterial elastance as an index of ventricular mechanoenergetic performance. Anesthesiology 2000；92：1769-76.

（重見　研司）

IV. 循環モニタリング

3 中心静脈圧モニタリング

はじめに

　心拍出量は，神経性調節や体液性調節などさまざまな循環制御機構によって，一定に保たれている．それだけでなく，動脈から末梢循環を経て静脈へ還流する血管のネットワークには，拍動性の動脈流をほぼ定常流の静脈還流に変える特性があり，これが心拍出量の維持に果たす役割も大きい．拍動流を定常流に変えるのは，いわゆる整流作用であり，ローパスフィルタと考えることも可能である．つまり，心拍出量が短時間低下しても，静脈還流量はすぐには減少しない．これは，全身循環の重要な特性で，特に神経反射がなくても前負荷が確保されることを示している．全身麻酔中，麻酔科医が麻酔下の調節機構に代わって循環を制御することも重要であるが，加えて，循環血液量を適切に維持することによって前負荷を保つことの重要性を強調したい．中心静脈圧（central venous pressure：CVP）モニターは，前負荷について重要な指標を提供する．

外頸静脈とCVP

　CVPを連続的に数値化してモニターするには，観血的に中心静脈にカニュレーションする以外に方法はないが，臨床的には外頸静脈の触診が有用であることが多い．外頸静脈の観察から非観血的にCVPを評価することは，循環動態を把握する最も基本的な技術の一つである．日常的に指先で外頸静脈に触れ，正常な血管の緊張度を体得しておくべきである．ミラーの教科書では，20％の症例で外頸静脈が触診不能であると記されている[1]が，肥満傾向の少ない本邦では外頸静脈が同定できない症例はもっと少数と考えられる．

中心静脈カニュレーションの合併症

　中心静脈のカニュレーションについては，CVPのモニターだけではなく肺動脈カテーテルの留置や一時心臓ペーシングワイヤの留置，一時透析の送脱血，投薬，中心静脈栄

養など有用であることも多く，無菌的に確実に行う方法を修得しておく必要がある。CVPモニターの合併症としては，動脈穿刺や気胸，血腫など穿刺時の合併症に加えて，留置中では物理的な血管や神経の損傷，血栓の形成，全身および局所の感染が代表的な3項目である。特に，カテーテルの先端が血管壁を穿通して胸腔内や心囊内に至ると重大な結果を来すので，先端と大静脈壁の位置関係を胸部単純X線写真で必ず確認する必要がある。なかでも，左内頸静脈や左鎖骨下静脈から挿入し，先端が大静脈壁に垂直に近い角度で接している場合は，体動によって先端が血管壁をつつく状態となり非常に危険である。

CVPのゼロ点と胸腔内圧の影響

　CVPにかぎらず血管内圧は，三尖弁の高さに位置させて大気に開放したときの水面の圧をゼロとして表される。CVPはその小さな変化が循環動態に大きな影響を及ぼすのでゼロ点の設定は厳密に行う。そのうえで，その測定圧と経血管壁圧の差を考慮する。胸腔内圧が高いとき，胸腔内に存在する大静脈内圧は絶対値に周囲の胸腔内圧を加えた圧として観測される。たとえば，自発呼吸下に測定した値と人工呼吸下に測定した場合では，吸気時に，前者ではCVPは低下するが，後者では上昇する[1]。動脈圧波形の基線も呼吸性に動揺するが，これは胸腔内圧が心拍出量に影響するためである。このようにCVPを心臓の前負荷の指標とするときは，胸腔内圧を差し引いた経血管壁圧を検討しなければならない。臨床的に正確にCVPを得るためには，気管チューブと呼吸回路の接続を外して気道内圧を大気中に開放し，呼気相で呼吸を停止させて測定する。
　CVPでも動脈圧と同じように波形を詳細に解析できる。CVP波形は特に右心房の内圧に大きな影響を受けるので，その生理的な収縮弛緩運動を理解して解析する。しかし，圧差が小さく臨床的に有用な研究は少ない。また，キャノン波など三尖弁の病態もモニターできるが，最近は超音波診断手技が進歩し，直接三尖弁の運動を視覚的にとらえることが可能となった。

CVPの有用性

　ミラーの教科書では，CVPの正常値を記憶しておくことと，小さな変化が大きな循環血液量や右心系の前負荷の変化を反映することを認識しておくことの重要性が強調され，加えて，急速輸液したときのCVPの経時的変化が有用な情報を提供すると記述されている[1]。しかし，そこには有用性について具体的な記述がないので以下に補足する。

1 心機能と前負荷のバランスを示すCVP

　CVPは心臓のポンプ機能と前負荷のバランスを表す。それぞれが複数の要因をもつ

のでCVPの理解は混乱しやすい。心臓のポンプ機能は，"心機能"と呼ばれることが多いが，心拍出量を指標としたポンプ機能と心筋そのものの収縮能とを厳密に区別して検討しなければ議論がさらに混乱する。心臓のポンプ機能は，フランク・スターリングの心機能曲線を用いて解析し，一方，心筋の収縮能は，左心室の内圧と容量の関係における収縮末期における心筋の粘弾性（エラスタンス）とするのが一般的である[2]。

2 フランク・スターリングの心機能曲線とCVP

フランク・スターリングは，右房圧の上昇に従って静脈還流量も心拍出量も増加するが，徐々にその増加率は減少し，ついには右房圧が上昇しても心拍出量は増加しなくなることを示した。この右肩上がりの曲線にほとんど直交する形で交わるのがガイトンの静脈還流曲線である[3]。臨床的に有用な範囲では，右房圧が上昇するに従って静脈還流が低下し，平均循環充満圧（mean circulatory filling pressure : MCFP）に達すると静脈還流がゼロになる。MCFPは，血流が停止して全身循環の血管を血液が均一に満たして静止した状態の血管内圧で，厳密に肺循環を除いた場合は，平均体循環充満圧（mean systemic filling pressure）と呼ぶ。輸液や輸血によってMCFPが上昇するとガイトンの静脈還流曲線が右へ移動し，フランク・スターリングの心機能曲線との交点が右上に移動する。この交点がCVPと心拍出量を示す。すなわち，CVPは心機能と前負荷のバランスを表す。

フランク・スターリングの心機能曲線は，心前負荷と心拍出量との関係を表すので理解しやすいが，この心機能は，ポンプ機能のことを指すことに注意が必要である。たとえば同一の心臓では左心室と右心室は拍出量が同一であるが，左房圧は右房圧より高い。そこで，同一グラフ平面上に左心室と右心室のそれぞれのフランク・スターリングの心機能曲線を重ねて描くと，左心室の心機能曲線が右心室のものより右に位置することが示される。誤解をおそれず簡単に述べると，同一心臓では左心室のほうが右心室より心機能が低いということになる。この明らかな間違いは，心機能を心収縮力と混同するから生じる。左心室には後負荷として体循環が接続されており，右心室には体循環より負荷の小さい肺循環が後負荷となっている。それぞれに同一の後負荷を接続すると左心室の方が拍出量が多くなる。すなわち，フランク・スターリングの心機能曲線で心収縮能が比較できるのは，後負荷が同一であるときにかぎられる。

見方を変えると，後負荷の軽減がフランク・スターリングの心機能曲線を左上方へ引き上げる。この認識に基づくと，予後を重視した心不全の治療方法として，従来カテコラミン類を使用していた場面で，許容範囲で血圧を低下させて後負荷を軽減し心機能の改善を図る意味が容易に理解できる（図）[4]。

3 MCFPとCVP

MCFPは通常7～8 mmHgが正常値で，動脈血圧反射など能動的血管収縮を止めた状態では2～3 ml/kg出血すると1 mmHg低下するので，50 kgの成人では700～1,200 ml

3. 中心静脈圧モニタリング

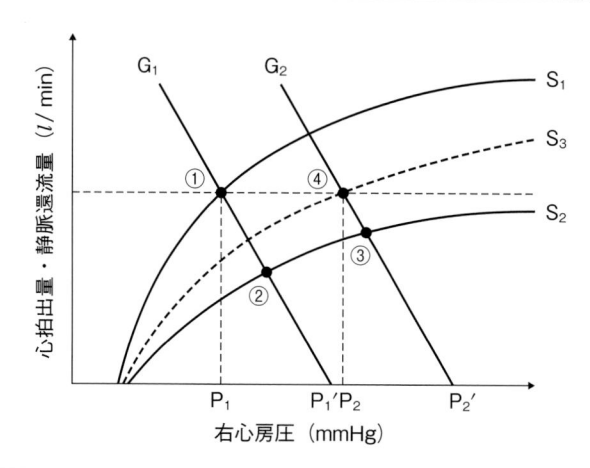

図 フランク・スターリングの心機能曲線（S_1, S_2, S_3）とガイトンの静脈還流曲線（G_1, G_2）から得られる心拍出量と CVP

正常状態を S_1 と G_1 で示した。交点①で正常心拍出量と正常 CVP（P_1）を示す。心不全状態を S_2 とすると，G_1 との交点は②へ移動し，心拍出量は減少し，CVP は上昇する。そこで，輸液をすると，G_1 は G_2 へ移動し，MCFP は P_1' から P_2' へ上昇し，交点は③へ移動する。CVP も上昇するが，S_2 の傾きが緩やかであるから心拍出量の増加は少ない。そこで，後負荷を軽減して S_2 を S_3 へ亢進させると，G_2 との交点は④へ移動し，CVP は高値を維持するが，心拍出量は回復する。このように，フランク・スターリングの心機能曲線とガイトンの静脈還流曲線の関係から，心拍出量と CVP が規定される。

〔重見研司．循環管理．小栗顕二，横野 諭編．周術期麻酔管理ハンドブック．理論から実践まで/救急から緩和まで．京都：金芳堂；2008. p.191-224（図8）より改変引用〕

の出血でゼロとなる。この血管内圧を生じさせるための血液量を excess volume と呼び，全血液量からこの血液量を差し引いたものを unstressed volume と呼ぶ。

全血液量に変化がなくても，交感神経系が興奮した状態など，unstressed volume が excess volume に動員されると MCFP は上昇し，CVP も上昇して心拍出量が増加する。同じように，全血液量が減少しても，unstressed volume が動員されれば excess volume は保たれるので MCFP も CVP も心拍出量も変化しない。これが，CVP の解析を複雑にしており，CVP をモニターする意味を見失う原因となっている。反対に，この機序を理解していると CVP を有効に活用できる。

4 静脈還流抵抗と CVP

ガイトンの静脈還流曲線は，臨床的には横軸との交点である MCFP と傾きを示す静脈還流抵抗の2要素で決定される。この静脈還流抵抗は概念的には理解されてきたが，その考え方を臨床応用する段階には至っていない。たとえば，交感神経優位の状態では末梢血管抵抗と同様に静脈還流抵抗も増加していると予測できるが，なんらかの薬物などでここに働きかけて還流血液量を増加させて拍出量を回復させるような手技は見出されていない。

5 容量血管の容量特性（capacitance）とCVP

　容量血管関係の用語を整理する。血管の血液の容器としての容量をキャパシティ（ml）と呼ぶ。この容器の特性をキャパシタンスと呼び、その特性には弾性を示すコンプライアンス（ml／mmHg）やその逆数であるエラスタンス（mmHg／ml）、また、unstressed volumeの調節に関与する粘性を示す緩衝作用（stress relaxation）などがある[5]。こういった特性をもった容器の中に血液が存在してMCFPが決定され、心臓によって循環が形成されて動脈圧とCVPが観測される。CVPの理解には、容量血管の容量やコンプライアンス、その中に存在する血液量と、そのうちのMCFPに関与するexcess volumeおよび一般に予備の血液あるいは溜め血と呼ばれるunstressed volume、血液を駆動する心機能のそれぞれの調節と相互関係の理解が必要である。

　血管の粘性を示すstress relaxationは、個々の血管壁の特性も考えられるが、CVPへの影響を検討するときは、循環動態の変化の影響も大きい。たとえば、脾臓はunstressed volumeの具体的な場と考えられ、この収縮・膨張のstress relaxationへの関与も大きい。

6 血液量の指標としてのCVP

　CVPは、自律神経によっても物理的にも一定に保たれるように調節されている。出血したときには、血液量が低下し、MCFPが低下して前負荷が低下し、心拍出量が低下し、動脈圧が低下して圧反射が生じ、血管収縮を来す。その結果、血管容量が減少して少ない血液量でも内圧が保たれる。具体的には、unstressed volumeが減少してexcess volumeの減少が緩和され、血管のコンプライアンスも減少して圧の上昇を助ける。動物実験では、コンプライアンスの減少は予想に反してほとんど変化がなく、血管収縮はほとんどすべてunstressed volumeの減少に寄与していた[6]。このことから、血液量の多少にかかわらず、輸血時には同じ割合で内圧がいったん上昇する現象も納得できる。時間経過とともに、unstressed volumeの緩衝作用が働き、内圧が再び低下した場合、血液量が少なかったことが明らかとなる。このため、出血に対する輸血時には、いったん回復したCVPの推移に注意し、再び低下するようであれば追加輸血が必要である。

　CVPの正常値を4 mmHg、平均動脈圧の正常値を80 mmHgとすると、心機能が正常であればCVPが1 mmHg変化すると動脈圧は15〜20 mmHg変化すると算定される。50 kgの成人のexcess volumeは700〜1,200 mlであるから、CVP 1 mmHgあたり3.5〜6 ml／kgの血液量を要すると考えられる。この値がCVPを用いた血管のコンプライアンスである[4]。動脈圧1 mmHgあたりで概算すると、0.2〜0.3 ml／kgの血液量が必要と算定される。これが平均血圧を維持するための動脈のコンプライアンスである。

　なお、左心室の後負荷としての動脈コンプライアンスは、左心室圧容量関係における動脈エラスタンスの逆数として求められるが、この場合は左心室収縮末期圧（100 mmHg）と1回拍出量（1.2 ml／kg）の関係から、0.01 ml／kgと算定される。また、

脈圧（40 mmHg）と1回拍出量（1.2 ml/kg）からは，0.03 ml/kgと算定される。動脈コンプライアンスの値は，後負荷か循環血液量か解析の目的に応じてその値の求め方を選ばなければならない。

末梢循環系の整流作用とCVP

　心から血液は，動脈圧波が示すように，心拍数が1分間に60回であれば，1秒間に1回の周期（1 Hz）で間欠的に駆出される。これが，末梢循環を巡る間に定常流に整流されて静脈還流となる。この整流作用を，1次ローパスフィルタに近似すると，遮断周波数は0.015 Hz, 時間遅れは7.5秒と算定できた[4]。すなわち，変化した心拍出量に対し，静脈還流量は時定数約10秒の遅れで追随し，1分以上の周期で変化する心拍出量には，約7.5秒遅れて静脈還流量も同様に変化すると考えられる。換言すれば，心拍出量が変化した場合でも，15秒以内に復元させれば，静脈還流量の変化は心拍出量の変化の20％程度に抑えられ，心拍出量が減少したからといって，即座に静脈還流量も減少するわけではなく，ある程度一定に保たれると考えられる。これが，次の拍出量を維持し，平均心拍出量を一定に保つ重要な機構であると考えられる。経験的にも，心電図のRR間隔が短い不整脈が生じた場合の脈圧は小さいが，次の正常拍出では脈圧が大きいことが認められ，自動的に心拍出量は一定に保たれる。一般的に心機能が正常である全身麻酔においては，心収縮力や心拍数を調節するよりも，CVPを有効に利用し，心前負荷を適切に保って，心拍出量を維持することを重視して循環管理を行うのが合理的である。

■参考文献

1) Schroeder RA, Barbeito A, Bar-Yosef S, et al. Cardiovascular monitoring. In：Miller RD, editor. Miller's anesthesia. Vol 1. 7th ed. Philadelphia：Churchill Livingstone Elsevier；2010. p.1267-328.
2) Sagawa K, Maughan L, Suga H, et al. Cardiac contraction and the pressure-volume relationship. New York：Oxford Univ Press；1988.
3) 御手洗玄洋総監訳．ガイトン生理学．原著第11版．東京：エルゼビア・ジャパン；2010. p.242-56, 269-79.
4) 重見研司．循環管理．小栗顕二，横野 諭編．周術期麻酔管理ハンドブック．理論から実践まで/救急から緩和まで．京都：金芳堂；2008. p.191-224.
5) Rothe CF. Reflex control of the vein and vascular capacitance. Physiol Rev 1983；63：1281-342.
6) Shigemi K, Morimoto T, Itoh T, et al. Regulation of vascular compliance and stress relaxation by the sympathetic nervous system. Jpn J Physiol 1991；41：557-88.

（重見　研司）

IV. 循環モニタリング

4 肺動脈カテーテルモニタリング

はじめに

　肺動脈カテーテル（pulmonary artery catheter：PAC，次項図2を参照）モニタリングは，1970年にベッドサイドで挿入できるPACが紹介されて以降[1]，重症症例の病状把握と治療方針の決定のためにその利用が急速に拡大した。しかし，1900年代前半～2000年代前半にかけカテーテルの使用が患者予後に有意な改善をもたらさないという報告[2)～4)]が相次いで出されるようになると，重症症例への習慣的利用が見直され，カテーテルの使用は漸減し，米国では10年間で約1/3に減少した[5)6)]。しかし，いずれの研究もPACの使用を否定するものではなく，カテーテルを使用する医療者に正しいデータの解釈とそれに基づく有効な治療方針の確立を促すものである。利用数の減少は適正利用が進んだ結果でもあり，周術期管理においてPACは依然有用なモニターの一つである。

　本項ではPACモニタリングの有効利用に必要と考えられる基本的知識と，生理学的基本に基づくデータの解釈について概説する。

機　能

PACの主要な機能は以下の4つである。

1 圧モニタリング

　右心系の圧（中心静脈圧，右房圧，右室圧，肺動脈圧，肺動脈楔入圧）の測定を行う。圧の絶対値は循環管理に有用であるほか，圧波形のパターンから心臓の状態を推定することができる。

　PACは，肺動脈圧を直接測定できる唯一のモニターである。重症の僧帽弁閉鎖不全症や慢性肺動脈血栓症による肺高血圧症の周術期管理における指標となるのはもちろんのこと，肺血管抵抗が上昇している人工心肺離脱時にも有用である。

2 混合静脈血酸素飽和度連続測定

　カテーテル先端のオプティカルモジュールで，近赤外光を用いて混合静脈血酸素飽和度を連続的に測定できる。体全体の酸素需給バランスの結果である混合静脈血酸素飽和度は，酸素需要が一定である場合には，心機能の間接的な指標となる。
　近赤外光2波長ではヘモグロビン濃度の影響を受けるため補正が必要だが，近年利用されるようになった3波長を用いるPACは，ヘモグロビン値に関係なく誤差の少ない混合静脈血酸素飽和度を表示することができる。

3 心拍出量測定

　カテーテル側孔から注入した注射液の温度変化をカテーテル先端のサーミスタで測定する熱希釈法で，心拍出量の測定を行う。近年は，サーマルフィラメントコイルの微弱加熱を利用して心拍出量を連続測定するカテーテルが主流である。
　心拍出量の測定には経食道心エコー（transesophageal echocardiography：TEE）も有用であるが，TEEが心機能の瞬間的な定性評価に向いているのに対し，PACモニタリングは経時的かつ総合的な定量評価を行う点で基本的に異なるモニターである。病棟での術後管理においては，心機能の経時的変化を観察できるPACが有用であるのは明らかである。また，PACは厳密には右心系の心拍出量を測定するものであり，右心系の評価が重要となる左心補助装置装着術など重症左心不全症例の周術期管理における有用性は高い。
　近年動脈圧から心拍出量を測定するモニターも利用できるようになったが，循環血液量や末梢血管抵抗の変化が大きいときなどは精度が下がるといわれており，心臓手術におけるモニターとして現時点ではPACのほうが信頼性は高い。

4 心膜内ペーシング，心内心電図記録

　種類によってはカテーテルに電極が付いており，一時的ペーシングや心内心電図記録に利用できるが，太さの制限から他の機能が省かれる。

挿　入

　シースイントロデューサ挿入手技は中心静脈カテーテルに準じる。挿入部位はPACを右心腔まで直線的に進められる右内頸静脈が最適である。
　PACは，シースイントロデューサ外端の止血弁から挿入する。先端のバルーン全体が中心静脈内に達した後，バルーンを拡張し，波形を観察しながらカテーテルを進める（図1）。カテーテル先端が中心静脈もしくは右房内にある間は平均圧の低い中心静脈圧

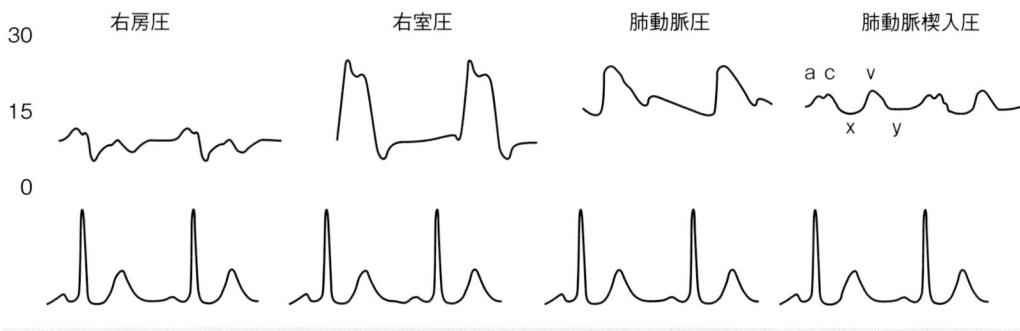

図1　PAC挿入中に各部位で観察される圧波形

波形が表示されるが，三尖弁を通過すると右室圧波形が表示される。右室圧波形は収縮期圧の立ち上がりが比較的急峻で，脈圧が広く，拡張期圧が中心静脈圧と同程度に低い。カテーテル先端が右室流出路を経て肺動脈弁を通過すると，肺動脈圧波形が表示される。肺動脈収縮期圧は肺動脈弁狭窄がなければ右室収縮期圧とほぼ同等で，肺動脈拡張期圧は通常右室拡張期圧よりも高い。右室圧と肺動脈圧の区別は拡張期の圧波形からも可能である。右室では血液が三尖弁から流入してくるため右室圧は漸増する一方で，肺動脈では左房に流出していくため肺動脈圧は漸減する。カテーテルをさらに進めると，最終的に先端のバルーンが肺動脈枝に楔入する。カテーテル先端と肺静脈の間で血流がほぼ停止するため，カテーテル先端で測定する肺動脈楔入圧は肺静脈圧や左房圧にほぼ等しくなる。肺動脈楔入圧波形は左房圧波形に類似し，a，c，vの陽性波とx，yの陰性波をもつ。すなわちa波は左房収縮に対応し，c波は左室等容収縮中の僧帽弁の左房側への移動に，x波は左房弛緩に伴う収縮期虚脱に，v波は僧帽弁閉鎖中の左房の血液充満に，y波は僧帽弁開放後の左房から左室への血液流入に伴う拡張期虚脱にそれぞれ対応する。PAC先端と左房の間には肺血管床が存在するため，左房圧と比較し肺動脈楔入圧は減衰し，波形の時相は遅延する。肺動脈楔入圧を測定後は，バルーンを収縮させカテーテル先端を肺動脈近位部に引き戻し，肺動脈圧の持続モニタリングを行う。

　右内頸静脈からPACを挿入する場合，大まかに20〜25 cmで右房，30〜35 cmで右室，35〜40 cmで肺動脈，45〜50 cmで肺動脈楔入部に到達する。カテーテルが弁を通過しにくいときは体位の調節が有効な場合もある。空気で拡張させたバルーンは上方に浮く傾向があるため，頭低位にすると三尖弁を通過しやすく，頭高位かつ左側高位にすると肺動脈弁を通過しやすい。低心機能，三尖弁逆流，心拡大，経静脈的ペーシングリードが存在する場合は，カテーテルを肺動脈に進めることがしばしば困難であるため，X線透視撮影やTEEが有用である。TEEでは，中部食道上下大静脈断面像や中部食道右室流入路流出路断面像を用いる。

合併症

　PAC関連の合併症は，以下の3つに大別できる[7]。

1 穿刺時合併症

シースイントロデューサ挿入に伴う合併症は，中心静脈カテーテルに準じる。

PAC挿入に伴う合併症の中で最も頻度が高いのは不整脈である。多くの心房性期外収縮や心室性期外収縮は，カテーテルの位置を変えることにより消失する一過性のもので，持続性の心室頻拍や心室細動などの重症不整脈はまれである。

軽度の三尖弁逆流がカテーテル挿入によって生じることがあるが，重度の逆流が残存することはほぼない。

PACが経静脈的ペーシングリードに絡んだり，心腔内で結び目を形成したりすることがある。カテーテルを過剰に挿入すると心腔内でループやらせんを形成しやすくなるため，目標の圧波形が得られない場合でも，大まかな目安から5 cm以上は挿入しないほうが無難である。結び目が形成された場合には，X線透視下で血管内スネアを用いるか，結び目を外科的に露出して解除を行う。

2 留置合併症

PAC関連の感染症は，3日以上留置した場合発症率が上がる。最も重要な感染源は患者の皮膚であり，通常はカテーテルよりむしろシースイントロデューサが感染部位となる。予防のためには挿入時の清潔操作が重要である。カテーテルに起因する感染性心内膜炎では疣贅が肺動脈弁や三尖弁に好発する。

重度の肺梗塞はまれであるが，軽度の肺虚血病変は比較的頻発する。最大の原因は，血栓塞栓症ではなく，遠位に移動したカテーテルが肺動脈枝に楔入して起こる肺血流の閉塞である。圧波形からPACの楔入を早期に発見し，カテーテル先端を後退させることが重要である。

肺動脈破裂はカテーテル留置症例の約0.02〜0.2％に発生し，致死率は約50％とされている。低体温，抗凝固療法，肺高血圧症，高齢などが危険因子である。肺高血圧症では，肺動脈が拡張しており，柔軟性の低い遠位の血管にバルーンが楔入するため血管損傷が起こる。また，高齢者では通常用いるバルーンの拡張圧でも肺動脈が破裂する危険性がある。肺動脈破裂が起こると気道内出血とそれに伴う換気不全を生じる。治療としては，外科療法が基本であるが，健側肺保護のための分離肺換気や，患側の出血コントロールのため呼気終末陽圧の利用も重要である。

心臓手術時にはPACが脱血管挿入部位（右房，上大静脈）や肺動脈本幹などに固定される可能性もある。閉胸前にPACの可動性を確認するのが賢明である。

3 データの誤解釈

PACモニタリングにおいて最も頻度が高く，かつ最も重大な問題点は，データの誤読とそれに続く不適切な治療である。データの誤読が実際に患者に与える影響は明らか

ではないが，PACを使用している医師に広範な知識不足があることを示す研究[8]が複数あることは事実である。

圧モニタリング

まず，肺動脈圧モニタリングは状況により肺胞内圧の影響を受けることがあることに留意する。Westら[9]の生理的モデル（図2）を用いると，肺毛細血管血流が肺胞内圧により遮断される第1ゾーンや，制限を受ける第2ゾーンでは，PACの測定値は肺胞内圧の影響を大きく受ける。肺動脈拡張期圧や楔入圧を左室充満圧の有効な推定値とするには，肺血流が肺胞内圧に影響されない第3ゾーンで測定を行う必要があるが，仰臥位では幸い第3ゾーンにカテーテルが位置しやすい。正常な楔入圧波形が見られない場合や，楔入圧の呼吸性変動が著しく大きい場合などは，第3ゾーン以外で測定している可能性がある。

1 異常な肺動脈圧波形・肺動脈楔入圧波形

肺動脈圧波形は右室駆出で生じる順行性の圧波と，左房から逆行性に伝導した圧波，すなわち楔入圧の両者を加算した複合波である。そのため，楔入圧のa, v波の増高は肺動脈圧波形にも現れ，a波は肺動脈圧波形の収縮期の立ち上がりを変形させ，v波は重複切痕を変形させる（図3）。

左房圧波形の変化は心房機能を考えると理解しやすい。心房機能は心房の能動的収縮によるポンプ機能，能動的拡張によるリザーバー機能，および受動的な導管機能に分けられる。a波はポンプ機能の成分であり，左室拡張が障害されて左房収縮が左室充満に占める影響が増大すると増高傾向を示す。v波はリザーバー機能の成分であり，収縮期

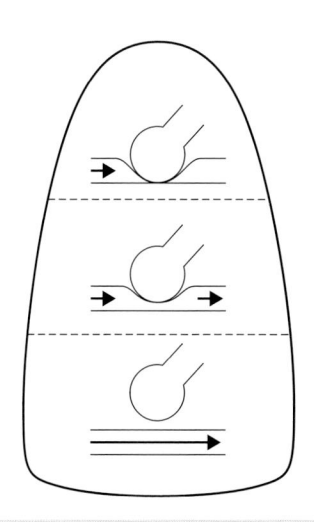

第1ゾーン：肺胞圧＞肺動脈圧＞肺静脈圧

第2ゾーン：肺動脈圧＞肺胞圧＞肺静脈圧

第3ゾーン：肺動脈圧＞肺静脈圧＞肺胞圧

図2　肺毛細血管と肺胞の関係による肺の生理的モデル

4. 肺動脈カテーテルモニタリング

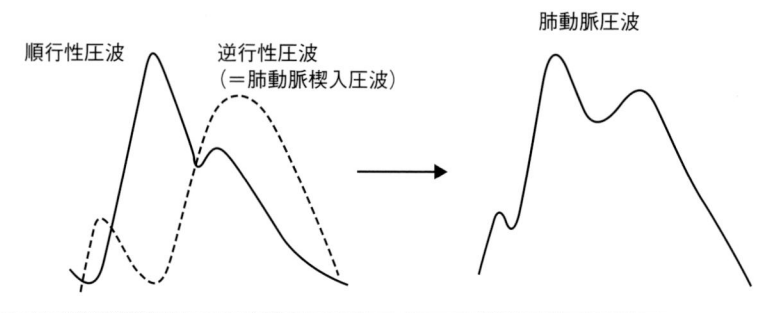

図3 肺動脈圧波形に表れる肺動脈楔入圧波形の変化

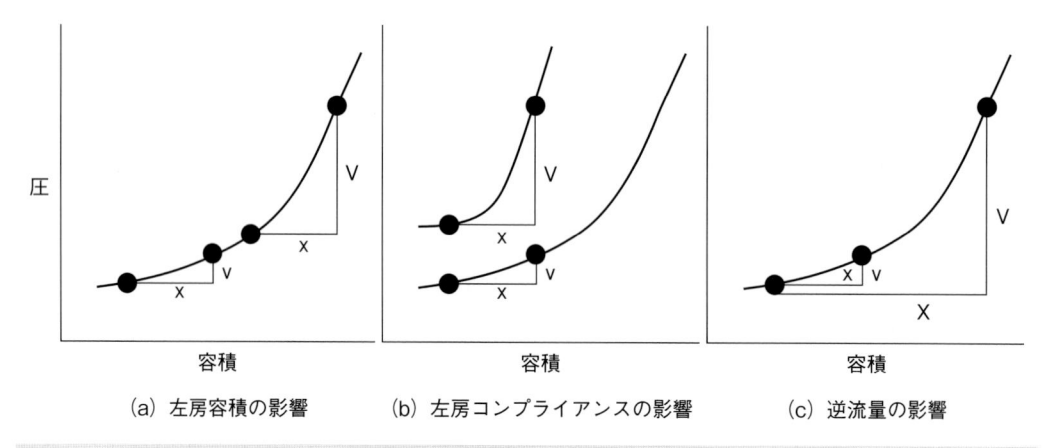

図4 v波の波高を決定する3要素
(a) 左房容積変化量（x）が一定の場合，収縮期初期の左房容積が大きいほどv波が増高する（v→V）。
(b) 左房容積変化量（x）が一定の場合，左房コンプライアンスが低いほどv波が増高する（v→V）。
(c) 逆流量が増加し，左房容積変化量が増加するほど（x→X）v波が増高する（v→V）。

の左房容積増加量に対応する左房圧変化を表し，収縮期初期の左房容積，左房コンプライアンス，僧帽弁逆流量の3要素に影響を受ける（図4）。すなわち，左房容積が大きい場合や左房コンプライアンスが低い場合には圧容量曲線の傾きが大きくなるため，また僧帽弁逆流量が多い場合には容積増加量が大きくなるため，v波が増高する。

以下に波形異常が生じる状況を挙げる。

a. アーチファクト

心拍動によるカテーテルの動揺で圧波形にアーチファクトが生じる。最も顕著なアーチファクトは，心電図上のR波の直後，中心静脈圧波形のc波と同時に見られる鋭いスパイクで，右室収縮に起因する。カテーテルを移動すると消失することが多い。

b. 僧帽弁閉鎖不全

僧帽弁閉鎖不全症ではv波が増高する。収縮初期から左房に血液が逆流し，左室の等容性収縮期がなくなる結果，c波とv波が融合してx波が消失するため，逆流c-v波とも呼ばれる（図5）。前述のとおりv波の増高には多因子が関与するため，波高が必ず

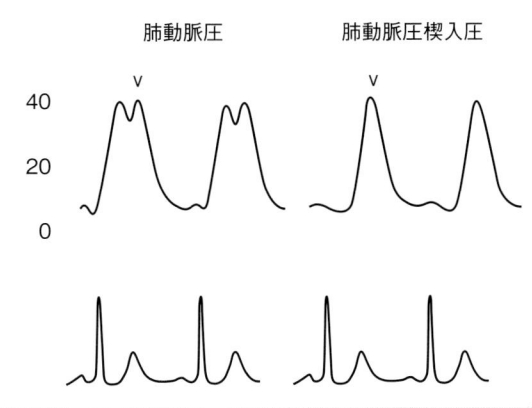

図5 僧帽弁逆流における肺動脈圧波形と肺動脈楔入圧波形

しも僧帽弁逆流の重症度の指標にならない。

v波が増高した楔入圧波形は通常の肺動脈圧波形と類似している。楔入圧波形と気づかずにバルーン拡張を行うと肺動脈破裂を招く危険性があるため，v波の認識は重要である。肺動脈圧のピークは体動脈圧のピークおよび心電図のT波とほぼ同時に現れるが，逆流c-v波のピークは心電図のT波の後に見られる点が異なる。

c. 僧帽弁狭窄

僧帽弁狭窄がある場合，全拡張期で僧帽弁前後に圧較差が生じるため，楔入圧波形の拡張期部分が変形する。すなわち，拡張初期の左房虚脱が緩徐になるためy波が不明瞭になり，平均左房圧の上昇を反映して平均楔入圧は上昇しa波が増高する。左房拡大が進行し心房細動を合併した場合，a波が消失する。

d. 左室コンプライアンスの低下

左室コンプライアンスが低下する疾患（左室梗塞，収縮性心膜炎，大動脈狭窄，高血圧など）では，楔入圧波形におけるa，v波の著明な増高が認められる。左室の拡張障害があると左室充満に対する拡張終期の左房収縮の寄与が増大するため，楔入圧a波は増高する。また，左室拡張期充満圧の上昇に伴い，左房容積が増大するためv波が増高する。左室虚血により僧帽弁逆流が生じた場合には，逆流c-v波が見られる。

e. 右室コンプライアンスの低下

収縮性心膜炎や拘束型心筋症，右室梗塞は，右室拡張コンプライアンスの低下が見られる点が共通する。心容積は低下するが，左室充満圧が顕著に上昇し，PACでは特徴的なM字型（W字型）の波形，すなわちa，v波の増高，x，y波の急峻な下降が見られる。この特徴は肺血管による減衰効果を受ける肺動脈楔入圧波形より，中心静脈圧波形のほうが分かりやすい。

収縮性心膜炎の場合さらに，各心腔の充満圧はいずれも等しい点と，dip-and-plateau型と呼ばれる右室圧波形が特徴的である（図6）。拡張初期の急激な心室充満に対応す

4. 肺動脈カテーテルモニタリング

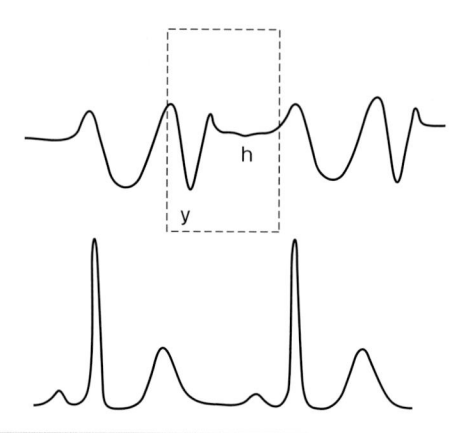

図6 収縮性心膜炎における dip-and-plateau 型右室圧波形

る急峻な y 波の後，心膜硬化による拡張中期の流入抑制を表すプラトー波（h 波）が見られる。

　心タンポナーデは心嚢液の圧迫により収縮性心膜炎に類似した血行動態を示すが，右房から右室への拡張期早期流入が抑制されることに対応して中心静脈圧波形で y 波が減衰する点が特徴である。

2 左室前負荷の推定

　肺動脈楔入圧の測定の目的は主に2つあり，一つは平均楔入圧から肺毛細血管圧を推定し肺水腫の形成を予防すること，一つは拡張期楔入圧から左室充満を推定し心拍出量を調節することである。

　本来，左室充満の推定には，拡張終期楔入圧すなわち楔入圧 a 波ピークの測定値が最適であるが，頻回にカテーテルを楔入させることは合併症の観点からも現実的ではない。正常な状況では肺血管抵抗が低く，肺動脈拡張期圧も左房圧に近似できるため，持続モニタリングが可能な肺動脈拡張期圧を左室充満の指標として利用することが多い。呼吸周期に合わせて測定値が変動する場合には，呼気終末であれば吸気による胸腔内圧変化の交絡作用を排除でき左室充満の推定に適している。

　しかし，表に示すように状況によっては，拡張終期楔入圧が左室拡張終期圧を過小評価したり過大評価したりする場合がある。また，左室前負荷が正常もしくは低下しているときでも，心臓周囲圧が増加している場合や心室コンプライアンスが低下している場合には肺動脈楔入圧は高値を示す。周術期には肺動脈楔入圧の絶対的数値を利用するよりは，むしろ相対的変化を評価することが重要である。また，TEE などの他のモニタリングを併用することで診断の精度を上げることができる。

おわりに

　PAC の適応は，手術の重症度，症例の術前状態，医療者の技術と知識で変わるとさ

表 肺動脈楔入圧・肺動脈拡張期圧が左室拡張終期圧を誤評価する状態と原因

(a) 左室充満圧を過小評価する場合

大動脈弁逆流	拡張終期前の僧帽弁閉鎖
肺動脈弁逆流	肺動脈拡張期の右室方向への血液排出
右脚ブロック	右室収縮遅延による収縮期左房圧上昇遅延

(b) 左室充満圧を過大評価する場合

呼気終末陽圧	第1ゾーン・第2ゾーン拡大による肺胞圧の影響
肺高血圧	毛細血管前の肺血管抵抗による圧較差
僧帽弁狭窄	僧帽弁前後の圧勾配
心拍出量増加	相対的僧帽弁狭窄

れる[7]。PACの有用性を向上させるために，使用する医療者は安全性への配慮と知識向上に努めることが前提となる。合併症の予防と発生時の対処を適切に行うことで危険性は減じることができる。PACからの情報を正確に把握できれば，誤った方向への治療は少なくなる。他のモニタリングも利用して，PACの適正使用を心がけることが重要であろう。

また，技術の進歩により，PACの機能改善やさらなる機能付加の可能性もある。現在よりもさらに多くの波長を用いられれば，より誤差の少ない混合静脈血酸素飽和度の測定が可能となる。連続心拍出量測定は温度変化の影響を受けやすく，また5～15分ほどの時間的遅れがあるなど向上の余地はある。連続表示できる項目の多種化が図れれば，さらに有用性は増す。より侵襲の少ない，連続モニタリングとしてのPACの今後の発展に期待したい。

■参考文献

1) Swan HJ, Ganz W, Forrester J, et al. Catheterization of the heart in man with use of a flow-directed balloon-tipped catheter. N Engl J Med 1970 ; 283 : 447-51.
2) Conners AF Jr, Speroff T, Dawson NV, et al. The effectiveness of right heart catheterization in the initial care of critically ill patients. SUPPORT Investigators. JAMA 1996 ; 276 : 889-97.
3) Harvey S, Harrison DA, Singer M, et al. Assessment of the clinical effectiveness of pulmonary artery catheters in management of patients in intensive care (PAC-Man) : a randomized controlled trial. Lancet 2005 ; 366 : 472-7.
4) Binanay C, Califf RM, Hasselblad V, et al. Evaluation study of congestive heart failure and pulmonary artery catheterization effectiveness : the ESCAPE trial. JAMA 2005 ; 294 : 1625-33.
5) Wiener RS, Welch HG. Trends in the use of the pulmonary artery catheter in the United States, 1993-2004. JAMA 2007 ; 298 : 423-9.
6) Rubenfeld GD, McNamara-Asilin E, Rubinson L. The pulmonary artery catheter, 1967-2007 : rest in peace? JAMA 2007 ; 298 : 458-61.

7) Practice guidelines for pulmonary artery catheterization : an update report by the American Society of Anesthesiologists Task Force on Pulmonary Artery Catheterization. American Society of Anesthesiologists Task Force on Pulmonary Artery Catheterization. Anesthesiology 2003 ; 99 : 988-1014.
8) Iberti TJ, Fischer EP, Leibowitz AB, et al. A multicenter study of physicians' knowledge of the pulmonary artery catheter. Pulmonary Artery Catheter Study Group. JAMA 1990 ; 264 : 2928-32.
9) West JB, Dollery CT, Naimark A. Distribution of blood flow in isolated lung ; relation to vascular and alveolar pressures. J Appl Physiol 1964 ; 19 : 713-24.

〔今井　洋介，大西　佳彦〕

IV. 循環モニタリング

5 連続混合静脈血オキシメトリ

はじめに

　混合静脈血オキシメトリは，体全体の酸素需給バランスを把握することができる連続モニタリングであり，循環動態や呼吸条件が大きく変化する症例で有用となる。その測定に使用する近赤外光の波長数が多いほど，精度が高くなる。代用のモニタリング方法として上大静脈血酸素飽和度の連続測定があるが，その有用性はまだ確立されていない。

連続静脈血オキシメトリモニタリングについて

　肺動脈カテーテル（pulmonary artery catheter : PAC）の先端部に装着された近赤外光による混合静脈血オキシメトリ（$S\bar{v}_{O_2}$）モニタリングは一般的に肺動脈内で測定され，体で酸素が消費されて還元されてきた静脈血内の残存酸化ヘモグロビン（HbO_2）の平均値を示すことになる。その変化は体内における酸素需給バランスの状態を示し，低下することは酸素需給バランスの悪化を意味することになる。反対に，$S\bar{v}_{O_2}$の上昇はバランスの改善を表し，心拍出量の増減と相関した動きを示すことになる。

　$S\bar{v}_{O_2}$の測定は2〜3波長の近赤外光を利用して光ファイバーを通してカテーテル先端より照射し，血液中で乱反射吸収されて減弱した光を，同じくカテーテル先端の光ファイバーの受光端で測定する仕組みである。近赤外光は体内ではヘモグロビン（hemoglobin : Hb）により吸収されることから酸化および還元Hbの比率を計算することができる（図1）。

　$S\bar{v}_{O_2}$の測定は，PACの先端に照射光と受光端を装着するだけの簡便さと連続的モニタリングが可能なことから，現在ではほとんどのPACで$S\bar{v}_{O_2}$モニターが装着されている（図2）。その装着によりPACはより高額となっているが，それに見合うだけの利点があるかは不明である。また，PACを挿入しなければ$S\bar{v}_{O_2}$測定はできないが，PAC挿入は少なからず侵襲的であること，PAC自体がもともと高価であり限られた症例でしか使用できないなどの問題点もある。

　最近，中心静脈カテーテル先端に同様の近赤外光を装着したカテーテルが市販されており，内頸静脈もしくは鎖骨下静脈より挿入することにより，上大静脈酸素飽和度

5. 連続混合静脈血オキシメトリ

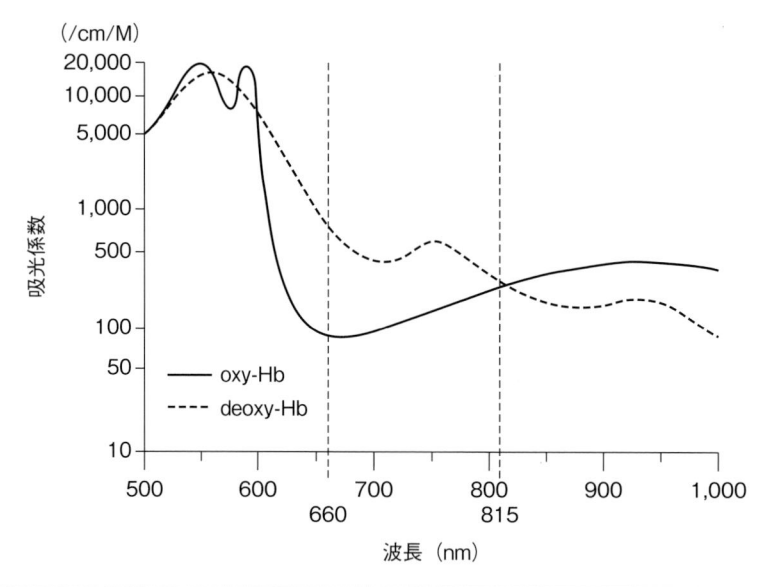

図1 近赤外光領域における酸化 Hb および還元 Hb の吸光曲線
815 nm あたりで酸化および還元 Hb の吸光度は同じになる。

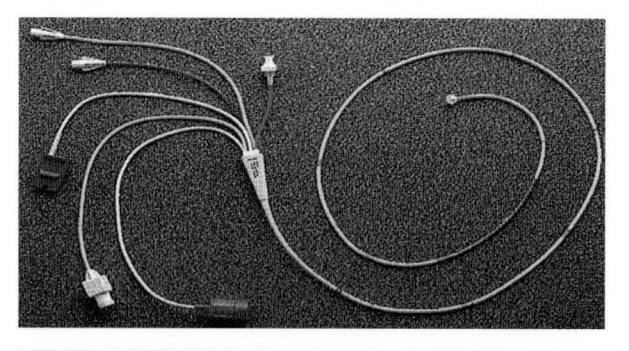

図2 S$\bar{v}_{O_2}$ 測定機能が先端部に装着された肺動脈カテーテル
照射される光と受ける光は，ともにファイバーを通して装置へと繋がる。

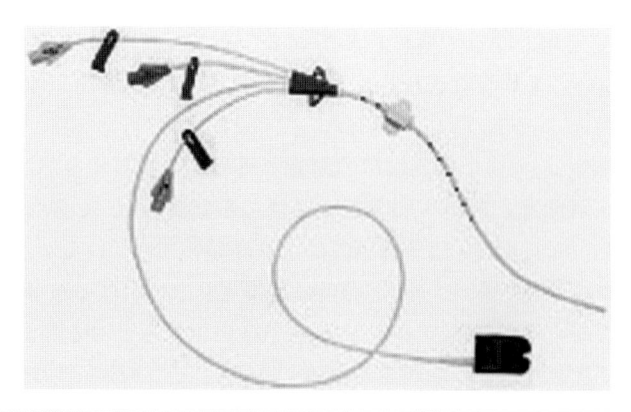

図3 Scv$_{O_2}$ 測定機能が装着された中心静脈カテーテル
（エドワーズライフサイエンス提供）

(Scv_{O_2}) の連続モニタリングが可能となった（図3）。その有用性はまだ明らかにはなっていないが，より簡便に使用できるため適応範囲は広いと考えられる。

本項では，$S\bar{v}_{O_2}$ の測定原理，有用性と問題点を検討していく。そして Scv_{O_2} との違いや今後の改善点などについても追究していく。

$S\bar{v}_{O_2}$ の測定原理について

肺呼吸により体内に取り込まれた酸素運搬は血漿中に溶解した溶存酸素（P_{O_2}）と Hb と結合して運搬される酸素飽和度（S_{O_2}）の2つの方法で運搬されることになる。血中酸素含有量は血液 100 ml 中の運搬酸素総量を表している。

血中酸素含有量（vol%）＝ $0.0031 \times P_{O_2} + 1.38 \times Hb \times S_{O_2}$

（Hb はヘモグロビン濃度）

正常人では Hb に結合して運搬される S_{O_2} が 98% を占め，P_{O_2} はわずか 2% のみが運搬されている。そのため，簡易の方法として血中酸素含有量は P_{O_2} を除外して計算することもある。

血中酸素含有量（vol%）＝ $1.38 \times Hb \times S_{O_2}$

酸素消費量（V_{O_2}）は体組織で実際に消費された酸素量であり，組織に供給される動脈血酸素運搬量から心臓に戻ってきた混合静脈血酸素運搬量を引いた量である。Sa_{O_2} は組織に供給される動脈血酸素飽和度であり，$S\bar{v}_{O_2}$ は上下大静脈と冠状静脈洞から還元された，体組織で酸素が消費された後心臓に戻ってきた混合静脈血の酸素飽和度である。

動脈血酸素運搬量 ＝ $Q \times 1.38 \times Hb \times Sa_{O_2}$

混合静脈血酸素運搬量 ＝ $Q \times 1.38 \times Hb \times S\bar{v}_{O_2}$

（Q は心拍出量）

酸素消費量（V_{O_2}）＝動脈血酸素運搬量－混合静脈血酸素運搬量
　　　　　　　　　　＝ $Q \times 1.38 \times Hb \times (Sa_{O_2} - S\bar{v}_{O_2})$

$S\bar{v}_{O_2} = Sa_{O_2} - V_{O_2}/Q \times 1.38 \times Hb$

組織で消費されて戻ってきた酸素飽和度である $S\bar{v}_{O_2}$ の値は，供給された酸素飽和度（Sa_{O_2}）から酸素消費量を心拍出量と Hb 濃度で除した値と比例することになる。つまり，供給される Sa_{O_2} が低下すること，体組織での V_{O_2} が増加すること，心拍出量低下や Hb 濃度減少により $S\bar{v}_{O_2}$ は低下することになる。

したがって，$S\bar{v}_{O_2}$ 低下の原因としては，低酸素血症や呼吸不全，発熱やシバリング，心不全や徐脈，貧血や出血などが挙げられることになる。反対に $S\bar{v}_{O_2}$ 上昇の原因としては，高濃度酸素吸入，敗血症，一酸化炭素中毒，低体温や深麻酔，カテコラミン投与，輸血などが考えられる。

$S\bar{v}_{O_2}$ 連続測定は，ファイバーを通して照射して反射減弱されてきた近赤外光を分光光度法で測定している。近赤外光として酸化 Hb と還元 Hb の吸光度が等しくなる 815 nm をコントロールとして，両 Hb の吸光度が異なる波長（660 nm や 900 nm など）

を併せて使用する。測定した2～3波長の吸光度の変化率に係数を代入することにより，酸化 Hb 濃度が絶対値として表示されることになる（図1）。Hb 濃度はこの係数に最も影響する因子であり，Hb 濃度が低下すると $S\bar{v}_{O_2}$ の値は実測値以上に過剰な増減を示すようになる。

$S\bar{v}_{O_2}$ の正常範囲は60～85％程度とされているが，個人差は大きい。心房中隔欠損症のように右左シャントがある症例や人工心肺中の低体温下では85％以上となることもまれではない。$S\bar{v}_{O_2}$ が装着された肺動脈カテーテル先端が喫入状態になると急上昇する。反対に，Hb 濃度が大きく低下すると実測値以上に $S\bar{v}_{O_2}$ は低く表示されることになる。そして肺動脈内の血管壁や血栓にカテーテル先端が付着すると，$S\bar{v}_{O_2}$ 数値の精度は大きく低下してくる。

$S\bar{v}_{O_2}$ 連続測定ではその数値変動の原因として，酸素供給や消費などさまざまな体内変化とともに，測定方法に起因する現象を排除する必要がある。

$S\bar{v}_{O_2}$ の有用性について

Sa_{O_2} と $S\bar{v}_{O_2}$ の差は，心拍出量と反比例して動くことになる。Sa_{O_2} が変化しなければ心拍出量の増加により $S\bar{v}_{O_2}$ は上昇し，心拍出量の減少により $S\bar{v}_{O_2}$ は低下することになる。もちろん，$S\bar{v}_{O_2}$ の低下は酸素消費量の増加や，Sa_{O_2} 低下によっても生じることになるが，Sa_{O_2} が98～100％のチアノーゼのない全身麻酔下の安定した状態の症例であれば，酸素消費量はほぼ一定であり $S\bar{v}_{O_2}$ の変化は心拍出量変化と比例して動くことになる。

Hb 濃度が低下すると $S\bar{v}_{O_2}$ も低下することになるが，この変化はむしろ体全体の酸素需給バランスを把握できる点から，循環管理にはより重要と考えられる。貧血や出血，発熱やシバリングなど体組織での酸素需要の増加により生じた $S\bar{v}_{O_2}$ 低下に対して，体は心拍出量を増加させて対応することになるが限界がある。そうした症例では輸血や吸入酸素濃度の上昇，適切な麻酔深度の維持などの処置が必要となる。低体温や深麻酔による $S\bar{v}_{O_2}$ の上昇に対しては心拍数低下などにより体が対応するが，人工心肺中であれば送血量を調節して対処する必要がある。敗血症など，末梢での酸素需要が低下しても $S\bar{v}_{O_2}$ は上昇することになる。いずれにしても，$S\bar{v}_{O_2}$ は体全体の酸素需給バランスを把握することができ有用と考えられる[1]。

最近の PAC では，連続心拍出量測定機能が付随したカテーテルが多く見られるが，計測値にばらつきが大きい連続心拍出量は3～15分間の測定値を平均化して表示している。つまり，数分前の計算値を示しているためリアルタイムではない。その点，$S\bar{v}_{O_2}$ の表示は測定時の数値であり，より迅速な判断が可能となる。急激な心拍出量変化に対しては，$S\bar{v}_{O_2}$ による診断が有用となる。

PAC を使用する症例であれば，$S\bar{v}_{O_2}$ を連続測定することで新たな侵襲が加わることはない。したがって，PAC を挿入するという侵襲を加えるかぎりは $S\bar{v}_{O_2}$ モニターを追加するほうが有用性は高いと考えられる（表1）。

表 1　連続混合静脈血オキシメトリ測定の有用性

1. 心拍出量の代用として利用可能
2. 体全体の酸素需給バランスが把握できること
3. リアルタイムな測定表示が可能
4. 肺動脈カテーテル使用症例では新たな侵襲がないこと

S$\bar{v}_{O_2}$ モニタリングの問題点について

　特に近赤外光が 2 波長の場合には，酸化と還元 Hb の相対的比率変化の計測しかできないため，Hb 濃度低下により S$\bar{v}_{O_2}$ は過剰な変動状態で表示されることになる．したがって，心臓手術や大量出血症例では Hb 濃度を代入するという頻回な校正が必要となるため，その簡便さは低下する．また，相対的変化率に係数を代入して絶対値を表示する関係から，2 ～ 3 波長数程度での計測では極端に高い値や低い値では絶対値としての精度は低下する．当然，メトヘモグロビンや一酸化 Hb による影響も受けることになる．

　S$\bar{v}_{O_2}$ は PAC 先端から照射され，乱反射して戻ってきた近赤外光を受光して計測する．そのためカテーテル先端が血管壁に付着していると，混合静脈血の酸素飽和度を正確に測定できない．血管壁付着部近辺に動脈が走行していると，その影響から高い値が表示されることになる．最近の装置には，近赤外光が的確に照射受光されているかどうかを判断するアラーム機能も組み込まれているが，必ずしも正確ではない．測定前には校正が必要であることも煩雑である．この校正時点で正しくない数値を代入してしまうと誤った解釈をしてしまう可能性が高い．

　S$\bar{v}_{O_2}$ は個々の症例でその数値は大きく異なってくる．ごく普通に日常生活を送っている者でも S$\bar{v}_{O_2}$ の値は 60％から 85％前後までさまざまである．貧血や末梢組織での酸素消費量の違いも考えられるが，S$\bar{v}_{O_2}$ は個人差が大きいと考えられる．したがって，心拍出量のように絶対値で判断するのではなく，相対的な変化から状態を把握することが重要となる．さらに，敗血症や末梢循環不全などのように組織酸素需要の変化も理解して数値を解釈することが必要となるため，その数値変化の診断にもより多くの知識と経験が要求されることになる．

　S$\bar{v}_{O_2}$ の変化は，体組織全体の酸素需給バランスの変化を意味している．そのため，末梢組織の一部でバランスが悪化しても反映されるわけではない．特に脳循環や肝循環など，重要臓器で問題が発生しても的確に示してくれるわけではない．

　PAC に S$\bar{v}_{O_2}$ を装着してもその有用性に有意差は見られず，コストのみが高くなったとの報告[2]もある．日本では S$\bar{v}_{O_2}$ が装着された PAC が大多数であるが，保険点数上は 10,000 円程度高くなっている．S$\bar{v}_{O_2}$ が付加されることにそれ以上の価値があるかどうかは，今後の検討が必要である（表 2）．

表2 連続混合静脈血オキシメトリ測定の問題点について

1. 測定値が不安定となる可能性
2. Hb濃度や温度の影響を受けること
3. 絶対値として評価しにくいこと
4. 体組織全体の変化しか把握できないこと
5. 高価な費用が必要となること

Scv_{O_2}との比較について

　$S\bar{v}_{O_2}$は全身の酸素需給バランスを把握するうえで重要なモニタリングであるが，肺動脈内にカテーテルを留置する必要がある。そのため，PACに付属させて挿入されることがほとんどであり(図2)，PAC挿入に伴うさまざまな合併症がリスクとなる。また，PAC本体が高価であるため，そのモニタリングが対費用効果として価値があると認められる症例でのみ使用すべきである。

　Scv_{O_2}は，中心静脈カテーテル先端に近赤外光の照射受光端を装着することにより，上大静脈で酸素飽和度を連続測定するシステムである（図3）[3]。中心静脈カテーテルは多くの症例で使用されており，その挿入に躊躇することは少ない。$S\bar{v}_{O_2}$は，頭蓋や上腕から還流される上大静脈血，下肢や肝臓などの内臓から還流される下大静脈血，そして冠状静脈洞血が混合した静脈血を測定している[4]。対して，Scv_{O_2}は頭蓋および上腕から還流される上大静脈血を測定している。Scv_{O_2}の欠点として，その挿入部位やカテーテルの深さにより測定している上大静脈血の混合状態が変わってくる可能性が挙げられる。また，中心静脈カテーテルに装着されたScv_{O_2}はバルーンがないことから，最初のキャリブレーション時点で血管壁に付着して校正が正確にできないことがある。

　成人症例においてScv_{O_2}の値は$S\bar{v}_{O_2}$よりも高値であることが多く，絶対値としては$S\bar{v}_{O_2}$の代用とはならない[5]。反対に新生児では，Scv_{O_2}のほうが$S\bar{v}_{O_2}$より低値であるとの報告[6]も見られる。前額部に装着した近赤外分光法の数値は，頭蓋内静脈血の酸素飽和度を表示しているとされている。前額部の近赤外分光法とScv_{O_2}の数値が新生児や乳児では相関した変化を示すこともある[7]が，成人症例ではあまり相関性を認めていない。

　絶対値としてのScv_{O_2}は$S\bar{v}_{O_2}$の代用とはならないが，その相対的変化は同じであり，肝臓移植手術や冠動脈バイパス術管理に有用であったとの報告[8,9]もある。いずれにしてもフォンタン循環や肺動脈再建術後などの成人先天性心疾患ではPACが挿入できないため，$S\bar{v}_{O_2}$モニタリングは不可能である。Scv_{O_2}モニタリングは，こうした成人先天性心疾患では有用となると推測している。また，Scv_{O_2}はPACが使用できない小児症例で有用性があると推測している（図4）。特にチアノーゼ性心疾患の新生児，乳幼児症例では，新たな術中酸素需給バランスのモニタリングとして有用性が報告[10]されている。

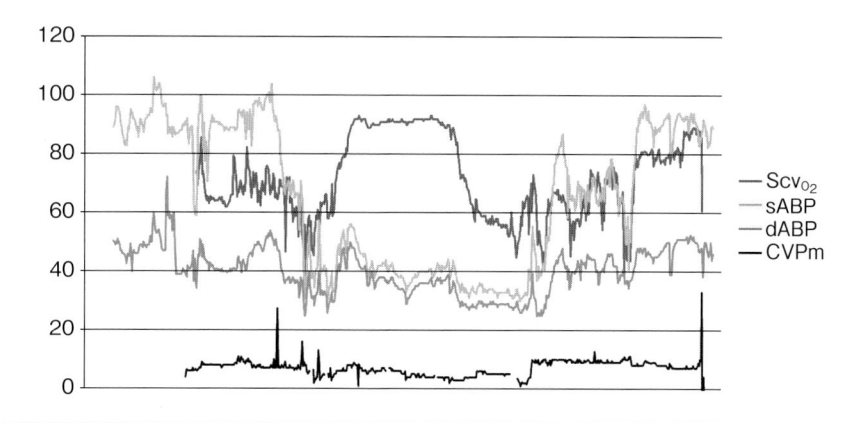

図4 人工心肺を使用した乳児心臓手術症例での Scv_{O_2} の変化
人工心肺前後での Scv_{O_2} の変動が術中循環管理に有用であった。

$S\bar{v}_{O_2}$ の今後の改善点

　$S\bar{v}_{O_2}$ で最も問題となるのはその精度である。近赤外光2～3波長での計測ではHb濃度変化の影響を受けるだけでなく，正確性自体も低下することになる。4～5波長以上の近赤外光を使用することにより精度が高くなるだけでなく，係数を代入することによりHb濃度そのものの測定が可能となる。連続的Hb濃度測定ができれば，$S\bar{v}_{O_2}$ 数値と掛け合わせることで酸素供給量を連続表示することが可能となる。さらに多波長となれば，一酸化Hbやメトヘモグロビンなどの測定も可能となり，より高い精度で静脈血の酸化Hb濃度測定が施行できることになる。

　次に問題となるのは $S\bar{v}_{O_2}$ の測定部位や方法である。$S\bar{v}_{O_2}$ は肺動脈内に留置したカテーテルでしか測定ができないため，PACの挿入が不可欠となる。$S\bar{v}_{O_2}$ 測定機能のみが装着された細いカテーテルを，術野より直接肺動脈に穿刺してモニタリングをすることが試みられたこともあるが，皮膚から抜去するときのリスクが大きくなる。Scv_{O_2} は，PACではなく中心静脈カテーテル挿入のみで測定できる利点は大きいが，中心静脈穿刺のリスクは同等である。経食道的に挿入して，食道壁から肺動脈の酸素飽和度を連続測定できるのであれば侵襲性は大きく低下する。さらに，経皮的に右房右室の酸素飽和度を測定できれば非侵襲的となる。こうした，より侵襲の低い方法での測定も今後検討されていくと推測している。

　最後の問題としては，$S\bar{v}_{O_2}$ に対する知識と正確な状況把握である。$S\bar{v}_{O_2}$ が低下しても，その原因は供給低下，需要増大，搬送力低下などさまざまである。その他のモニタリングと併せて的確に診断して治療を行うことが必要である。また，カテーテルによる連続 $S\bar{v}_{O_2}$ 測定には，その装着方法に伴う問題点があることを知ったうえで使用することが大事である。そして，$S\bar{v}_{O_2}$ で計測しているのは体全体の酸素需給バランスであり局所的な問題は把握できないこと，絶対値には個人差が大きく，相対的変化で解釈すること，体温や測定部位のずれなどによる変動を理解して使用することが要求される。

■参考文献

1) Vedrinne C, Bastien O, Varax RD, et al. Predictive factors for usefulness of fiberoptic pulmonary artery catheter for continuous oxygen saturation in mixed venous blood monitoring in cardiac surgery. Aneth Analg 1997 ; 85 : 2-10.
2) London MJ, Moritz TE, Henderson WG, et al. Standard versus fiberoptic pulmonary artery catheterization for cardiac surgery in the Department of Veterans Affairs : a prospective, observational, multicenter analysis. Anesthesiology 2002 ; 96 : 860-70.
3) Ranucci M, Isgro G, De la Torre T, et al. Continuous monitoring of central venous oxygen saturation (Pediasat) in pediatric patients undergoing cardiac surgery : a validation study of a new technology. J Cardiothrac Vasc Anesth 2008 ; 22 : 847-52.
4) Dueck MH, Klimek M, Appenrodt S, et al. Trends but not individual values of central venous oxygen saturation agree with mixed venous oxygen saturation during varying hemodynamic conditions. Anesthesiology 2005 ; 103 : 249-57.
5) Lorentzen AG, Lindskov C, Sloth E, et al. Central venous oxygen saturation cannot replace mixed venous saturation in patients undergoing cardiac surgery. J Cardiothrac Vasc Aneth 2008 ; 22 : 853-7.
6) Rasanen J, Peltola K, Leijala M. Superior vena caval and mixed venous oxyhemoglobin saturation in children recovering from open heart surgery. J Clin Monit 1992 ; 8 : 44-9.
7) Ranucci M, Isgro G, De la Torre T, et al. Near-infrared spectroscopy correlated with continuous superior vena cava oxygen saturation in pediatric patients. Pediatr Anesth 2008 ; 18 : 1163-9.
8) Marsy AE, Mukhtar AM, Sherbeny AME, et al. Comparison of central venous oxygen saturation and mixed venous oxygen saturation during liver transplantation. Anaesthesia 2009 ; 64 : 378-82.
9) Yazigi A, Khoury CE, Jebara S, et al. Comparison of central venous to mixed venous oxygen saturation in patients with low cardiac index and filling pressures after coronary artery surgery. J Cardiothorac Vasc Anesth 2008 ; 22 : 77-83.
10) Tweddell JS, Ghanayem NS, Mussatto KA, et al. Mixed venous oxygen saturation monitoring after stage 1 palliation for hypoplastic left heart syndrome. Ann Thorac Surg 2007 ; 84 : 1301-11.

(大西　佳彦)

IV. 循環モニタリング

6 心拍出量モニタリング

心拍出量の生理学的基礎[1]

　心拍出量の規定因子として，前負荷，後負荷，心筋収縮性，心拍数が挙げられる。
　左室の前負荷の指標としては，心室容量に対応する左室拡張終期圧（left ventricular end-diastolic pressure：LVEDP）や平均左房圧が用いられるが，臨床的には，肺動脈楔入圧（肺動脈閉塞圧）や肺動脈拡張期圧が平均左房圧の代用として用いられる。しかし，心筋虚血などで左室コンプライアンスが低下している場合には，容量の変動は必ずしも圧の変動に反映されないので注意が必要となる。心エコー図では，左室の前負荷の状態が左室拡張末期径（left ventricular end-diastolic dimension：LVDd）で表される。循環血液量減少状態を評価するうえでは，右室の前負荷の指標として，中心静脈圧のほか，下大静脈径とその呼吸性変動も参考になる。血圧や脈波の呼吸性変動は輸液反応性の評価に用いられている。後負荷は，心室壁に発生する張力で，臨床的には後負荷の指標としては血圧または末梢血管抵抗が用いられる。心筋収縮性は，心筋収縮の力強さを表現する概念で，その程度によって心機能曲線の傾きが変わる。心拍出量は，1回拍出量が一定であれば，心拍数に比例するが，心拍数が120 beats/minを超えると左室充満時間が短縮するため，心拍出量はかえって減少する。スターリング曲線で表されるように，前負荷が増大するとある程度までは心拍出量が増加する。不全心では後負荷が増大すると1回拍出量が著明に減少し，前負荷を増大しても十分な回復は得られない。

心拍出量モニタリングの意義

　心拍出量モニタリングの主な目標は，組織の酸素需給バランスが適正に保たれるような心拍出量を維持することで，適正な組織灌流により酸素需要にふさわしい酸素供給を行うことである。循環不全の危険のある重症症例での血行動態管理のしかたとして心拍出量を維持する方法が分かりやすい。理想的な心拍出量モニタリングとしては，信頼性があり，連続性で，非侵襲的で，測定者の手技に依存せずに，費用対効果が高く，反応時間が速いことが求められる。さらに，同時に心臓の前負荷を測定できれば循環血液量

減少あるいは過剰の診断ができ，心拍出量低下を改善するための治療方針を決定する指標が得られる。

心拍出量モニタリングの種類[1]

心拍出量の測定法として，侵襲的な方法，低侵襲な方法，非侵襲的な方法に分けられる。侵襲的な方法としては，肺動脈カテーテルを用いて行われる熱希釈法が代表的である。より侵襲の少ない方法である動脈圧波形解析法により行われるものとして，PiCCO plus（PULSION Medical Systems 製）や FloTrac[TM]（Edwards Lifesciences 製）が用いられている。その他，リチウム希釈法，経食道ドプラー法，インピーダンス心拍出量測定法，部分 CO_2 再呼吸法などもある。

PiCCO plus は経肺的熱希釈法で求めた心拍出量を基準値として利用することで，動脈圧波形解析法での連続心拍出量測定を可能にしたモニターである。測定のためには，注入温度センサー付きの中心静脈カテーテルを留置し，大腿動脈に 4Fr（小児では最小で 3Fr）のサーミスタ付きカテーテルを留置する必要がある。中心静脈カテーテルから冷水を注入し，その温度変化を動脈カテーテルで測定し熱希釈曲線を得る。これから得られた心拍出量で機器を較正することで，動脈圧波形を用いた連続心拍出量測定が可能となる。8 時間に 1 回程度の熱希釈法を用いた再較正が推奨されている[2]。

FloTrac[TM] は，動脈に留置したカテーテルを，専用の動脈圧センサー（FloTrac[TM] センサー）を介して心拍出量測定装置である Vigileo[TM] モニターに接続することで心拍出量を連続的に測定できるため，侵襲の大きさは観血的動脈圧モニタリングと同等である。しかも，外部較正を必要としない点が大きな特徴である[2]。

肺動脈カテーテル（スワン・ガンツカテーテル）の功罪[1]

先端にバルーンが付いて血流に沿って挿入できる肺動脈カテーテル（スワン・ガンツカテーテル）は，X 線透視装置がなくてもカテーテル先端の圧波形を見ながら肺動脈に留置できる（図1）。1970 年に導入されて以来，これまで心不全治療などの集中治療や心臓手術中に血行動態をモニターするために用いられてきた。しかし，静脈穿刺や肺動脈カテーテルの挿入，留置に伴い，ときに重大な合併症が生じることが知られている[3]（表）。さらに，1996 年の Connors ら[4]による 5 つの施設の集中治療室（intensive care unit：ICU）患者 5,735 症例を対象にした調査で，同等の病態の患者で比較をして，ICU 入室後 24 時間以内に肺動脈カテーテルを使用した症例では使用しない症例よりも ICU 在室日数が長く入院医療費が高く死亡率が高かったという結果が得られたことから，肺動脈カテーテルの使用にあたっては重症症例に限定して使用するなどその有用性をよく理解して行うことが求められている。

非心臓手術のための周術期心血管系評価と管理に関する American College of Cardi-

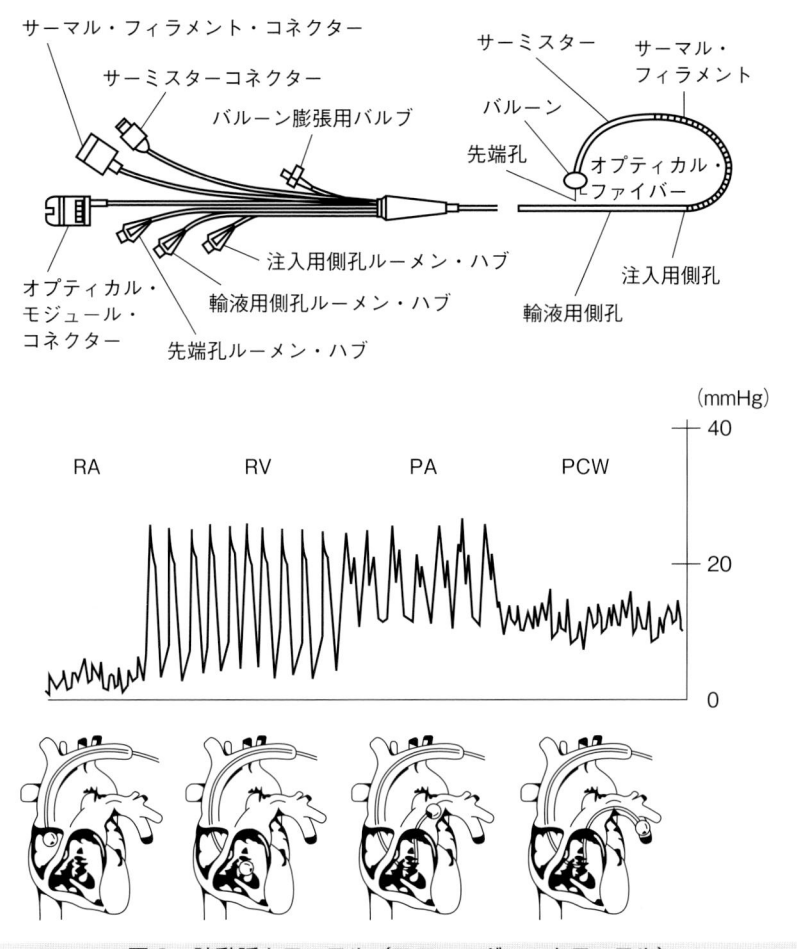

図1 肺動脈カテーテル（スワン・ガンツカテーテル）
図には左鎖骨下静脈を経由してカテーテルが挿入されているが，右内頸静脈から留置することが多い．
（Edwards Lifesciences 資料）
（Rorie DK. 5/Monitoring during cardiovascular surgery. In：Tarhan S, editor. Cardiovascular anesthesia and postoperative care. Chicago：Year Book Medical Publishers；1982. p.55-72より引用）

ology/American Heart Association（ACC/AHA）ガイドライン2007年改訂版[5]においても，肺動脈カテーテルは，患者病態，手術操作（術中術後の体液移動），使用経験の3つをもとに判断すべき（クラスⅡb）で，ルーチンに，特に，血行動態変化について低リスクの場合には，使用すべきでない（クラスⅢ）となっている．

肺動脈カテーテルが予後を改善しなかったことについては，合併症により予後が悪化した，得られた値の評価が適切でなかった，あるいは，正しく評価をしても予後を改善することができなかった，ということが考えられる．

このように，肺動脈カテーテルを日常的に使用することは各種疾患において前向き無作為臨床試験で利益がないと証明されているが，急性心筋梗塞の重症度を理解するうえでのフォレスターの分類[6]（図2）のように，肺動脈カテーテルから得られた情報がこれまで重症症例の血行動態の理解に役立ってきたことも明らかであろう．

表　肺動脈カテーテルの主な合併症

1) 静脈穿刺時
　　血管損傷：動脈誤穿刺→血腫，動静脈瘻
　　気胸，空気塞栓
2) カテーテル挿入操作時
　　不整脈：心室細動
　　右脚ブロック
　　左脚ブロックのある患者での完全房室ブロック
3) カテーテル留置中
　　血栓塞栓症，肺梗塞，感染症，肺動脈損傷（穿孔），カテーテル結節形成，カテーテル縫合

重大な合併症に著者らが経験したものを下線とともに加えた。
合併症の多くは発症頻度が1%未満（著者らが経験した重大なものは0.1%未満）であるが，重大な場合があるので注意が必要である。
（Roizen MF, Berger DL, Gabel RA, et al. Practice guidelines for pulmonary artery catheterization. An updated report by the American Society of Anesthesiologists task force on pulmonary artery catheterization. Anesthesiology 2003；99：988-1014 を参考にして作成）

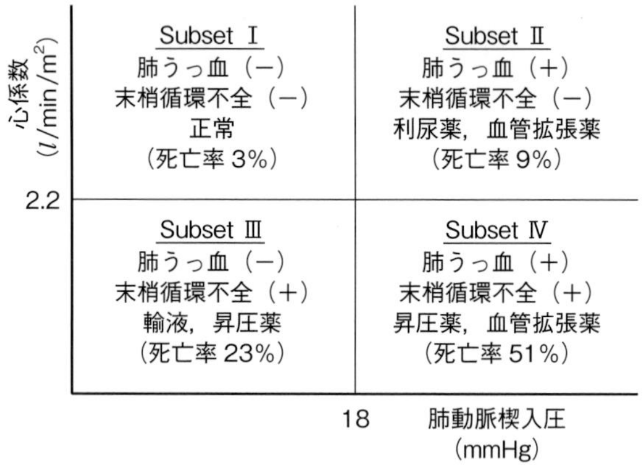

心係数 ($l/min/m^2$)	Subset Ⅰ 肺うっ血（−）末梢循環不全（−）正常（死亡率3%）	Subset Ⅱ 肺うっ血（＋）末梢循環不全（−）利尿薬，血管拡張薬（死亡率9%）
2.2	Subset Ⅲ 肺うっ血（−）末梢循環不全（＋）輸液，昇圧薬（死亡率23%）	Subset Ⅳ 肺うっ血（＋）末梢循環不全（＋）昇圧薬，血管拡張薬（死亡率51%）
		18　肺動脈楔入圧（mmHg）

図2　フォレスターの分類（急性心筋梗塞の病態分類）

フォレスターの分類は，急性心筋梗塞の心機能障害の程度を評価するために用いられ，治療方針を定めるうえで有用である。表には1977年のForresterらの報告における死亡率を示す。
（Forrester JS, Diamond GA, Swan HJC. Correlative classification of clinical and hemodynamic function after acute myocardial infarction. Am J Cardiol 1977；39：137-45 より引用）

　肺動脈カテーテルの過剰使用は慎まなければならないが，肺動脈カテーテルの特徴と合併症のリスクを十分理解したうえで，心原性ショックの重症度評価，肺高血圧症の鑑別診断，重症心不全の治療などにおいて，なお適応がある[7]。

低侵襲心拍出量測定法（動脈圧心拍出量）[1]

　動脈圧心拍出量測定装置FloTrac™は，観血的動脈圧測定ラインを用いて連続的に

心拍出量〔動脈圧心拍出量（arterial pressure-based cardiac output : APCO）〕が測定できる。FloTrac™センサーという専用の動脈圧トランスデューサとVigileo™モニターという本体からなる（図3）。測定原理として動脈圧波形解析法を用いているが，外部較正を必要としない点が特徴である。動脈圧の標準偏差と，年齢，性別，身長，体重を考慮して統計学的処理により得られた係数をかけ合わせることで1回拍出量を算出し心拍出量を表示する（図4）。動脈圧波形を100 Hz（100 beats/sec）の割合でサンプリングし20秒間ごとに算出した標準偏差をもとに，係数が，発売当初は10分ごとに，その後1分ごとに更新されている。心拍出量の算出，更新は20秒または5分ごとに行われる。APCOの信頼性は，肺動脈カテーテルによる間歇的熱希釈法による心拍出量（intermittent cardiac output : ICO）と比較して評価するのが臨床的であり，連続熱希釈法による心拍出量（continuous cardiac output : CCO）と同等以上のものであればよいと考えられ，2つの測定法による値の差の平均値（bias），差の標準偏差（precision）を用いてBland-Altman分析で評価される。また，2つの測定法による心拍出量のprecisionの2倍（2標準偏差：limits of agreement）を平均心拍出量で割った値である％誤差（percentage error）が±30％以内となるのが望ましいとされている。

　APCOの値の信頼性が低下する病態，状況として，不整脈，特に，心房細動，大動脈弁閉鎖不全症，大動脈内バルーンパンピング（intraaortic balloon pumping : IABP）作動中などが挙げられる。これまで，敗血症や肝移植症例など高心拍出量，末梢血管抵

Vigileo™ モニター

FloTrac™ センサー

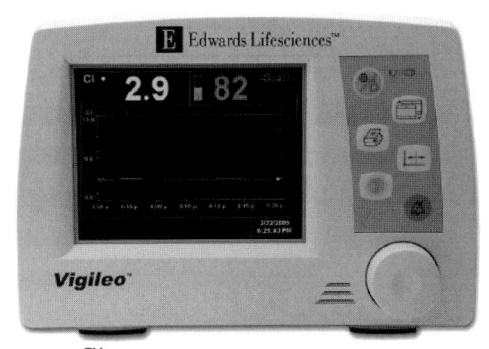

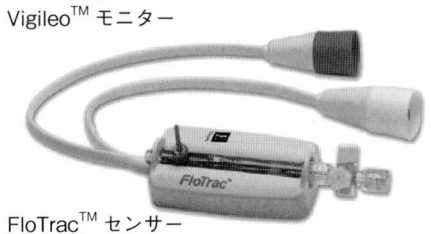

図3　動脈圧心拍出量：システム
動脈ラインより直接的にAPCOなどを連続測定する。
【特徴】
・外部校正を必要としない。
・測定開始時の操作が簡単：年齢，性別，身長，体重の入力，零点調整（ゼロ動脈圧）をするのみ。
・2006年4月より発売開始。

6. 心拍出量モニタリング

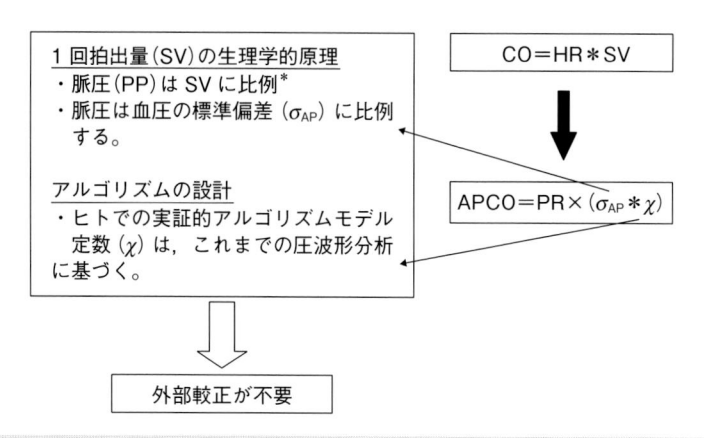

```
┌─────────────────────────────┐     ┌──────────────┐
│ 1回拍出量（SV）の生理学的原理 │     │ CO＝HR＊SV   │
│ ・脈圧（PP）は SV に比例*    │     └──────┬───────┘
│ ・脈圧は血圧の標準偏差（σAP）│            │
│   に比例する。              │            ▼
│                             │     ┌──────────────────────┐
│ アルゴリズムの設計          │     │ APCO＝PR×(σAP＊χ)    │
│ ・ヒトでの実証的アルゴリズム │     └──────────────────────┘
│   モデル定数（χ）は，これまで│
│   の圧波形分析に基づく。    │
└─────────────┬───────────────┘
              ▼
        ┌──────────────┐
        │ 外部較正が不要 │
        └──────────────┘
```

図4 動脈圧心拍出量：原理

CO：心拍出量，HR：心拍数，SV：1回拍出量，APCO：arterial pressure-based cardiac output（動脈圧心拍出量），PR：脈拍数，σAP：血圧の標準偏差の測定による脈圧の評価，χ：圧波形の分析による血管緊張度の評価

(＊：Guyton AC, Hall JE. Arterial pressure pulsations. In：Guyton AC. Textbook of medical physiology. 11th ed. Philadelphia：WB Saunders；2006. p.173-5 より引用)

抗減少状態で値が過小評価される傾向があった。新しいソフトウェア（Ver.3.02）では，高心拍出量状態での改善が期待されている。

1回拍出量の呼吸性変動〔1回拍出量変化量（stroke volume variation：SVV）〕も連続的に表示される。SVV は，輸液に対する1回拍出量の反応性（fluid responsiveness）を10～13％前後を閾値として評価できるといわれている。SVV については，調節呼吸中であることや不整脈がないことが条件となる[8]。

心不全の分類

心不全の分類として，理学所見をもとにしたStevenson/Nohria 分類（図5）と，肺動脈カテーテルから得られた値をもとに分類したフォレスターの分類（図2：前述）がある。

1 Stevenson/Nohria 分類

2002年に Nohria ら[9]により報告されたもので，慢性心不全など日常活動制限のある心不全（NYHA ⅢあるいはⅣ）で，低心拍出に伴う低灌流（末梢循環不全）所見とうっ血所見の有無により臨床徴候から4つの区分（profile A, B, L, C）に分類したものである。低灌流所見の有無を，四肢が冷たい（cold）か温かい（warm）かで分け，うっ血所見の有無を，四肢が乾燥している（dry）か湿っている（wet）かで分けている。低灌流所見としては，脈圧減少，四肢冷感，傾眠傾向，低ナトリウム血症，腎機能悪化などがあり，うっ血所見としては，起坐呼吸，頸静脈圧上昇，浮腫，腹水，肝頸静脈逆流な

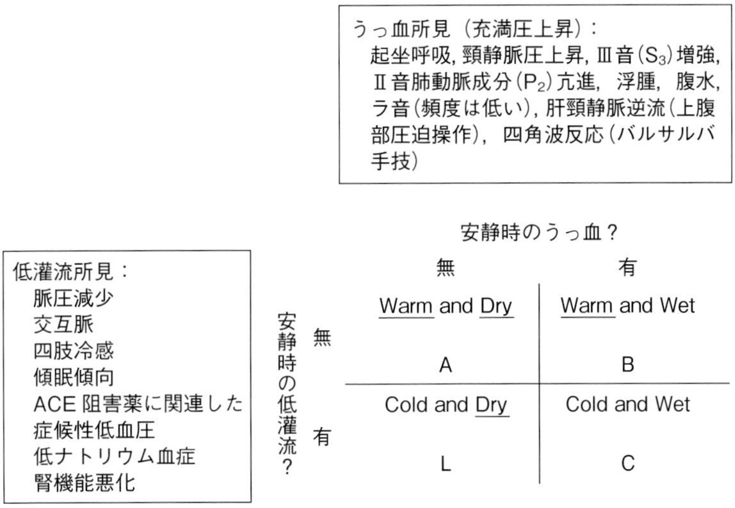

うっ血所見（充満圧上昇）:
　起坐呼吸, 頸静脈圧上昇, Ⅲ音(S_3)増強, Ⅱ音肺動脈成分(P_2)亢進, 浮腫, 腹水, ラ音（頻度は低い）, 肝頸静脈逆流（上腹部圧迫操作）, 四角波反応（バルサルバ手技）

低灌流所見:
　脈圧減少
　交互脈
　四肢冷感
　傾眠傾向
　ACE 阻害薬に関連した症候性低血圧
　低ナトリウム血症
　腎機能悪化

安静時のうっ血?

	無	有
安静時の低灌流? 無	Warm and Dry A	Warm and Wet B
安静時の低灌流? 有	Cold and Dry L	Cold and Wet C

図5　Stevenson/Nohria 分類
"血行動態プロファイルの2分間臨床評価"と表現され, 問診や身体所見に基づく臨床徴候で心不全患者の病態を短時間で評価できる.
（Nohria A, Lewis E, Stevenson LW. Medical management of advanced heart failure. JAMA 2002；287：628-40 および加藤真帆人. 徹底ガイド　心不全 Q & A　Ⅲ救急外来から入院, 1. 病態・血行動態をどのように把握するか? Q10. Stevenson/Nohria 分類：warm or cold の把握. 救急・集中治療 2010；22：61-6 より引用）

どがある. 治療目標は, 低灌流 (cold) に対しては強心薬により, うっ血 (wet) に対しては利尿薬により改善して profile A (dry and warm) に導くことである.

2 フォレスターの分類

　左室機能不全によって生じる低心拍出に伴う末梢循環不全と肺うっ血の有無により4つの区分 (subset Ⅰ, Ⅱ, Ⅲ, Ⅳ) に分類している. スターリング曲線と重ね合わせて, 横軸に心筋線維の長さに対応して肺動脈楔入圧を, 縦軸に心筋収縮力に対応して心係数を当てはめて, 肺動脈楔入圧が 18mmHg を境に, 心係数を 2.2 l/min/m² を境に区分している.
　右房圧と肺動脈楔入圧の値が解離する "L-R mismatch[10]" が存在するときに, 臨床所見のみで評価する Stevenson/Nohria 分類では判断を誤ることになるため, 肺動脈カテーテルによるフォレスターの分類などのような評価は必要となる.

■参考文献

1) 瀬尾勝弘. 徹底ガイド　心臓麻酔 Q & A　Ⅱモニタリング, Q5　血行動態モニタリング. 麻酔科学レクチャー 2009；1：813-20.
2) 石川晴士. 低侵襲心拍出量モニター―原理, 有用性, 使用上の注意について―. 臨床麻酔 2009；3 臨時増刊：385-97.
3) Roizen MF, Berger DL, Gabel RA, et al. Practice guidelines for pulmonary artery cath-

eterization. An updated report by the American Society of Anesthesiologists task force on pulmonary artery catheterization. Anesthesiology 2003 ; 99 : 988-1014.
4) Connors AF Jr, Speroff T, Dawson NV, et al. The effectiveness of right heart catheterization in the initial care of critically ill patients : SUPPORT Investigators. JAMA 1996 ; 276 : 889-97.
5) Fleisher LA, Beckman JA, Brown KA, et al. ACC/AHA 2007 Guidelines on perioperative cardiovascular evaluation and care for noncardiac surgery : A report of the American College of Cardiology/American Heart Association task force on practice guidelines (Writing committee to revise the 2002 guidelines on perioperative cardiovascular evaluation for noncardiac surgery). Circulation 2007 ; 116 : e418-99.
6) Forrester JS, Diamond GA, Swan HJC. Correlative classification of clinical and hemodynamic function after acute myocardial infarction. Am J Cardiol 1977 ; 39 : 137-45.
7) Chatterjee K. The Swan-Ganz catheters : Past, present, and future. A viewpoint. Circulation 2009 ; 119 : 147-52.
8) 瀬尾勝弘. 動脈圧波形心拍出量モニタリング：1. フロートラック™とSVV. 麻酔2009 ; 58 : 838-47.
9) Nohria A, Lewis E, Stevenson LW. Medical management of advanced heart failure. JAMA 2002 ; 287 : 628-40.
10) 加藤真帆人. 徹底ガイド 心不全Q＆A Ⅲ救急外来から入院, 1. 病態・血行動態をどのように把握するか？ Q10. Stevenson/Nohria 分類：warm or cold の把握. 救急・集中治療 2010 ; 22 : 61-6.

（瀬尾　勝弘）

IV. 循環モニタリング

7 血液生化学マーカー

はじめに

心疾患の血液生化学マーカー（バイオマーカー）としては，動脈硬化は炎症であるという概念からC反応性タンパク（C-reactive protein：CRP）が注目され，急性冠症候群（acute coronary syndrome：ACS）においては心筋傷害・壊死のマーカーが分類のうえで重要で，さらには，心不全での診断，病態把握，重症度評価，予後予測などにおける神経体液性因子の有用性が認められてきている．

血液生化学マーカーの種類

表1に心疾患の病態ごとに主な血液生化学マーカーを示す．

臨床で代表的な血液生化学マーカーとしては，心筋傷害・壊死のマーカーが挙げられる．

ACSでST上昇を伴わない場合に，急性心筋梗塞と不安定狭心症の区別はトロポニン陽性であるかどうかなどで判定される．

心不全と関係する神経体液性因子として脳性ナトリウム利尿ペプチド（brain natriuretic peptide：BNP）とN末端 pro BNP（NT-pro BNP）が注目されている[1]．

これまで，炎症のマーカーとしてのみ考えられていたCRPが，動脈硬化を慢性炎症

表1 心疾患の主な血液生化学マーカー

病態	血液生化学マーカー
心筋傷害（心筋壊死）	CK-MB，トロポニンT，I（最近では，高感度トロポニンT），H-FABP，ミオグロビン
心不全	BNP，NT-pro BNP
炎症マーカー	高感度CRP，IL-6

CK-MB：クレアチンキナーゼ心筋分画，H-FABP：心臓型脂肪酸結合タンパク，BNP：脳性ナトリウム利尿ペプチド，NT-pro BNP：N末端 pro BNP，CRP：C反応性タンパク，IL-6：インターロイキン-6

としてとらえる観点から，心血管疾患の予測因子として用いられてきている．この際，従来のCRP測定範囲以下の高感度CRPがその指標として用いられる[2]．

ACS[3]

虚血性心筋傷害では，まず，クレアチンキナーゼ（CK），ミオグロビン，心臓型脂肪酸結合タンパク（heart-type fatty acid-binding protein：H-FABP）などの細胞質可溶性分画タンパクが血中に遊出し，さらに不可逆的な崩壊まで進めば筋原線維が分解され，ミオシン軽鎖，トロポニンなどの構造タンパクの遊出が起こる．したがって，急性心筋梗塞ではミオグロビンとH-FABPが最も早期（2時間以内）に上昇し，早期診断に優れている．

ミオグロビンの場合，約10時間でピークに達し，24～48時間で基準値に戻る．しかし，心筋特異性が低いため，骨格筋傷害を除外しなければならない．

CKには，CK-MM（筋サブユニット），CK-MB（筋と脳サブユニット），CK-BB（脳サブユニット）およびミトコンドリアCKの少なくとも4種類のサブユニットが存在し，このうちクレアチンキナーゼ心筋分画（CK-MB）は心筋に多量に存在するため，心筋梗塞の特異的マーカーとして測定されている．急性心筋梗塞は発症後数時間で基準値を超えて上昇し，16～20時間後にピークとなり，4～5日で基準値に戻る．CK-MBの割合が総活性の10％以上のときは心筋梗塞が強く疑われる[4]．

ACSの診断において，血液生化学マーカーとして，CK-MBとトロポニンが重要である．

ACSは，心電図変化によりST上昇型ACS（多くは急性心筋梗塞）と非ST上昇型ACS/不安定狭心症，虚血性心臓突然死に分類される[5]（図1）．不安定狭心症は，ACSの中でトロポニン，CK-MBなどの心筋逸脱酵素の上昇を認めないものであり，非ST上昇型急性心筋梗塞との違いは虚血傷害の程度で決まる．

急性心筋梗塞の診断としては，世界保健機構（World Health Organization：WHO）の定義（1979年）では，典型的な胸痛，心筋逸脱酵素であるCK-MBの2倍以上の上昇，異常Q波を含む典型的な心電図変化のうち2つの組み合わせであったが，2000年のヨーロッパ心臓病学会（European Society of Cardiology：ESC）とアメリカ心臓病学会（American College of Cardiology：ACC）の合同委員会による再定義が行われ，心筋壊死の生化学マーカーの上昇下降に伴う冠動脈インターベンションや急性心筋梗塞の病理所見が加えられている[6,7]（図2）．

1 ACSにおける血液生化学マーカー[4,8〜10]

a．トロポニンT[11,12]

トロポニンTは分子量37 kDの心筋調節タンパクの一つであり，心筋細胞内で約

```
                    急性冠症候群（ACS）
                    ┌─────────┴─────────┐
              ST上昇型 ACS           非 ST 上昇型 ACS
                                           │
                                    非 ST 上昇型
                                    急性心筋梗塞
                ┌──────────────────┬──────────┘
          急性心筋梗塞                      不安定狭心症
        Q波梗塞 │ 非Q波梗塞              トロポニン（−）
          トロポニン（＋）
```

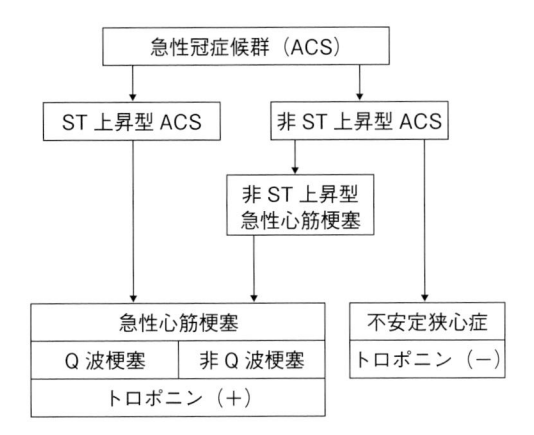

図1　ACS の分類

（小川崇之，吉村道博．急性冠症候群の分類とリスク層別．救急医学　2009；33：135-9 および Alpert JS, Thygesen K, Antman E, et al. Myocardial infarction redifined: A consensus document of The Joint European Society of Cardiology/ American College of Cardiology Committee for the redefinition of myocardial infraction. J Am Coll Cardiol 2000；36：959-69 より引用）

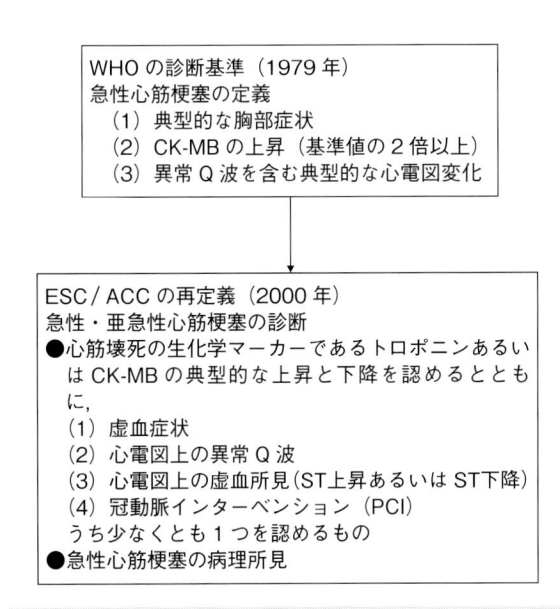

```
┌─────────────────────────────────┐
│ WHO の診断基準（1979 年）        │
│ 急性心筋梗塞の定義               │
│   (1) 典型的な胸部症状           │
│   (2) CK-MB の上昇（基準値の2倍以上）│
│   (3) 異常 Q 波を含む典型的な心電図変化│
└─────────────────────────────────┘
                  │
                  ▼
┌─────────────────────────────────┐
│ ESC / ACC の再定義（2000 年）    │
│ 急性・亜急性心筋梗塞の診断       │
│ ●心筋壊死の生化学マーカーであるトロポニンあるい│
│  は CK-MB の典型的な上昇と下降を認めるととも │
│  に，                            │
│   (1) 虚血症状                   │
│   (2) 心電図上の異常 Q 波        │
│   (3) 心電図上の虚血所見(ST上昇あるいは ST下降)│
│   (4) 冠動脈インターベンション（PCI）│
│  うち少なくとも1つを認めるもの   │
│ ●急性心筋梗塞の病理所見          │
└─────────────────────────────────┘
```

図2　ACS の定義

CK-MB：クレアチンキナーゼ心筋分画，ESC：ヨーロッパ心臓病学会，ACC：アメリカ心臓病学会

（小川崇之，吉村道博．急性冠症候群の分類とリスク層別．救急医学 2009；33：135-9 より引用）

94％は筋原線維構造タンパクの一部を構成し，残り約6％は細胞質に可溶性分画として存在する．トロポニン複合体は，トロポニンC（カルシウムが結合する），トロポニンI（アクチンと結合し，アクチン・ミオシン相互作用を抑制），トロポニンT（トロポミ

オシンと結合）の3種類のサブユニットから構成され，横紋筋の収縮を調節する（図3）。

トロポニンTはST上昇型心筋梗塞で二峰性を示す。トロポニンTは，ST上昇型心筋梗塞では，小梗塞でも発症後3時間で上昇し，ピークは12～18時間後である（図4）。発症後3時間以内の超急性期の診断感度はミオグロビンやH-FABPに劣るが，心筋特

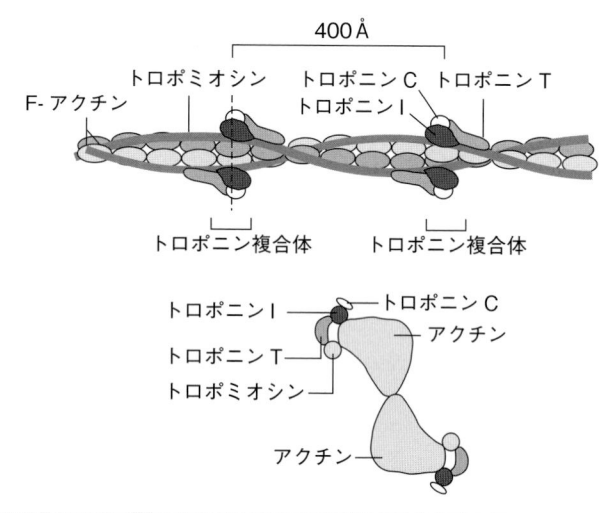

図3 心筋の細いフィラメントの構造

（Braunwald E. Normal and abnormal myocardial function. In：Kasper DL, et al, editors. Harrison's principle of internal medicine. 16th ed. New York：McGraw-Hill；2005. p.1358-67 および城宝秀司．正常な心機能と異常な心機能．ハリソン内科学．第2版．東京：メディカル・サイエンス・インターナショナル；2006. p.1415-24 より引用）

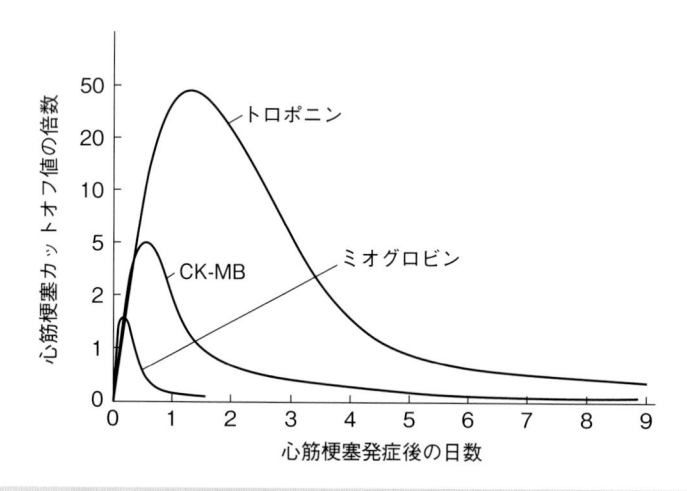

図4 急性心筋梗塞発症後の血液生化学マーカーの推移

急性心筋梗塞発症後の血液生化学マーカーの時間的経過を示す。
CK-MB：クレアチンキナーゼ心筋分画

（清野精彦．急性冠症候群におけるバイオマーカーの意義．Heart View 2009；13：587-93 および Jaffe AS, Babuin L, Apple FS. Biomarkers in acute cardiac disease：the present and the future. J Am Coll Cardiol 2006；48：1-11 より引用）

異性が高い。心筋傷害・壊死マーカーとして，従来のWHO診断基準では，クレアチンキナーゼ最高値が正常上限値の2倍以上の場合には非ST上昇型心筋梗塞，2倍未満であれば不安定狭心症と診断されていた。しかし，不安定狭心症でほかのマーカーでは心筋壊死を認めない症例の約30％で，発作早期にトロポニンTの上昇が認められることから，これを微小心筋傷害（minor myocardial damage：MND）と表現されている。

腎機能障害以外ではトロポニンIとTは同等の臨床的情報を提供する。トロポニンの上昇パターンによって，急性の変化か過去の現象や慢性の上昇かが区別される。初期の検体で上昇が見られたときに，再梗塞が疑われた場合や慢性の上昇が生じうる末期腎不全の症例では，この考えが重要である。末期腎不全症例の30～70％でトロポニンTが上昇しているのに対し，トロポニンIは＜5％で上昇しているのみである。腎機能障害で，クレアチニンクリアランスによらず，基準値を超えている症例では死亡や心筋梗塞の頻度が高い。したがって，腎機能障害の有無にかかわらず，血中トロポニン高値は心筋傷害を示していると考えるべきといわれている。

虚血による心筋傷害以外でトロポニンが上昇する疾患としては，心筋炎，心不全，急性肺血栓塞栓症などがある。

トロポニンT全血迅速診断法として，トロップTセンシティブ（ロシュ・ダイアグノスティックス）では，15分で異常（陽性＞0.10 ng/ml）が判定でき，カーディアックリーダー（ロシュ・ダイアグノスティックス）では，トロポニンTが全血で迅速に定量測定可能である。

高感度トロポニンTの測定が可能となり，従来（＞0.01 ng/ml）よりも微量な濃度（＞0.003 ng/ml）を測定できるようになった。ACSでは通常0.1 ng/ml以上を異常値とするのに対し慢性心不全では0.01 ng/ml以上を異常値とされている。

b. H-FABP

H-FABPは，心筋細胞質に比較的豊富に存在する分子量15 kDaの小分子タンパクであり，遊離脂肪酸の細胞内輸送に関与する低分子可溶性タンパクである。

心筋虚血に伴う心筋細胞傷害時にCKやCK-MBに先駆けて発症1～2時間以内にすみやかに血中へ逸脱し，5～10時間でピークに達し，ミオグロビンと同様の鋭敏な遊出動態を示す。

H-FABP全血迅速診断法（ラピチェック®，大日本住友製薬）では，発症2時間以内の超急性期心筋梗塞の診断が可能になるが，トロポニンTに比べ特異度に劣る。

血液滴下後正確に15分の時点で判定することも重要で，15分を過ぎた時点で判定した場合，反応が進行して偽陽性を呈することに注意しなければならない。

H-FABPは，超急性期心筋梗塞の除外診断（陰性ならば急性心筋梗塞ではないといえる）にきわめて有用である。

心不全

1 ナトリウム利尿ペプチド[4]

a. 心房性ナトリウム利尿ペプチド（atrial natriuretic peptide：ANP）

ANPは主として心房から分泌されるアミノ酸28個からなるホルモンで，強力なナトリウム利尿作用，血管拡張作用を有し，その分泌は主として心房筋の伸展による。心不全に伴い，心室でも合成が亢進し，血漿ANP濃度が上昇する。

b. BNP

BNPは主として心室から分泌される32個のアミノ酸からなり，ANPと同じく，ナトリウム利尿作用，血管拡張作用を有し，心室の負荷により分泌が亢進する。

2 心不全の血液生化学マーカーとしてのBNPとNT-pro BNP[10)12]

B型ナトリウム利尿ペプチド前駆体であるpro BNPは108個のアミノ酸からなり，タンパク分解酵素により32個のアミノ酸からなる生理活性のあるBNPと76個のアミノ酸からなる生理活性を有しないNT-pro BNPに分けられる。BNPとNT-pro BNPは，pro BNPとともに血流に放出される[13]（図5）。BNPとNT-pro BNPの血中半減期は，それぞれ約20分と約120分である。

BNPの基準値は18.9 pg/ml以下であるが，100 pg/mlでは心不全は否定的で，500 pg/mlを超える場合は心不全の可能性がきわめて高いと判断される。BNP値は，高齢者，女性，腎不全症例で高く，貧血，左室肥大があると高く，肥満があると低くなる。病態識別値（カットオフ値）[14]としては，収縮機能障害では100 pg/ml，推定糸球体濾過率（glomerular filtration rate：GFR）が60 ml/min未満の症例での心不全診断

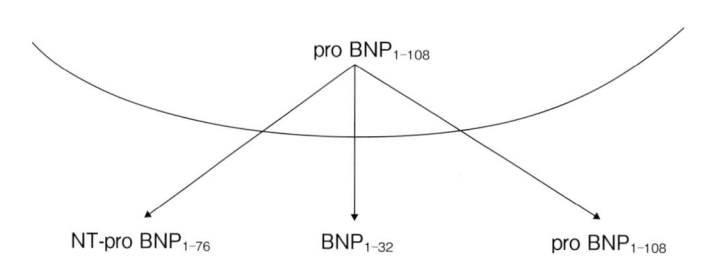

図5 BNP

BNP：脳性ナトリウム利尿ペプチド，NT-pro BNP：N末端pro BNP
〔Martinez-Rumayor A, Richards AM, Burnett JC, et al. Biology of natriuretic peptides. Am J Cardiol 2008；101（3A）：3-8より一部改変引用〕

表2 感度，特異度，陽性予測率の計算

	疾患あり	疾患なし
検査陽性	a	b
検査陰性	c	d

有病率 $= (a + c)/(a + b + c + d)$

感　度 $= a/(a + c)$
特異度 $= d/(b + d)$

偽陽性率 $= b/(b + d)$
偽陰性率 $= c/(a + c)$

陽性予測率 $= a/(a + b)$
陰性予測率 $= d/(c + d)$

〔林　直人．心血管疾患診療のエクセレンス．検診（健診・人間ドック）の結果のみかたと対処．日本医師会雑誌 2008；137：S302-5 より引用〕

には 200 pg/ml，拡張機能障害では 62 pg/ml という値が示されている。

NT-pro BNP では，50 歳未満で 450 pg/ml，50 歳以上で 900 pg/ml 以上で心不全の可能性が高く，300 pg/ml 未満では 99％の陰性予測率（表2）[14]で心不全は否定される。右心不全，敗血症，容量負荷，脳卒中，左室肥大でも高値になる。

腎機能低下症例においては，NT-pro BNP は BNP より強く影響を受け高値になる。

BNP が，重症度評価，治療効果判定，予後予測に有用かどうかについては，慢性心不全症例において，治療後の BNP が予後および心事故発生の予測因子で，そのカットオフ値は 240 pg/ml といわれている。また，退院時の BNP や NT-pro BNP が高値であると，有意に再入院率や死亡率が高いことも報告されている。

3 CRP[2)10)]

CRP は，肝臓で産生される急性反応性タンパクである。インターロイキン-6 により刺激される。動脈硬化を慢性炎症としてとらえ，3 mg/dl を超えるか 1 mg/dl 未満かで心血管疾患の予測因子としての有用性が検討されている。従来の CRP 測定範囲以下の高感度 CRP がその指標として用いられる。

周術期予後予測における血液生化学マーカーの有用性

ACS や心不全の予後予測において血液生化学マーカーの有用性が報告されていることから，周術期においても心血管系の予後を予測するうえでのトロポニン，BNP，CRP の意義についての検討が行われている。

2009 年には，心臓手術症例 224 症例を対象にして，周術期のトロポニン I，BNP，

CRPと術後12カ月以内に発生した心大事故との関連を調査した報告[15]が行われている。血液生化学マーカーの測定は，術前日，手術終了後，術後6，24，120時間に行い，心大事故として，重篤な心室性不整脈，心筋梗塞，うっ血性心不全，冠血行再建の必要，または，心臓死と定義している。結果は，CRP上昇〔＞180 mg/l（18 mg/dl）〕，トロポニンI上昇（＞3.5 ng/ml），BNP上昇（＞880 pg/ml）は，心大事故のそれぞれ独立した予測因子であり，心臓手術後の長期的な不良な心予後のリスク評価に有用であると結論づけている。

BNPについても，非心臓手術術前の測定が予後評価に役立つかが検討されている。合わせて4,856症例を対象とする15の論文のメタ分析（meta-analysis）を行い，BNPとNT-pro BNP上昇が，死亡率と重大心血管事故（major adverse cardiac events：MACE，心臓死または非致死的心筋梗塞）を予測するうえで有用かどうかを検討した報告[16]がある。研究の最終評価項目（endpoint）は，短期（術後43日以内）と長期（6カ月以降）のMACE，全死亡，心臓死としている。結果は，術前のBNPとNT-pro BNP上昇はどちらも短期のMACE，全死亡，心臓死のリスクの増加と関連し，BNP上昇は，長期のMACEと全死亡のリスクの増加とも関連していた。

まとめ

血液生化学マーカーは，ACSや心不全などの心血管疾患の重症度評価，治療効果判定，予後予測における有用性について，高感度トロポニンT，高感度CRPを含め，検討が行われている。

今後，心臓手術，非心臓手術のいずれにおいても，周術期の血液生化学マーカーの測定により，術後短期および長期の重大な心血管事故発生を予測することができ，治療による改善効果が得られることが期待される。

■参考文献

1) 岡崎史子，吉村道博．心不全のバイオマーカーから病態を診断する．Heart View 2009；13：595-9.
2) 本郷賢一，吉村道博．心血管疾患診療のエクセレンス．心血管疾患のバイオマーカー最前線．日本医師会雑誌 2008；137：S327-8.
3) 瀬尾勝弘．周術期の急性冠症候群．槇田浩史編．For Professional Anesthesiologist 心肺蘇生．東京：克誠堂出版；(印刷中)．
4) 倉林正彦，富田智之．心血管疾患診療のエクセレンス．血液検査．日本医師会雑誌 2008；137：S89-92.
5) 角田 等，小川久雄．急性冠症候群．救急・集中治療 2008；20：603-7.
6) 小川崇之，吉村道博．急性冠症候群の分類とリスク層別．救急医学 2009；33：135-9.
7) Alpert JS, Thygesen K, Antman E, et al. Myocardial infarction redifined：A consensus document of The Joint European Society of Cardiology/American College of Cardiology Committee for the redefinition of myocardial infraction. J Am Coll Cardiol 2000；36：959-69.
8) 清野精彦．生化学マーカー．救急医学 2009；33：155-60.

9) 清野精彦. 急性冠症候群におけるバイオマーカーの意義. Heart View 2009 ; 13 : 587-93.
10) Jaffe AS, Babuin L, Apple FS. Biomarkers in acute cardiac disease. The present and the future. J Am Coll Cardiol 2006 ; 48 : 1-11.
11) Braunwald E. Normal and abnormal myocardial function. In : Kasper DL, et al, editors. Harrison's principle of internal medicine. 16th ed. New York : McGraw-Hill ; 2005. p.1358-67.
   城宝秀司. 正常な心機能と異常な心機能. ハリソン内科学. 第2版. 東京 : メディカル・サイエンス・インターナショナル ; 2006. p.1415-24.
12) 義久精臣, 小林 淳, 竹石恭知. III 救急外来から入院. 1. 病態・血行動態をどのように把握するか？ Q12 血液マーカー. 救急・集中治療 2010 ; 22 : 72-8.
13) Martinez-Rumayor A, Richards AM, Burnett JC, et al. Biology of natriuretic peptides. Am J Cardiol 2008 ; 101 (3A) : 3-8.
14) 林 直人. 心血管疾患診療のエクセレンス. 検診（健診・人間ドック）の結果のみかたと対処. 日本医師会雑誌 2008 ; 137 : S302-5.
15) Fellahi J-L, Hanouz J-L, Le Manach Y, et al. Simultaneous measurement of cardiac troponin I, B-type natriuretic peptide, and C-reactive protein for the prediction of long-term cardiac outcome after cardiac surgery. Anesthesiology 2009 ; 111 : 250-7.
16) Ryding AD, Kumar S, Worthington AM, et al. Prognostic value of brain natriuretic peptide in noncardiac surgery. Anesthesiology 2009 ; 111 : 311-9.

（瀬尾　勝弘）

V

経食道心エコー法

はじめに

　心臓超音波法の発展は，周術期循環管理の向上に大きく寄与してきた。とりわけ経食道心エコー法（transesophageal echocardiography：TEE）の役割は重要で，術中使用が普及した今日では心臓手術における必須のモニターとなりつつある。本章では，TEEから得ることのできる周術期管理全般に必要な心臓の形態学的情報や機能的情報について解説する。

TEEの特徴

　周術期管理におけるTEEの最大の特徴は，診断ツールであるとともに監視ツールとして使用することができる点にある。超音波法の長所により，心臓の形態情報だけでなく動きの情報や血流情報をリアルタイムに得ることができ，CTやMRIの情報が静止画であるのと大きく異なっている。また，被曝の危険性がないため検査室を離れ，手術室や集中治療室（intensive care unit：ICU）などさまざまな場所で使用することができる点も有利である。さらに，同様に超音波法を用いる経胸壁心エコー法と比較した場合，探触子が食道内にあるため，手術中など処置や手技を妨げることなく観察が行える点は監視ツールとしての役割に寄与している（表1）。一方，TEEの短所も理解しておかなければならない。まずは，超音波法であるがゆえに，骨性分や石灰化，空気など超音波を透過しない媒介によって描出困難な部分が生じる。また，食道や胃内にある探触子と観察対象との位置関係は個体により規定され，その自由度には限界がある。さらに，プローブ挿入は半侵襲的な操作であり覚醒中の症例ではある程度の負担がかかる検査となる[1]。人工呼吸中の症例においても，プローブ挿入に伴う循環変動や食道損傷など合併症に注意が必要である[2,3]。こうした長所，短所を踏まえて，心臓手術にかぎらず，心疾患症例の非心臓手術，集中治療症例など周術期循環管理に使用される機会が増加している。従来，二次元情報であったTEEの情報は，近年，技術の進歩により三次元情報としてリアルタイムに得られるようになり，ますますその活躍の場を拡大しそうである[4]。

表1　周術期循環管理におけるTEEの長所と短所

長所	短所
・動きや血流情報を得られる	・空気や骨などが介在すると描出できない
・リアルタイムの情報が得られる	・食道，胃から走査できる範囲に限界がある
・ベッドサイドで使用できる	・プローブ挿入は半侵襲的である（食道損傷，循環変動など）
・手術など手技を妨げずに観察できる	・上部消化管病変では禁忌
・人工呼吸の影響を受けにくい	

TEE の基本断面

TEE で使用する検査モード（表2）は，経胸壁心エコーと同様でそれぞれのモードを組み合わせて評価を行っていく。現在は，多くの施設でプローブの先端についた振動子が回転して走査面を切り替えることのできるマルチプレーン TEE を使用するようになっている（図1）。1999 年に出された American Society of Echocardiography（ASE）

表2　TEE の基本検査法と得られる情報

検査法	情報	計測
断層法（B モード）	形態，動き，組織性状	距離，面積
M モード	動き（経時的変化）	距離，速度
カラードプラー法	血流（方向，分布，流速）	距離，面積
パルスドプラー法（PW モード）	血流（特定部位での速度）	速度，時相分析
連続波ドプラー法（CW モード）	血流（一走査線上の速度）	速度，時相分析

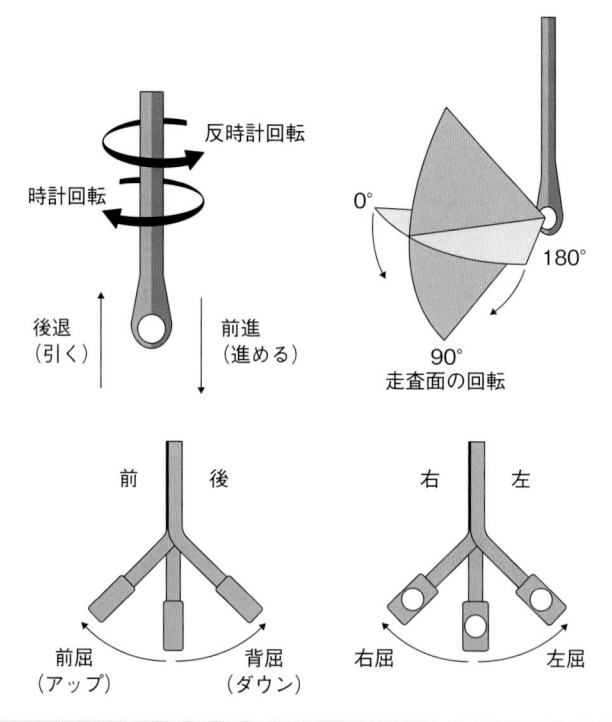

図1　TEE プローブの基本操作

走査面 0°による描出を横走査，90°による描出を縦走査と呼ぶ。
（Shanewise JS, Cheung AT, Aronson S, et al. ASE/SCA Guidelines for performing a comprehensive intraoperative multiplane transesophageal echocardiography examination：Recommendations of the American Society of Echocardiography Council for intraoperative echocardiography and the Society of Cardiovascular Anesthesiologists task force for certification in perioperative transesophageal echocardiography. Anesth Analg 1999；89：870-84 より改変引用）

およびSociety of Cardiovascular Anesthesiologists（SCA）によるTEEの周術期使用ガイドライン[5]もマルチプレーンTEEについて解説している。ここで推奨されている20の断面（図2）は観察の基本として習得したいところである。ガイドラインでは探触子を置く深さの目安を上部食道（upper esophageal：UE, 門歯から25 cm程度）, 中部食道（mid esophageal：ME, 30～40 cm程度）, 経胃（transgastric：TG, 40～45 cm程度）および深部経胃（deep transgastric：deep TG, 50 cm程度）の4つに分けている。加えてマルチプレーン走査面のおおよその角度が表記されている。TEEの基本操作については図1を参照してもらいたい。以下に各部の基本断面を解説する。

a. 中部食道四腔像　b. 中部食道二腔像　c. 中部食道長軸像　d. 経胃中部短軸像

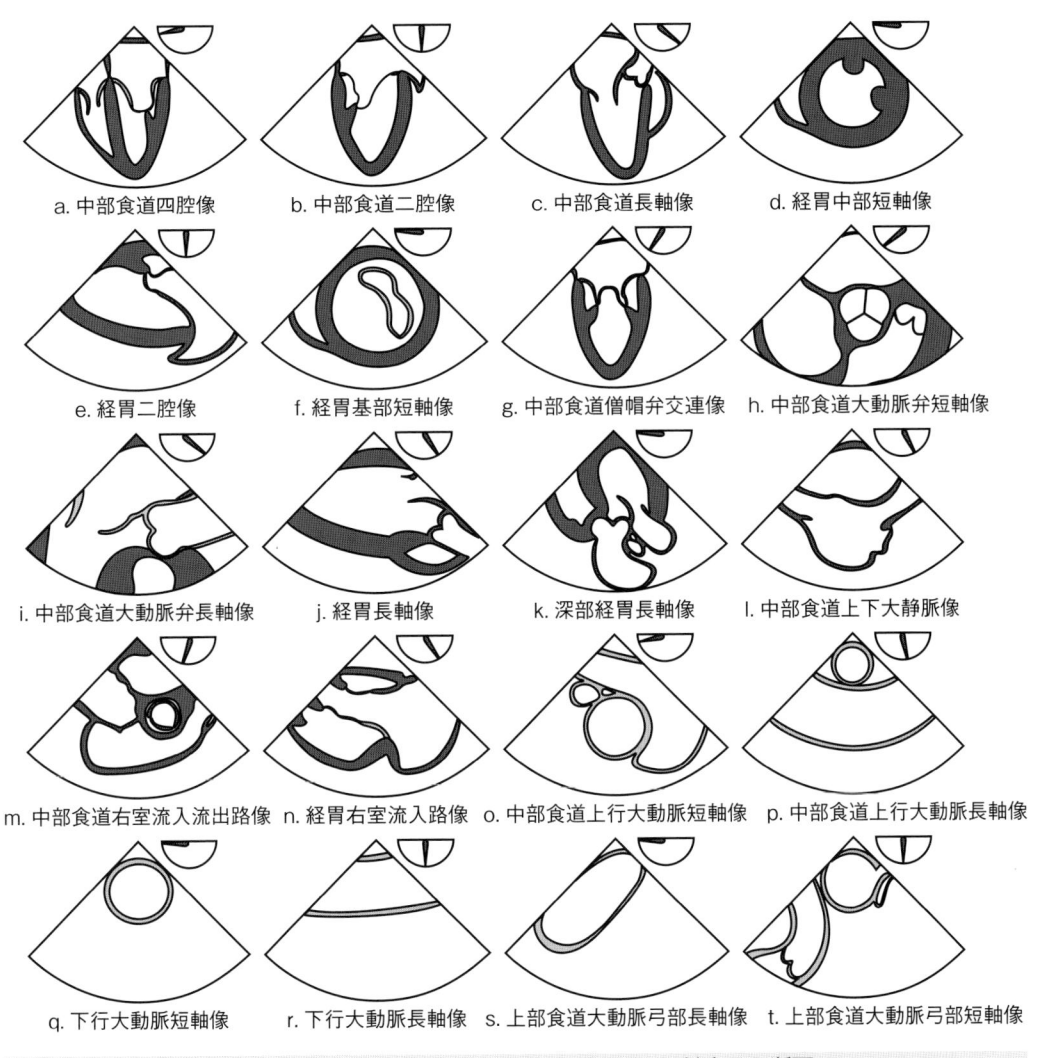

e. 経胃二腔像　f. 経胃基部短軸像　g. 中部食道僧帽弁交連像　h. 中部食道大動脈弁短軸像

i. 中部食道大動脈弁長軸像　j. 経胃長軸像　k. 深部経胃長軸像　l. 中部食道上下大静脈像

m. 中部食道右室流入流出路像　n. 経胃右室流入路像　o. 中部食道上行大動脈短軸像　p. 中部食道上行大動脈長軸像

q. 下行大動脈短軸像　r. 下行大動脈長軸像　s. 上部食道大動脈弓部長軸像　t. 上部食道大動脈弓部短軸像

図2　ASE/SCAガイドラインによるTEEの基本20断面

(Shanewise JS, Cheung AT, Aronson S, et al. ASE/SCA Guidelines for performing a comprehensive intraoperative multiplane transesophageal echocardiography examination：Recommendations of the American Society of Echocardiography Council for intraoperative echocardiography and the Society of Cardiovascular Anesthesiologists task force for certification in perioperative transesophageal echocardiography. Anesth Analg 1999；89：870-84 より改変引用)

1 左心室

　基本となる断面は，走査面0°で食道から左房を介して心臓を見下ろした長軸像として描出される中部食道四腔像（ME four chamber view，図2-a）である。この断面で心室中隔，側壁，心尖部の観察を行い走査面を約90°回転すると，前壁，後壁，心尖部を観察する中部食道二腔像（ME two chamber view，図2-b）が描出できる。左室の短軸像は探触子を胃内に進め前屈をかけることで得られる経胃中部短軸像（TG mid short-

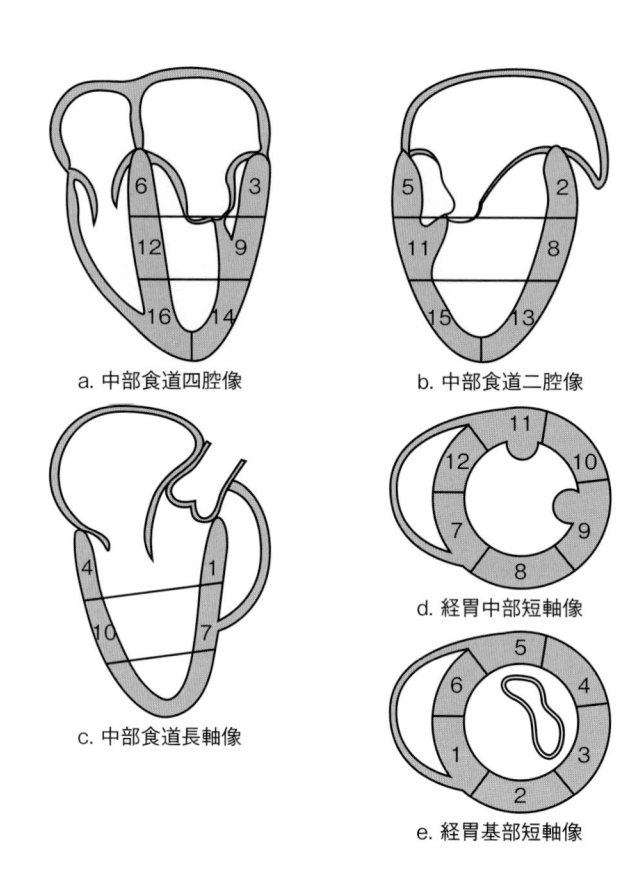

a. 中部食道四腔像

b. 中部食道二腔像

c. 中部食道長軸像

d. 経胃中部短軸像

e. 経胃基部短軸像

Basal segments
 1：Basal anteroseptal
 2：Basal anterior
 3：Basal lateral
 4：Basal posterior
 5：Basal inferior
 6：Basal septal

Mid segments
 7：Mid anteroseptal
 8：Mid anterior
 9：Mid lateral
10：Mid posterior
11：Mid inferior
12：Mid septal

Apical segments
13：Apical anterior
14：Apical lateral
15：Apical inferior
16：Apical septal

図3　ASE/SCA ガイドラインによる左室の16セグメントモデル
（Shanewise JS, Cheung AT, Aronson S, et al. ASE/SCA Guidelines for performing a comprehensive intraoperative multiplane transesophageal echocardiography examination：Recommendations of the American Society of Echocardiography Council for intraoperative echocardiography and the Society of Cardiovascular Anesthesiologists task force for certification in perioperative transesophageal echocardiography. Anesth Analg 1999；89：870-84 より改変引用）

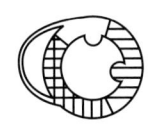

図4 左室断面における典型的な冠動脈灌流領域

▦：左前下行枝領域，☰：左回旋枝領域，□：右冠動脈領域

(Shanewise JS, Cheung AT, Aronson S, et al. ASE/SCA Guidelines for performing a comprehensive intraoperative multiplane transesophageal echocardiography examination : Recommendations of the American Society of Echocardiography Council for intraoperative echocardiography and the Society of Cardiovascular Anesthesiologists task force for certification in perioperative transesophageal echocardiography. Anesth Analg 1999 ; 89 : 870-84 より改変引用)

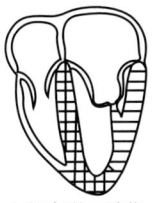

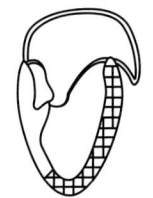

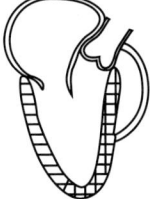

axis view, 図2-d）で描出でき，探触子の深さを調節することで基部basalレベル，中部midレベルおよび心尖部apicalレベルを観察する（図3）。ASE/SCAガイドラインでは，中部食道二腔像からさらに走査面を150°くらいまで回転させて得られる中部食道長軸像（ME long-axis view, 図2-c）を併せて用いることによって，左心室を16のセグメントに分割してとらえることを推奨している（図3）。各セグメントの壁運動と冠動脈の灌流支配の関係（図4）を意識して観察することが重要である。

2 僧帽弁

　僧帽弁は，弁輪の約1/3周に付着し広く大きい弁腹を有する前尖と，弁尖までの距離は短く狭いが弁輪の約2/3周を占める後尖からなる。前尖と後尖は前交連（anterolateral commissure）と後交連（posteromedial commissure）で融合している。前交連と後交連の左室側にそれぞれ乳頭筋が存在し，弁尖に延びた腱索によって弁尖を引き留めている。後尖には切れ込みがあり3つのscallop（lateral, middle, medial）に分かれている。現在よく用いられるカーペンティアの分類では後尖のscallopをおのおのP1, P2, P3と呼び，これに向かい合う前尖の部位をA1, A2, A3と呼んでいる（図5）[6)7)]。僧帽弁はその構造が複雑なため，描出にはいくつかの断面を併せて観察することで，より詳しい評価が可能となる。ASE/SCAガイドラインでは，左心室描出で用いた中部食道四腔像，二腔像，長軸像に加えて，同じ中部食道で走査面を60°程度にすると描出できる中部食道僧帽弁交連像（ME mitral commissural view, 図2-g）を長軸の基本断面（図

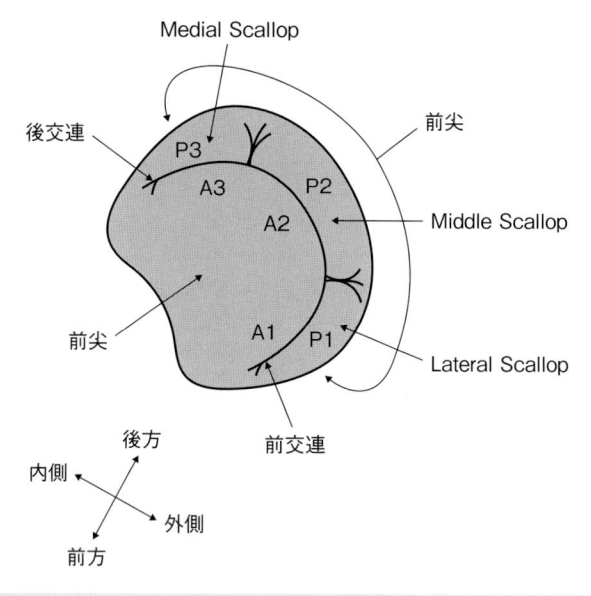

図5 僧帽弁の解剖

(Shanewise JS, Cheung AT, Aronson S, et al. ASE/SCA Guidelines for performing a comprehensive intraoperative multiplane transesophageal echocardiography examination : Recommendations of the American Society of Echocardiography Council for intraoperative echocardiography and the Society of Cardiovascular Anesthesiologists task force for certification in perioperative transesophageal echocardiography. Anesth Analg 1999 ; 89 : 870-84 より改変引用)

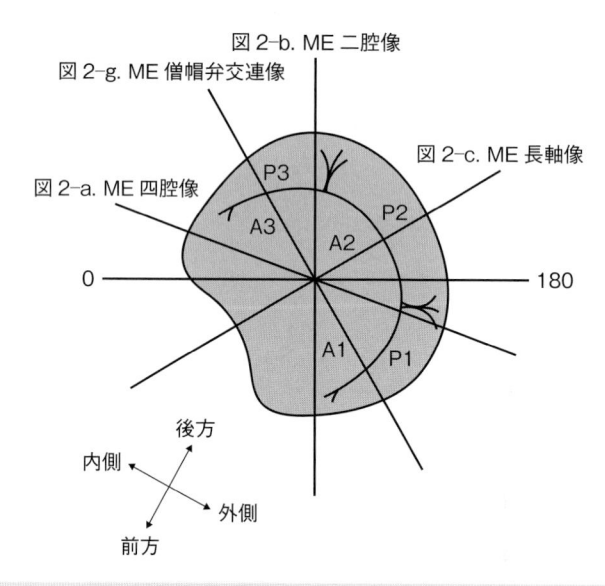

図6 僧帽弁の解剖と中部食道断面との関係

角度はマルチプレーン TEE の走査面角度を示している。それぞれの断面で描出される僧帽弁弁尖が異なる。ME：中部食道

(Shanewise JS, Cheung AT, Aronson S, et al. ASE/SCA Guidelines for performing a comprehensive intraoperative multiplane transesophageal echocardiography examination : Recommendations of the American Society of Echocardiography Council for intraoperative echocardiography and the Society of Cardiovascular Anesthesiologists task force for certification in perioperative transesophageal echocardiography. Anesth Analg 1999 ; 89 : 870-84 より改変引用)

6) と考え，短軸の基本となる経胃基部短軸像（TG basal short-axis view，図2-f）を併せて評価するように推奨している[5]。さらに，経胃では走査面90°で得られる経胃二腔像（TG two chamber view，図2-e）が腱索の描出に有用である。Lambertら[8]も基本断面に類した6つの断面を系統的に観察することが僧帽弁逆流の局在や機序の診断に有用であると報告している[8]。

3 大動脈弁

大動脈弁は左冠尖，右冠尖，無冠尖の三つの均等な弁尖から構成される。おのおの120°の角度で向き合った弁尖は大動脈基部で半球状に拡大したバルサルバ洞に移行しsinotubular junctionを介して上行大動脈へ移行する（図7）。大動脈弁は基本断面の中にそれぞれ長軸像と短軸像を名称にした断面が含まれている。中部食道で四腔像の見える位置から少し探触子を引き上げると左室流出路と大動脈弁が描出されてくる。大動脈弁を中心において走査面を回転していくと，50～60°で中部食道大動脈弁短軸像（ME aortic valve short-axis view，図2-h）が得られる。正常な大動脈弁短軸像では3つの弁尖はほぼ均等に描出され，心房中隔側が無冠尖，前方肺動脈弁側が右冠尖，左後方が左冠尖になる（図7-a）。大動脈弁をほぼ正中に描出したまま，さらに走査面を90°回転させると中部食道大動脈弁長軸像（ME aortic valve long-axis view，図2-i）が描出される。長軸像では大動脈弁を挟んで左室流出路と上行大動脈が同一断面で観察できる。ただし，ドプラー計測を行う場合には中部食道大動脈弁長軸像では血流方向が超音波ビームと直交してしまうため，深部経胃長軸像（deep TG long-axis view，図2-k）あるいは経胃長軸像（TG long-axis view，図2-j）を用いるほうが適している。

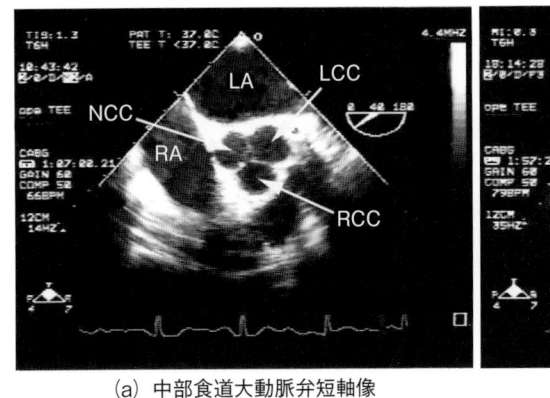

(a) 中部食道大動脈弁短軸像　　(b) 中部食道大動脈弁長軸像

図7　中部食道大動脈弁短軸像と長軸像

LCC：左冠尖，RCC：右冠尖，NCC：無冠尖，LA：左心房，RA：右心房，Ao：上行大動脈，LV：左室，ST junction：sinotubular junction

4 左心房，左心耳，肺静脈

　通常，中部食道からの描出では左心房を音響窓としているので，最も探触子の近くに描出されているのが左心房である。近くに位置するため一度に全体を描出するのは難しいことが多く，探触子を左右に回転させることで観察できる。中部食道四腔像で探触子を反時計方向に回転して深さを調節すると，上下の左肺静脈が描出される。左上肺静脈の隣には先端が盲端になった三角形に似た左心耳が描出されている。この両者の間にあるひだ状の組織がクマジン稜（coumadin ridge）である。左心耳内には櫛状筋（pectinate muscles）がひだ状に存在し血栓との鑑別が必要な場合がある。探触子を時計方向に回転すると右肺静脈が描出される。

5 右心房，上大静脈，下大静脈

　TEEでは，右心系は比較的探触子から遠い位置に描出され，左心系を介して観察するかたちになることが多い。中部食道四腔像で心房中隔を挟んで左心房の隣に右心房が描出される。探触子を時計方向に回転し，右心房を中央に描出しながら走査面を90〜100°回転すると，画面右方に上大静脈，左方に下大静脈が右心房を挟んで描出される。中部食道上下大静脈像（ME bicaval view，図2-l）といわれ，心房中隔の観察や各種カテーテル挿入時に有用である。上大静脈から右心房への移行部には分界稜（crista terminalis）と呼ばれる筋肉の隆起を認める。右房と下大静脈，冠静脈洞の接合部にはそれぞれユースタキ弁（Eustachian valve），テベシウス弁（Thebesian valve）と呼ばれる弁状構造物を見ることがある。これは胎生期の遺残物であり，線状，膜状のキアリ網（Chiari network）によって分界稜につながる場合がある。

6 右心室

　右心系の血流は右心房，右心室，肺動脈と左心系を回り込むように進んでいく。右心室は円錐様の左心室にへばりつくように隣接する平たい構造をしていて，経胃短軸像では円形の左心室の隣に三日月型に描出される。中部食道四腔像で三尖弁を中心に描出しながら走査面を90〜100°に回転していくと中部食道右室流入流出路像（ME right ventricular inflow-outflow view，図2-m）となり，右心系の流れが一断面に描出される。この断面は，右室の観察に加えて，後述の三尖弁や肺動脈の観察に有用である。

7 三尖弁

　三尖弁は，前尖，中隔尖，後尖からなるが僧帽弁同様，一断面ではすべてを描出することが難しいのでいくつかの断面を組み合わせて評価する。中部食道四腔像では中隔尖と後尖が中部食道右室流入流出路像では前尖と後尖が描出される場合が多い。経胃短軸

像で右心室を中央において探触子を引き上げてくると三尖弁の短軸像を描出することが可能である。ただし，各尖は対称的な構造ではなく僧帽弁に比べると菲薄なため各弁尖を明瞭に同定することは難しい。経胃右室流入路像（TG right ventricular inflow view, 図2-n）では僧帽弁同様に三尖弁の乳頭筋や腱索が観察される。

8 肺動脈弁，肺動脈

　肺動脈弁と大動脈弁は隣接して60〜90°ねじれた位置関係にある。中部食道四腔像を描出して徐々に探触子を引き上げると大動脈弁が描出されてくる。そのまま探触子を引き上げると上行大動脈の短軸像〔中部食道上行大動脈短軸像（ME ascending aortic short-axis view, 図2-o）〕となり，画面上その右方に大動脈を巻くように肺動脈幹が描出される。肺動脈幹は左右の肺動脈に分岐していくが，左肺動脈は気管・左主気管支の空気に妨げられて描出しにくい。右肺動脈は上行大動脈と交差するように画面左方に伸びていく。中部食道右室流入流出路像でも肺動脈が描出されている。肺動脈幹の長軸像がより長く描出されるように走査面を90°方向に回転した後，探触子を時計方向に回転すると肺動脈幹は右肺動脈の短軸像となりその下方に上行大動脈の長軸像〔中部食道上行大動脈長軸像（ME ascending aortic long-axis view, 図2-p）〕が描出される。

9 大動脈

　上行大動脈や下行大動脈の走行はおおむね食道と平行するため，走査面を0°で観察すると短軸像が描出され，90°で観察すると長軸像が描出される。一方，弓部大動脈は食道と直交するように走行するため0°で長軸像が90°で短軸像が描出される。中部食道で走査面を0°にして心臓を描出していた探触子を反時計方向に回転させると，比較的容易に下行大動脈短軸像（descending aortic short-axis view, 図2-q）が描出できる。走査面0°で大動脈を描出したまま，探触子を引いてくると円形の大動脈は徐々に楕円形を呈し，弓部大動脈に至ると長軸像〔上部食道大動脈弓部長軸像（UE aortic arch long-axis view, 図2-s）〕として描出される。ここで走査面を90°に回転すると上部食道大動脈弓部短軸像（UE aortic arch short-axis view, 図2-t）となり，弓部三分枝も観察できる。弓部大動脈は食道の前面に位置しているので，探触子を時計方向に回転すると上行大動脈側（中枢側）を描出し，反時計方向に回転すると下行大動脈側（末梢側）を描出することになる。末梢側は円形の大動脈が探触子の回転につれて長軸像に変化するので，容易に下行大動脈長軸像（descending aortic long-axis view, 図2-r）を追跡できる。しかし，中枢側は腕頭動脈を分岐する付近で，気管によるブラインドゾーンとなり描出できなくなる。描出できなくなった高さから心臓との位置関係を意識して探触子を深く進めると，再び中部食道上行大動脈長軸像としてとらえられる。食道（探触子）と大動脈，気管・気管支の位置関係を理解するにはCT画像が有用で，大動脈を描出しながら追跡するために探触子をどう回転させながら深さを調節すればよいのか，どの位置で気管・気管支が食道と大動脈の間に存在して描出の妨げになるのかをイメージする

ことが可能である。

心機能評価

　TEE は形態情報に加えて心臓の動きや血流情報を得ることにより，心機能評価を行える長所をもっている。心機能の評価は心室全体の機能（global function）としての心ポンプ機能と心臓各所の機能としてとらえる regional function とに分けられる。また，心ポンプ機能も一般によく評価される収縮能だけでなく，近年は拡張能の評価も重要視されている。

1 左室収縮能評価（表3）

a. 左室内径短縮率（fractional shortening：FS）

［(左室拡張終期径－左室収縮終期径)/左室拡張終期径］×100（％）

　経胃中部短軸像で僧帽弁直下の腱索レベルで M モード法を用いて左室径を測定する。FS は距離という一次元情報による評価であるため，測定に関係する部位の局所壁運動異常があると心臓全体の心機能を反映しない。また，用いる短軸像が斜め切りになっていたり，M モード法のビームが中心からずれていたりすると正しく評価できない。

b. 面積駆出率（fractional area change：FAC）

［(左室拡張終期面積－左室収縮終期面積)/左室拡張終期面積］×100（％）

　経胃中部短軸像を用いて左室面積を測定する場合が多い。FAC も FS 同様に局所壁運動異常が存在する場合の評価には注意を要する。また，用いた断面が心尖部に近くなるほど FAC は高く測定される（表3）。自動的に心腔と心内膜の境界を判断できる機種を用いると連続的に FAC を測定することが可能である。

c. 左室駆出率（ejection fraction：EF）

［(左室拡張終期容量－左室収縮終期容量)/左室拡張終期容量］×100（％）

表3　左室収縮能の評価

	正常値
左室内径短縮率（FS）	30〜50%
面積駆出率（FAC）	40〜60%（心基部40%以上） （中部50%以上） （心尖部60%以上）
左室駆出率（EF）	50〜80%

EFを求めるためには左室容量を算出しなければならない。左室容量の算出には左室腔を球形や楕円球にモデル化して左室短軸径から算出する方法（Pombo法，Gibson法，Teicholtz法）と断層心エコー法による左室長軸像を用いて算出する方法（area length法，modified Simpson法）などがある。左室短軸径から算出する方法は簡便であるが，局所壁運動異常や心拡大がある病的状態では正確でない。一方，断層心エコー法を用いる方法は，より正確であるが多少煩雑な測定が必要である。

d. 心拍出量

周術期管理において，心拍出量は肺動脈カテーテルを用いた熱希釈法をはじめいろいろな方法で測定される。TEEでは心腔内を通過する血流量から1回拍出量を算出することで心拍出量を測定できる。1回拍出量は特定の場所を通過する血液量をパルスドプラー法により時間速度積分値（time velocity integral：TVI）として求め，その流路の断面積を乗ずることで算出する。心腔内の種々の部位で算出が可能であるが左室流出路，大動脈弁を用いる場合が多い。パルスドプラー法を用いるため血流の方向は重要で，できるだけ超音波ビームと血流方向が平行になる断面を選択しなければ誤差の原因となる。

2 左室拡張能評価

心不全の病態には，収縮能低下だけでなく拡張能低下が関与していることが報告されている[9)10)]。収縮能低下を伴わない心不全は高齢者，肥満や高血圧の症例でより多い傾向[11)12)]にあり，心不全発症の予防や周術期の適切な循環管理のために拡張能を評価することは重要と考えられる[13)]。拡張期において心房から心室へ血流が流入する容易さを評価するわけであるが，拡張早期の左室弛緩機能と拡張後期の左室スティフネスに分けることができる。拡張能低下は，拡張早期に起こる能動的現象である左室弛緩がまず障害されることが多く，左室の硬さであるスティフネスが増大していくにつれ拡張能障害は重症化していく[14)]。加齢，心筋肥大，心筋虚血，アミロイドーシスなどの蓄積性疾患が拡張能低下の引き金となる。

a. 左室流入血流速度波形

パルスドプラー法で僧帽弁弁尖先端の左室流入血流波形を描出する。正常洞調律では，拡張早期波（E波）と心房収縮波（A波）が描出される（図8-a）。正常拡張能ではE波とA波の比（E/A）が1以上とされる。軽度の拡張能障害では，左室弛緩が遅延しているため拡張早期の左室圧が正常より少し上昇する。その結果，拡張早期の左房・左室圧較差が減少しE波が小さくなる。E波減少は拡張早期の僧帽弁流入血流減少につながり，これは拡張後期の心房収縮時に心房負荷となりA波を大きくするため，E/Aが減少する。拡張障害がさらに進むと心房負荷が増大し左房圧が上昇してくる。左房圧の上昇は左房・左室圧較差を再び増加させるためにE波が大きくなりA波も正常化する（偽正常化）。バルサルバ法により前負荷を急激に軽減すると，一時的に左房圧の上

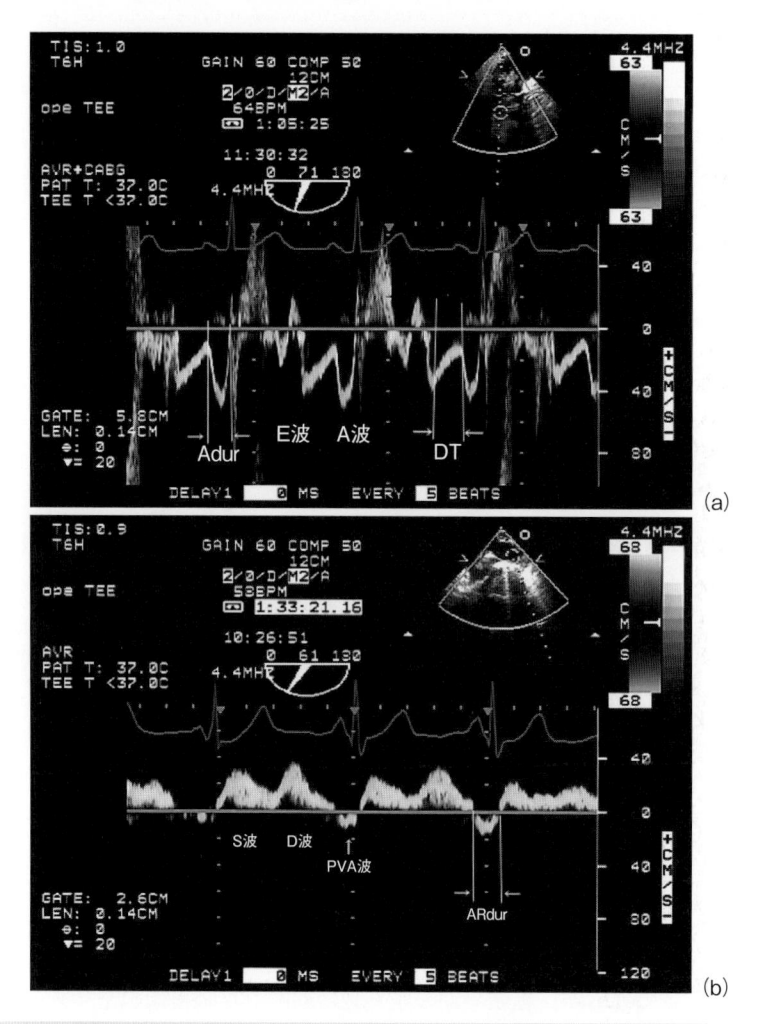

図8 パルスドプラー法による左室流入血流と肺静脈血流の血流速度波形
(a) 左室流入血流のパルスドプラー法による血流速度波形, (b) 肺静脈血流のパルスドプラー法による血流速度波形
DT：拡張早期波減速時間, Adur：A 波持続時間, ARdur：心房収縮期陰性波持続時間

昇が抑えられ偽正常化の症例では弛緩障害の波形パターンを示すので正常との鑑別に役立つとされる[15]。さらに拡張障害が進行すると，左房圧の高度上昇を反映してE波がさらに大きくなる。左室はスティフネスの増加のために少量の血流流入で圧が上昇し，左房・左室圧較差はすみやかに均衡化され拡張早期波形がピークからゼロになるまでの時間（deceleration time：DT）を短縮する。E/A が 1.5 以上, DT が 140 msec 以下は拘束型と呼ばれる（図9）。

b. 肺静脈血流速度波形

肺静脈から左房に流入する血流速度波形をパルスドプラー法で描出する。肺静脈血流速度波形は左室収縮期に二峰性の肺静脈収縮期波（S 波），左室拡張早期波（D 波），心

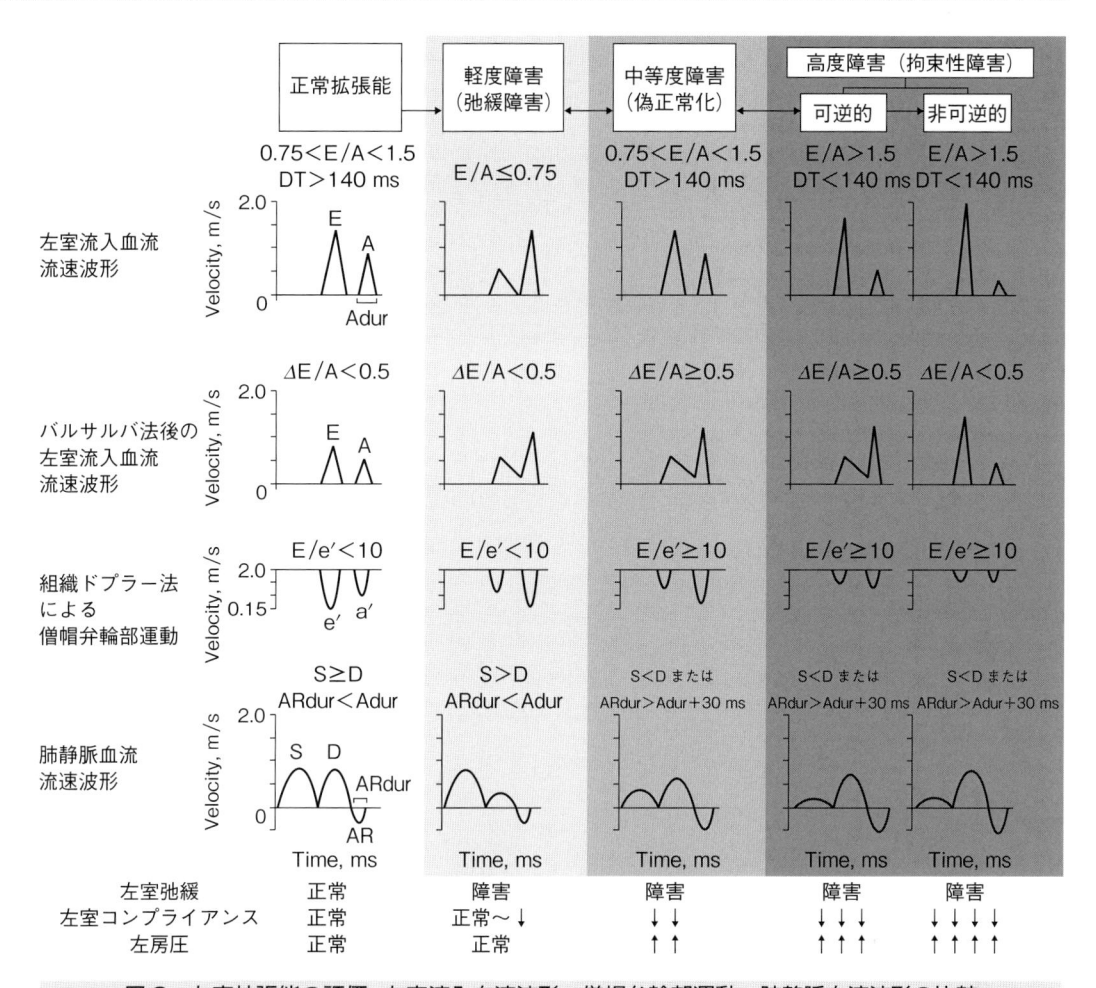

図9 左室拡張能の評価：左室流入血流波形，僧帽弁輪部運動，肺静脈血流波形の比較

ΔE/A：バルサルバ法による E/A 低下率，Adur：A 波持続時間，ARdur：PVA 波持続時間

(Redfield MM, Jacobsen SJ, Burnett JC Jr, et al. Burden of systolic and diastolic ventricular dysfunction in the community：appreciating the scope of the heart failure epidemic. JAMA 2003；289：194-202 より改変引用)

房収縮による左房から肺静脈への逆流による陰性波（PVA 波）からなる（図8-b）。弛緩障害では僧帽弁流入速度波形の E 波が小さくなるが，これに応じて肺静脈血流速度波形では D 波が小さくなる。さらに拡張障害が進むとスティフネスが増大するため，E 波の増高と同様に D 波が増高する。PVA 波は，左室拡張末期圧上昇を反映して大きく幅広くなる（図9）。

c. 僧帽弁輪部運動

組織ドプラー法を用いて僧帽弁輪部が拡張期に心基部方向へ運動する速度を測定する。正常時には拡張早期僧帽弁輪速度（e'）は心房収縮期僧帽弁輪速度（a'）より大きく e'/a' は1より大きくなる。拡張障害時には e' が小さくなるため e'/a' は1より小さくなる。この変化は偽正常化型の拡張障害時も続いているので正常との鑑別に有用とさ

れる[16]（図9）。また，左室流入血流速度波形が前負荷の影響を大きく受けるのに対して，組織ドプラー法による評価は前負荷に影響されにくいという利点がある[17]。

d. 左室流入血流伝搬速度 (propagation velocity : Vp)

　カラーMモード法で左室流入血流を描出し，拡張早期に流入する血流の傾きをVpとして拡張能の指標となるとされている。Vpは，正常では45 cm/sec以上であるが拡張能が障害されると減少する[18]。組織ドプラー法と同様，前負荷の影響を受けにくい。

3 局所心機能評価

　虚血性心疾患では冠動脈支配を反映して部分的に心機能が障害される場合が多い。部分的に引き起こされた壁運動の障害は局所壁運動異常（regional wall motion abnormality : RWMA）といわれ，心電図変化より早期に出現する。経胃中部短軸像は，3本の冠動脈支配領域を同時に観察することが可能なので，経時的に観察する場合に用いられることが多い（図4）。正常な左室短軸像では，全周が一様に内方に向かって収縮し，収縮期に心室壁厚が増大する。局所心機能評価の指標としては，心内膜の内方運動を半径短縮率（radial shortening）として測定する方法と心筋壁が厚くなる度合を壁厚増加率（wall thickening）として測定する方法が一般的である[19]（表4）。短軸像が斜めに描出されている場合や右室ペーシングなど局所心筋収縮に時相のずれが生じている場合には，RMWAと見間違うことがあるので2つの方法で評価することが望ましい。また，経胃中部短軸像では冠動脈末梢病変による障害は見落とすことになるので，詳しい部位診断には左室の16セグメントモデルに従って心基部から心尖部まで評価する必要がある。

表4　局所壁運動異常の評価

スコア	半径短縮率	壁厚増加率
1 = normal	> 30%	30～50%
2 = mild hypokinesis	10～30%	30～50%
3 = severe hypokinesis	< 10%	< 30%
4 = akinesis	内方運動なし	壁厚増加なし
5 = dyskinesis	外方運動	収縮期菲薄化

（London MJ, Tubau JF, Wong MG, et al. The "natural history" of segmental wall motion abnormalities in patients undergoing noncardiac surgery. S.P.I. Research Group. Anesthesiology 1990 ; 73 : 644-55 より改変引用）

病態の評価

1 弁膜疾患

a. 僧帽弁狭窄

　断層心エコー法では弁尖の運動低下，弁尖の肥厚・石灰化・輝度の亢進，ドーミング形成，左房の拡張などが観察される。重症症例では，石灰化のため弁口部の観察が困難になったり弁輪部に石灰化が及んだりする。また，左房内腔のモヤモヤエコーや左房内血栓を認める場合がある。重症度評価には弁口面積や圧較差の測定を行う。

1）弁口面積（mitral valve area：MVA）の測定

　いくつかの方法があるがそれぞれ限界がある。planimetry法は，断層心エコー法の僧帽弁短軸像で弁口をトレースして直接測定する方法である。簡便であるが，重症例ほど石灰化などで弁口の描出が困難となり正確な評価ができない。pressure half time（PHT）法や deceleration time（DT）法は，パルスドプラー法で左室流入血流速度を描出することで測定される。MVA（cm^2）＝220/PHT（sec），MVA（cm^2）＝760/DT（sec）で算出される。大動脈弁閉鎖不全を合併する場合には拡張早期に大動脈弁逆流により左室圧が上昇するため PHT や DT が短縮し MVA を過大評価する。continuity equation 法（連続の式）は僧帽弁口と左室流出路の血流量（断面積×TVI）は等しいという原則を用いて算出する。パルスドプラー法で2か所の TVI を測定し，断層法で左室流出路面積を測定して MVA を算出する。

　MVA（cm^2）＝左室流出路面積×左室流出路 TVI/僧帽弁口 TVI

　ただし，弁逆流がないことが条件となる。proximal isovelocity surface area（PISA）法は，カラードプラー法で僧帽弁への吸い込み血流を描出し，半球状の吸い込み血流の表面積とその速度から僧帽弁を通過する瞬時血流量を算出する。これを左室流入血流の最大速度で除して MVA を算出する[20]。弁逆流の影響を受けないが，測定がやや煩雑である。MVA による重症度評価について表5にまとめる。

表5　僧帽弁狭窄の重症度

	軽度（mild）	中等度（moderate）	重度（severe）
弁口面積（cm^2）	1.5～2.0	1.0～1.5	＜1.0
Pressure half time（msec）	＜130	130～220	＞220
平均圧較差（mmHg）	＜6	6～12	＞12

2）圧較差の測定

連続波ドプラー法で僧帽弁血流の最大速度を測定して簡易ベルヌーイの式から圧較差を算出する。

圧較差＝ 4 ×（最大僧帽弁血流速度：V_{max}）^{2}

僧帽弁逆流が存在すると僧帽弁血流が増加し圧較差も過大評価される。圧較差を用いた重症度については表5にまとめる。

b. 僧帽弁逆流

僧帽弁逆流はカラードプラー法で左室から左房側に吹き上がる逆流ジェットとして描出される。TEE は，重症度評価のほか，逆流の原因（表6）や部位の同定に寄与し，心臓手術に際しては手術術式の決定や評価に大きく関わってくる[6)~8)]。

1）逆流ジェットによる評価（表7）

カラードプラー法による僧帽弁逆流ジェットの面積や到達距離から重症度を評価する方法である。逆流面積が 7 cm^2 を超えたものを重症 (severe)，4 ～ 7 cm^2 を中等症 (moderate)，1.5 ～ 4 cm^2 を軽症 (mild) と評価する。逆流面積の左房面積に占める割合で評価する場合もある。逆流ジェットによる評価は非常に簡便であるが，逆流方向に影響されるので注意が必要である。左房壁に沿うような偏心性ジェットでは中心性ジェットに比べ過小評価される。また，逆流は平面的ではないため，いろいろな方向から評価しないとジェットの一部しか描出していない場合があるので注意が必要である。逆流ジェットによる評価には，逆流ジェットが僧帽弁を通過する部分での幅（vena contracta）を用いて評価する方法も用いられる[21)]。

表6　僧帽弁逆流の原因と機序

弁の異常
　弁の逸脱（変性，先天的結合組織異常）
　リウマチ性変化
　弁穿孔（感染性心内膜炎，外傷）
　僧帽弁裂隙（先天性）

弁輪の異常
　弁輪拡大（左房・左室の拡大）
　弁輪石灰化

腱索の異常
　腱索断裂（変性，先天的結合組織異常，外傷）
　腱索延長・短縮（変性，先天的結合組織異常）

乳頭筋の異常
　乳頭筋機能不全（心筋虚血）
　乳頭筋断裂（急性心筋梗塞，外傷）

2）肺静脈血流速度波形による評価（表7）

パルスドプラー法で肺静脈血流を描出する。僧帽弁逆流が中等度になると，収縮期に肺静脈からの左房環流が妨げられてS波がD波より小さくなる。さらに重症化すると収縮期に逆流が肺静脈に到達するため，S波が消失して逆流として描出されるようになる（systolic flow reversal）。肺静脈血流による評価も逆流の方向や左房径に影響されるので注意が必要である。

3）PISA法

逆流口に向かう吸い込み血流を用いて逆流を定量化して評価する。PISA法から有効逆流口面積（effective regargitant orifice area：ERO）を求め，さらに逆流のTVIを乗ずると逆流量（regargitant volume：RV）が算出できる。左室流出路における1回拍出量を算出することによって逆流分画（regargitant fraction）を求めることができる。それぞれの重症度については表7にまとめる。

c. 大動脈弁狭窄

TEEでは中部食道からの描出で大動脈弁の短軸像，長軸像が観察できる。断層心エコー法では弁尖の硬化に伴い弁の開放制限が認められる。動脈硬化を原因とする場合には弁尖および弁輪の石灰化が観察され，弁尖が癒合している場合も多い。また，原因の一つとして大動脈二尖弁を認める場合がある。カラードプラー法では弁通過血流の乱流パターンを認め，しばしば弁尖の接合不良のため大動脈弁逆流を伴っている。重症度評価には弁口面積や圧較差の測定を行う。

1）弁口面積（aortic valve area：AVA）の測定

planimetry法は，断層心エコー法による中部食道大動脈弁短軸像で左室収縮期の弁口をトレースして測定する方法である。簡便で重症度とよく相関するが，重症で石灰化の強い症例ほど正確なトレースが難しい。continuity equation法は，大動脈弁口と左室流出路を通過する血流量は等しいという原則に基づいて，それぞれの部位のTVIと左室

表7　僧帽弁逆流の重症度

	軽度（mild）	中等度（moderate）	重度（severe）
逆流ジェット到達度	1/3〜2/3	2/3以上	後壁，折り返し
逆流ジェット面積（cm^2）	1.5〜4.0	4.0〜7.0	＞7.0
ジェット面積/左房面積（%）	＜20	20〜40	＞40
vena contracta（mm）	1〜3	3〜7	＞7
肺静脈血流速度波形		S波減高	S波消失，逆転
有効逆流口面積（cm^2）	＜0.2	0.2〜0.4	＞0.4
僧帽弁逆流量（ml）	36〜44	45〜60	＞60
僧帽弁逆流分画（%）	20〜30	30〜55	＞55

表 8 　大動脈弁狭窄の重症度

	軽度 (mild)	中等度 (moderate)	重度 (severe)
弁口面積 (cm^2)	1.0〜1.5	0.7〜1.0	< 0.7
最大圧較差 (mmHg)	25〜50	50〜80	> 80
平均圧較差 (mmHg)	10〜25	25〜50	> 50

流出路断面積から AVA を算出する。

AVA (cm^2) ＝左室流出路断面積×左室流出路 TVI/大動脈弁口 TVI

TEE では血流の計測にあたって，経胃もしくは深部経胃による描出を行わないと超音波と血流の方向が平行となりにくいので誤差を生じる。弁口面積による重症度については表 8 にまとめる。

2）圧較差の測定

簡易ベルヌーイの法則から圧較差を算出する。最大圧較差は連続波ドプラー法で大動脈弁通過血流を描出して，この最高流速から計算される。最大圧較差 25〜50 mmHg では軽症，50〜80 mmHg で中等症，80 mmHg 以上で重症と評価される。平均圧較差はこの血流波形をトレースすることにより求められ，25 mmHg 未満で軽症，25〜50 mmHg で中等症，50 mmHg 以上で重症と評価される（表 8）。圧較差による評価は，簡便で周術期管理には有用な場面も多いが，大動脈弁逆流の存在や左室収縮能の低下により影響を受けるので注意が必要である。また，心エコーで求める最大圧較差は心臓カテーテル検査で測定された圧較差より大きい場合が多い。これはカテーテル検査による圧較差が左室収縮期圧と大動脈収縮期圧それぞれのピーク値から算出するのに対して，ドプラーからの最大圧較差は血流速度が最も速くなった瞬間をとらえているためである。このポイントは必ずしも収縮期圧のピークとは一致していないため，平均圧較差のほうがカテーテル法による測定値とよく相関する。

d．大動脈弁逆流

カラードプラー法で拡張期に大動脈弁から左室流出路に向かう逆流ジェットとして描出される。断層心エコー法では，弁尖の硬化や石灰化に伴う接合不良，弁尖の逸脱，弁輪の拡大などが観察され原因や部位の検討が可能である。感染性心膜炎では弁尖に付着した疣贅や穿孔を認めることがある。重症度の評価を以下にまとめる。

1）逆流ジェットによる評価（表 9）

カラードプラー法で描出された逆流ジェットの左室内到達部位やジェット幅，逆流面積から評価する。描出は逆流ジェットの向きに大きく影響されるので，逆流ジェットの幅と左室流出路の比を用いる方法がより定量的である。さらに簡便な方法として，大動脈弁を逆流していく血流の幅（vena contracta）を測定する方法があり，6 mm 以上は重症とされている[22]。また，下行大動脈や弓部大動脈で拡張期に逆流が認められる場合も

表9 大動脈弁逆流の重症度

	軽度（mild）	中等度（moderate）	重度（severe）
逆流ジェット到達部位	僧帽弁前尖	乳頭筋	心尖部
逆流ジェット幅（mm）	＜4	4〜8	＞8
逆流ジェット幅/左室流出路幅	＜0.25	0.25〜0.65	＞0.65
vena contracta（mm）		3〜6	＞6
大動脈拡張期血流パターン			全拡張期に逆流
pressure half time（msec）	≧1,100	600〜1,100	＜600
有効逆流口面積（cm^2）	＜0.2	0.2〜0.4	＞0.4
大動脈弁逆流量（ml）	＜30	30〜60	＞60
大動脈弁逆流分画（％）	＜30	30〜50	＞50

重症と判定される。

2）pressure half time（PHT）による評価

連続波ドプラー法で逆流を描出し，逆流波形の減速する速さを測定する。逆流が重症になり逆流量が増加すると，左室拡張期圧の戻りが速くなり減速度が速くなる。このためPHTは短縮し600 msec以下では重症と評価される（表9）。ドプラーによる評価であるので，血流の方向と超音波ビームの方向には注意が必要である。

3）PISA法による評価

PISA法を用いてより定量的な評価を行うことができる。大動脈弁直上に認められる吸い込み血流を描出し半球状になるようにカラードプラーの速度スケールを調節する。逆流の最大流速を測定すると有効逆流面積（ERO）が算出できる。これに逆流のVTIを乗ずると逆流量となり，さらに1回拍出量で除すると逆流分画を算出できる。重症度の評価について表9にまとめる。

e. 三尖弁逆流

カラードプラー法で右房内に吹き上がる逆流ジェットとして描出される。右心径の拡大に伴い，弁輪が拡大して接合不良を来したものが多い。僧帽弁に比較すると逆流部位を特定することは困難で逆流ジェットの方向も多様である。重症度の評価には逆流ジェット面積を用いる。できるだけ逆流が大きく描出される断面を検索して，逆流ジェット面積およびその右房面積に占める割合から評価する（表10）。

2 大動脈疾患

動脈硬化を有する症例では，粥状硬化性病変としてまず大動脈内膜の肥厚が認められる。さらに進行すると内膜から内腔に突出する粥腫（atheroma）を形成する。粥腫の厚

表10　三尖弁逆流の重症度

	軽度（mild）	中等度（moderate）	重度（severe）
逆流ジェット面積（cm²）	＜4	4〜10	＞10
逆流ジェット面積/右房面積	＜0.2	0.2〜0.34	＞0.34
vena contracta（mm）	＜3	3〜6	＞6

表11　大動脈粥状変化の評価

Royseの分類			Katzの分類	
	内膜	厚さ	Grade 1	正常から軽度の内膜肥厚
正常（normal）	smooth	＜2 mm	Grade 2	重度内膜肥厚，アテロームなし
軽度（mild）	smooth	2〜4 mm	Grade 3	5 mm未満のアテローム
中等度（moderate）	smooth	＞4 mm	Grade 4	5 mm以上のアテローム
重度（severe）	complex shape or mobile	＞4 mm	Grade 5	可動性のアテローム

（Royse C, Royse A, Blake D, et al. Assessment of thoracic aortic atheroma by echocardiography：a new classification and estimation of risk of dislodging atheroma during three surgical techniques. Ann Thorac Cardiovasc Surg 1998；4：72-7 および Katz ES, Tunick PA, Rusinek H, et al. Protruding aortic atheromas predict stroke in elderly patients undergoing cardiopulmonary bypass：experience with intraoperative transesophageal echocardiography. J Am Coll Cardiol 1992；20：70-7 より改変引用）

さや可動性によって重症度が評価される[23)24)]（表11）。大血管の評価は脳梗塞など塞栓による虚血のリスク評価に重要である。

　大動脈瘤は，TEEのブラインドゾーンを除くと比較的容易に内腔の拡大として観察することができる。瘤と分岐動脈の位置関係，瘤内の血流や血栓の有無を評価することができる。

　大動脈解離では，解離した内膜と中膜の一部が剝離内膜として描出される。剝離内膜によって，内腔は真腔と偽腔に分けられ，カラードプラ法では真腔内，偽腔内に症例や部位によってさまざまなパターンを呈する血流や血栓を認める。TEEは内膜の裂け目であるエントリー，リエントリーの同定に加えて，解離の範囲，分岐動脈の灌流などを評価することができ治療方針決定や予後に大きく影響する[25)26)]。

3 その他の心疾患

a．肥大型心筋症（hypertrophic cardiomyopathy：HCM）

　肥大型心筋症では左室壁（特に心室中隔）が非均等性に病的肥厚した状態（asymmetric septal hypertrophy：ASH）を観察できる。左室流出路の狭窄を伴うものを閉塞性肥大型心筋症（hypertrophic obstructive cardiomyopathy：HOCM）と呼び，収縮期に僧帽弁前尖が心室中隔側（前方）に動くことでより流出路を狭窄する systolic anterior motion（SAM）を認めることがある。左室流出路狭窄の増悪は体血圧低下の原因となるので，TEEによるSAMの観察や流出路での圧較差測定は循環管理に有用である。

b. 感染性心内膜炎

典型的には弁尖や弁輪部に数mmから数cmの疣贅の付着を認める。カラードプラー法では疣贅の付着や，弁構造の破壊のために異常な弁逆流を検出できる。人工弁感染の場合には弁葉の可動性低下や弁輪部の膿瘍形成を観察できる。

c. 心臓内血栓

心臓内血栓は心原性脳塞栓症の原因となる。左房，特に左心耳は心臓内血栓の好発部位であるが，この部位の描出には経胸壁心エコーに比べTEEのほうが優れている[27]。モヤモヤエコーは心房細動など血流がうっ滞している状態でしばしば観察されるが，左房内血栓形成に大きくかかわっているとされる。同様に左心耳内血流は洞調律では心房収縮に伴って二相性の血流波形として描出されるが，心房細動では不規則な多相性血流波形として描出され血流速度も減少している。左心耳内血流速度が25 mm/sec以下では左心耳内血栓の検出頻度が高く，リスク評価に役立つ[28]。また，心筋梗塞など心室運動低下症例では心室内に血栓形成を認める場合がある。

肺血栓塞栓症は，周術期合併症の中でも最も致死的な合併症の一つであるが，ショックなど急変時にはTEEが診断の手助けとなる場合がある。下大静脈や心腔内の塞栓源や肺動脈内の血栓塞栓を確認できる場合がある。右心負荷の所見を認める場合は血栓の存在を間接的に疑わせる。

d. 心臓腫瘍

原発性の心臓腫瘍はまれであり，約75％は良性である。良性腫瘍では粘液腫が最も多く，その他，脂肪腫，乳頭状弾性線維腫，横紋筋腫などが認められる。粘液腫はそのほとんどが心房，特に左房に発生する。心エコーの普及により，無症状で偶然発見される症例も増加はしているが，多くは房室弁の血流障害を引き起こし弁膜症様の症状を呈して発見される。悪性のほとんどは肉腫で予後はあまりよくない。続発性の腫瘍としては，肺癌や食道癌など直接浸潤を来すものと，腎細胞癌や肝細胞癌など血行性に転移するものがある。下大静脈から右房へ進展した症例では，TEEによる腫瘍塞栓の監視が重要である。

心臓血管手術とTEE

心臓血管手術におけるTEEの有用性[29]はすでに明らかであるが，本項では総論的にその有用性をまとめる。

1 術前診断の確認

術前診断を確認し，手術適応や予定術式が適当であったかを評価できる。麻酔導入後にTEEによる観察を行う場合には，術前診断にとらわれず，まずは一通りルーチン評価を行うことが望ましい。術前見落としていた先天奇形や心腔内血栓など新たな病態を術中TEEで発見した場合は，術式の変更や追加を必要とすることがある。まれに，術前診断した病態が認められない場合もある[30]。弁膜疾患の重症度など病態の評価も術中TEEで再度行われるが，全身麻酔下では術前と心臓への負荷が異なっているので，循環動態に留意して評価を行う必要がある。また，緊急手術においては術前検査を十分に行うことができない場合も多く，術中TEEをもとに手術術式を決定することがある。

2 循環監視モニター

術中，手術手技を妨げることなく心臓を監視できることは監視モニターとしての役割に大きく寄与している。随時心機能の評価を行うことで麻酔中の循環管理のために有用な情報を得ることができる。術中，予期せぬ血圧低下などイベントが起こった場合には原因検索に力を発揮し，より迅速かつ適確に治療を行う手助けとなる。さらに，容量負荷や各種薬物（麻酔薬，昇圧薬，血管拡張薬など）による治療の評価を行う際にも有用である。

3 人工心肺の導入，離脱の補助

人工心肺の開始時には送血管，脱血管，心筋保護液注入カニューレ（順行性，逆行性），心腔内ベントカニューレなど各種カニューレ挿入のガイドとなる。大動脈の粥腫や石灰化の評価は，送血管挿入部位の決定に影響を与える。また，脱血管の肝静脈への迷入など不適切な位置へのカニューレ挿入が行われていないかを人工心肺開始前に確認することが可能である。人工心肺開始後には適切な灌流が行われているかを監視する役目がある。大動脈解離症例の大腿動脈送血や腋窩動脈送血では偽腔送血になっていないか，重要分枝血管への灌流は維持されているかを観察することは重要である。

心拍動再開後は心腔内遺残空気を認める場合が多いので，右上肺静脈や左房など貯留の好発部位のチェックを行い，空気による冠動脈塞栓や脳梗塞など合併症の回避に努めなければならない[31]。人工心肺離脱時には，心収縮力など心機能評価を行い，循環作動薬投与の選択や人工心肺からの容量負荷の指標とする。この情報は麻酔科医だけでなく，術者や人工心肺技師との共有が可能であり，円滑な人工心肺管理を手助けしている。

4 手術の評価

手術終了前に手術の評価を行うことができ，場合によってはやり直しや術式追加が行

われる．特に弁形成術では必須の術中評価であり，再形成や人工弁置換への変更を判断しなければならない．また，人工弁置換術では，弁周囲逆流の有無や人工弁機能異常の有無を評価することが必要である．その他，新たな（想定外の）局所壁運動異常，シャント遺残，グラフト灌流障害といった状態を認める場合も対処が必要である．

手術終了前には麻酔導入後と同様で，手術部位だけでなくルーチン評価を行うことを推奨する．手術の評価はもとより，心機能の変化はないのか新たな病変はないのかのチェックを行い，術後管理の重要な情報とすることが肝要である．

周術期循環管理と TEE

もともと心臓血管手術において使用することを中心に発展した TEE であるが，機器と技術の普及に伴い，さまざまな周術期管理において使用されるようになってきている．

1 非心臓手術と TEE

1996 年の ASA/SCA[32] による周術期 TEE 使用のガイドラインには，心臓手術に限定しない適応がいくつか挙げられている．一つは循環不全を起こしたあるいは起こす危険性の高い症例における使用である．前述したように TEE は心機能評価にも優れた能力を発揮する．術中に不安定な血行動態を来した場合の原因検索や治療方針の決定，さらには治療効果の評価といった場面で活躍できる．部位の問題などで TEE 使用が困難な症例でなければ，急変後でもすみやかに挿入，観察することが可能である．第二に，心筋虚血あるいは梗塞を起こす危険性の高い症例における使用についても有用とされる．TEE では，心筋虚血による局所壁運動異常が，心電図の ST 変化や肺動脈圧の上昇よりも早く認められるといわれる．特殊な使用としては，空気塞栓の術中モニターが挙げられている．坐位脳外科手術中の空気塞栓検出では，他のモニターと比較して鋭敏といわれている．ガイドラインでの適応には含まれていないが，下大静脈内に腫瘍栓や血栓を認める症例の手術に際しては，TEE による情報が手術術式に大きく影響する．

2 ICU や救急部での TEE

心臓血管手術後にかぎらず，種々の集中治療において有用である．特に状態が急変した場面では，循環動態が不安定で放射線部への移送が困難なためベッドサイドで可能な TEE は非常に力を発揮する．心エコーを行いたい場合，より非侵襲的な経胸壁心エコーをまずは考えるべきであるが，ICU では手術創，人工呼吸，体位など経胸壁からの検査を妨げる条件が多いため，合併症に注意しながら TEE を選択する判断が必要である．TEE は原因の検索にとどまらず，治療効果の評価にも有用であり，循環動態が安定するまでの循環監視モニターとして活用できる．

ICU と同様に救急部での TEE も多くの情報を提供してくれる．しかし，ほとんど患

者の情報がない状態で対処しなければならない場合も多く，TEE の使用にあたってはリスクとベネフィットの判断が必要である。侵襲や合併症のリスクをより少なく検査を行う技術の習得が TEE 活用の場を広げるものと考えられる[33]。

■参考文献

1) Daniel WG, Erbel R, Kasper W, et al. Safety of transesophageal echocardiography. A multicenter survey of 10,419 examinations. Circulation 1991；83：817-21.
2) Kallmeyer IJ, Collard CD, Fox JA, et al. The safety of intraoperative transesophageal echocardiography：a case series of 7200 cardiac surgical patients. Anesth Analg 2001；95：1126-30.
3) Piercy M, McNicol L, Dinh DT, et al. Major complications related to the use of transesophageal echocardiography in cardiac surgery. J Cardiothorac Vasc Anesth 2009；23：62-5.
4) Shiota T. 3D echocardiography：The present and the future. J Cardiol 2008；52：169-85.
5) Shanewise JS, Cheung AT, Aronson S, et al. ASE/SCA Guidelines for Performing a Comprehensive Intraoperative Multiplane Transesophageal Echocardiography Examination：Recommendations of the American Society of Echocardiography Council for Intraoperative Echocardiography and the Society of Cardiovascular Anesthesiologists Task Force for Certification in Perioperative Transesophageal Echocardiography. Anesth Analg 1999；89：870-84.
6) Carpentier AF, Lessana A, Relland JY, et al. The "physio-ring"：an advanced concept in mitral valve annuloplasty. Ann Thorac Surg 1995；60：1177-85.
7) Foster GP, Isselbacher EM, Rose GA, et al. Accurate localization of mitral regurgitant defects using multiplane transesophageal echocardiography. Ann Thorac Surg 1998；65：1025-31.
8) Lambert AS, Miller JP, Merrick SH, et al. Improved evaluation of the location and mechanism of mitral valve regurgitation with a systematic transesophageal echocardiography examination. Anesth Analg 1999；88：1205-12.
9) Bonow RO, Udelson JE. Left ventricular diastolic dysfunction as a cause of congestive heart failure. Mechanisms and management. Ann Intern Med 1992；117：502-10.
10) Vasan RS, Benjamin EJ, Levy D. Prevalence, clinical features and prognosis of diastolic heart failure：an epidemiologic perspective. J Am Coll Cardiol 1995；26：1565-74.
11) Devereux RB, Roman MJ, Liu JE, et al. Congestive heart failure despite normal left ventricular systolic function in a population-based sample：the Strong Heart Study. Am J Cardiol 2000；86：1090-6.
12) Wong WF, Gold S, Fukuyama O, Blanchette PL. Diastolic dysfunction in elderly patients with congestive heart failure. Am J Cardiol 1989；63：1526-8.
13) Groban L, Dolinski SY. Transesophageal echocardiographic evaluation of diastolic function. Chest 2005；128：3652-63.
14) Redfield MM, Jacobsen SJ, Burnett JC Jr, et al. Burden of systolic and diastolic ventricular dysfunction in the community：appreciating the scope of the heart failure epidemic. JAMA 2003；289：194-202.
15) Hurrell DG, Nishimura RA, Ilstrup DM, et al. Utility of preload alteration in assessment of left ventricular filling pressure by Doppler echocardiography：a simultaneous catheterization and Doppler echocardiographic study. J Am Coll Cardiol 1997；30：459-67.
16) Nagueh SF, Middleton KJ, Kopelen HA, et al. Doppler tissue imaging：a noninvasive tech-

nique for evaluation of left ventricular relaxation and estimation of filling pressures. J Am Coll Cardiol 1997 ; 30 : 1527-33.
17) Sohn DW, Chai IH, Lee DJ, et al. Assessment of mitral annulus velocity by Doppler tissue imaging in the evaluation of left ventricular diastolic function. J Am Coll Cardiol 1997 ; 30 : 474-80.
18) Garcia MJ, Thomas JD, Klein AL. New Doppler echocardiographic applications for the study of diastolic function. J Am Coll Cardiol 1998 ; 32 : 865-75.
19) London MJ, Tubau JF, Wong MG, et al. The "natural history" of segmental wall motion abnormalities in patients undergoing noncardiac surgery. S.P.I. Research Group. Anesthesiology 1990 ; 73 : 644-55.
20) Rifkin RD, Harper K, Tighe D. Comparison of proximal isovelocity surface area method with pressure half-time and planimetry in evaluation of mitral stenosis. J Am Coll Cardiol 1995 ; 26 : 458-65.
21) Grayburn PA, Fehske W, Omran H, et al. Multiplane transesophageal echocardiographic assessment of mitral regurgitation by Doppler color flow mapping of the vena contracta. Am J Cardiol 1994 ; 74 : 912-7.
22) Tribouilloy CM, Enriquez-Sarano M, Bailey KR, et al. Assessment of severity of aortic regurgitation using the width of the vena contracta : A clinical color Doppler imaging study. Circulation 2000 ; 102 : 558-64.
23) Royse C, Royse A, Blake D, et al. Assessment of thoracic aortic atheroma by echocardiography : a new classification and estimation of risk of dislodging atheroma during three surgical techniques. Ann Thorac Cardiovasc Surg 1998 ; 4 : 72-7.
24) Katz ES, Tunick PA, Rusinek H, et al. Protruding aortic atheromas predict stroke in elderly patients undergoing cardiopulmonary bypass : experience with intraoperative transesophageal echocardiography. J Am Coll Cardiol 1992 ; 20 : 70-7.
25) Erbel R, Oelert H, Meyer J, et al. Effect of medical and surgical therapy on aortic dissection evaluated by transesophageal echocardiography. Implications for prognosis and therapy. The European Cooperative Study Group on Echocardiography. Circulation 1993 ; 87 : 1604-15.
26) Bossone E, Evangelista A, Isselbacher E, et al. Prognostic role of transesophageal echocardiography in acute type A aortic dissection. Am Heart J 2007 ; 153 : 1013-20.
27) DeRook FA, Pearlman AS. Transesophageal echocardiographic assessment of embolic sources : intracardiac and extracardiac masses and aortic degenerative disease. Crit Care Clin 1996 ; 12 : 273-94.
28) Mügge A, Kühn H, Nikutta P, et al. Assessment of left atrial appendage function by biplane transesophageal echocardiography in patients with nonrheumatic atrial fibrillation : identification of a subgroup of patients at increased embolic risk. J Am Coll Cardiol 1994 ; 23 : 599-607.
29) Loick HM, Scheld HH, Van Aken H. Impact of perioperative transesophageal echocardiography on cardiac surgery. Thorac Cardiovasc Surg 1997 ; 45 : 321-5.
30) 渡橋和政. 術中TEEの役割：TEEによる術中管理の変化. 経食道心エコー法マニュアル. 第3版. 東京：南江堂；2005. p.4-7.
31) Tingleff J, Joyce FS, Pettersson G. Intraoperative echocardiographic study of air embolism during cardiac operations. Ann Thorac Surg 1995 ; 60 : 673-7.
32) Thys DM, Abel M, Bollen BA, et al. Practice Guidelines for Perioperative Transesophageal Echocardiography : A report by the American Society of Anesthesiologists and the Society of Cardiovascular Anesthesiologists task force on transesophageal echocardiogra-

phy. Anesthesiology 1996 ; 84 : 986-1006.
33) Mathew JP, Glas K, Troianos CA, et al. ASE/SCA recommendations and guidelines for continuous quality improvement in perioperative echocardiography. Anesth Analg 2006 ; 103 : 1416-25.

(蓮尾　浩)

VI

循環薬理

はじめに

　交感神経作動薬はカテコラミンと非カテコラミンに大別される。ホスホジエステラーゼⅢ（phosphodiesterase Ⅲ：PDE Ⅲ）阻害薬は，強心作用と血管拡張作用を併せもつ。β受容体遮断薬の周術期使用が注目されている。血管拡張薬は硝酸薬とカルシウム拮抗薬に大別される。硝酸薬は一酸化窒素を産生し血管平滑筋を弛緩させる。カルシウム拮抗薬は血管拡張作用と刺激伝導抑制作用をもち，薬物の種類により選択性が異なる。抗不整脈薬の新たな分類として Sicilian Gambit が提唱されている。

交感神経作動薬

　心血管系は交感神経系の支配を強く受けるため，その興奮と抑制は直接循環系の生理的変化として反映される。交感神経作動薬はまた，アドレナリン性作動薬とも呼ばれカテコラミンがその代表的なものである。カテコラミンとは，チロシンから誘導されたカテコールとアミンを有する化学種である。チロシンから生合成される内因性カテコラミンとして，ノルアドレナリン，アドレナリン，ドパミンがある（図1-a）。カテコールはフェノール類の一種で，ベンゼン環上のオルト位に2個のヒドロキシ基を有する有機化合物である（図1-b）。一方，アミンとは，アンモニアの水素原子を炭化水素基で1つ以上置換した化合物の総称である（図1-c）。

　カテコラミンは，心血管系に対しては主にαおよびβ受容体を介して作用を発揮するが，腎，腸管動脈にはドパミン受容体も存在し血管拡張作用を現す（表1）。図2に心臓におけるβ受容体を介した心筋収縮調節機構を示す。β受容体にアゴニストが作用すると，GTP結合促進性タンパク質（GTP-binding stimulatory protein：Gs）を介してアデニル酸シクラーゼ（adenylate cyclase：AC）が活性化され，ATPからcAMPが産生される。cAMPがプロテインキナーゼA（protein kinase A：PKA）を活性化することで，①L型CaチャネルからのCa^{2+}流入促進，②筋小胞体からのCa^{2+}遊離促進，③筋小胞体へのCa^{2+}取り込み促進，④トロポニンIのリン酸化による収縮タンパクのCa^{2+}感受性低下が生じる。その結果，①と②の機序により増加したCa^{2+}はトロポニンCに結合することでアクチン-ミオシンのクロスブリッジ形成に関与し，心収縮力が増強する。一方，③と④の機序により心筋の弛緩が促進される。

　カテコラミンおよび交感神経様作用薬は作用機序に基づき，直接作用型，間接作用型，混合作用型に分類される（図3）。直接作用型は1種類あるいは数種類のアドレナリン受容体に直接的に作用する。一方，間接作用型の薬物は種々の機序によりノルアドレナリンまたはアドレナリンの利用率を増大させることで，アドレナリン受容体を刺激する。混合作用型交感神経作動薬はノルアドレナリンを間接的に交感神経終末から遊離させるとともに，直接的にアドレナリン受容体を活性化する。エフェドリンは，周術期に用いる代表的な混合作用型薬物である。

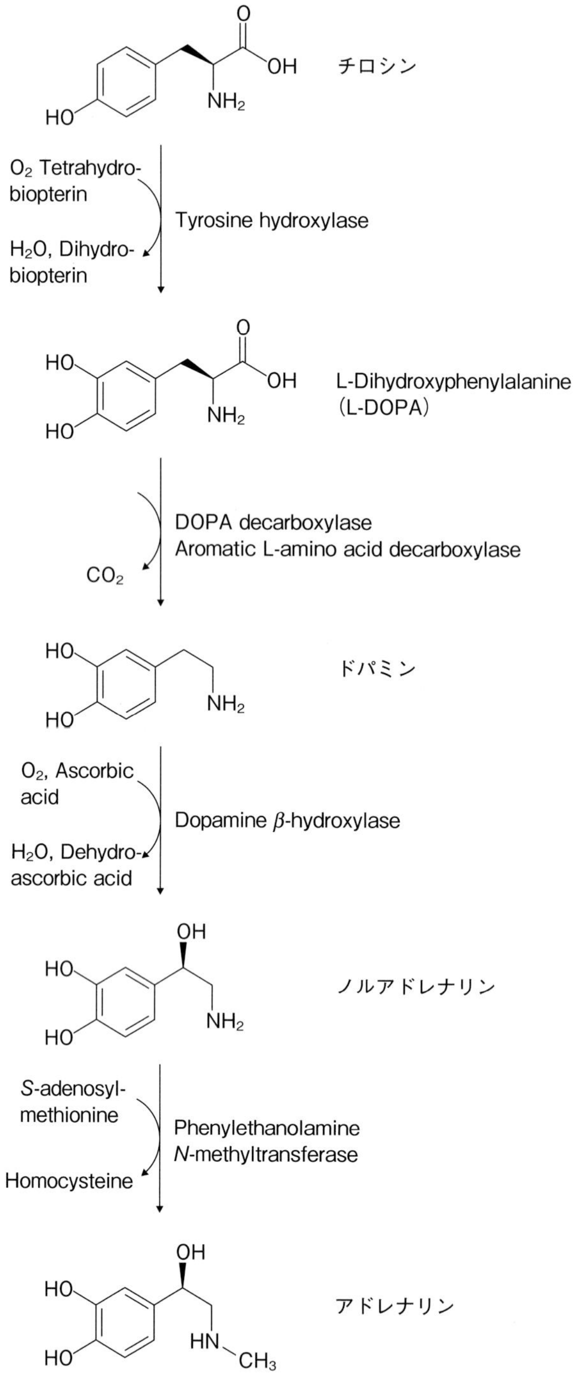

(a) 内因性カテコラミンの生合成経路

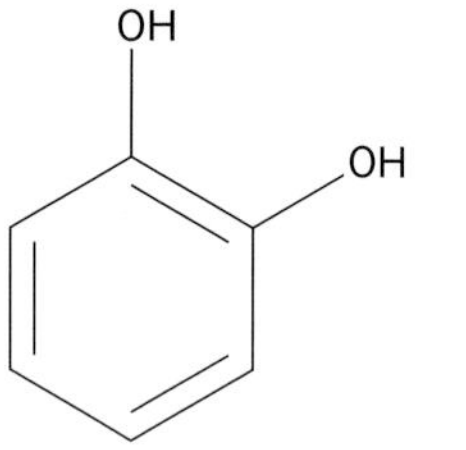

(b) カテコールの一般構造式

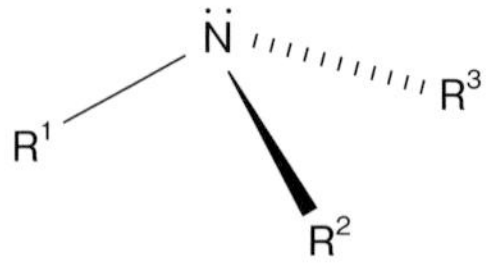

(c) アミンの一般構造式

図 1 内因性カテコラミンの生合成経路と構造式

カテコラミンは，チロシンから誘導されたカテコールとアミンを有する化学種である。内因性カテコラミンの生合成経路（a），およびカテコール（b）とアミン（c）の一般構造式を示す。

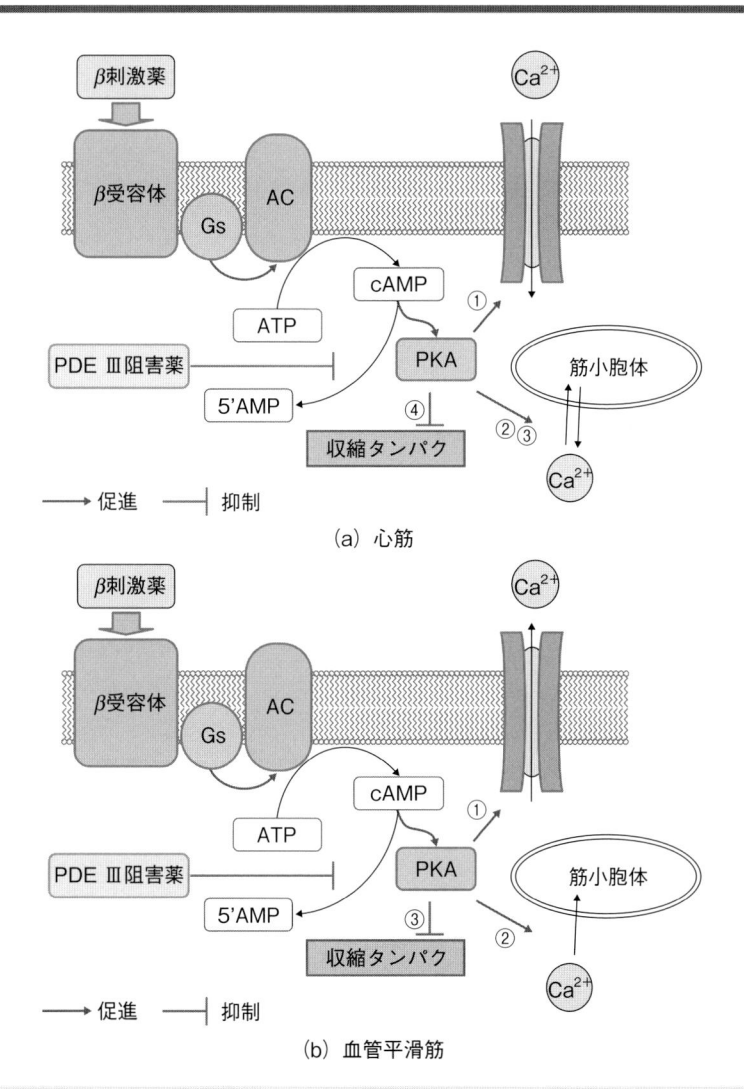

図2 心筋と血管平滑筋それぞれにおけるβ受容体刺激薬およびPDE III阻害薬の作用機序

(a) 心筋におけるβ受容体刺激薬およびPDE III阻害薬の作用機序

β受容体刺激薬はGsを介してACを活性化することによりATPからcAMPの合成を促進することで，PDE III阻害薬はPDE IIIを阻害することによりcAMPの5'AMPへの分解を抑制することで，いずれもcAMPの濃度を上昇させる。cAMPの上昇によりPKAが活性化し，①L型CaチャネルからのCa^{2+}流入促進，②筋小胞体からのCa^{2+}遊離促進，③筋小胞体へのCa^{2+}取り込み促進，④収縮タンパクのCa^{2+}感受性低下が生じる。その結果，①と②の機序により増加したCa^{2+}はトロポニンCに結合することでアクチン-ミオシンのクロスブリッジ形成に関与し，心収縮力が増強する。一方，③と④の結果，心筋の拡張能も改善する。

(b) 血管平滑筋におけるβ受容体刺激薬およびPDE III阻害薬の作用機序

血管平滑筋では，心筋細胞とは異なりcAMP濃度の上昇に伴うPKAの活性化により，①細胞外へのCa^{2+}汲み出し促進，②筋小胞体へのCa^{2+}取り込み促進，③収縮機構の不活性化を生じ，血管が拡張する。

カテコラミンの作用は，①神経終末への再取り込み，②接合部間隙からの拡散，③酵素による代謝により消失する。代謝経路の初期段階で重要な酵素として，モノアミン酸化酵素（monoamine oxidase：MAO）とカテコール-O-メチル転移酵素（catechol-O-methyltransferase：COMT）がある。

表1　カテコラミン類の用量依存性反応

薬物	受容体	持続投与速度
アドレナリン	β_2	1～2 µg/min
	$\beta_1 + \beta_2$	2～10 µg/min
	α_1	>10 µg/min* （ボーラス2～10 µg；0.5～1.0 mg**）
ノルアドレナリン	$\alpha_1, \beta_1 \gg \beta_2$	4～12 µg/min*
ドパミン	ドパミン作動性	0～3 µg/kg/min
	α	>10 µg/kg/min*
	β	3～10 µg/kg/min
ドブタミン	$\beta_1 \gg \beta_2, \alpha$	2.5～10 µg/kg/min*
イソプロテレノール	$\beta_1 > \beta_2$	0.5～10 µg/min

*：臨床的にはより高用量で使用されている，**：アナフィラキシーあるいは心停止に対して
（Glick DB. Chapter 12 — The autonomic nervous system. In：Miller RD, editor. Miller's anesthesia. 7th ed. Philadelphia：Churchill Livingstone；2010. p.282, Table 12-9 より改変引用）

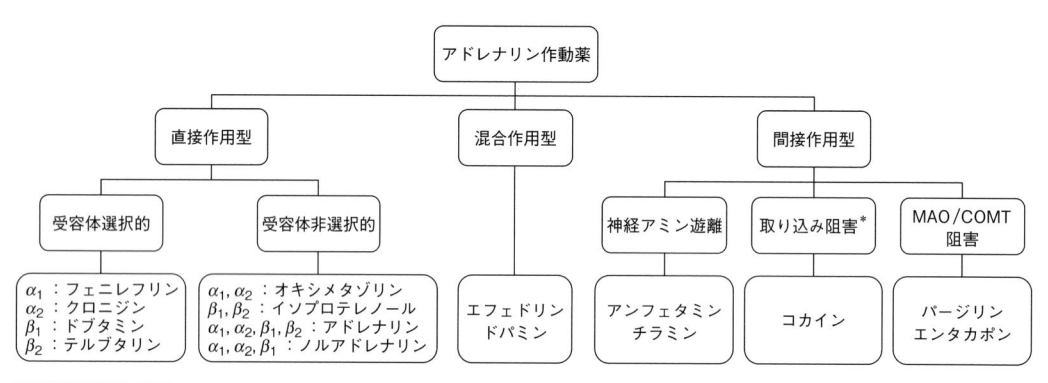

```
                     アドレナリン作動薬
        ┌────────────────┼────────────────┐
     直接作用型          混合作用型         間接作用型
    ┌────┴────┐                      ┌──────┼──────┐
 受容体選択的  受容体非選択的       神経アミン遊離  取り込み阻害*  MAO/COMT阻害
 α₁：フェニレフリン  α₁,α₂：オキシメタゾリン  エフェドリン  アンフェタミン  コカイン  パージリン
 α₂：クロニジン    β₁,β₂：イソプロテレノール   ドパミン    チラミン                エンタカポン
 β₁：ドブタミン    α₁,α₂,β₁,β₂：アドレナリン
 β₂：テルブタリン  α₁,α₂,β₁：ノルアドレナリン
```

図3　アドレナリン受容体作動薬（交感神経様作用アミン）および交感神経様作用に類似した作用を発揮する薬物の分類

　カテコラミンおよび交感神経様作用薬は作用機序に基づき，直接作用型，間接作用型，混合作用型に分類される。直接作用型は，1種類あるいは数種類のアドレナリン受容体に直接的に作用する。間接作用型は，ノルアドレナリンまたはアドレナリンの利用率を増大させることにより，アドレナリン受容体を刺激する。混合作用型は，ノルアドレナリンを間接的に交感神経終末から遊離させるとともに，直接的にアドレナリン受容体を活性化する。
　*：実際には交感神経様作用薬ではないが，交感神経様作用に類似した作用を発揮する。
　（Westfall TC, Westfall DP. 髙折修二，福田英臣，赤池昭紀ほか監訳．第10章　アドレナリン作動薬および拮抗薬．グッドマン・ギルマン薬理書．第11版．東京：廣川書店；2007. p.290 より改変引用）

1 カテコラミン

a. 内因性カテコラミン

1) アドレナリン

アドレナリンは α および β 受容体の両方に対して強力な刺激作用を示す。心臓に対しては β_1 受容体刺激により心拍数と収縮力が増加し，心拍出量が増える（図2）。血管に対しては，投与量に応じて二相性の変化を示す（表1）。血管弛緩作用に関連する β_2 受容体は，血管収縮作用をもつ α 受容体よりもアドレナリンに対する感受性が高いため，アドレナリンの少量投与では，血圧降下を来す場合がある。アドレナリンは腎血管抵抗を増大させ，腎血流量を減少させる。肺では動静脈圧とも上昇する。これは肺血管の直接的な収縮作用よりも，体血管の収縮により血液が体循環から肺循環へ移行することのほうが，主因と考えられている。大量投与で頻脈や不整脈が発生し，また肺毛細管圧の上昇から肺水腫を来す。心停止に対する蘇生に必須であり，0.5〜1.0 mg を静注する。アナフィラキシーショックの治療には第一選択薬であり，0.1 mg を静注する。

2) ノルアドレナリン

ノルアドレナリンは，哺乳動物の交感神経節後線維末端から遊離される主要な化学伝達物質である。心臓の β_1 受容体に対してはアドレナリンと同程度の効果を示すが，血管に対する α 作用はカテコラミンのうち最も強く，末梢血管収縮による血圧上昇を来し心拍数は減少する。一方，α_2 受容体に対する感受性は低い。心原性ショックや敗血症性ショックに対し低血圧の治療および冠血流の維持を目的に投与する。ヒトにおけるアドレナリンとノルアドレナリンの持続静脈内投与の効果の比較を示す（表2）。

3) ドパミン

ドパミンは生体内ではノルアドレナリンおよびアドレナリンの直接的な代謝前駆体である（図1-a）。ドパミン受容体をはじめ，α，β 受容体に作用するほか，交感神経終末でのノルアドレナリン遊離作用をもつ混合作用型交感神経刺激薬である。特徴的なのは，用量によって主に作用する受容体が異なる点である（表1）。3 μg/kg/min 以下の少量では主に血管の D_1 受容体，特に腎，腸間膜，冠血管床の D_1 受容体に作用する。ACの活性化と cAMP 濃度の上昇により，D_1 受容体刺激は血管拡張を来す。腎においては腎血流や子宮体濾過速度の増加に加えて，尿細管への作用と見られる尿中へのナトリウム排泄促進作用があり，この結果，利尿効果を発揮する。しかし，最近の報告は，低用量ドパミンの腎保護作用については否定的なものが多く[1]，むしろ有害であるとするものもある[2]。中等量（3〜10 μg/kg/min）では，β_1 受容体に作用し，心筋の陽性変力作用を発揮する。また，神経終末からのノルアドレナリンの遊離もこの作用に寄与している。この程度の投与量では，全末梢血管抵抗は変化しない。さらに高用量（10 μg/kg/min 以上）となると α_1 受容体の活性化が生じ，腎血管も含め全般的に血管収縮を引き起こす。

229

表2 ヒトにおけるアドレナリンおよびノルアドレナリン静脈内持続注入の効果の比較*

効果	アドレナリン	ノルアドレナリン
心臓		
心拍数	＋	－
1回拍出量	＋＋	＋＋
心拍出量	＋＋＋	0，－
不整脈	＋＋＋＋	＋＋＋＋
冠血流量	＋＋	＋＋
血圧		
収縮期動脈圧	＋＋＋	＋＋＋
平均動脈圧	＋	＋＋
拡張期動脈圧	＋，0，－	＋＋
平均肺動脈圧	＋＋	＋＋
末梢循環		
総末梢血管抵抗	－	＋＋
脳血流量	＋	0，－
骨格筋血流量	＋＋＋	0，－
皮膚血流量		
腎血流量	－	－
内臓血流量	＋＋＋	0，－
代謝作用		
酸素消費	＋＋	0，＋
血中グルコース	＋＋＋	0，＋
血中乳酸	＋＋＋	0，＋
好酸球減少反応	＋	0
中枢神経系		
呼吸	＋	＋
自覚的感覚	＋	＋

＊：0.1〜0.4μg/kg/min，＋：増加，0：変化なし，－：減少
（Westfall TC, Westfall DP. 髙折修二，福田英臣，赤池昭紀ほか監訳．第10章　アドレナリン作動薬および拮抗薬．グッドマン・ギルマン薬理書．第11版．東京：廣川書店；2007．p.296より改変引用）

b. βアドレナリン作動薬

1）イソプロテレノール（図4-a）

強力な非選択的βアドレナリン受容体作動薬でαアドレナリン受容体に対する親和

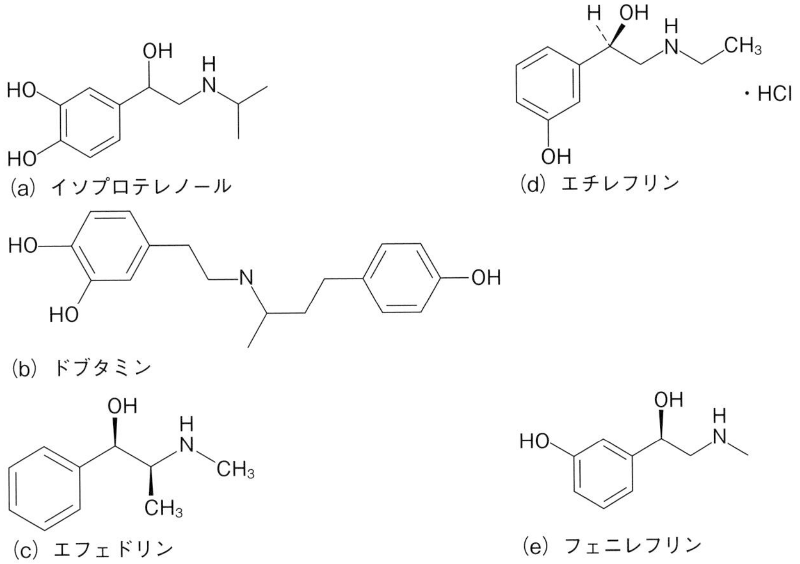

(a) イソプロテレノール
(b) ドブタミン
(c) エフェドリン
(d) エチレフリン
(e) フェニレフリン

図4 各種陽性変力薬の一般構造式

イソプロテレノール (a) とドブタミン (b) は，カテコラミンの特徴を有する．ドブタミンはドパミンと類似しているが，アミノ基上に大きな芳香族置換基を有する．エフェドリン (c)，エチレフリン (d)，フェニレフリン (e) は，カテコール核を欠き，非カテコラミン作動薬に分類される．

性は非常に低い．カテコラミンのうち心刺激作用は最も強い．主として，骨格筋，腎，腸間膜の血管を拡張させて末梢血管抵抗減少と静脈容積増加を来す．小児心臓手術に際して陽性変力および変時効果と肺動脈圧低下を目的に使用される．完全房室ブロックの徐脈に対して心室レートを増やすのにも有効である．

2) ドブタミン（図4-b）

構造的にはドパミンに類似しているが，アミノ基上に大きな芳香族置換基を有する．しかし，作用基序としては直接的β受容体刺激作用が中心で，α作用は少なく，ドパミン受容体を介した作用や交感神経終末からのノルアドレナリン遊離作用はないと考えられている．心臓に対しては，陽性変時作用と陽性変力作用を有するが，イソプロテレノールと比較すると心拍数をあまり増加させずに心収縮力を増強する特徴がある．肺血管抵抗の上昇はあまり見られず，肺動脈圧を上昇させずに心拍出量を増加させることができる．開心術，心筋梗塞，うっ血性心不全などの低心拍出量症候群の治療に有効である．

2 非カテコラミン昇圧薬

a. エフェドリン（図4-c）

カテコール核を欠く交感神経作動性アミンで，カテコラミンより作用は弱いがMAOやCOMTで代謝されないため作用時間は長く，経口投与も可能である．α，β両受容体に作用するが，β作用が強い．さらに交感神経終末からのノルアドレナリン遊離促進作

用も有する。エフェドリンを反復投与すると，神経終末のノルアドレナリンが枯渇してしまい，タキフィラキシーを生じるとされる。子宮動脈収縮作用が少ないことから，帝王切開時の低血圧などで好んで使用される。成人の1回投与量は4〜10 mgである。

b. エチレフリン（図4-d）

α_1，β_1作用を有し，β_2作用はほとんどない。血圧上昇は主に末梢血管収縮による体血管抵抗増加による。エフェドリンと異なり，間接作用はないためタキフィラキシーはないといわれている。成人での1回投与量は1〜2 mgである。

c. フェニレフリン（図4-e）

α作用が強く，末梢血管抵抗を増加させ昇圧効果が著しい。直接作用薬であり，MAOにより代謝されるが，COMTによる代謝は受けない。体血管抵抗の減少時に投与すると，脳・心臓・腎臓の灌流圧を上昇させる。低血圧時に使用すれば，心収縮力を増加させることなく冠灌流圧を上昇させる。大動脈弁狭窄症や閉塞性肥大型心筋症での使用が勧められる。成人の1回投与量は0.1〜0.2 mgである。

ホスホジエステラーゼ（PDE）Ⅲ阻害薬

PDE Ⅲ阻害薬は，カテコラミンと異なりβ受容体を介さずに，cAMPを増加させる。具体的には，PDE Ⅲを阻害することによりcAMPの5′-AMPへの分解を抑制することでcAMPの濃度を上昇させる。心筋に対してはβ_1刺激薬と同じ作用を，血管に対してはβ_2刺激薬と同じ作用を示し，心筋収縮力の増加（inotropic agent）と末梢血管の拡張（vasodilator）を生じる。このためinodilatorとも呼ばれる。心筋ではcAMPの上昇によりPKAを活性化することで上述のβ刺激薬と同様の作用を示す（図2-a）。一方，血管平滑筋に対しては，①L型カルシウムチャネルから細胞外へのCa^{2+}汲み出し促進，②筋小胞体へのCa^{2+}取り込み促進，③収縮機構の不活性化により血管拡張を来す（図2-b）。

カテコラミンと比較したPDE Ⅲ阻害薬の利点としては，①β受容体を介さないため，カテコラミンの長期投与で見られるようなβ受容体の減少作用[3]が生じないため，耐性を来しにくいこと[4]，②心拍数の増加や不整脈を生じにくいこと，③心筋酸素消費量の増加が少ないこと[5]が挙げられる。

適応となる病態としては，虚血性心疾患を有する急性心不全症例，肺高血圧症例，人工心肺からの離脱時，開心術後の低心拍出量症候群などが挙げられる。さらに近年では，off-pump冠動脈バイパス（coronary artery bypass graft：CABG）での投与方法についても検討されている[6]。ミルリノンやオルプリノンは，冠動脈やCABGのグラフト血管に対する拡張作用をもつ[7,8]とされ，CABGや虚血性心疾患を有する非心臓手術においても有用であると考えられる。さらにオルプリノンには，肝血流[9]や腸管粘膜血流[10]を増加させる作用も報告されている。

表3 PDE Ⅲ阻害薬の比較

	ミルリノン	オルプリノン
初期投与量	50 µg/kg を 10 分で静注	10 µg/kg を 5 分で静注
維持投与量	0.5 µg/kg/min で持続静注 0.25 ～ 0.75 µg/kg/min で適宜増減	0.1 ～ 0.3 µg/kg/min で持続静注
総投与量	1.13 mg/kg/day を超えない	0.6 mg/kg/day を超えない
作用持続時間	50 µg/kg 単回投与後 0.5 ～ 1 時間	10 µg/kg 単回投与後 1 ～ 2 時間
半減期	2 ～ 3 時間	約 1 時間

　PDE Ⅲ阻害薬は有効血中濃度を得るために，添付文書に記載された投与方法には負荷量を設定してある（表3）。しかし，負荷量を投与すると，血管拡張作用が先行することによる血圧低下が顕著となる場合がある。このため，臨床的には負荷量を投与せずに，持続静脈内投与のみを行う場合もある。このような投与方法では血圧低下の程度は小さくなるものの，薬物の有効血中濃度に到達するまでの時間を要するため，早期の投与開始が必要となる。

交感神経遮断薬

　交感神経を遮断する薬は3種類に大別できる。α受容体遮断薬，β受容体遮断薬，交感神経節遮断薬である。

1 α受容体遮断薬

　フェントラミンは競合的α受容体遮断薬である。$α_1$受容体遮断により全身および肺血管が拡張する。一方，$α_2$受容体遮断作用も有するため，交感神経末端からのノルアドレナリンの遊離が増え，頻脈を生じる。褐色細胞腫の手術中には 10 ～ 100 µg/kg/min で持続投与すると循環血中カテコラミンによる血圧上昇が防止できる。低心拍出量症候群に対する後負荷減少療法には 2 ～ 10 µg/kg/min で持続投与する。

2 β受容体遮断薬

　β受容体遮断薬は高血圧，虚血性心疾患，うっ血性心不全，および頻脈性不整脈の治療に関して，臨床的に使用されてきた。β受容体には$β_1$と$β_2$のサブタイプがある。$β_1$受容体は心に存在し変力作用と変時作用を現す。$β_2$受容体は気管支や血管の平滑筋に存在し弛緩作用を現す。β受容体遮断薬は$β_1$受容体の遮断を期待するものである。副作用として過度の心抑制と$β_2$受容体遮断による気管支痙攣がある。

　周術期のβ受容体遮断薬の投与に関しては，2006 年の American College of Cardiology/American Heart Association（ACC/AHA）のガイドラインにおいて，条件付きで非心臓手術におけるβ受容体遮断薬の投与を推奨しており，良好な周術期予後を得るための目標心拍数を 65 ～ 70 beats/min 未満としている[11]（表4）。有用性が示されているのは，中等度以上の心リスク症例や高侵襲手術症例に対するものであり，低リスク症例や周術期のルーチン投与に関しては依然として議論が続いている[12]。

近年，本邦では短時間作用型であるエスモロールとランジオロールの登場により，麻酔科医が周術期，特に麻酔中および術後の集中治療室においてβ受容体遮断薬を使用する機会が増えた（表5）。

a. エスモロール（ブレビブロック®）

血球中のエステラーゼでの加水分解による代謝を受けるため血中半減期が約 10 分程度と短く[13)14)]，緊急的な短時間使用に適している。手術時の上室性頻脈性不整脈に対する緊急処置が適応となり，1 mg/kg を 30 秒程度かけて緩徐に静脈内投与する。さらに，2008 年には急速静脈内投与後の持続投与による使用が認可され，添付文書では，"引き続き持続投与を行う場合は，0.9 ml/kg/hr（150 μg/kg/min）の投与速度で持続静脈内投与を開始し，適宜投与速度を調節し，目標とする心拍数を維持する"とされる。

b. ランジオロール（オノアクト®）

構造中にエステル結合を有するため血中および肝臓中のエステラーゼを介してすみやかに非活性体に代謝される。健康成人に 0.125 mg/kg/min で 1 分間投与後，0.04 mg/kg/min で 60 分間静脈内持続投与すると，全血中濃度は投与後 2 分で最高に達し，投与終了後の血中半減期は 3.47 分である[15]。イヌを用いた実験では β_1 に対する遮断作用は β_2 受容体に対する遮断作用の 251 倍とされている[16]。これは，前述の塩酸エスモロールと比較しても高い値である。ランジオロール，エスモロールとも β_1 選択性が高いため，喘息症例でも安心して使用できるとされる[17]。塩酸ランジオロールは変時作用が変力作用に先行し，変時作用がきわめて優位であることが特徴である[18]。

現時点での適応は，術中・術後の心房細動，心房粗動，洞性頻脈である。手術中に頻脈の治療が必要になった場合には，血圧低下の少ないランジオロールのほうが使用しやすい場合が多い[19]。しかし，off-pump CABG を受ける症例のうち，術前の駆出率が 50％未満と低下している低心機能症例においては，ランジオロール投与により血圧低下と心拍数減少に一致して心係数が減少することが明らかにされた[20]。さらに，術中，術後管理および集中治療領域などでは，薬物添付文書による推奨投与量よりもかなり低い投与速度での使用が多く，用法や用量の再検討が必要と考えられている[21)22)]。

3 交感神経節遮断薬

交感神経のみならず副交感神経を含むすべての自律神経節を遮断するが，機能的に優位なほうの遮断効果が現れる。動静脈は交感神経支配が強いため血管拡張による血圧低下が起こり，心臓，瞳孔は副交感神経優位であるため心拍数増加，瞳孔散大が起こる。

表4 周術期のβ受容体遮断薬投与の推奨クラス

Class I (benefit >>> risk)

1. 狭心症，症状のある不整脈，高血圧に対しβ受容体遮断薬を投与されていた症例
2. 術前検索で虚血所見が明らかとなった症例の血管手術

Class IIa (benefit >> risk)

1. 術前検索で冠動脈疾患が明らかとなった症例の血管手術
2. 術前検索で複数の臨床的高リスク因子が明らかとなった（心リスクの高い）症例の血管手術
3. 術前検索で複数の臨床的高リスク因子が明らかとなった（心リスクの高い）症例の中あるいは高リスク手術

Class IIb (benefit > risk)

1. 術前検索で単一の臨床的高リスク因子が明らかとなった（心リスクは中等度の）症例の中リスクあるいは高リスク手術，または血管手術
2. 術前にβ受容体遮断薬を使用しておらず，心リスクも低い症例の血管手術

〔Fleisher LA, Beckman JA, Brown KA, et al. ACC/AHA 2007 guidelines on perioperative cardiovascular evaluation and care for noncardiac surgery：a report of the American College of Cardiology/American Heart Association task force on practice guidelines (Writing committee to revise the 2002 guidelines on perioperative cardiovascular evaluation for noncardiac surgery)：developed in collaboration with the American Society of Echocardiography, American Society of Nuclear Cardiology, Heart Rhythm Society, Society of Cardiovascular Anesthesiologists, Society for Cardiovascular Angiography and Interventions, Society for Vascular Medicine and Biology, and Society for Vascular Surgery. Circulation 2007；116：e418-99 より改変引用〕

表5 エスモロールとランジオロールの比較

	エスモロール（ブレビブロック®）	ランジオロール（オノアクト®）
用法・用量	1 mg/kg を 30 秒で投与後 150 μg/kg/min で持続投与	0.125 mg/kg/min で 1 分間投与後 0.01～0.04 mg/kg/min で持続投与
β_1 選択性 (β_1/β_2)	112[*1]（44.7[*2]）	251[*1]
半減期	約 4 分[*3]（約 11 分[*2]）	約 4 分[*4]
代謝・排泄	血球中エラスターゼ	血漿・肝エラスターゼ
血圧降下作用	強い	弱い
内因性交感神経刺激作用	弱いがある[*2]	なし[*1]

[*1]：代谷 務，市岡由美子，吉田耕三ほか. 超短時間作用型 β_1 受容体選択的遮断剤，ONO-1101 の薬理学的研究. 基礎と臨床 1997；31：2913-23 より引用

[*2]：西川 淳，高田文行，吉村昌和ほか. Esmolol hydrochloride の薬理学的特性. 薬理と治療 2003；31：21-30 より引用

[*3]：立野政雄，中村 幹，田頭 勲ほか. 短時間作用型 β_1 遮断剤塩酸エスモロール注射剤. 超短時間作用型 β1 遮断剤；塩酸エスモロール注（MR5H3）の薬物動態非高齢者及び高齢者における検討. 麻酔と蘇生 2002；38：79-86 より引用

[*4]：中島光好，金丸光隆. 超短時間作用型 β_1 遮断薬，ONO-1101 の臨床第I相試験静脈内持続投与試験. 臨床医薬 2000；16：1531-56 より引用

薬物としてはトリメタファンやヘキソメトニウムがあるが，麻酔科領域では主としてトリメタファンが使用される。トリメタファンはすべての自律神経節を遮断し，動静脈血管の拡張により血圧低下と心拍出量の減少が起こる。作用は1〜2分で発現し約10分間持続する。高血圧発作に対して有効であり，また手術時の低血圧麻酔にも使用される。0.5〜5 mg/min で持続静脈内投与する。

副交感神経遮断薬

代表的な薬物としてアトロピンとスコポラミンがあり，いずれも天然アルカロイドである（表6）。副交感神経効果器のムスカリン性アセチルコリン受容体を遮断する。主な作用として，心臓の副交感神経を遮断して心拍数を増加させる。迷走神経活動亢進による徐脈には第一選択である。その他，気道分泌抑制作用，消化管運動抑制作用，中枢神経抑制作用などを発揮する。心拍数増加作用はアトロピンのほうが強く，他の作用はスコポラミンのほうが強い。低用量のアトロピンは，延髄および高位脳中枢を刺激する結果わずかな迷走神経性の興奮を引き起こし，軽度徐脈を来す場合がある。アトロピンは臨床用量では中枢神経系にほとんど効果はないが，高齢者では注意が必要である。麻酔前投薬に抗コリン薬を用いることは，口腔内分泌物の抑制や有害な迷走神経反射の予防目的として，特にエーテル麻酔の時代には必須であったが，近年はその必要性が減少している。

血管拡張薬

血管拡張薬は高血圧の治療，低血圧麻酔，難治性の心不全，心筋虚血の治療に用いられる。それぞれの血管拡張薬は作用機序が異なり，動脈と静脈のどちらに強く作用するかも大きく異なる。動脈の拡張，すなわち後負荷低下は心拍出量の増加，左室仕事量を減ずる。静脈の拡張，すなわち前負荷低下は肺うっ血を防ぐとともに左室の心筋酸素消費量を減少させる。また，Ca拮抗薬や硝酸薬には冠血管を拡張し心筋虚血を改善する作用もある（表7）。

1 硝酸薬

周術期に静注薬として使用できる硝酸薬としてはニトログリセリン，硝酸イソソルビド，ニトロプルシド，ニコランジルがある（ニコランジルは作用機序に特徴があるため，別の項目で解説する）。

a. ニトログリセリン（ミリスロール®）

血管壁のSH基と反応して一酸化窒素（NO）を遊離し，血管平滑筋を弛緩させる。

表6 ムスカリン様抗コリン作動薬

薬物	作用時間	中枢神経系作用*	抗唾液分泌作用	心拍数
アトロピン	短	刺激	＋	＋＋
グリコピロレート	長	0	＋＋	＋
スコポラミン	短	鎮静	＋＋	0/＋

＊：臨床使用ではアトロピンの作用は限られるが，高齢者では顕著になりうる，0：作用なし，＋：軽度の作用，＋＋：中等度の作用
（Glick DB. Chapter 12 — The autonomic nervous system. In：Miller RD, editor. Miller's anesthesia. 7th ed. Philadelphia：Churchill Livingstone；2010. p.293 より改変引用）

表7 血管拡張薬の作用部位と血圧低下作用

薬物名	作用部位	血圧低下作用	肺動脈への作用
ニトログリセリン	静脈，冠動脈，動脈*	＋＋	＋
ニトロプルシド	静脈，細動脈	＋＋＋＋	＋
ニカルジピン	細動脈	＋＋＋	＋
ニコランジル	静脈，細・太冠動脈	＋	±

＊：少量では静脈，投与量の増加に伴い，冠動脈，動脈も拡張させる

　少量では静脈を拡張させ，量依存性に冠動脈，動脈も拡張させる。容量血管床は広がり，前負荷が減少し右心仕事量が減るとともに左心系の前負荷が減少するため，左心不全の治療に用いられる。太い冠動脈を拡張し，虚血部位の血流を増加させるため，虚血性心疾患に使用される。ただし，血圧が低下すると反射性頻脈が生じ心筋酸素消費量が増大し，心筋虚血を起こす危険性もある。血中半減期は2分と短い。降圧効果は後述の硝酸イソソルビドより強い。

　急性心不全に対しては0.05～0.1μg/kg/minより開始し，5～15分ごとに0.1～0.2μg/kg/minずつ増量して最適投与量を決定する。不安定狭心症に対しては0.1～0.2μg/kg/minで投与を開始し，発作の経過および血圧をモニターしながら約5分ごとに0.1～0.2μg/kg/minずつ増量し，1～2μg/kg/minで維持する。周術期の使用に関して，ACC/AHAガイドライン2007[11]では，狭心症の治療に硝酸薬を使用しているハイリスクの非心臓手術症例に対するニトログリセリンの予防的投与の有効性は不明であるとされており，class Ⅱbとしている。

　ニトログリセリン静注薬の適応として，急性心不全や不安定狭心症の治療のほかに，低血圧麻酔，手術時異常高血圧の救急処置が認められている。

b. 硝酸イソソルビド（ニトロール®）

　ニトログリセリンよりも長時間作用性であるが，血圧降下作用はニトログリセリンより弱い。適応は急性心不全や不安定狭心症の治療である。不安定狭心症に対しては，硝酸イソソルビドとして2～5mg/hrを点滴静注する。

c. ニトロプルシド（ニトプロ®）

主に赤血球により分解され，NO を遊離する化合物である。血管選択性は低く，動脈および静脈はいずれも拡張する。血管拡張作用は強力で，投与開始後 30 〜 40 秒で発現し，投与中止後 2 〜 3 分以内に消失する。静脈容量は増加し前負荷は減少するが，動脈抵抗が減少し心拍出量が増える。反射性頻脈や冠動脈に狭窄部があると冠盗流現象の危険性があるため，冠動脈疾患症例への投与はかぎられる。分解産物としてシアンが放出されるため過量投与でシアン中毒のおそれがある。このため，投与速度を 2 μg/kg/min 以下または総投与量 500 μg 以下とする。腎機能や肝機能が障害されている場合は，中毒の危険性が高くなるので注意する。また，肺動脈を拡張させることにより低酸素性肺血管収縮を抑制するため，酸素化が悪化する危険性がある。ニトロプルシドは子宮胎盤循環の通過や乳汁中へ分泌されるため，妊婦へ使用は最小限にとどめる。

2 ニカルジピン（ペルジピン®）

Ca 拮抗薬の一種である。主に細動脈を拡張し動脈圧を低下させるが，静脈拡張作用はほとんどない。作用発現が早く作用時間が短いので，周術期の循環管理に適している（Ca 拮抗薬の項を参照）。

3 ニコランジル（シグマート®）

ニコランジルは硝酸基をもつため，NO を介する血管拡張作用を発揮するとともに，血管平滑筋細胞膜のアデノシン三リン酸（adenosine triphosphate：ATP）感受性 K チャネル開口作用を介する血管拡張作用も有する。前者では太い冠動脈を，後者では細い冠動脈を拡張させる。冠動脈拡張作用と冠攣縮緩解作用がある。細動脈に対する拡張作用は弱く，血圧低下作用も弱い。硝酸薬に見られる耐性も生じにくい。また，ニコランジルは動物実験および臨床研究[23)24)]において，心筋保護効果を示すことが明らかにされている。

Ca 拮抗薬

冠動脈攣縮や脳血管攣縮の軽減，不整脈，高血圧の治療に用いられる。どの薬物も強い冠血管拡張作用を有する。血管選択性が強い薬物と心臓選択性の強い薬物があるため，目的により使い分ける（表 8）。

1 ニフェジピン（アダラート®）

内服薬のみがある。狭心症または高血圧の治療に用いる。末梢血管拡張作用が強く，

表8　カルシウム拮抗薬

薬物名	冠血管拡張	心収縮力抑制	洞房結節抑制	房室結節抑制
ニカルジピン	5	0	1	0
ジルチアゼム	3	2	5	4
ベラパミル	4	4	5	5

(Michel T. Treatment of myocardial ischemia. In：Brunton LL, editor. Goodman & Gilman's the pharmacological basis of therapeutics. 11th ed. New York：McGraw-Hill；2006. p.833-4 より改変引用)

刺激伝導系への作用や陰性変力作用はない。

2 ニカルジピン（ペルジピン®）

短時間作用性の Ca 拮抗薬である。作用発現が早く作用時間が短いので，周術期の循環管理に適している。主に細動脈に作用し動脈圧が低下するが，静脈拡張はほとんどない。ニフェジピン同様の抗狭心症作用を有する。脳血流と腎血流は増加し，糸球体濾過値が増え尿量も増える。周術期高血圧に対しては1回静注で用いるが，持続静注も可能である。急性心不全（慢性心不全の急性増悪を含む）の治療として，後負荷軽減の目的で使用する場合は 0.5〜2.0 μg/kg/min を持続静注する。

3 ジルチアゼム（ヘルベッサー®）

主に抗狭心薬，あるいは頻脈性不整脈の治療薬として使用される。房室結節伝導時間および不応期を延長させるため，洞性徐脈をもたらし心拍数は減少する。周術期の冠血管スパズムの治療には 1〜5 μg/kg/min を持続静注する。末梢血管拡張作用は弱いが，高血圧の治療も適応である。高血圧の治療には 10 mg を緩徐に静注，もしくは 5〜15 μg/kg/min を持続静注する。心機能抑制および高度徐脈や房室ブロックに注意する。

4 ベラパミル（ワソラン®）

血管拡張作用は弱く，主に抗不整脈薬として使用される。房室伝導時間と不応期を延長するため，房室結節が関与するあらゆる型の発作性頻拍症に有効である。特に頻拍型心房細動の心拍数を著しく減少させる。心機能抑制および高度徐脈や房室ブロックに注意する。

ジギタリス（ジゴシン®，ジギラノゲン®）

主な作用は心筋収縮力の増加と心拍数の減少である。膜 Na-K-ATPase 活性抑制に

より，細胞内 Ca^{2+} を増加することにより心筋収縮力が増加する．中枢性の迷走神経刺激作用と，洞房結節および房室結節への直接的抑制作用により，心拍数が減少する．したがって，慢性心不全と頻拍型心房細動が適応である．慢性心不全では収縮力増強に伴い，心拍出量が増加することにより利尿作用が現れ，拡張した心臓径は縮小する．頻拍型心房細動の心拍数を減少するのに有効であるがウォルフ・パーキンソン・ホワイト（Wolff-Parkinson-White：WPW）症候群に合併する頻拍型心房細動では，副伝導路の速度が増し頻拍が助長されるので禁忌である．また，副作用として過量投与または低カリウム血症，低マグネシウム血症，高カルシウム血症の存在でジギタリス中毒が発生することがある．心室性期外収縮，房室ブロック，特にブロックを伴う発作性心房頻拍症（PAT with block）などの，異所性自動能亢進と房室ブロックの組み合わせは典型的である．治療は低カリウム血症の補正とともに，リドカインまたはフェニトインなどⅠb群の抗不整脈薬の静注を行う．カルシウムの投与は不整脈を誘発するおそれがあり禁忌である．ジギタリスの血中濃度が上昇している状態での直流除細動は，心室細動を誘発する危険性がある．

抗不整脈薬

現在使用されている抗不整脈薬は，特異的にイオンチャネルを通る電流を抑制あるいは自律神経機能を変化させて不整脈を治療する．しかし，抗不整脈薬には心抑制や催不整脈作用があるため，抗不整脈薬の投与においては，不整脈の正確な診断，誘発原因の治療（虚血，電解質異常）が必要である．

抗不整脈薬の選択の指標として抗不整脈薬の分類がある．分類法には古典的な Vaughan Williams 分類（表9）と，1990年に欧米の不整脈学者が提唱した Sicilian Gambit（表10）[25]がある．Vaughan Williams 分類は薬理学的特徴を簡便に分類し一般的でよく知られているが，複数の作用をもつ薬物はこの枠組みでは分類できないなどの問題がある．Sicilian Gambit では薬物ごとに作用するイオンチャネル，受容体，臨床効果，心電図変化について表になっており，特別なグループ分けはされていない．

本章では周知されている Vaughan Williams に沿って分類し，Sicilian Gambit で述べ

表9　Vaughan Williams 分類

分類			作用機序	薬物名
		a	活動電位持続時間延長	キニジン，プロカインアミド，ジソピラミド
Ⅰ	b	Na チャネル遮断	活動電位持続時間短縮	リドカイン，メキシレチン
		c	活動電位持続時間不変	フレカイニド
Ⅱ	β受容体遮断			プロプラノロール，エスモロール，ランジオロール
Ⅲ	K チャネル遮断		活動電位持続時間延長	アミオダロン，ニフェカラント
Ⅳ	Ca チャネル遮断			ベラパミル，ジルチアゼム

VI. 循環薬理

表10 Sicilian Gambit が提唱する薬物分類枠組（日本版）

薬物	Na Fast	Na Med	Na Slow	Ca	K	I_f	α	β	M_2	A_1	Na-K-ATPase	左室機能	洞調律	心外性	PR	QRS	JT
リドカイン	○											→	→	◐	→	→	↓
メキシレチン	○											→	→	◐	→	→	↓
プロカインアミド		A			◐							→	↑	●	↑	↑	←
ジソピラミド		A			◐			○				→	↑	◐	↑→	↑	↑
キニジン		A			◐	○			○			→	↑	◐	↑→	↑	↑
プロパフェノン	I			○	○			○				→	↑	○	↑	↑	→
アプリンジン		A			○							↓	↑	◐	↑	↑	↑
シベンゾリン		A		○	○				○			→	↑	○	↑	↑	↑
ピルメノール		A			○				○			→	↑	○	↑	↑	↑
フレカイニド		A			○							↓	↑	○	↑	↑	→
ピルシカイニド		A										?		○	↑	↑	←
ベプリジル	○			●	◐							→		◐	→	→	↑
ベラパミル	○			●			◐					→	↓	○	↑	→	→
ジルチアゼム				◐			◐					→	↓	○	↑	→	→
ソタロール					●			●				→	↓	○	↑	→	←
アミオダロン	○			○	●			●				↑	↓	●	↑	↑	←
ニフェカラント					●							→		○	→	→	←
ナドロール								●				↑	↓	○	↑	→	→
プロプラノロール	○							●				↑	↓	◐	↑	→	→
アトロピン									●			?	↑	○	←	→	←
ATP									■	■							
ジゴキシン											●	→	↓	●	↑	→	↓

遮断作用の強さ：○：低，◐：中等，●：高。A：活性化チャネルブロッカー，I：不活性化チャネルブロッカー，■：作動薬

表 11　本邦で使用可能な主な抗不整脈薬（注射薬）の用量

分類	一般名（商品名）：規格	用量
Ⅰa群	塩酸プロカインアミド（アミサリン）100 mg/1 ml，200 mg/2 ml	0.2～1 g を 50～100 mg/min で静注。総量 1 g まで。
	リン酸ジソピラミド（リスモダンP）50 mg/5 ml	1～2 mg/kg を 5 分で静注
	コハク酸シベンゾリン（シベノール）70 mg/5 ml	1.4 mg/kg を 2～5 分で静注
Ⅰb群	塩酸アプリンジン（アスペノン）100 mg/10 ml	1.5～2 mg/kg を 5～10 mg/min で静注。総量 100 mg まで。10 倍希釈で使用（1 mg/ml）。
	塩酸リドカイン（キシロカイン）100 mg/5 ml	1～2 mg/kg 静注。5 分後に再投与可。1 時間内の基準最高投与量は 300 mg。
	塩酸メキシレチン（メキシチール）125 mg/5 ml	2～3 mg/kg 静注または 0.4～0.6 mg/kg/hr 持続静注。
	フェニトイン（アレビアチン）250 mg/5 ml	125～250 mg を，1 ml/min を超えない速度で徐々に静注。
Ⅰc群	酢酸フレカイニド（タンボコール）50 mg/5 ml	1～2 mg/kg を 10 分間で静注。総量 150 mg まで。
	塩酸ピルジカイニド（サンリズム）50 mg/5 ml	0.75 mg/kg（期外収縮）または 1 mg/kg（頻拍）を 10 分間で静注。
Ⅲ群	塩酸ニフェカラント（シンビット）50 mg（要溶解）	0.3 mg/kg を 5 分で静注。0.4 mg/kg/hr を持続静注。
	塩酸アミオダロン（アンカロン）150 mg/3 ml	1 日最大投与量は 1,250 mg を超えない。投与濃度は 2.5 mg/ml を超えない。初期急速投与，負荷投与，維持投与と個別に投与法あり。
ジギタリス	ジゴキシン（ジゴシン）0.25 mg/1 ml	急速飽和療法（飽和量 1.0～2.0 mg）：0.25～0.5 mg 静注を 2～4 時間ごと。維持療法：1 日 1 回 0.25～0.5 mg を静注。
	デスラノシド（ジギラノゲン）0.4 mg/2 ml	急速飽和療法（飽和量 0.8～1.6 mg）：初回 0.4～0.6 mg，以後 0.2～0.4 mg を 2～4 時間ごとに静注（筋注）。維持療法：0.2～0.3 mg/day を静注（筋注）。

Ⅱ群 β 遮断薬とⅣ群 Ca 拮抗薬は別項参照。

られているイオンチャネルや受容体への作用について補足していく。本邦で使用できる主な静注用抗不整脈薬を一覧に示す（表 11）。

1 Vaughan Williams 分類 (表9)

a. Ⅰ群

　Naチャネル抑制作用をもつ薬物をⅠ群と分類する。活動電位0相におけるナトリウムの細胞内流入を抑制し，さらに4相における自発的脱分極の勾配を減少させる。したがって，この群の薬物の効果は刺激伝導の遅延と自動能の抑制として現われる。活動電位持続時間に対する作用により，a，b，c群のサブクラスに分けられる。活動電位持続時間の延長は不応期を延長させる。

1）Ⅰa群

　活動電位持続時間を延長させることにより不応期を延長させる。心電図上はQT延長を起こす可能性がある。心房細動，上室性および心室性不整脈に有効である。次に挙げた3薬物はKチャネルの抑制作用ももっている。活動電位の延長はこのKチャネルの抑制作用によるものであろう。
　キニジン：迷走神経遮断作用とα遮断作用があるため，副作用として抗コリン作用と血圧低下を起こすことがある。
　プロカインアミド：迷走神経遮断作用はない。
　ジソピラミド：迷走神経遮断作用があるがα遮断作用はない。

2）Ⅰb群

　活動電位持続時間を短縮させることにより，不応期を短縮させる。QT間隔は不変であるこのクラスは，循環抑制も少なく心室性不整脈に有効であり，さらに抑制された房室伝導をむしろ改善する作用がある。ジギタリス中毒による心室性期外収縮や房室ブロックにもよい適応となる。
　リドカイン：心抑制が少なく低心機能でも比較的安全に使用できるため，心室性不整脈の第一選択となる。大動脈遮断解除後の心室細動の発生予防ために遮断解除前に投与される。
　フェニトイン：抗痙攣作用が主であり，抗てんかん薬として使用されている。抗不整脈作用としてはNaチャネルを抑制するのでⅠb群となる。ジギタリス中毒での心室性不整脈の治療に用いる。Sicilian Gambitには記載がない。
　メキシレチン：リドカインの類似薬である。作用はリドカインと同様である。

3）Ⅰc群

　活動電位持続時間と不応期は不変である。上室性および心室性不整脈に効果がある。特に重篤な心室性不整脈に適応とされる。
　フレカイニド（タンボコール）：Kチャネル抑制作用がある。心機能抑制作用が強い。うっ血性心不全，高度房室・洞房ブロックには禁忌である。

ピルジカイニド（サンリズム）：フレカイニドよりは心機能抑制作用は弱いが，禁忌は同様である。

プロパフェノン：内服薬のみで，β遮断作用がある。

b. Ⅱ群

β受容体遮断薬である。洞性，上室性をはじめとする頻脈の治療に用いる。長時間作用性のプロプラノロールと，超短時間作用性のエスモロールとランジオロールがある（β遮断薬の項参照）。

c. Ⅲ群

Kチャネル遮断薬である。心室筋およびプルキンエ線維の活動電位の持続時間を延長させる。QT時間を延長し，催不整脈作用も強いため他の抗不整脈薬が無効の際に選択される。心室性不整脈，上室性不整脈いずれにも有効である。心室細動と心室性頻拍に適応とされる。

ニフェカラント：純粋なKチャネル遮断薬である。心機能抑制は弱い。

アミオダロン：Na，Caチャネル遮断作用と，α，β遮断作用を併せもつ。心抑制作用が強い。

d. Ⅳ群

Ca拮抗薬である。ベラパミルとジルチアゼムが抗不整脈薬として用いられる。主な作用は房室結節における伝導遅延と不応期を延長させる。頻拍型心房細動で心室の反応を低下させ，心拍数の減少や上室性頻拍症の停止に有効である。副作用は高度徐脈や房室ブロックである（Ca拮抗薬の項参照）。

抗凝固薬（表12）

1 ヘパリン

分子量の異なる多糖類分子の混合物で未分画ヘパリンともいう。現在は，ブタの腸粘

表12 抗凝固薬

薬物名	半減期	拮抗薬	測定方法
ヘパリン	60分	硫酸プロタミン	ACT，APTT
低分子ヘパリン	2〜3，4〜6時間	硫酸プロタミン（不完全）	抗Xa活性
メシル酸ナファモスタット	5〜8分	なし	ACT
アルガトロバン	30分	なし	APTT

膜由来のものだけが使用されている。アンチトロンビンⅢと複合体を形成し，トロンビン（Ⅱa因子），Xa因子などに対する阻害作用を促進し，血液凝固阻止作用を示す。血漿半減期は約60分と短く術前の抗凝固療法や体外循環時に使用される。活性化凝固時間（activated coagulation time：ACT）を指標として管理する。肝硬変や重篤な腎疾患症例では半減期が延長する。中和するにはヘパリン1,000単位に対して硫酸プロタミンを10～15 mg投与する。

2 低分子ヘパリン

分子量4,000～5,000の分画部分の低分子量の成分を抽出したものである。アンチトロンビンⅢと複合体を形成し，Xa因子阻害作用を発現する。活性化部分トロンボプラスチン時間（activated partial thromboplastin time：APTT）を延長させない。未分画ヘパリンに比べ半減期が長く（約4～6時間），急性期では使用しにくい。硫酸プロタミンでは不完全（60％）にしか拮抗できない。

3 メシル酸ナファモスタット（フサン®，コアヒビター®）

タンパク分解酵素阻害薬で，トロンビン，Xa活性，ⅩⅡa活性，血小板活性などを阻害する。半減期が5～8分と短いため，出血性合併症が少なく急性期重症症例に適している。

4 アルガトロバン

選択的抗トロンビン薬で，フィブリンの生成，血小板凝集を強力に抑制する。APTTを指標として投与量を増減する。体外循環時の抗凝固薬としては，ヘパリンと比べ調節性に劣るが，ヘパリン起因性血小板減少症（HIT）Ⅱ型症例の体外循環の際に選択される。半減期は30分である。拮抗薬は存在しない。

利尿薬

1 フロセミド（ラシックス®）

ループ利尿薬と呼ばれ，ヘンレループの太い上行脚におけるNa^+-K^+-$2Cl^-$共輸送体を阻害する。ほとんどのNa^+が上行脚で再吸収されるため，この部位の阻害は強力な利尿作用を現す（high-ceiling diuretics）。また，遠位尿細管へのNa^+の送達量の増加はK^+とH^+の尿中排泄量も増加させる。Mg^{2+}やCa^{2+}の再吸収も抑制され排泄が増加する。尿濃縮力も阻害される。

適応として，急性および慢性腎不全による乏尿に対して尿量の維持を目的に用いる。

また，心不全，肺水腫，脳浮腫に対しては，尿量を積極的に増やすことにより，組織の過剰な水分を血管内に移動させ浮腫を軽減させる。1回投与量は5〜20 mgである。ループ利尿薬には静脈の拡張作用も認められており，利尿効果と合わさり左室充満圧を低下させるため，肺水腫の治療には有用である。利尿作用による循環虚脱や低カリウム血症，低クロール性アルカローシスに注意する。

2 マンニトール

浸透圧性利尿薬と呼ばれる。腎糸球体で無制限に濾過され，尿細管で再吸収を受けることなく尿中に排泄される。静脈内投与後，細胞外液に分布し血漿浸透圧を上昇させ，細胞内コンパートメントから水を引き抜き，細胞外液量を増加させる。腎では近位尿細管とヘンレループの両方に作用し，非再吸収性の溶質として作用することにより水とナトリウムの再吸収を妨げる。浸透圧性利尿薬はほとんどの電解質の尿中排泄を増加させる。

適応として，急性腎不全を予防するための尿量維持に用いるが，無効の場合は蓄積するおそれがあるため，反応のない症例への繰り返し投与は行わないほうがよい。この場合は0.25〜0.5 g/kgを投与する。脳実質の水を引き出すので，脳浮腫や頭蓋内圧亢進症の治療にも用いる。0.5〜1.5 g/kgを約30分かけて投与する。一過性に循環血液量が増加するので，心機能低下症例では肺水腫を起こすおそれがあり，注意を要する。

■参考文献

1) Bellomo R, Chapman M, Finfer S, et al. Low-dose dopamine in patients with early renal dysfunction : a placebo-controlled randomised trial. Australian and New Zealand Intensive Care Society (ANZICS) Clinical Trials Group. Lancet 2000 ; 356 : 2139-43.
2) Debaveye YA, Van den Berghe GH. Is there still a place for dopamine in the modern intensive care unit? Anesth Analg 2004 ; 98 : 461-8.
3) Bristow MR, Ginsburg R, Minobe W, et al. Decreased catecholamine sensitivity and beta-adrenergic-receptor density in failing human hearts. N Engl J Med 1982 ; 307 : 205-11.
4) Kollef MH. Labetalol overdose successfully treated with amrinone and alpha-adrenergic receptor agonists. Chest 1994 ; 105 : 626-7.
5) Benotti JR, Grossman W, Braunwald E, et al. Effects of amrinone on myocardial energy metabolism and hemodynamics in patients with severe congestive heart failure due to coronary artery disease. Circulation 1980 ; 62 : 28-34.
6) Jeon Y, Ryu JH, Lim YJ, et al. Comparative hemodynamic effects of vasopressin and norepinephrine after milrinone-induced hypotension in off-pump coronary artery bypass surgical patients. Eur J Cardiothorac Surg 2006 ; 29 : 952-6.
7) He GW, Yang CQ. Inhibition of vasoconstriction by phosphodiesterase III inhibitor milrinone in human conduit arteries used as coronary bypass grafts. J Cardiovasc Pharmacol 1996 ; 28 : 208-14.
8) Adachi H, Kamata S, Kodama K, et al. Vasorelaxant effect of a phosphodiesterase 3 inhibitor, olprinone, on isolated human radial artery. Eur J Pharmacol 2000 ; 396 : 43-7.
9) Iribe G, Yamada H, Matsunaga A, et al. Effects of the phosphodiesterase III inhibitors olprinone, milrinone, and amrinone on hepatosplanchnic oxygen metabolism. Crit Care Med 2000 ; 28 : 743-8.

10) Satoh T, Morisaki H, Ai K, et al. Olprinone, a phosphodiesterase III inhibitor, reduces gut mucosal injury and portal endotoxin level during acute hypoxia in rabbits. Anesthesiology 2003;98:1407-14.

11) Fleisher LA, Beckman JA, Brown KA, et al. ACC/AHA 2007 guidelines on perioperative cardiovascular evaluation and care for noncardiac surgery: a report of the American College of Cardiology/American Heart Association task force on practice guidelines (Writing committee to revise the 2002 guidelines on perioperative cardiovascular evaluation for noncardiac surgery): developed in collaboration with the American Society of Echocardiography, American Society of Nuclear Cardiology, Heart Rhythm Society, Society of Cardiovascular Anesthesiologists, Society for Cardiovascular Angiography and Interventions, Society for Vascular Medicine and Biology, and Society for Vascular Surgery. Circulation 2007;116:e418-99.

12) Bangalore S, Wetterslev J, Pranesh S, et al. Perioperative beta blockers in patients having non-cardiac surgery: a meta-analysis. Lancet 2008;372:1962-76.

13) 西川 淳, 高田文行, 吉村昌和ほか. Esmolol hydrochloride の薬理学的特性. 薬理と治療 2003;31:21-30.

14) 立野政雄, 中村 幹, 田頭 勲ほか. 短時間作用型 β_1 遮断剤塩酸エスモロール注射剤. 超短時間作用型 β_1 遮断剤;塩酸エスモロール注 (MR5H3) の薬物動態非高齢者及び高齢者における検討. 麻酔と蘇生 2002;38:79-86.

15) 代谷 務, 市岡由美子, 吉田耕三ほか. 超短時間作用型 β_1 受容体選択的遮断剤, ONO-1101 の薬理学的研究. 基礎と臨床 1997;31:2913-23.

16) 中島光好, 金丸光隆. 超短時間作用型 β_1 遮断薬, ONO-1101 の臨床第I相試験静脈内持続投与試験. 臨床医薬 2000;16:1531-56.

17) Yamakage M, Iwasaki S, Jeong SW, et al. Beta-1 selective adrenergic antagonist landiolol and esmolol can be safely used in patients with airway hyperreactivity. Heart Lung 2009;38:48-55.

18) Iguchi S, Iwamura H, Nishizaki M, et al. Development of a highly cardioselective ultra short-acting beta-blocker, ONO-1101. Chem Pharm Bull 1992;40:1462-9.

19) Yamazaki A, Kinoshita H, Shimogai M, et al. Landiolol attenuates tachycardia in response to endotracheal intubation without affecting blood pressure. Can J Anaesth 2005;52:254-7.

20) Goto K, Shingu C, Miyamoto S, et al. The effect of landiolol on hemodynamics and left ventricular function in patients with coronary artery disease. J Clin Anesth 2007;19:523-9.

21) Sanui M, Matsuo K, Sunagawa H. Low-dose landiolol for hypertension with tachycardia following neurosurgery. J Anesth 2008;22:195-6.

22) Yoshida Y, Terajima K, Sato C, et al. Clinical role and efficacy of landiolol in the intensive care unit. J Anesth 2008;22:64-9.

23) Kaneko T, Saito Y, Hikawa Y, et al. Dose-dependent prophylactic effect of nicorandil, an ATP-sensitive potassium channel opener, on intra-operative myocardial ischaemia in patients undergoing major abdominal surgery. Br J Anaesth 2001;86:332-7.

24) Yamamoto S, Yamada T, Kotake Y, et al. Cardioprotective effects of nicorandil in patients undergoing on-pump coronary artery bypass surgery. J Cardiothorac Vasc Anesth 2008;22:548-53.

25) 児玉逸雄, 相澤義房, 井上 博ほか. 循環器病の診断と治療に関するガイドライン (2002-2003年度合同研究班報告) —不整脈薬物治療に関するガイドライン—. Circulation Journal 2004;68:981-1053.

(村田 寛明, 柴田伊津子, 澄川 耕二)

VII

機械的循環補助

はじめに[1)2)]

　薬物療法のみでは改善の得られない循環不全に対する機械的循環補助の大動脈内バルーンパンピング（intraaortic balloon pumping：IABP），経皮的心肺補助（percutaneous cardiopulmonary support：PCPS），心室補助装置（ventricular assisting system：VAS）について適応，合併症，装着法などについて詳述する．すべての方法は，循環動態の悪化した症例に緊急的に施行されることが多いので，それぞれの施設で循環器内科医，心臓外科医，臨床工学技士などの関連する部門との協力体制を構築しておく必要がある．

定　義

　機械的循環補助とは薬物療法のみでは改善の得られない症例に対し，機械的手段を用いて心臓のポンプ機能の一部，または大部分を補助ないし代行することで，全身の循環維持と不全心の回復を図る手段を総称する．使用される装置は日々改良されており，ますます簡便かつ効果的に利用されるようになっている．

適応基準

　心不全の診断基準として心係数 $1.8\ l/min/m^2$ 以下，1回心拍出係数 $20\ ml/beat/m^2$ 以下，収縮期圧 90 mmHg 以下，心拍数 80 beats/min 以上，尿量 0.5 ml/hr 以下などがある．一方，薬物療法の最大限量としてドパミン $10\ \mu g/kg/min$，ドブタミン $10\ \mu g/kg/min$，アドレナリン $0.2\ \mu g/kg/min$，ミルリノン $0.75\ \mu g/kg/min$ などがあり，心不全症例に対しこれらの薬物を2剤以上併用してもなお改善が見られないときに機械的循環補助の適応となる．
　機械的循環補助法には圧補助循環（IABP）と流量補助循環（PCPS，VAS）がある．

IABP（図1）

　1968年に Kantrowits らにより臨床使用され，1980年に経皮的挿入法が考案された．現在臨床で最も普及している機械的補助循環法である．

1 留置法

　30〜40 ml の容量をもつバルーンを通常鼠径部より経皮的にセルディンガー法を用いて，胸部大動脈まで挿入する．心停止時には外科的に動静脈を剥離して挿入する．バ

収縮期　　拡張期

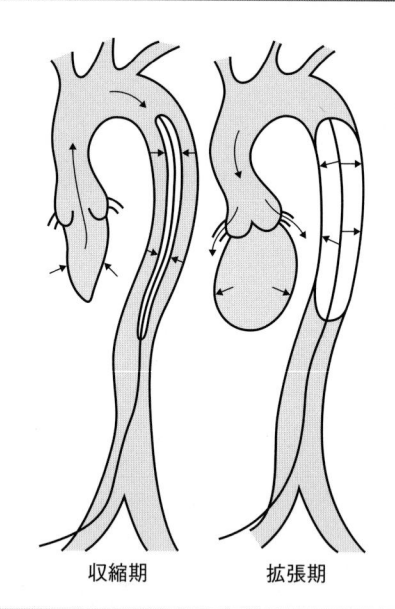

図1　IABPの原理
心電図に同期させ，拡張期に胸部下行大動脈に位置するバルーンを膨張させることにより拡張期圧増大を得る。収縮期直前にバルーンを急速に弛緩させることにより収縮期圧低下を得る。

ルーン先端が左鎖骨下動脈直下に来るようにする。この位置であればバルーンによる腹腔動脈，上腸間膜動脈や腎動脈閉塞の危険が最小となる。

　バルーンは二酸化炭素化かヘリウムで膨らまされる。ヘリウムの利点は密度が低いため細い駆動ラインを使用できるので，穿刺に関する合併症（動脈損傷，感染，動脈塞栓）を軽減することができる。

2 同 期

　IABPの同期は心電図（QRS波）か動脈圧波形で行う。電気メスなどのアーチファクトが発生する手術室では動脈圧波形のほうが推奨される。動脈圧重複切痕にバルーンの膨張の開始を合わせるのが重要である。IABPの圧センサーはバルーンの先端にあり，IABPのコンソールのモニターに表示することができる。

　最初1：2で自己心拍とIABP圧波形の比較を行いIABPのタイミングを決める。

　IABPによる補助効果は自己脈に対するタイミングに大きく影響されるので，頻脈や不整脈のときはあまり効果的ではない。

　長期のIABP作動中はヘパリンによる抗凝固療法が行われる。大動脈内にある間は血栓が形成される可能性があるのでバルーンの作動を止めてはならない。

3 動作原理

　左室の収縮が終了し大動脈弁が閉鎖した時点でバルーンを急激に拡張させると，大動

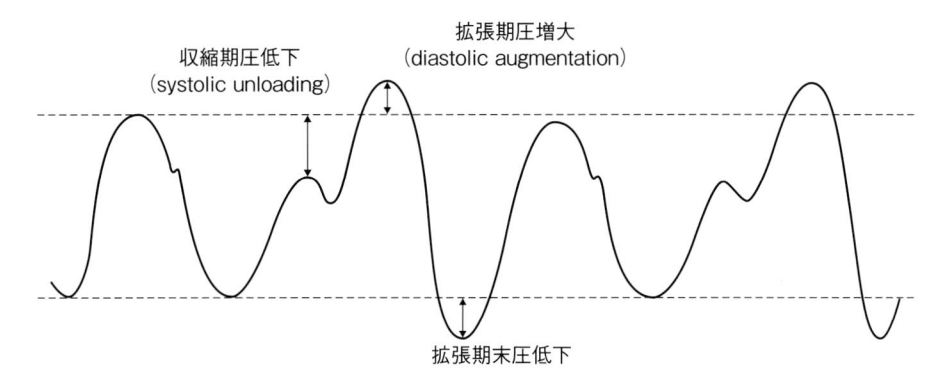

図2 IABPの圧波形（1：2）
収縮期圧の低下（systolic unloading）と拡張期圧の増大（diastolic augmentation）が見られる。拡張期末圧の低下も心筋仕事量の減少に関与している。

脈拡張期圧が上昇し，拡張期圧増大効果を得て，冠血流が増加する。次に左室収縮直前にバルーンを収縮させると大動脈内圧が低下し，収縮期圧低下効果を得て，心仕事量の低下と心拍出量の増加を得る（図2）。

心拍出量と冠血流量の15％程度の補助が可能である。

4 適 応

急性心筋梗塞に伴う心原性ショック，心室中隔穿孔，僧帽弁閉鎖不全，開心術後低心拍出量症候群（low cardiac output syndrome：LOS），内科的治療に抵抗性の不安定狭心症，虚血性難治性不整脈，冠動脈攣縮などがある。IABPはこれらの病態に対して，心筋酸素消費量の増大をもたらすこともなく，血圧，心係数，冠灌流量の増大をもたらす。特に心室中隔穿孔では，左室収縮期圧の減少が左右シャントを減小させ，僧帽弁閉鎖不全では左室後負荷の減少が逆流量の減少をもたらす。人工心肺後に補助循環使用が予測される要因として，術前駆出率30％未満，長時間の人工心肺時間，末期心筋障害を伴う重症弁膜症などがある。

5 合併症

挿入側下肢の血行障害，穿刺部の出血，感染，血管損傷，バルーン破裂などがある。

6 禁 忌

高度の大動脈弁閉鎖不全は拡張期に心室に過剰負荷がかかる。大動脈解離，大動脈瘤は病変を悪化，破裂させる可能性がある。末梢動脈に動脈硬化性病変がある場合は挿入できないことや，挿入部以下の完全閉塞を起こすことがある。敗血症は挿入に先立って治療されていなくてはならない。

7 離　脱

　IABPの最大効果は24〜48時間で得られることが多く，血行動態が改善すればIABPの補助を1:1から1:2，1:4に徐々に減らし，抜去・離脱することができる．抜去後は約30分間の圧迫止血が必要である．
　IABPは圧補助循環装置であるので，4〜6時間経っても血行動態の改善が見られない場合は流量補助循環装置（PCPSやLVAS）への移行を考慮する必要がある．

PCPS （図3）[3〜5]

1 定　義

　PCPSは日本で名づけられ，"遠心ポンプと膜型人工肺を用いた閉鎖回路の人工心肺で，カニュレーション部位は大腿動静脈とする"と定義される．
　医療スタッフのトレーニングにより緊急時に比較的簡便に施行が可能であることから，救急外来や血管造影室に設置している施設もある．

2 作動原理

　経皮的または外科的にカニューレを大腿静脈から右心房に挿入して静脈血を脱血し，膜型人工肺でガス交換を行って動脈側へ送血する．右心室の前負荷を軽減させるが，送血部位により左心室の後負荷は増加する．心拍出量の70％程度の補助が可能である．
　カニューレは薄型で屈曲しにくいもので，送血用は外径5〜6 mm（15〜18 Fr），脱血用は外径7〜8 mm（21〜24 Fr）が成人では主に使用されている．右大腿静脈からはほとんど右房に挿入可能であるが，左大腿静脈からは解剖学的に難しいことがある．
　遠心ポンプを使用しているので，脱血が不良であったり，末梢血管抵抗が増加している状況では回転数と流量は相関しないことがあり，流量を定期的にチェックする必要がある．

3 適　応

　従来の救命処置に反応しない院内心肺停止症例，および以下の基準を満たす院外心肺停止症例に対する心肺脳蘇生に適応がある．①目撃された心停止，②非外傷患者，③発症前のADL良好，④20分以上の2次救命処置でも心拍再開しない．
　そのほかには重症の心不全，急性心筋炎，重症冠動脈疾患に対する経皮的冠動脈インターベンション（PCI）中の循環補助，肺や気管支手術，重症呼吸不全などの呼吸補助

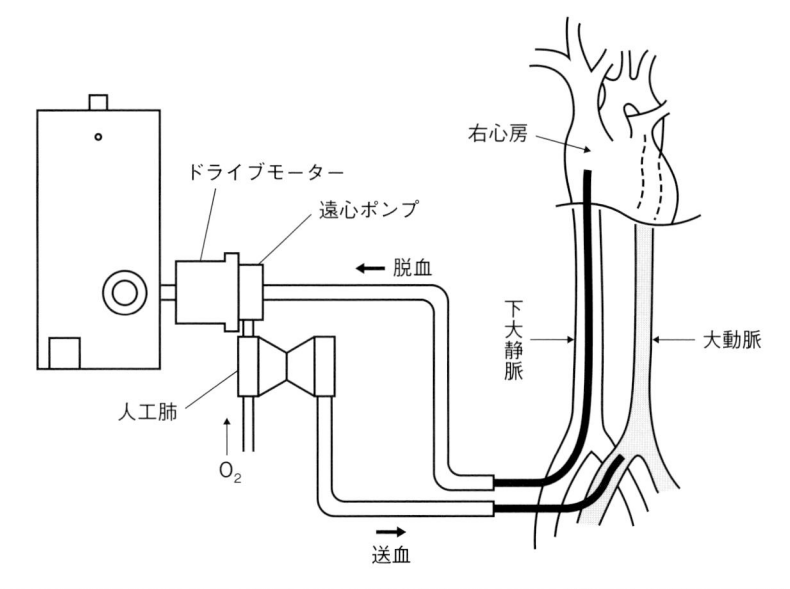

図3 PCPSの概要
大腿静脈より挿入したカニューレを右房付近まで挿入しそこから静脈血を脱血し，大腿動脈にカニューレを挿入して送血している。

手段などがある。

4 抗凝固療法

ヘパリンコーティングされた回路が使用できるため，抗凝固療法は活性凝固時間（ACT値150〜200秒を目安）を参考にするが，出血状態を考慮し個々に投与量を設定する。

5 離　脱

心機能の回復を心エコーなどで確認後，心機能をモニターし，必要ならカテコラミンのサポートを増やしながら流量を減量していく。1 l/min以下に流量が低下すると回路内血栓の危険性が高まってくるので，その時点で停止するかどうか決定する。カテーテルの抜去は圧迫止血でも可能であるが，引き続き抗凝固が必要な場合は外科的に抜去する。

6 限　界

非生理的な非拍動流であることや抗凝固療法が必要であることから，その長期使用にあたってはまだ解決すべき点も多く，1週間程度がその長期使用の限界であると思われる。

7 合併症

刺入部出血，下肢阻血などがある。下肢の阻血に対しては，大腿動脈に人工血管を吻合し，そこから送血したり，PCPSの送血側の分枝から末梢動脈へ血流を流すなどの工夫が必要である。

また，PCPSは閉鎖回路のためリザーバーがないので，空気が混入すると動脈側へ送血されてしまうので細心の注意が必要である。

自己肺の酸素化が障害されているときにPCPSを使用する場合，血流分布を理解することが重要になる。PCPSの流量と自己の心拍出量の割合により，冠動脈や腕頭動脈の血流がどちらから来るかで灌流される血液酸素含量が異なる。右上肢に動脈圧ラインやパルスオキシメータを装着することで，ある程度予測することができる。

8 ECLA

呼吸補助を目的とした体外循環は体外式肺補助（extracorporeal lung assist：ECLA）と呼ばれる。一般的に，送脱血部位や人工肺の選択が異なる以外はPCPSの装置を使用する場合が多い。

VAS（図4）[6]

近年，この分野の進歩は目覚ましく，長期間の装着に耐えられるものになってきており，駆動装置も小型化され日常生活も可能となっている。しかし，心臓移植を行う施設では適応症例が多く，経験も豊富であるが，それ以外の施設では症例数も少なく，VASが循環補助法として選択されるのは限られている。

1 定　義

不全心の近傍（生体内または胸壁上）に設置して，長期間心臓ポンプ機能の一部〜大部分を代行する血液ポンプシステムである。

左心補助を行うものをLVAS，右心補助を行うものをRVASと呼ぶ。

生み出す血流の状態により拍動流タイプと連続流タイプに分けられ，駆動方式から空気圧駆動型と電気駆動型に分ける。

溶血も少なく，抗血栓性材料により長期の補助が可能である。

2 適　応

重症心筋梗塞急性期や開心術後のLOSなどを対象とした一時的循環補助や心移植を

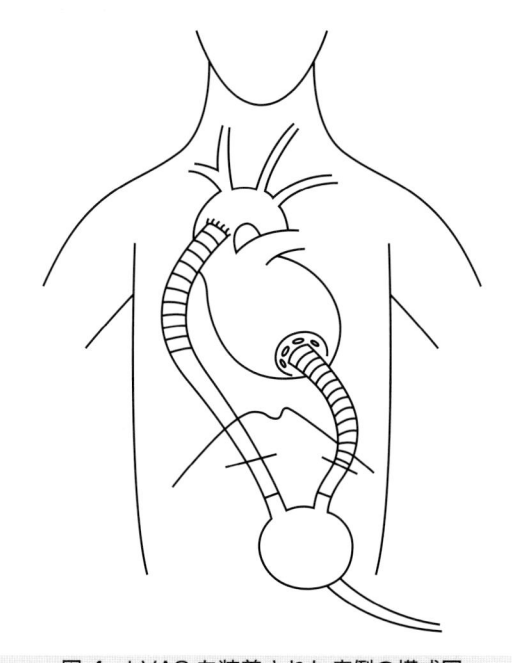

図4 LVASを装着された症例の模式図
送血カニューレは上行大動脈に留置し，脱血カニューレは左室に留置されている。

前提とした，重症心不全に対する心臓移植までの循環補助（ブリッジ）などである。

3 装　着

　送血カニューレは通常胸骨正中切開によって上行大動脈に留置し，脱血カニューレは心室機能が改善することが期待されるなら左房に留置し，回復の望みが少なく移植へのブリッジとして利用されるときには左室に留置する。

4 合併症

　感染と出血と血栓形成および不整脈である。血液チャンバーが可視できるタイプでは血栓の有無をモニターすることができるので，定期的にチェックする必要がある。
　主な死亡原因は，感染症と脳出血や出血性脳梗塞などの脳血管障害である。

5 管　理

　LVASを設置後に重篤な右心不全が顕著になり，RVASの適応となることもある。
　VAS使用時の抗凝固および抗血小板療法は，出血と血栓形成の危険性の両方を考慮する必要があり，画一的な方法ではなく患者一人ひとりに対して個別に考慮する。

■参考文献

1) 宮本裕治. 機械的補助循環. 真下　節, 槇田浩史, 野村　実編. 心臓血管麻酔マニュアル. 東京：中外医学社；2004. p.378-90.
2) 田中啓之. 循環補助法. 天羽敬祐編. 標準集中治療医学. 東京：真興交易医書出版部；2000. p.59-63.
3) 和泉　徹, 磯部光章, 今泉　勉ほか. 調査研究：心肺補助循環を用いた劇症型心筋炎の治療と予後に関する調査研究. Japan Circ J 2000；64：985-92.
4) 伊藤　靖, 吉田正志. PCPS. 天羽敬祐編. 標準集中治療医学. 東京：真興交易医書出版部；2000. p.464-7.
5) 槇田徹次. PCPS. 麻酔科学レクチャー 2009；1：1025-8.
6) Galla JD, McCullough JN, Griepp RB. Techniques of circulatory assistance. In：Kaplan JA, editor. Cardiac anesthesia. 4th ed. Philadelphia：W.B. Saunders；1999. p.1193-212.

（槇田　徹次，澄川　耕二）

VIII

緊急ページング

はじめに

　緊急ペーシングは，薬物療法により改善できない不整脈で，著しい循環不全を起こす場合適応となる。ペーシングの種類，モードなどそれぞれの症例に一番適切な方法を早急に選択する必要があり，また病態の変化により最初に選択した方法を変更することもある。

緊急ペーシングの適応[1]

　緊急ペーシングは，薬物療法により改善できない不整脈で，循環動態に著しい障害がある病態が適応となる。適応疾患は心筋梗塞の有無により分類される（表1）。
　従来より徐脈性不整脈に対して用いられてきたが，頻脈性不整脈の治療にも応用されるようになってきた。
　急性心筋梗塞に伴う，徐脈を伴わない2枝，3枝ブロックでは，経皮ペーシングのパッチのみを貼付する予防的ペーシングが行われる。症状のない洞不全症候群や房室ブロックは適応ではない。
　低体温による高度徐脈では，ペーシングにより致死的な心室細動を来すことがあり，禁忌である。
　心筋虚血が遷延すると，どの方法によるペーシングでも不良となるため，可能なかぎり早期にペーシングを行う。

緊急ペーシングの種類

　緊急ペーシングには経皮，経静脈，経食道があり，適応が異なっている。それぞれの特徴を示す（表2）。
　また他の分類では，侵襲的ペーシングと間接的ペーシングに分けることもある。侵襲的ペーシングには経静脈的ペーシングと心外膜ペーシングがあり，間接的ペーシングには経皮的ペーシングと経食道ペーシングがある。長期のペーシングには侵襲的ペーシングが優れ，予防的措置や短期のペーシングには間接的ペーシングがよい。
　緊急時には迅速性，簡便性から経皮的ペーシングが第一選択である。経静脈的ペーシングは確実であるが，時間と技術を要し，合併症の可能性がある。

ペーシングモードの種類

　ペーシングのモードはペーシング刺激をする部位（心房，心室），自己の電気活動を

表1　緊急ペーシングの適応

徐脈性不整脈
　急性心筋梗塞なし
　　1. 症状のある高度房室ブロック
　　2. 症状のある洞不全症候群
　　3. 症状のある薬物による徐脈性不整脈
　　4. 症状のある頸動脈洞症候群による徐脈性不整脈
　　5. 徐脈を伴う難治性心不全
　急性心筋梗塞あり
　　1. 薬物療法に反応しない低血圧（収縮期圧80 mmHg未満）の症状のある洞徐脈（50 beats/min未満）
　　2. モビッツII型二度房室ブロック
　　3. 三度房室ブロック
　　4. 両脚ブロック
　　5. 新たに発現した（あるいは発現時期不明な）二枝ブロック
　　6. 一度房室ブロックを伴う脚ブロック
　　　（4, 5, 6では経皮ペーシングパットを貼付しておき短時間で開始できるように準備しておく）
頻脈性不整脈
　　1. 徐脈やQT延長を伴う心室頻拍（特にtorsade de pointes）の予防
　　2. 薬物抵抗性あるいは薬物使用困難な発作性頻拍の停止・予防
　　3. 洞頻脈や異所性心房頻拍を伴う難治性心不全

表2　各ペーシングの特徴

	経皮的	経食道的	経静脈的
開始までの時間	1分以下	数分	3〜10分
熟練	必要なし	必要	高度に必要
ペーシング部位	心室	心房	心房, 心室
長期ペーシング	不可	不可	可
合併症	なし	なし	あり

感知しペーシングの抑制を行う感知部位（心房, 心室），ペーシングの同期あるいは抑制などにより分類されている（表3）。

1 経皮的ペーシング（transcutaneous pacing）

a. 適応

　経皮的ペーシングの心室捕捉は50〜100％と確実ではない。しかし，非侵襲的であり，開始が容易で，合併症がきわめて少ないので，緊急時に経験の少ない者にも使用できる。また，徐脈性不整脈の出現が予測されるが，侵襲的ペーシングを前もって行うほどではないと考えられるときなどには，予防的ペーシングとして第一選択である。経皮的ペー

表3 ペーシングモードの表示

ペーシング部位	感知部位	反応様式
V 心室	V 心室	T 同期
A 心房	A 心房	I 抑制
D 心房，心室	D 心房，心室	D 同期，抑制
	O なし	O なし

シングを行いつつ，必要があれば経静脈的ペーシングに移行する．最近，経皮的ペーシング装置は除細動器に組み込まれており，体表面心電図よりQRS波形を感知するデマンド機構を有している．

b．特徴

経静脈的ペーシングに比べ，心室有効不応期が延長するので，不整脈を誘発することは少ない．

血行動態はVVIと同じであり，心房・心室の同期性が障害されるため，左室収縮期圧と心拍出量は低下し，右心室圧は上昇する．心拍出量の低下は，心拍数を速めることによりある程度は軽減できる．

同じ心拍数の経静脈的心室ペーシングに比べ，ペーシングに同期した胸壁，腹壁，横隔膜の筋収縮により心拍出量は多い．

c．電極の位置

経皮的ペーシングの電極は，陰極を心尖部またはV_3誘導の位置に貼り，陽極を左肩甲骨と棘突起の中央部または右胸部に貼る．この電極の位置で，心室捕捉の閾値は低くなり，不快感が少なくなる．皮膚の電気抵抗を少なくするために電極貼付部位の皮膚をアルコールで拭いておく．

d．設定

パルスの持続時間は，最小の不快感で心室捕捉を得るために，長く設定する（20〜40 msec）．出力電流は10 mAから始め，ペーシングができるまで少しずつ増加して，閾値は40〜80 mAであり，閾値より5〜10 mA高い出力でペーシングする．ペーシング閾値は健康人で最も低いが，年齢，体重，体表面積，胸郭径，心臓の基礎疾患，使用薬と明らかな関係はない．心臓外科の手術後24時間以内は復温不全，心筋虚血，縦隔・心囊内の空気残存でペーシング閾値は上昇している．肺気腫，心囊液貯留，陽圧呼吸でもペーシング閾値は上昇する．

e. 合併症

合併症は末梢神経の刺激と筋収縮により起こる痛みである．皮膚の塩分付着，びらん，異物，電極ゲルの乾燥を避ける．

2 経静脈的ペーシング（transvenous pacing）

a. 適応

経静脈的ペーシングは最も信頼性が高く，心房ペーシング，心室ペーシング，房室ペーシングが可能である．房室ペーシングでは，心室ペーシングに比べ，心拍出量と血圧は20％増加し，心房圧は10％低下する．房室ブロックを伴う右室心筋梗塞，高血圧性心疾患，肥厚性心筋症，大動脈弁・僧帽弁疾患で心室の拡張あるいは収縮障害がある症例では房室ペーシングが有用である．

b. 特徴

ペーシングまでに時間を要し，経験が必要である．ペーシングリードを挿入できる肺動脈カテーテルを使用すると，成功率は高く，短時間でペーシングが可能である．ペーシングリードには血流に乗せて挿入できるバルーン式のものと透視下に挿入するものがあり，心房に留置するリードはJ字型になっている．

c. ペーシングリード挿入

ペーシングリードの挿入，固定が容易であり，ペーシング後の歩行が可能であることから，右内頸静脈（第一選択），左鎖骨下静脈（第二選択）より挿入する．大腿静脈からの挿入は，非透視下の挿入が困難で，感染，深部静脈血栓形成の危険性があり，患者を拘束するので避ける．

d. 電極

ペーシングリードを中心静脈に挿入した後に，末梢側の電極を胸部誘導の端子につなぎV_5誘導を観察するか，近位側の電極をaV_Rに，末梢側の電極をaV_Lにつなぎ，II誘導にして心腔内心電図を観察する．ペーシングリードが心房内に入ると，大きなA波が記録される．次に心室内で心内膜に接触すると，STが上昇する．

最終的に先端を透視下に適正な部位（右心耳，右心尖部）に位置させる．ペーシングは，2極では遠位側を陰極にし，近位側を陽極にする．単極の場合は心筋側を陰極にする．

e. 設定

心房および心室の捕捉閾値は1mA以下である．右室心尖部の心筋梗塞により，心室の捕捉閾値は上昇する．

ペーシングパルスの持続時間は1〜2msecにする．感度は心房では1mV以上で，

心室では 6 mV 以上である。ペーシングの出力はペーシング閾値の 3 ～ 5 倍に設定する。房室ペーシングでは房室間隔を 175 ～ 200 msec に設定する。

ペーシングの心拍数は，自己心拍より 15% 少なく設定する。感度の設定は最低値にし，ペーシングが可能になった後に，ふるえ，T 波をとらえないように設定する。

心停止など緊急の場合はペーシングリードをペースメーカにつなぎ，出力を最大にし，非同期にして，心室ペーシングが得られるまで挿入する。

適正な右心ペーシングでは，心電図は左脚ブロックの形を示す。

f. 合併症

静脈穿刺とペーシング電極による合併症がある。内頸静脈，鎖骨下静脈穿刺により気胸，動脈穿刺が起こることがある。大腿静脈からのペーシングでは血栓，静脈炎が起こることがある。

電極挿入中に心室性不整脈と心室細動が起こることがあり，リドカインの静脈内投与を行う。心室細動には除細動を行う。

電極による右室心筋穿通が起こることがある。ペーシングの心電図が右脚ブロックを示す場合は，心筋穿通の可能性が高い。胸痛，肩の痛み，肋間筋あるいは横隔膜の収縮が見られる。心筋穿通が起こると心タンポナーデ，心嚢炎が起こる。

3 経食道ペーシング（esophageal pacing）

a. 適応

経食道ペーシングは基本的には左房ペーシングである。適応は心房粗動やリエントリー性上室性頻拍の停止や洞不全症候群による洞停止である。循環器内科医によって日常的診療に用いられている。

食道から心室までは距離があり，経食道的ペーシングによる心室捕捉は 3 ～ 60% であり，確実な心室捕捉を得ることはできない。

b. 特徴

透視，静脈穿刺の必要がなく，食道にペーシングリードを挿入するだけで，迅速にペーシングが可能である。経食道的ペーシングでは 15 mmHg 程度の血圧上昇が得られる。

c. 設定

ペーシングの閾値を決定するのは，刺激の位置，パルス持続時間である。

最適な電極位置は，心房波形が最大の振幅になる心電図波形により決定する。パルス持続時間は長いほど，心房補足が容易になる。パルス持続時間はペーシング閾値が 14 mA 未満では 10 msec に，ペーシング閾値が 15 mA 以上であれば，15 ～ 30 msec にする。

d. 合併症

食道の病変が高い頻度で生じることはない。電極の位置により横隔膜神経、腕神経叢刺激が起こることがある。疼痛や不快感があり長時間のペーシングには適さない。

そのほか周術期に可能なペーシング

1 心外膜ペーシング（epicardial pacing）[2]

a. 適応

開心術後のすべての症例に設置し、人工心肺からの離脱時より使用したり、術後の不整脈に対し予防的に設置しておく。

b. 特徴

慢性の心房細動で除細動の予定がなく、洞調律への復帰が期待できない以外は、心房、心室両方のペーシング電極の設置が必要である。ペーシング電極は通常ステンレス製でテフロンコーティングされている。右房と右室の心外膜に軽く縫着し、胸壁を通して体外に出す。単極と2極（遠位側が陰極）がある。

心房心電図を記録でき、診断（心房性および接合部性不整脈、房室ブロックなど）および治療（オーバーサプレッション 800 ppm まで）に利用できる。

c. 設定

ペーシングモードは AAI、VVI、DDD などが利用される。心拍数は通常 80～90 beats/min、VVI のバックアップ 40 beats/min 程度にする。DDD の心房心室順次ペーシング時の房室間隔は 150（20～300）msec に設定する。

心房、心室ペーシング出力は 10～20 mA、心房の感度 5 mV（0.4～10 mV）、心室の感度 5 mV（0.8～20 mV）、自己心拍がない場合は感度 2 mV に設定する。

d. 合併症

マイクロショックに気をつける。未使用時には絶縁する。

使用後のペーシングワイヤーはゆっくり抜去する。もしワイヤーが残存しても、副作用を起こすことはない。ただし抜去後の心タンポナーデには注意が必要である。

通常ペーシングワイヤーは炎症により 4～5 日で閾値が増加し、ペーシング不全になる。ステロイドの全身投与で改善するため、ステロイド溶出ワイヤーが開発されている。

■参考文献

1) Kaushik V, Leon AR, Forrester JS, et al. Bradyarrhythmias, temporary and permanent pacing. Crit Care Med 2000 ; 28 : N121-8.
2) Reade MC. Temporary epicardial pacing after cardiac surgery : a practical review. Anaesthesia 2007 ; 62 : 264-71.

(槇田　徹次, 澄川　耕二)

IX

循環機能の術前評価

はじめに

　循環機能の術前評価では，心血管系疾患の病歴や生活歴の聴取，症候や身体所見，および諸検査から心血管系の総合的な機能を評価することになる。特に重要なポイントは，手術の内容や麻酔法を考慮したうえで，周術期ストレスに対する患者の心血管系予備能を評価することである。患者の循環機能を評価したうえで，手術や麻酔に対する許容できる循環変動の範囲を術前に設定し，その循環変動の範囲内に収まるような麻酔管理法を計画する必要がある。

　非心臓手術症例に対する心血管系の術前評価については，米国から 2007 年にガイドライン〔American College of Cardiology/American Heart Association (ACC/AHA) 2007 Guidelines on Perioperative Cardiovascular Evaluation and Care for Noncardiac Surgery〕[1] が発表されており，術前評価の基本的な考え方として参考にすべきである。

《ACC/AHA のガイドライン[1]》

　本ガイドラインに載っている"心疾患を有する患者あるいは 50 歳以上の心疾患の危険因子を有する患者の周術期心血管評価と管理アルゴリズム"を図に示す。このアルゴリズムでは手術の緊急性，患者の心疾患の有無，手術のリスクの程度，患者の身体的活動度などによって，術前評価法と管理法がステップ 1 〜 5 まで段階的に分類されている。この中では特に患者の身体的活動度が重視されており，4 metabolic equivalents (METs) 以上の運動耐容能があるか否かがポイントである（ステップ 4）。また，ステップ 2 では，"活動性心疾患"の有無が重要視されているが，この活動性疾患として，不安定な冠動脈疾患，非代償性心不全，重症不整脈，重症弁膜症が挙げられている（表1）。ステップ 5 では臨床リスク因子の数と手術リスクによって分類されるが，臨床リスク因子には，心疾患の既往，代償性心不全の既往，脳血管疾患の既往，糖尿病，腎機能障害の 5 つが挙げられている。

病歴聴取と身体所見

　術前訪問では，病歴や生活歴の聴取を行うとともに，身体所見をとり，患者の示すさまざまな症候をとらえながら，患者の循環器系予備能を評価する。

1 病歴，生活歴からの評価

　患者の身体的活動度は，心予備能を知るうえで特に重要である。日常生活の活動度から見た心機能分類としては，一般的に New York Heart Association (NYHA) 分類（表2）が用いられる。NYHA 分類は，4 段階の単純な分類法であるが，患者の状況を一語で概括的に把握できるという利点がある。

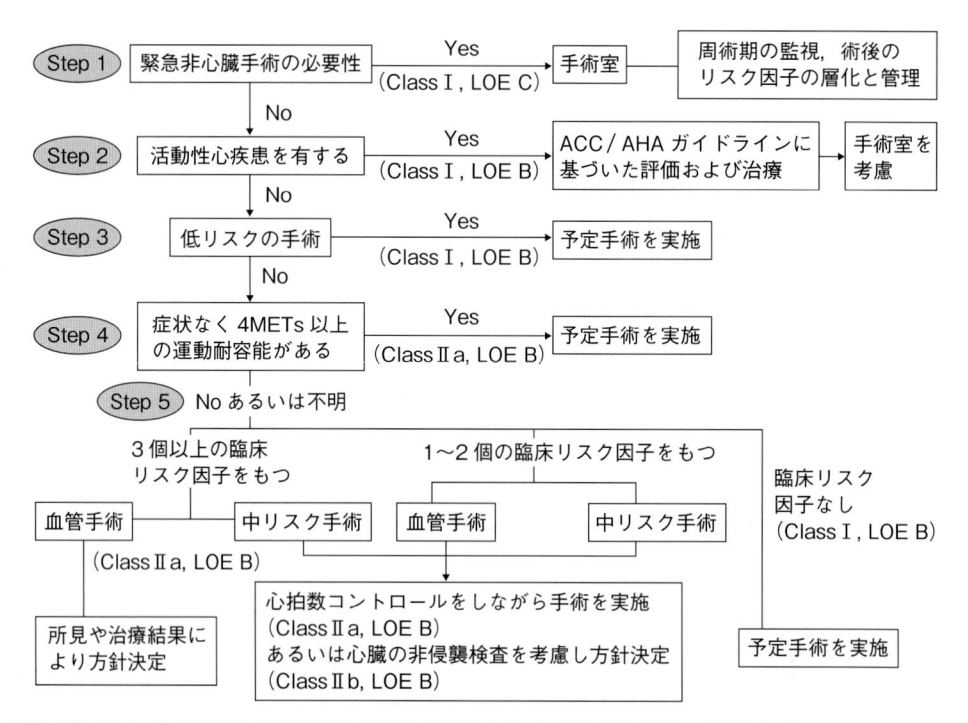

```
Step 1  緊急非心臓手術の必要性 ──Yes──→ 手術室 ──→ 周術期の監視，術後の
                (Class I, LOE C)              リスク因子の層化と管理
          │No
Step 2  活動性心疾患を有する ──Yes──→ ACC/AHA ガイドラインに ──→ 手術室を
                (Class I, LOE B)      基づいた評価および治療        考慮
          │No
Step 3  低リスクの手術 ──Yes──→ 予定手術を実施
                (Class I, LOE B)
          │No
Step 4  症状なく4METs以上 ──Yes──→ 予定手術を実施
        の運動耐容能がある  (Class IIa, LOE B)
Step 5  │No あるいは不明

   3個以上の臨床          1～2個の臨床リスク因子をもつ        臨床リスク
   リスク因子をもつ                                          因子なし
                                                          (Class I, LOE B)
  血管手術  中リスク手術    血管手術    中リスク手術
 (Class IIa, LOE B)                                       予定手術を実施
  所見や治療結果に         心拍数コントロールをしながら手術を実施
  より方針決定             (Class IIa, LOE B)
                          あるいは心臓の非侵襲検査を考慮し方針決定
                          (Class IIb, LOE B)
```

図　ACC/AHA 非心臓手術患者の周術期心血管系評価ガイドライン

〔American College of Cardiology/American Heart Association task force on practice guidelines（Writing committee to revise the 2002 guidelines on perioperative cardiovascular evaluation for noncardiac surgery）, American Society of Echocardiography, American Society of Nuclear Cardiology, et al. ACC/AHA 2007 guidelines on perioperative cardiovascular evaluation and care for noncardiac surgery：executive summary：a report of the American College of Cardiology/American Heart Association task force on practice guidelines（Writing committee to revise the 2002 guidelines on perioperative cardiovascular evaluation for noncardiac surgery）. Anesth Analg 2008；106：685-712 より引用〕

　一方，運動耐容能から身体的活動度をより詳細に評価する方法として，基礎代謝率の何倍の運動強度の活動が日常的に可能かで表す方法が用いられる．それは，安静時の酸素消費量（3.5 ml/kg/min）を 1 MET（metabolic equivalent：代謝当量：メッツ）として，運動時の酸素消費量が安静時の何倍（何METs）に相当するかを示したものである．通常 4 METs 以上の運動強度が楽に行えるならば，身体的活動度は維持されていると評価できる．4 METs とは，健康な者と同じ速度で階段を 2 階まで昇る，健康な者と同じ速度で平地を 100～200 m 歩く，といった程度の運動強度に相当する．

　喫煙・飲酒歴などの生活歴も重要である．特に喫煙は，冠動脈疾患のリスク因子であるだけでなく，喫煙歴が長い症例では慢性閉塞性肺疾患を合併していることもあり注意が必要である．

　ペースメーカや自動除細動器を体内に留置している症例では，その設定や実際の作動歴の情報が重要で，その際に患者の持っている手帳も参考となる．手術当日に機器の設定変更ができるように，機器業者の立ち会いを求めるなど，主治医と連絡をとり手配をする必要がある．

　また，心不全の症例，その既往のある症例では，体重変化と心不全症状の変化を聴取

表1 非心臓手術前に評価・治療の必要な活動性心疾患

心疾患	詳細
不安定な冠動脈疾患	不安定狭心症あるいは重度の狭心症（CCS class ⅢあるいはⅣ） 最近の心筋梗塞（発症から7日以上30日以内）
非代償性心不全	NYHA Ⅳ度；増悪するあるいは新たに発症した心不全
重症不整脈	高度房室ブロック モビッツⅡ型房室ブロック 三度房室ブロック 症候性心室性不整脈 安静時心拍数＞100 beats/minの上室性不整脈（心房細動を含む） 症候性徐脈 新たに分かった心室性頻脈
重症弁膜症	重度の大動脈弁狭窄症（平均圧較差40 mmHg以上，弁口面積 1.0 cm^2 以下，あるいは症候性） 症候性の僧帽弁狭窄（進行する努力性呼吸困難，失神前状態，あるいは心不全）

〔American College of Cardiology/American Heart Association task force on practice guidelines (Writing committee to revise the 2002 guidelines on perioperative cardiovascular evaluation for noncardiac surgery), American Society of Echocardiography, American Society of Nuclear Cardiology, et al. ACC/AHA 2007 guidelines on perioperative cardiovascular evaluation and care for noncardiac surgery：executive summary：a report of the American College of Cardiology/American Heart Association task force on practice guidelines(Writing committee to revise the 2002 guidelines on perioperative cardiovascular evaluation for noncardiac surgery). Anesth Analg 2008；106：685-712 より引用〕

表2 NYHA分類

分類	所見
Ⅰ度	心疾患を有するが，そのために身体活動が制限されることのない症例。通常の身体活動では疲労・動悸・呼吸困難あるいは狭心症症状を来さない。
Ⅱ度	心疾患を有し，そのために身体活動が軽～中等度制限される症例。安静時は無症状である。通常の身体活動で疲労・動悸・呼吸困難あるいは狭心症症状を来す。
Ⅲ度	心疾患を有し，そのために身体活動が高度に制限される症例。安静時には無症状であるが，通常以下の身体活動で疲労・動悸・呼吸困難あるいは狭心症症状を来す。
Ⅳ度	心疾患を有し，そのために非常に軽度の身体活動でも愁訴を来す症例。安静時においても心不全あるいは狭心症症状を示すことがある。少しの身体活動でも愁訴が増加する。

することは，術中の輸液管理の参考となる。

2 服薬歴の把握と評価

　心疾患を有している症例，またその危険因子を有する症例は多くの薬物を服用していることが多い。以下に主な内服薬の種類とその周術期管理について要約する。

a. β遮断薬

β遮断薬は心疾患を有する症例の周術期の虚血を減らし，心筋梗塞や周術期の死亡を減らす可能性が高いことから，原則としてβ遮断薬の服用は継続すべきである。

b. スタチン

スタチン療法は非心臓手術で心合併症を予防する可能性が示唆されている。術後4日間以上のスタチン療法の中止は，術後の心筋壊死の独立因子であるとの報告[2]もあることから，基本的には服用を継続すべきである。

c. Caチャネル拮抗薬

Caチャネル拮抗薬は非心臓手術において，虚血や上室性不整脈を明らかに減らすことが分かっており，術当日朝まで継続すべきである。

d. アンギオテンシン変換酵素（angiotensin converting enzyme：ACE）阻害薬

ACE阻害薬は周術期に過度な低血圧を引き起こす可能性があるため，手術前24時間は投与を中止すべきであるという意見もあるが，低血圧のリスクを考慮したうえで，投与を継続するかどうかは症例ごとに考えるべきである。

e. α_2アゴニスト

周術期のα_2アゴニスト投与は血管手術中の致死率や心筋梗塞の発生を減らすという報告[3]があり，患者が服用している場合には，手術当日も服用すべきである。しかし，手術中の徐脈や血圧低下などには注意が必要である。α_2アゴニストには鎮痛・鎮静作用もあり，前投薬として使用することもできる。

f. 抗血小板薬

抗血小板薬は周術期の大量出血や，硬膜外麻酔による硬膜外血腫のリスクなどがあり，術前の休薬が必要となる。その休薬期間は，各種抗血小板薬の作用機序により異なり，作用が不可逆的であれば，血小板が入れ替わるまでは作用が持続する。一般的に，チエノピリジン系薬物のチクロピジンは10～14日，アスピリンは7～10日の休薬が必要とされている。

しかし，薬剤溶出性ステントを留置している症例の場合，留置後12カ月間はアスピリンとチエノピリジン系薬物を用いた2剤併用抗血小板療法を行うことが推奨されており，やむなく外科的処置が必要な場合にはチエノピリジン系薬物を中止しなくてはならない場合でも，アスピリンは継続すべきとされている[1]。

g. 抗凝固薬

ワルファリンに関しては5～7日間の休薬期間が必要とされる。手術前にヘパリンに切り替える必要がある場合には，プロトロンビン時間（PT），活性化部分トロンボプ

ラスチン時間（APTT）を測定しながらヘパリンの投与量を調節する必要がある。

h. 強心薬

手術前の強心薬の休薬期間に関しては，各施設で多少の違いがある。ジギタリス中毒のリスクは，体液移動，低カリウム血症，過換気などから，周術期に高くなるため，人工心肺を用いる症例では少なくとも術当日にはジギタリスを中止すべきである。

3 身体所見

視診では，外頸静脈の怒張の有無や，四肢の浮腫の有無に気をつける。抗血小板薬や抗凝固薬を内服している症例では，あざなどの臨床的出血傾向を示す所見を認めることもある。

聴診では心雑音や呼吸音のほか，頸部や腹部の血管雑音の有無も重要である。触診では四肢末梢の冷感の有無や浮腫の有無などに気をつける。血圧は四肢4か所で測定するのが望ましい。

身体所見をとる際には，患者の症候を観察するだけでなく，麻酔管理に必要なモニタリングのためのカニュレーション部位を決めるということも念頭において診察する必要がある。心臓カテーテル検査の際にどこからカニュレーションを行ったか，その際に穿刺困難がなかったか，また最近施行されたカテーテル検査の穿刺部位に仮性動脈瘤ができていたり，脈の触知が悪くなっていたりすることもあり，カニュレーションが困難なこともある。橈骨動脈穿刺が必要な場合はAllen testを行うべきであり，Allen testが陽性である側からの穿刺は避けたほうがよい。

《系統的レビュー（systemic review）》
患者の全身を頭の先から足の先まで系統的にくまなく診察することをsystemic reviewという。くまなくといわないまでも，病歴聴取でも身体所見でも，それぞれの最後に簡単にsystemic reviewを行うことは，合併症の見落としを少なくし，患者の症候を全体的にとらえる点で有用である。

検査所見

1 心電図

a. 12誘導心電図

術前のスクリーニングとしての12誘導心電図は欧米では必ずしもルーチンではないが，日本ではほとんどの症例で術前検査として行われている。少なくとも40歳以上の

すべての症例で待機手術に先立ってスクリーニングとして心電図を得ることには正当性がある．もし直近の検査が5カ月以前であったり，以前の検査で異常を指摘されていた場合には再度術前に12誘導心電図検査を施行するべきである．

《麻酔管理上で問題となる心電図異常》
　心房粗動や心房細動，房室ブロック（一度，二度，三度），心筋虚血もしくは最近起きた肺塞栓を示唆するST変化，心室期外収縮または心房期外収縮，特にそれらが頻発する（1分間に3回以上）場合，左室肥大または右室肥大，PR間隔の短縮，ウォルフ・パーキンソン・ホワイト症候群，心筋梗塞，T波増高などが挙げられる．

b. ホルター心電図

　術前の12誘導心電図で異常の見つかっていない場合でも，失神発作など，アダムス・ストークス症候群などを疑わせる病歴のある場合には，ホルター心電図検査を施行すべきである．

c. 運動負荷心電図

　術前の12誘導心電図で心筋虚血が疑われる場合や労作で胸痛が起きる場合には，運動負荷心電図検査を施行すべきである．

2 胸部単純X線写真

　胸部単純X線写真も心電図同様，日本ではスクリーニングとしてほとんどの症例で行われている．心疾患や肺疾患が疑われる症例では必須の検査であり，腎不全症例などでも，術前の胸部単純X線写真から得られる情報は多い．
　胸部単純X線写真上，重要となる所見は，心拡大（心胸郭比は成人では50％以下，小児では55％以下が正常である），胸水の有無，気管・気管支の偏位・狭窄などである．心不全のある症例では心拡大の程度と心不全症状，体重の経時的な変化を総合的に判断することは，術中管理の計画を立てる一助となる．胸部大動脈瘤のある症例では，気管・気管支の偏位・狭窄を来していることがあり，気管挿管・分離肺換気の際に問題となることがある．
　胸部単純X線写真上で異常所見が認められ，術前にCTが施行されている場合には，CTからより詳細な所見が得られることも多い．

《心陰影の評価》
　右第1弓，右第2弓，左第1〜4弓で構成される．右第1弓は上大静脈で形成される．右第2弓は右房で形成され，右房拡大や右室拡大で突出する．左第1弓は大動脈で形成される．左第2弓は肺動脈で形成され，ファロー四徴症など肺血流が低下する疾患では平坦化，消失する．左第3弓は左房で形成される．左第4弓は左室で形成され，左室肥大や右室肥大で突出する．

3 心エコー

　心エコー検査では，心臓血管の形態や動きを評価し，またドプラー法により血流速度を計測することが可能である[4]。断層心エコー法は，心臓構造物から超音波が反射する原理を使い心臓の画像を作り出す。断層心エコー法では，複数の超音波ウィンドウから探触子をいろいろな方向に回転させて心臓全体と大血管をリアルタイムにさまざまな断面で表示する。ドプラー心エコー法では赤血球の流速を測定することで，非侵襲的に血行動態を評価できる[5]。

　経食道心エコー法は，特に左室，僧帽弁，大動脈など心臓の後方構造物を高解像度で描出できる。しかし，消化管穿孔や出血，嗄声，嚥下障害，歯牙損傷などの合併症の可能性もあり，症例を選ぶべきである。

　心エコーは救急外来でもベッドサイドで施行でき，心臓構造を即時画像によって観察し診断できることが大きな利点である。しかし，経胸壁アプローチでの心エコー法は，胸壁の厚い患者，重度の肺疾患症例などでは得られる画像の精度には限界があり，また，施行者・診断者の技術にも強く依存する点に注意しなくてはならない[5]。

　術前の心エコー法による心機能評価では，①全体的な左室収縮能，②壁運動異常の有無，③心肥大の評価，④拡張能の評価，⑤弁機能の異常の有無が評価できる。

a. 全体的な左室収縮能

《左室駆出分画（ejection fraction：EF）》

　左室1回拍出量（stroke volume：SV）の左室拡張末期容積（left ventricular end-diastolic volume：LVEDV）に対する割合で表わされる。SVはLVEDVから左室収縮末期容積（left ventricular end-systolic volume：LVESV）を引き算して求める。したがって，EFは以下の式で算出される。

　EF＝（LVEDV－LVESV）/LVEDV×100（％）

　EFの正常値は55％以上である。

　経胸壁2Dエコー図では心尖部の描出が困難な場合が多く，長軸が小さく測定されてしまったり，肉柱や乳頭筋により内腔のトレースが小さくなってしまうことにより，エコー法で求めた左室容積は左室造影で求めた容積より小さく計測されるのが通常である。

　LVEDVは左室への前負荷の指標として重要である。EFは理論的には前負荷，後負荷の影響を受けるが，臨床で認められる程度の負荷の急性変化に対しては，比較的変動が少ない。そのため，臨床において固有収縮能の大雑把な評価をするのに適しており，現時点では手術適応，予後推定に最も利用されている指標である。

《左室内径短縮率（％ fractional shortening：％ FS）》

　％ FSは，左室心筋収縮力の指標の一つである。Mモードエコー法を用い，左室拡張末期径と左室収縮末期径を計測し，両者の差を左室拡張末期径で除し，百分率で表わし

た値である．正常値は 30 〜 50％である．

b. 壁運動異常

　明らかな局所壁運動異常があり，虚血を疑わせるような病歴がある場合，虚血性心疾患が疑われる．病歴，心エコー所見，その他の検査などから，治療を要するような冠血管病変があると示唆される場合には，心臓カテーテル検査を考慮する．

　虚血性心疾患以外でも，高血圧性心臓病，大動脈弁疾患，心筋炎，心筋腫瘍の浸潤などによっても壁運動異常が生じることがあり，壁運動異常の原因を鑑別することが重要である．

《負荷心エコー法》

　負荷心エコー法の主要な適応は冠動脈疾患の疑いを明らかにすることと，その重要度の評価である．負荷中に新たに出現した局所壁運動異常，EF の低下，収縮末期容量（end-systolic volume：ESV）の増加は，心筋虚血の指標となる[5]．

　運動負荷心エコー法は通常，立位のトレッドミルか自転車エルゴメータを用いた運動負荷プロトコルに従って行われる．安静時と運動直後の断層心エコー画像をとる．

　ドブタミン負荷心エコー法は，運動負荷のできない症例で心筋虚血の評価を行うために用いられる．ドブタミン負荷心エコーの感受性は薬理学的心筋灌流画像法に匹敵する．心室機能と心室灌流を同時に評価でき，気管支攣縮や最近テオフィリン療法を開始した症例に対しても行えるという利点がある．ドブタミンはまず 5 〜 10 μg/kg/min の低用量からはじめ，2 〜 3 分ごとに段階的に増量する．生存心筋が存在すると，低用量のドブタミンでは心筋の収縮が増加し，その後，高用量において虚血性反応を認める[5]．

c. 心肥大の評価

　有意な心肥大がないか，あるいは閉塞性肥大型心筋症など局所的な肥大がないかを評価する必要がある．また，心筋梗塞症例では，心室壁の菲薄化，心室瘤などを形成していることもある．

d. 左室拡張能の評価

　心疾患やそのリスク因子を有している症例では，収縮能に異常がなくとも，拡張障害を有している場合があり，そのような症例では，輸液過多により左心不全に陥るリスクが高くなる．そのため，収縮能とは独立に拡張能を評価することも重要である．拡張能の評価にはドプラー法による左室流入血流や肺静脈血流の流速パターンなどが用いられる．

《僧帽弁血流速度波形（transmitral flow velocity：TMF）》

　拡張期に左房から僧帽弁を通過して左室に流入する血流の速度波形は，左室充満状態を反映するので，左室拡張機能の評価に有用である．拡張機能正常症例では，左室急速流入血流速度（E 波）は，心房収縮期流入血流速度（A 波）より大きい．左室拡張能が

低下し，左室弛緩が遅延すると，左室の等容弛緩時間（isovolumetric relaxation time：IRT）が延長し，E波が低下し，E波の減速時間（deceleration time：DT）が延長する。この状態は代償性のA波の増高を伴うため，E/A比は1.0以下になる。これは弛緩異常（abnormal relaxation）を示す。

TMFは左房・左室圧較差に規定されているため，左心不全の進行により左房圧が上昇すると，IRTは短縮し，E波は増高し，DTは短縮する。E/A比は1.0以上になり，一見正常パターンとなる。この状態を偽正常化（pseudo-normalization）という。重症心不全，拘束型拡張障害を呈する疾患では，E/A比が2.0以上に増加し，IRTは60 msec以下，DTが150 msec以下に短縮する。

《肺静脈血流波形（pulmonary venous flow velocity pattern）》

肺静脈血流波形は，経食道心エコー図，あるいは最近の診断装置では経胸壁エコー図でも検出される。正常例では収縮期の順行波〔S波（S_1, S_2）〕と拡張期の順行波（D波），心房収縮期の逆行波（心房収縮期波：Ar波）からなり，通常S_2高がD波高より大きい。左室拡張末期圧，左房圧，肺動脈楔入圧の上昇により，S_2波は低下し，D波は増高し，Ar波が増大する。

《急速充満期の左室内血流伝播速度（flow propagation velocity：Vp）》

僧帽弁口から左室内への流入血流を心尖部アプローチでカラーMモードドプラー法を用いて記録する。この指標は，左室弛緩能の指標である左室圧曲線のピーク陰性dP/dtや時定数τとよく相関し，弛緩能が低下するほど低値をとる。左室弛緩が低下しているにもかかわらず，左室流入血流速度波形が偽正常化を呈する症例をこの方法により鑑別できる。

e. 弁機能の異常の有無

どの弁にどのような異常があるのか，狭窄や逆流の有無，心不全症状との関連，4腔の容量などを評価する。

4 心筋シンチ

すべての核医学検査は，光子を放出する同位元素を患者に注射することで行われる。心筋シンチに使用される頻度の最も高い同位元素はテクネシウム99m（^{99m}Tc）とタリウム201（^{201}Tl）である[5]。

心筋虚血の非侵襲的な検出法として負荷心筋シンチグラフィが汎用されており，感度80〜90％，特異度70〜90％程度の罹患冠動脈検出能が得られている[6]。運動負荷法としては，自転車エルゴメータやトレッドミルによる多段階漸増負荷が困難，あるいは不適当な症例（高齢者，閉塞性動脈硬化症などの下肢動脈閉塞疾患，胸腹部動脈瘤症例，急性心筋梗塞，完全左脚ブロック症例など）に対しては薬物負荷が代用される。アデノシンやジピリダモール，アデノシン三リン酸（adenosine triphosphate：ATP）は冠血

管拡張作用を増強させることにより，また，ドブタミンは運動負荷と同様に心筋酸素需要を増加させることにより心筋虚血の検出を行う．

心筋シンチは心筋生存能（viability）の評価にも用いられている．心筋viabilityの評価は，冠血行再建の適応を決める際に重要となる．

5 ポジトロン断層撮影（positron emission tomography：PET）

^{18}F-FDG心筋PETを用いた梗塞部の糖代謝判定は，心筋viabilityの評価に用いられる．空腹時の健常心筋はエネルギー源の大半を脂肪酸のβ酸化に依存するが，虚血時には脂肪酸代謝は低下し解糖系が主たるエネルギー源となる．虚血が進むと嫌気性解糖系が主体となり，さらに進行すると代謝のない心筋壊死に至る．糖負荷条件下では心筋のエネルギー基質利用がグルコースにシフトすることから，糖負荷時の心筋^{18}F-FDG集積分布像より心筋viabilityの評価を行うことができる．心筋viability判定はFDGの梗塞部集積率や心筋血流イメージとの対比により行われる．

6 コンピュータ断層撮影（computed tomography：CT）

従来から，CTは心膜疾患や大動脈疾患の術前評価によく用いられてきた．大動脈瘤や解離性大動脈瘤における形態，大動脈の石灰化や壁在血栓の有無，心嚢液貯留や心膜の肥厚・石灰化などの評価に有用であり，撮影法として造影剤を用いない単純CT，造影剤を用いる造影CTなどがある．

心臓・大血管手術前の評価では，上行大動脈・大動脈弓の石灰化の有無や血管の走行異常の有無，大動脈瘤や解離性大動脈瘤の場合は瘤の位置と肋間動脈・アダムキーヴィッツ動脈や腹腔動脈との位置関係など，2回目以降の開胸手術では胸骨と心臓・大血管との癒着の有無など，CTから得られる情報は多く，CT所見から術式が左右されることもあり，CT所見を踏まえたうえで術者と術前の打ち合わせをするべきである．近年のCTの発展はめざましく，複数の検出器を搭載したmultidetector CT（MDCT）を用いた冠動脈病変の評価が注目を浴びている．

《MDCT》

MDCTの歴史は1999年に発表された4列の検出器を搭載した装置から始まり，2001年には16列，2004年には64列，さらに最新では2007年末に320列という超多列のMDCTが発表された．

MDCTの臨床面での特徴は，①速く，②薄く，③広くの3点が同時に得られることにある．心臓全体を一般的な条件で撮影する場合のスキャン時間が，4列で約2分，16列で30〜40秒，64列で10秒前後である．実際の撮影には呼吸を停止する必要があるので，少なくとも16列以上の装置でないと，心臓全体の撮影はできない．実質的に冠動脈のCTが可能となった16列のMDCTからであるが，その診断精度に関しては多くの論文が発表されている[7]．それらによると，冠動脈造影を基準とした場合，16列

以上の装置での感度は81％，特異度は93％であり[8]，64列に限ると感度は93％，特異度は96％と良好な成績が報告[9]されている。16列と64列装置を比較した場合に特異度と陽性的中率に有意な差があり，16列の装置の問題点として偽陽性が多いことが挙げられている。

冠動脈CTの適応に関しては，AHAから2006年に冠動脈CTに関するscientific statementが発表されているが，その中では，冠動脈に狭窄性病変が疑われ，胸痛などの症状がある場合の施行が妥当とされている[7]。

MDCTは冠動脈病変のみならず，アダムキーヴィッツ動脈の描出などにも利用されており，大動脈瘤の手術前の評価にも使用さている。心臓カテーテル検査に比べ，低侵襲であり，今後も被曝の低減や造影剤の減量など，適応が増えると期待される[7]。

7 核磁気共鳴像（magnetic resonance imaging：MRI）

MRIは，水素原子核の磁気特性に基づいた技術である。強い磁場が存在すると，核スピンの基底状態から励起状態への変化が誘発される。原子核が緩和し，基底状態に戻る際に電磁放射としてエネルギーを放出するが，それを検知し画像化する[5]。心腔と心筋壁が明瞭に区別でき，超音波検査で描出困難な部位や気管，縦隔，心膜などの周辺臓器との関係の診断に有用である。

心臓MRIは冠動脈核磁気共鳴血管撮影（magnetic resonance angiography：MRA）による冠動脈狭窄の診断，負荷パーフュージョンMRIによる心筋虚血の診断，遅延造影MRIによる心筋梗塞と線維化の診断など，心臓の機能と形態を総合的に評価できる。また，空間分解能が高く，内膜下虚血や内膜下梗塞を診断できることも大きな特徴である[10]。

《冠動脈MRA》

冠動脈MRAは造影剤投与が不要で放射線被曝を伴わず，冠動脈壁に高度石灰化があっても狭窄診断が妨げられないなどの利点がある。従来の5チャンネル心臓コイルによるwhole heart 3D coronary MRAの診断能は16列MDCTとほぼ同等とされている。しかし，冠動脈MRAの三次元画像データ収集速度は64列MDCTの数十分の一と遅く，高解像の冠動脈MRAを呼吸停止時間内に撮影することは困難であるため，心電図同期と呼吸同期を併用した呼吸同期MRAが用いられており，数年前からwhole heart coronary MRAと呼ばれる方法が広く用いられるようになった。

冠動脈MRAは，冠動脈高度石灰化症例，腎不全症例，放射線被曝による発癌リスクが高い若年者における川崎病の冠動脈瘤や冠動脈奇形の診断に適している[10]。

《負荷心筋パーフュージョンMRI》

負荷心筋パーフュージョンMRIは，ジピリダモールやATPによる薬物負荷中にガドリニウム造影剤をボーラス静注し，造影剤の心筋ファーストパスの動態から冠動脈狭窄による心筋血流予備能低下を描出する診断法である。負荷心筋パーフュージョン

MRIは空間分解能が高いため，従来単一光子放出型コンピュータ断層撮影（single photon emisson computed tomography：SPECT）で診断困難であった心内膜下虚血や冠動脈多枝病変におけるびまん性内膜下虚血も明瞭に描出され，SPECTでは診断困難な冠動脈のびまん性動脈硬化や心筋微小循環障害の診断も可能となる[10]。

《遅延造影MRI》

遅延造影MRIの特長は，造影領域が急性期から慢性期に至るまで病理学的梗塞領域とよく一致し，空間分解能が高いため核医学では評価できなかった右室梗塞や内膜下梗塞も明瞭に診断できることである。遅延造影MRIは心筋梗塞症例の心筋viability評価のほか，心不全の病態把握，肥大型心筋症やサルコイドーシス，アミロドーシスなどの心筋疾患の診断にも有用である[10]。

8 心臓カテーテル検査および心血管造影

心臓カテーテル検査は大部分の心臓手術における術前の心臓の病態診断の基準であり，冠動脈疾患の病変部位の確定診断に用いられている。非心臓手術であっても，患者の病歴，その他の検査などから，冠動脈に治療を要すると考えられる病変があると強く疑われるときには冠動脈造影を考慮しなくてはならない。しかし，医療費，侵襲度から心疾患を有するあるいは疑われるからといって全症例に行われるわけではない。心臓カテーテル検査では，圧，流量，血液酸素含量などを調べる。酸素含量より心内シャントの量，圧と流量より血管抵抗や弁口面積が計算される。

心血管造影は，心血管の形態学的診断ならびに機能評価のために行われる。心血管造影から得られる心機能の重要なパラメータとしては拡張末期容量（end-diastolic volume：EDV），ESV，駆出率（ejection fraction：EF）がある。虚血性心疾患では心室の局所壁運動異常が問題となる。

《カテーテルインターベンションと抗血小板療法》

心臓カテーテル検査に引き続いてカテーテルインターベンションによる治療が行われる場合もあるし，冠動脈攣縮が疑われる症例では誘発試験で診断されることもある。

手術前にカテーテルインターベンションが行われた場合，バルーン拡張術であっても抗血小板薬の投与が必要となるし2週間以内の手術は延期を検討すべきである。ベアメタルステント金属ステントであれば6週間，薬剤溶出性ステント（drug eluting stens：DES）によるインターベンションであれば予定手術までの待機期間を1年は設けなくてはならないといわれており[1]，原疾患との兼ね合いを考えた治療がなされるべきである。

■参考文献

1) American College of Cardiology/American Heart Association task force on practice guidelines(Writing committee to revise the 2002 guidelines on perioperative cardiovascular

evaluation for noncardiac surgery), American Society of Echocardiography, American Society of Nuclear Cardiology, et al. ACC/AHA 2007 guidelines on perioperative cardiovascular evaluation and care for noncardiac surgery : executive summary : a report of the American College of Cardiology/American Heart Association task force on practice guidelines (Writing committee to revise the 2002 guidelines on perioperative cardiovascular evaluation for noncardiac surgery). Anesth Analg 2008 ; 106 : 685-712.

2) Le Manach Y, Godet G, Coriat P, et al. The impact of postoperative discontinuation or continuation of chronic statin therapy on cardiac outcome after major vascular surgery. Anesth Analg 2007 ; 104 : 1326-33.

3) Wallace AW, Galindez D, Salahiel A, et al. Effect of clonidine on cardiovascular morbidity and mortality after noncardiac surgery. Anesthesiology 2004 ; 101 : 284-93.

4) 竹中　克. 心臓疾患の画像診断：心エコー診断. 循環制御 2008；29：120-6.

5) Nishimura RA, Gibbons RJ, Glockner JF, et al. 松尾信郎訳. 非侵襲的心臓イメージング：心エコー法, 心臓核医学, CT/MRI. 福井次矢, 黒川　清監. ハリソン内科学. 第2版（原著第16版）. 東京：メディカル・サイエンス・インターナショナル；2006. p.1376-83.

6) 汲田伸一郎, 福嶋善光, 桐山智成ほか. 心臓疾患の画像診断：診断目的に応じた心臓核医学の検査手法. 循環制御 2008；29：127-31.

7) 吉岡邦弘. 心臓画像診断の新時代：マルチスライスCT診断の現状と展望. 循環制御 2008；29：115-9.

8) Hamon M, Biondi-Zoccai GG, Malagutti P, et al. Diagnostic performance of multislice spiral computed tomography of coronary arteries as compared with conventional invasive coronary angiography. A meta-analysis. J Am Coll Cardiol 2006 ; 48 : 1896-910.

9) Vanhoenacker PK, Heijenbrok-Kal MH, Van Heste R, et al. Diagnostic performance of multidetector CT angiography for assessment of coronary artery disease. Meta-analysis. Radiology 2007 ; 244 : 419-28.

10) 石田七香. 心臓画像診断の進歩：MRIを中心に. 循環制御 2008；29：108-14.

（加治　淳子, 神田橋　忠, 外　須美夫）

X

麻酔による循環動態の変化

全身麻酔

　全身麻酔中の循環動態の変化は複数の薬物の相互作用によって起こる。多くの場合，臨床における変化は循環動態の抑制であるが，その機序を明解に説明するのは困難である。旧来の吸入麻酔薬に加え静脈麻酔薬も日常的に使われる現在は，その作用を総合的，相互的に理解，推測することになる。

　吸入麻酔薬による循環動態の変化は，心筋，末梢血管，圧受容体反射，自律神経系それぞれに対する効果とその総和，そして相互作用の結果である。局所における代謝や神経液性因子の組織レベルでの相互作用も影響する[1]。

　麻酔時間が長引くと生体が麻酔に適応するため，吸入麻酔薬の循環動態への影響も変化する[1]。すなわち，体血管抵抗は低下するが，心拍数・心拍出量は上昇し，血圧が維持されるように変化する。この変化はハロタン，エンフルラン，デスフルラン，セボフルランで認められるが，イソフルランでは認められない。ハロタンの投与前にプロプラノロールを投与すると，このような変化は起こらない[2]。したがって，この適応はβアドレナリン作動性交感神経の活動性上昇と関連すると考えられる。

　最初に吸入麻酔薬の循環動態への影響を要約すると[1]，

　ハロタンは心筋抑制を起こす。左室充満圧の増加にもかかわらず1回心拍出量と心拍出量が低下する。心拍数と体血管抵抗はほとんど変化しない。

　エンフルランはハロタンとほぼ同様であるが心拍数がやや上昇する。

　イソフルランとセボフルラン，デスフルランによる血圧の低下は主として体血管抵抗の低下による。1回心拍出量は低下するが，心拍数の上昇により代償され心拍出量は維持される。

　イソフルランは安定した維持期においては緩やかな濃度依存性の交感神経の抑制を来すが，急激な濃度上昇や高濃度（5％）では頻脈を来す。ハロタンやセボフルランは交感神経の抑制を来す。

　亜酸化窒素は心筋抑制作用をもつが，揮発性吸入麻酔薬ほどではない。これは交感神経の刺激により相殺されるためと考えられる。

　以上，要約に対しては評価方法により異論は存在する。

1 吸入麻酔薬の心筋への影響

　正常な心筋の収縮力は最終的には細胞内のCa^{2+}濃度によって決定される。心筋収縮力を規定する主な3つの因子は，①電気的興奮後の細胞質のCa^{2+}濃度上昇の程度，②収縮性タンパク質のCa^{2+}に対する反応性，③心筋の筋節長*である。近年の研究によれば，吸入麻酔薬の陰性変力作用は細胞内のCa^{2+}動態への影響によるものであり，最終的には，①利用可能なCa^{2+}の減少，②Ca^{2+}の反応性の減少によるものと考えられている。

＊：隣り合うZ帯の間の長さ。収縮性タンパク質は筋節を単位に活性化される。

これらの作用は収縮装置あるいは興奮収縮連関のレベルで直接的に起きることが重要である。また，Ca^{2+}の循環や収縮性タンパク質の活性化に必要なエネルギーはミトコンドリアから供給されるので，吸入麻酔薬がミトコンドリアのエネルギー供給を阻害することにより間接的に心筋収縮を抑制する機序も考えられている[3]。

心筋細胞内の Ca^{2+} は次のような過程で上昇する。

① Na チャネルの興奮に続いて T 管系に存在する L 型 Ca チャネル（large conductance and long-lasting Ca channel）が開孔し，細胞外から微量の Ca^{2+} が流入する。

② 細胞内 Ca^{2+} 濃度の上昇に伴い，筋小胞体膜のリアノジン感受性 Ca^{2+} 放出チャネルが活性化し大量の Ca^{2+} が細胞質中に放出される（Ca-induced Ca release：CICR）。

③ Na チャネル開孔に伴い細胞内に流入した Na^+ を細胞外に汲み出すために，Na^+/Ca^{2+} 交換系が機能し，細胞内に Ca^{2+} が取り込まれる。

以上の過程のいずれかに吸入麻酔薬が作用することにより心筋収縮は修飾される。現在考えられている心筋における吸入麻酔薬の作用部位を図1に示すが，おのおのの吸入麻酔薬の作用部位が特定されているわけではない。脂質二重膜やさまざまなイオンチャネル，イオンポンプなどに作用して抑制あるいは促進すると考えられているが，分子レベルの膜結合タンパク質や収縮装置における基本的なメカニズムは明らかになっていない。

多くの研究からも経験的にも吸入麻酔薬には心筋収縮の抑制作用があるのは明らかであるが，その機序は前述のように多様であり，吸入麻酔薬によっても異なる。

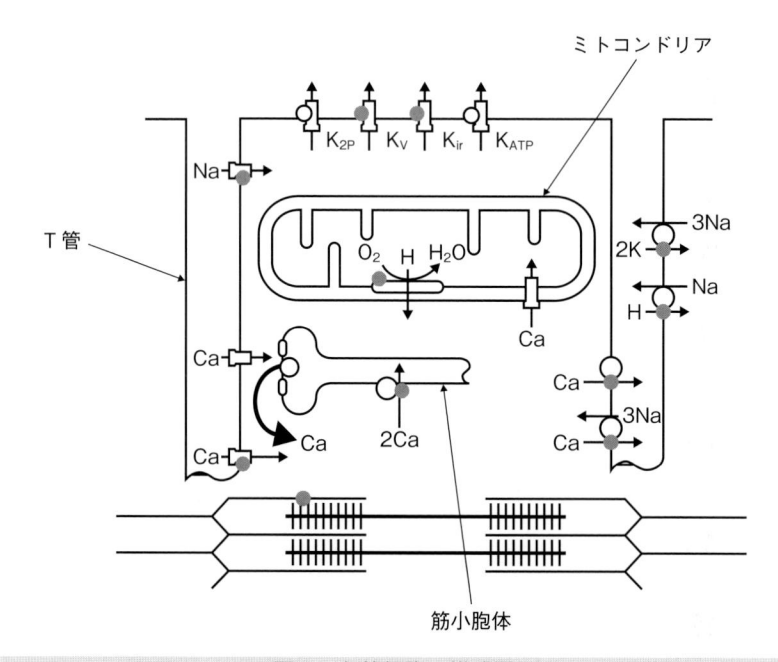

図1　心筋細胞の模式図

黒丸は吸入麻酔薬による抑制を，白丸は促進を示す。
（Hanley PJ, ter Keurs HE, Cannell MB. Excitation-contraction coupling in the heart and the negative inotropic action of volatile anesthetics. Anesthesiology 2004；101：999-1014 より一部改変引用）

X. 麻酔による循環動態の変化

　一般的に吸入麻酔薬はL-type Caチャネルを抑制する[3]。Ca^{2+}電流の動態を抑制することにより心筋収縮が抑制されるが[4]~[7]，心筋抑制が最も強いのがハロタンである。実験的にはハロタン，イソフルラン，エンフルランはwhole cell Ca^{2+}電流（これは主としてL-type Caチャネルである）を可逆的に減少させることが知られている[3]。ハロタン（0.9 mM）は40％，イソフルラン（0.8 mM）は20％，最大whole cell Ca^{2+}電流を減少させる（図2）[8]。ヒト心筋の張力で比べた場合，正常心筋において0.72 MACハロタンと同様の心筋抑制効果を得るためには，イソフルラン・セボフルランはともに1.4 MACが必要である（図3-a）。不全心においてもハロタンの抑制効果が最も強い（図3-c）[6]。

　in vitroでハロタンは投与開始時に一過性に心筋収縮を増強させる[4][9]。これはハロタンがCICRを過敏にして（sensitization），筋小胞体からのCa^{2+}の放出を増加させることによると考えられている。セボフルランでは認められないが，異論はあるもののイソフルランではわずかに認められる[4]。セボフルランは投与終了後に一過性に心筋収縮を増強させる（図4）[5]。これは，筋小胞体からのCa^{2+}の放出過程に対する作用の違いと考えられており，ハロタンとセボフルランは競合的な作用を持ち，イソフルランはほとんど影響しないと考えられている[10]。また，イソフルランは心筋の架橋の動態（収縮周

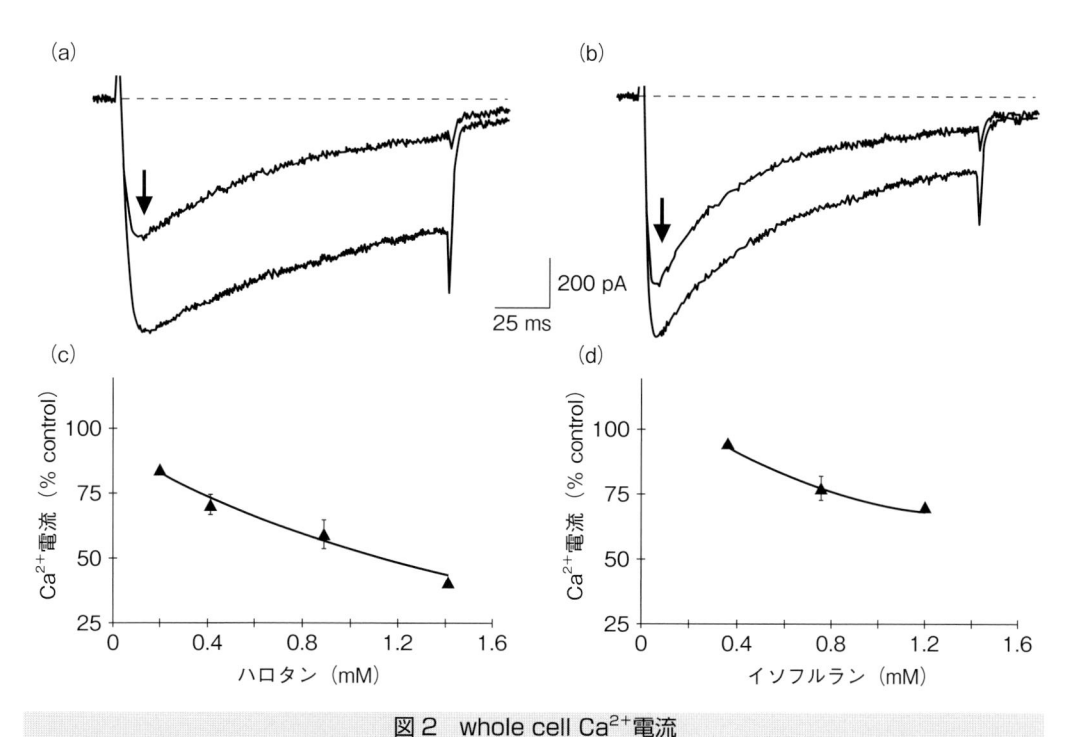

図2　whole cell Ca^{2+}電流
(a) 0.9 mMハロタンによる抑制（↓）
(b) 0.8 mMイソフルランによる抑制（↓）
(c) 最大whole cell Ca^{2+}電流がハロタンにより濃度依存性に減少している。
(d) 最大whole cell Ca^{2+}電流がイソフルランにより濃度依存性に減少している。
（Pancrazio JJ. Halothane and isoflurane preferentially depress a slowly inactivating component of Ca^{2+} channel current in guinea-pig myocytes. J Physiol 1996；494：91-103より一部改変引用）

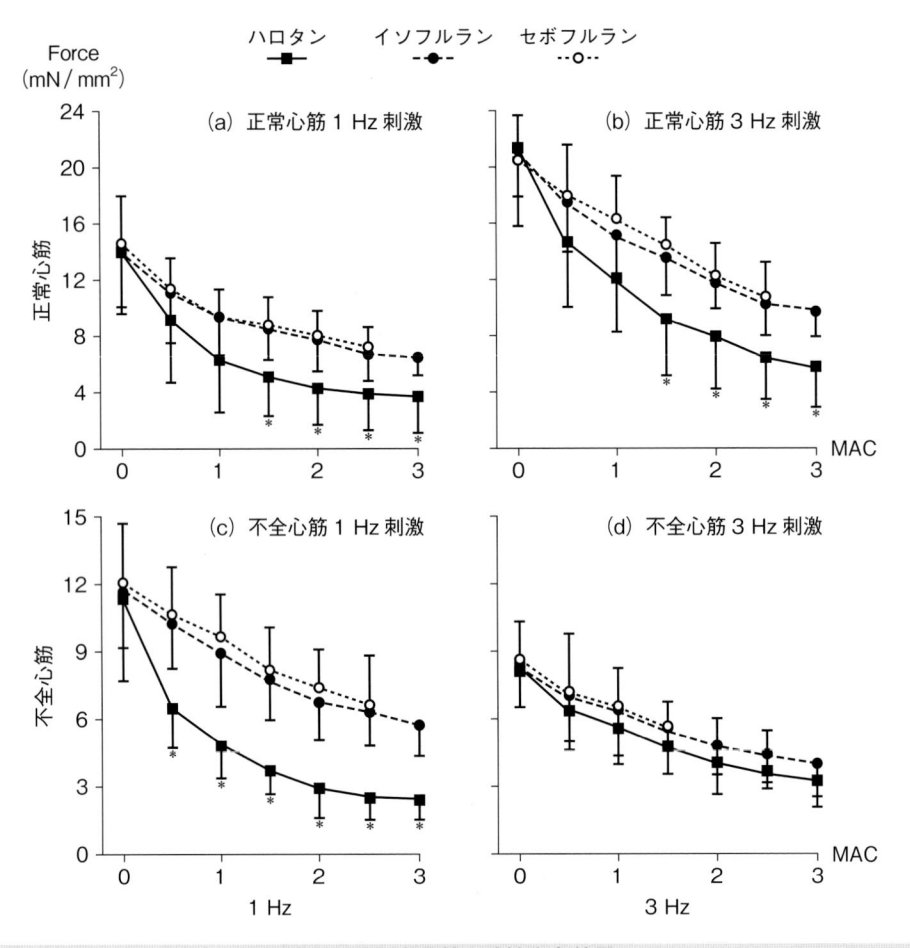

図3 吸入麻酔薬の陰性変力効果

正常心筋（EF ＞ 55%）あるいは不全心筋（拡張型あるいは虚血性心筋症）の5 msの矩形波による刺激（1 Hzあるいは3 Hz）の下での張力。

MAC：minimum alveolar concentration，＊：P＜0.05

(Schotten U, Greiser M, Braun V, et al. Effect of volatile anesthetics on the force-frequency relation in human ventricular myocardium：the role of the sarcoplasmic reticulum calcium-release channel. Anesthesiology 2001；95：1160-8 より一部改変引用)

期で評価）を抑制するが，これにはCa^{2+}の動態への影響以外の機序が関与すると考えられている[11]。

2 マクロで見た吸入麻酔薬と静脈麻酔薬の影響

心筋収縮に注目した作用機序はCa^{2+}の動態を中心とした以上のような議論になるが，循環系としてみて包括的な議論をする。表にWindkesselモデルから見た各吸入麻酔薬とプロポフォールの特徴を示した[12]。比較のためにニトロプルシドも加えてある。

Windkesselモデル（3要素）は次の指標によって左室後負荷を評価する。総動脈抵抗（total arterial resistance：R），大動脈特性インピーダンス（characteristic aortic im-

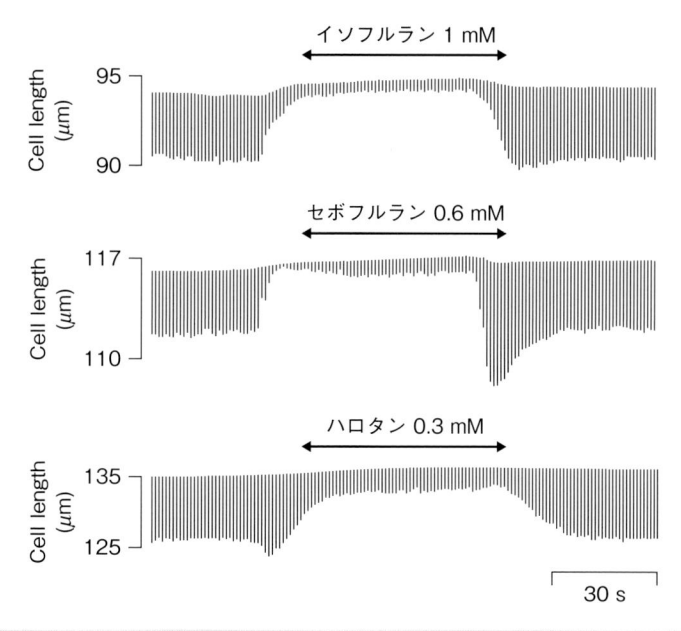

図4 ラット心筋細胞の長さ

心筋細胞が短くなると張力が発生していることになる。2 ms の刺激を1 Hz で与えた状態で測定を行った。セボフルランで投与後に、ハロタンで投与開始直後に心筋細胞の長さが短くなっている。

(Davies LA, Gibson CN, Boyett MR, et al. Effects of isoflurane, sevoflurane, and halothane on myofilament Ca²⁺ sensitivity and sarcoplasmic reticulum Ca²⁺ release in rat ventricular myocytes. Anesthesiology 2000 ; 93 : 1034-44 より一部改変引用)

表　Windkessel モデルから見た各吸入麻酔薬とプロポフォールの特徴

	ハロタン	イソフルラン	デスフルラン	セボフルラン	プロポフォール	ニトロプルシド
R	↔	↓	↓	↔	↓	↓
Z_c	↑	↑	↔	↑	↑	↔
C	↑	↑	↔	↑	↑	↑

R：総動脈抵抗（total arterial resistance），Z_c：大動脈特性インピーダンス（characteristic aotic impedance），C：動脈コンプライアンス（total arterial compliance），↑：増加，↓：減少，↔：不変

Z_c (dyn・sec・cm^{-5}) = [Z_{in} (2) + Z_{in} (15)]/2
R (dyn・sec・cm^{-5}) = Z_{in} (0) − Z_c
C (ml・mmHg^{-1}) = (A_d・MAQ)・[MAP・(P_{es} − P_{ed})]$^{-1}$

Z_{in} (aortic input impedance) は，大動脈圧波形と大動脈血流波形を高速フーリエ変換によって周波数解析することにより得られる。Z_{in} (ω) = P_{pp} (ω)・[P_{pf} (ω)]$^{-1}$。ω：周波数，P_{pp}：大動脈圧のパワースペクトラム，P_{ff}：大動脈血流のパワースペクトラム，P_{pf}：P_{pp} と P_{ff} とのクロスパワースペクトラム，A_d：動脈圧波形拡張期成分，MAQ：平均大動脈血流，MAP：平均動脈圧，P_{es}：収縮末期大動脈圧，P_{ed}：拡張末期大動脈圧。systemic vascular resistance (SVR) は SVR = Z_{in} (0) である。したがって，Z_c と R の和は数学的に SVR と等価である。

(Lowe D, Hettrick DA, Pagel PS, et al. Influence of volatile anesthetics on left ventricular afterload in vivo. Differences between desflurane and sevoflurane. Anesthesiology 1996 ; 85 : 112-20 より一部改変引用)

pedance：Z_c），動脈コンプライアンス（total arterial compliance：C）である．体血管抵抗（systemic vascular resistance：SVR）は動脈壁の特性や動脈波の反射などを反映しないが，これらの指標は動脈の粘弾性などを考慮している．RとZ_cの和は数学的に体血管抵抗SVRと等価である．大動脈径が減少するとCとZ_cは増加する．CはSVRの変化から独立した左室壁のストレスや心筋酸素消費量を反映する．

　セボフルランは血圧を低下させ心拍出量を減少させるが，SVRを変化させない[12]．CとZ_cが増加することから，末梢動脈の緊張を変化させずに大動脈そのものに影響して左室後負荷を減少させていることが示唆される．一方でデスフルランはSVRを低下させ左室後負荷を減少させるが，大動脈の特性には影響していない．

　吸入麻酔薬は左房と左室の機械的整合性（mechanical matching）を濃度依存性に損なう（左室エラスタンスに対する左房エラスタンスに対する比で評価）[13]．デスフルラン，セボフルラン，イソフルランそれぞれによる効果を示した（図5）．これは，左房の収縮抑制と左室の収縮能・拡張能障害による．左房から左室へのエネルギー伝搬の効率が悪くなり，心拍出量の低下の一因と考えられる．なお，左室拡張能障害は，吸入麻酔薬の直接的な陰性変力作用に関連して，左室の等容性弛緩が遅延し早期の左室充満能が障害されることにより生じる．

　同様にデスフルラン，セボフルラン，イソフルランは，左室と動脈系の整合性（coupling）も濃度依存性に障害する[14]（図6）．図7を参考にするとこの状況が理解しやすい[15]．図6と図7ではEesとEaとの比は逆にとってある．

　さらに，イソフルランは両心室の収縮能を抑制するが，左室の後負荷は減少させ，右室の後負荷は増加させる（図8，図9）[16)17]．両心室の後負荷に対する異なる作用は交感

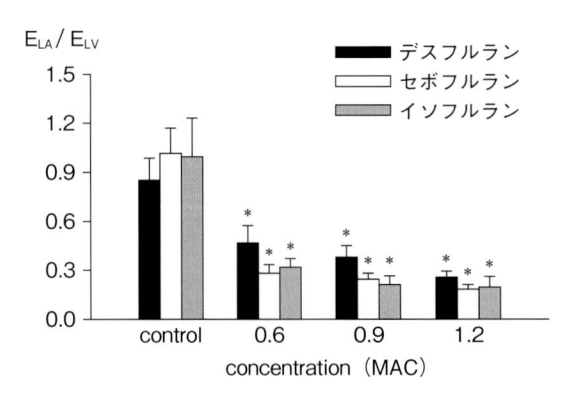

図5　左室エラスタンス（E_{LV}）に対する左房エラスタンス（E_{LA}）の比

　E_{LV}：effective LV elastance = LA end-diastolic pressure/LA stroke volume，E_{LA}：LA elastance = LA end-diastolic pressure/(Ves − V0s)，（Ves = LA end-systolic volume，V0s = LA end-systolic intercept volume），＊：P＜0.05

　（Gare M, Schwabe DA, Hettrick DA, et al. Desflurane, sevoflurane, and isoflurane affect left atrial active and passive mechanical properties and impair left atrial-left ventricular coupling in vivo：analysis using pressure-volume relations. Anesthesiology 2001；95：689-98 より一部改変引用）

神経系の活動性を抑制した状態で若干減弱されることから，部分的には交感神経系が関与している可能性がある（交感神経系の遮断はヘキサメトニウム，アトロピン，プロプラノロールの投与による）。デスフルランもイソフルランとともに右室の収縮能を抑制し，後負荷を上昇させることが示されている。

一方，デスフルランとセボフルランは，駆出率（ejection fraction：EF）が40％以上ある冠動脈バイパス術施行患者において，左室機能を抑制するものの，フランク・スターリングの法則による心機能の調節機構は保つ[18]。

プロポフォールは用量依存的に平均動脈圧，左室拡張末期圧，心拍出量，1回心拍出量，体血管抵抗を減少させる[19]。心拍数は上昇すること[19]も，減少すること[20]もある。ただし，上昇する場合の投与量は100 mg/kg/hrまで，減少する場合は40 mg/kg/hrまで

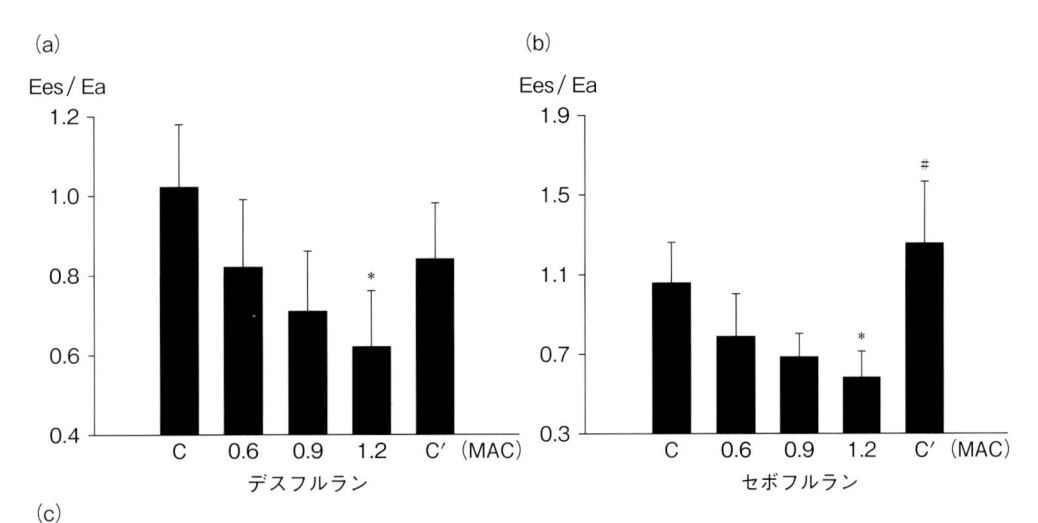

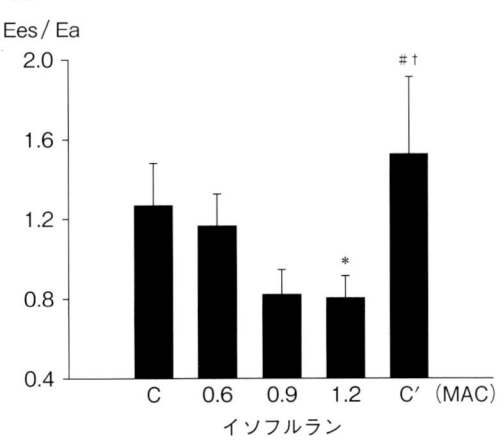

図6 実効動脈エラスタンス（Ea）に対する収縮末期エラスタンス（Ees）の比

Ea: effective arterial elastance ＝ end-systolic arterial pressure / stroke volume，Ees：LV end-systolic elastance，C：吸入麻酔薬投与前の対照値，C'：吸入麻酔薬投与終了後の値，＊：P＜0.05, vs C，＃：P＜0.05, vs 1.2 MAC，†：P＜0.05, vs 0.9 MAC

（Hettrick DA, Pagel PS, Warltier DC. Desflurane, sevoflurane, and isoflurane impair canine left ventricular-arterial coupling and mechanical efficiency. Anesthesiology 1996；85：403-13 より一部改変引用）

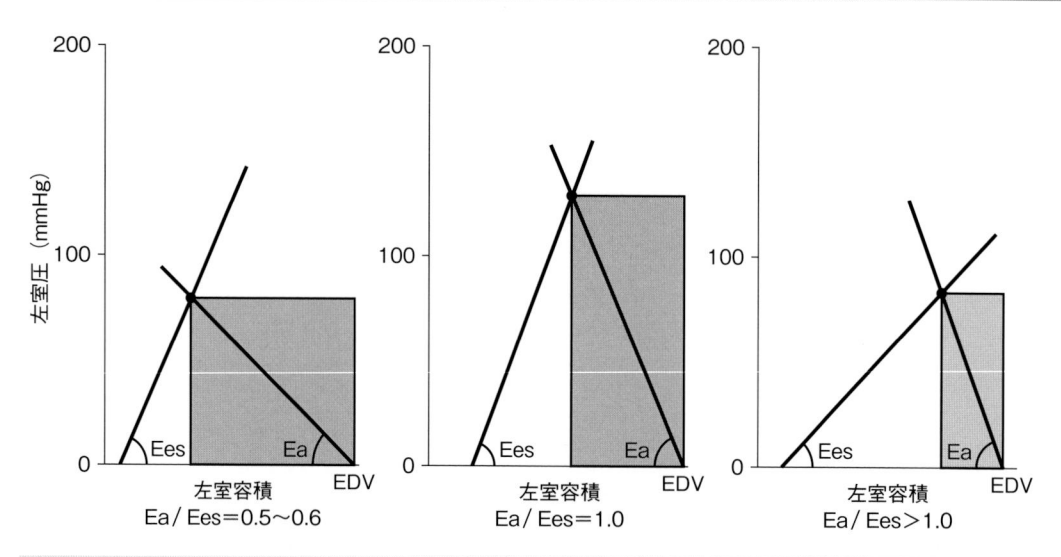

図7 心室圧-容積関係の模式図

収縮末期エラスタンス（Ees）と実効動脈エラスタンス（Ea）を視覚的に理解できる。いずれも直線の傾きがその値である。

（外須美夫．周術期の心臓・血管・循環血液量相互関係―吸入麻酔薬の影響―．麻酔 1996；45：707-16 より引用）

なので，投与量などの条件に左右されるようである．表にあるように，これをWindkessel モデルで評価すると，プロポフォールの動脈圧低下は末梢血管抵抗の減少と動脈系のコンプライアンスの上昇によることが分かる．平均動脈圧とCの関係を図10に示した[19]．

プロポフォールも吸入麻酔薬と同様に左房と左室の機械的整合性を損なう[20]．E_{LA}/E_{LV} はプロポフォールにより用量依存的に低下する．図5と同様のグラフを図11に示す．プロポフォールは左房の収縮能を抑制し，その左室充満に寄与する程度を減少させる．一方で左房の dynamic chamber stiffness を減少させ弛緩能を維持することにより，左房のリザーバー機能は相対的に維持される．

3 オピオイドの影響

モルヒネとペチジンはヒスタミン遊離を来す．特に急激な大量投与は血圧低下を招く．フェンタニルの類似物質であるレミフェンタニルはヒスタミン遊離を起こさない．麻酔導入時にそれぞれが等価のペチジン（4.3 mg/kg），モルヒネ（0.6 mg/kg），フェンタニル（7 μg/kg），スフェンタニル（1.3 μg/kg）を投与した場合，ペチジンで31％の患者に，モルヒネで10％の患者で血中ヒスタミン濃度の上昇を認めるが，フェンタニルとスフェンタニルではいずれも認めない．ヒスタミン濃度の上昇は血圧低下を起こすと同時に，反射として心拍数の上昇を起こす[21]．

ペチジンには直接的な心筋抑制作用があり，35 mg/kg の投与で心停止を起こす[21]．フェンタニルの類似物質（フェンタニル，スフェンタニル，アルフェンタニル，レミフェンタニル）は直接的な心血管系の抑制作用はないが，ときに重篤な低血圧を起こす．一

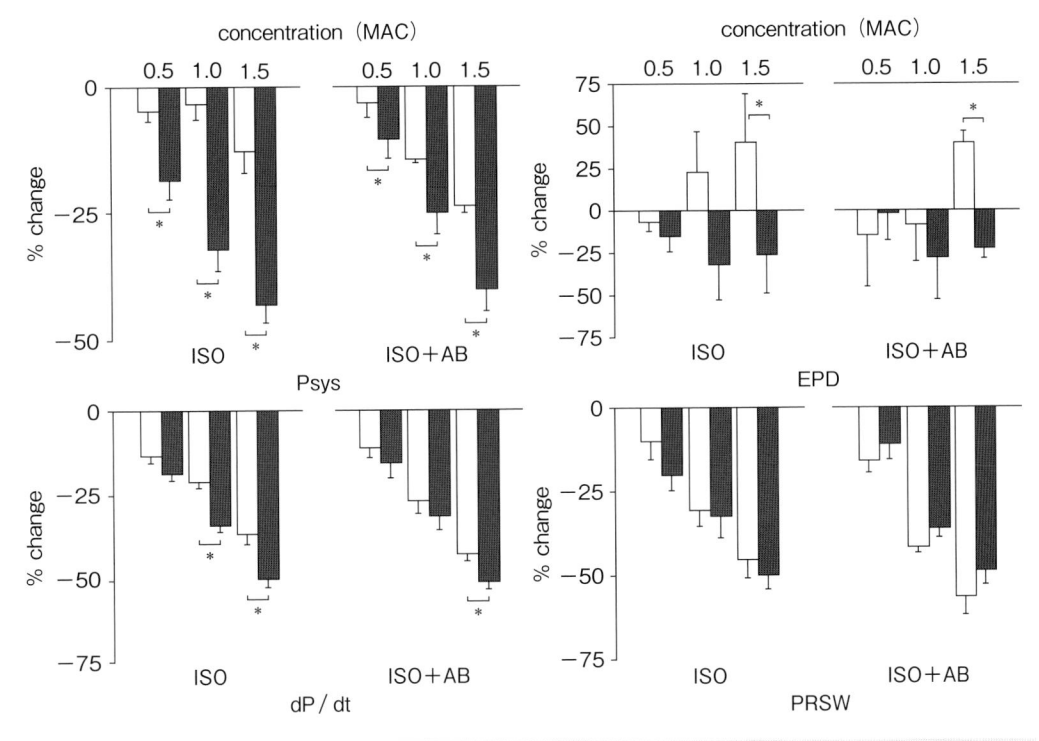

図8 イソフルランが両心室の収縮能に与える影響

□：右室，■：左室
ISO：イソフルラン単独投与，ISO＋AB：イソフルラン＋自律神経遮断，Psys：peak systolic pressure，EDP：end-diastolic pressure，dP/dt：first derivative of pressure，PRSW：regional preload recruitable stroke work slope，＊：$P \leq 0.05$
(Heerdt PM, Gandhi CD, Dickstein ML. Disparity of isoflurane effects on left and right ventricular afterload and hydraulic power generation in swine. Anesth Analg 1998；87：511-21 より一部改変引用)

方でフェンタニルは心血管刺激作用を見せることがあり，心拍数，血圧，肺動脈圧の上昇を来すことがある[21]。

フェンタニルの類似物質には迷走神経を介する心拍数低下作用があり，アトロピンで拮抗できる[21]。特にレミフェンタニルは高度の徐脈を引き起こす。全静脈麻酔の際にプロポフォールとともに投与し徐脈を呈することが多いと思われるが，徐脈はレミフェンタニルの効果によるところが大きい。プロポフォール単独ではレミフェンタニルのような徐脈は生じない。また，セボフルランとともにレミフェンタニルを用いた場合でも同様に徐脈となる。これはレミフェンタニルが洞結節と房室結節を抑制することによる[22]。電気生理学的な評価を図12，図13に示した。

脊髄くも膜下麻酔と硬膜外麻酔

脊髄くも膜下麻酔も硬膜外麻酔も，循環動態に対する変化は一義的には交感神経節線維を遮断することにより生じる。この遮断により抵抗血管である動脈と細動脈の拡張が

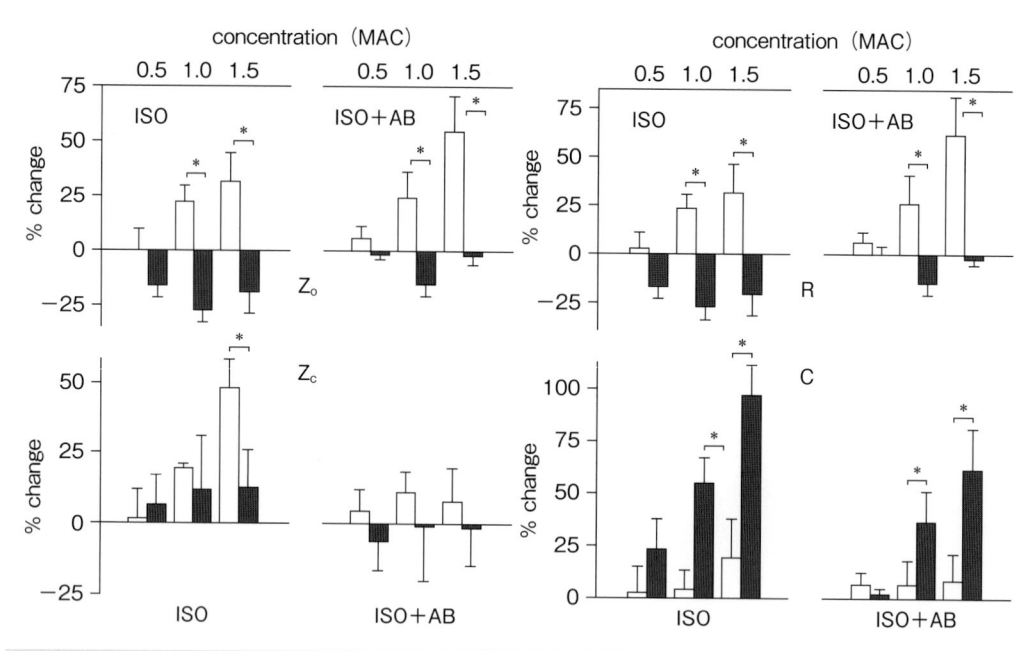

図9 イソフルランが肺動脈と大動脈に与える影響

Windkessel モデルで評価している。
　　□：肺動脈，■：大動脈
ISO：イソフルラン単独投与，ISO＋AB：イソフルラン＋自律神経遮断，Z_0：周波数が 0 Hz のときの入力インピーダンス，Z_c：特性インピーダンス，R：総動脈抵抗，C：コンプライアンス，＊：$P \leq 0.05$
（Heerdt PM, Gandhi CD, Dickstein ML. Disparity of isoflurane effects on left and right ventricular afterload and hydraulic power generation in swine. Anesth Analg 1998；87：511-21 より一部改変引用）

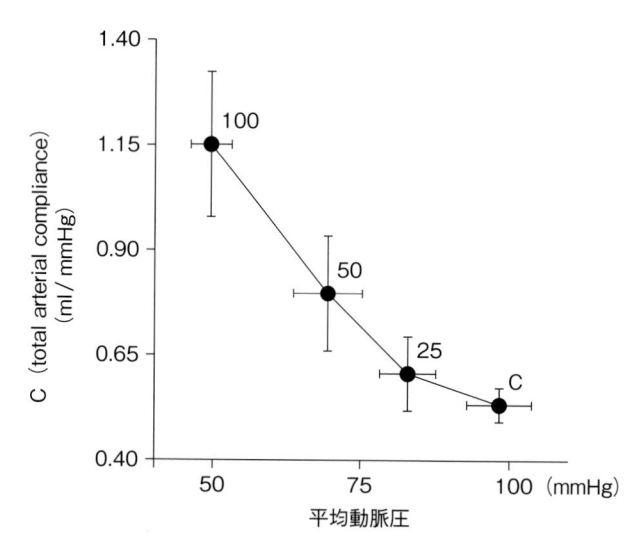

図10 プロポフォール投与下の平均動脈圧と C（total arterial compliance）の関係

C：control, 25：プロポフォール 25 mg/kg/hr, 50：プロポフォール 50 mg/kg/hr, 100：プロポフォール 100 mg/kg/hr
（Lowe D, Hettrick DA, Pagel PS, et al. Propofol alters left ventricular afterload as evaluated by aortic input impedance in dogs. Anesthesiology 1996；84：368-76 より一部改変引用）

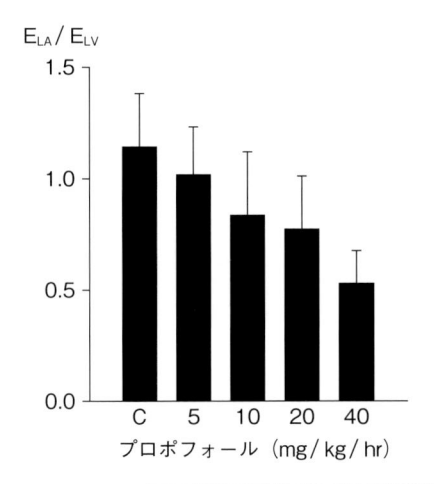

図11 プロポフォール投与下の左室エラスタンス（E_{LV}）に対する左房エラスタンス（E_{LA}）の比

C：対照値

〔Kehl F, Kress TT, Mraovic B, et al. Propofol alters left atrial function evaluated with pressure-volume relations in vivo. Anesth Analg 2002；94：1421-6（table of contents）より一部改変引用〕

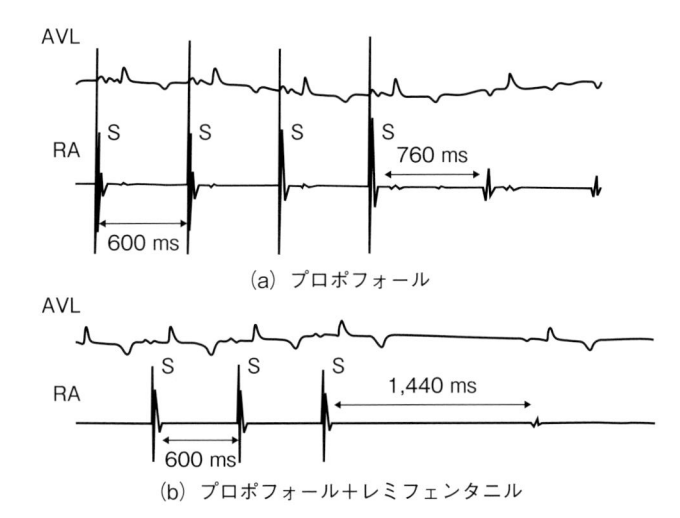

図12 洞結節回復時間

(a) プロポフォールのみを追加した場合
(b) プロポフォールにレミフェンタニルを追加した場合

洞結節回復時間が760 msから1,440 msに延長している。

AVL：aV_L誘導，RA：右房心内心電図，S：電気刺激，ペーシングしている。

〔Zaballos M, Jimeno C, Almendral J, et al. Cardiac electrophysiological effects of remifentanil：study in a closed-chest porcine model. Br J Anaesth 2009；103：191-8（Epub 2009 May 20）より一部改変引用〕

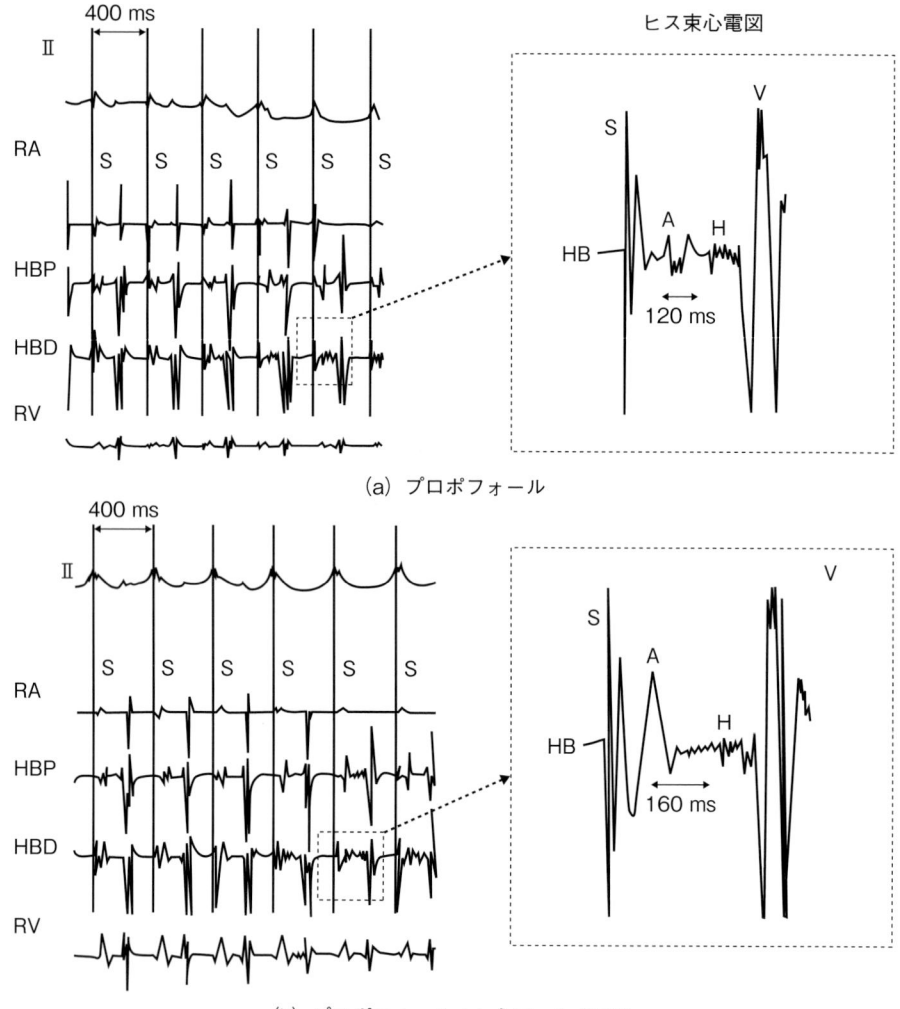

(a) プロポフォール

(b) プロポフォール＋レミフェンタニル

図 13　AH 間隔
（a）プロポフォールのみを追加した場合
（b）プロポフォールにレミフェンタニルを追加した場合
Ⅱ：第Ⅱ誘導，RA：右房心内心電図，HBP：近位ヒス束心電図，HBD：遠位ヒス束心電図，RV：右室心内心電図，S：電気刺激，ペーシングしている。右側は遠位ヒス束心電図の拡大図である。AH 間隔が 120 ms から 160 ms に延長している。

〔Zaballos M, Jimeno C, Almendral J, et al. Cardiac electrophysiological effects of remifentanil：study in a closed-chest porcine model. Br J Anaesth 2009；103：191-8（Epub 2009 May 20）より一部改変引用〕

起こる。この拡張の程度は臓器によって異なり，脳，腎，腸管における拡張はほとんどないか，ごくわずかである。骨格筋よりも皮膚のほうが拡張する。一方，交感神経が遮断されていない部位の動脈は，頸動脈洞・大動脈弓の圧受容体反射による代償性反射性収縮を起こすが，この反射性収縮により動脈圧が上昇することはない[23]。

また，交感神経遮断による血管拡張は最大限の拡張をもたらすわけではない。それは"内因性緊張"があるためである。この内因性緊張は，体位変換，外科的侵襲，ヒスタ

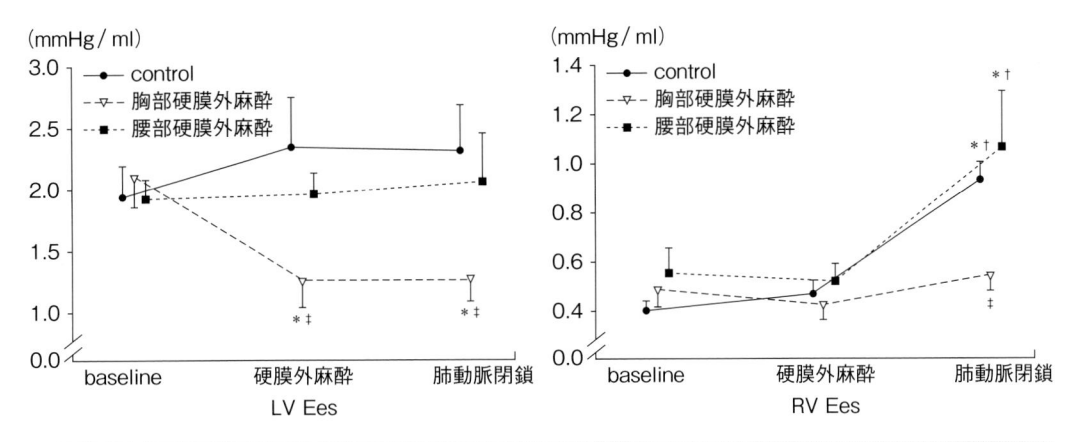

図14 右心系後負荷時の胸部と腰部硬膜外麻酔の両心室収縮能に対する影響

Ees：収縮末期エラスタンス。右心系の後負荷は，主肺動脈をバルーンで閉鎖することにより実施した。
＊：$P<0.05$ vs baseline，†：$P<0.05$ vs 硬膜外麻酔，‡：$P<0.05$ vs control
〔Missant C, Claus P, Rex S, et al. Differential effects of lumbar and thoracic epidural anaesthesia on the haemodynamic response to acute right ventricular pressure overload. Br J Anaesth 2010；104：143-9（Epub 2009 Dec 22）より一部改変引用〕

ミン遊離，低酸素血症などで解除され，血圧低下が助長されることになる。

動脈と同時に，同じ交感神経支配にある容量血管である静脈系も拡張する。静水圧の低下を伴い，心臓への静脈還流が減少する。動脈系で見られる内因性緊張は静脈系では見られないので，交感神経遮断による静脈系の拡張は最大限となる[23]。

循環系への影響は交感神経がどの分節で遮断されているかに依存する。遮断されている分節が多ければ前負荷，後負荷低下の程度は大きく，動脈圧低下の程度も大きい。血圧低下の程度は遮断された交感神経に支配されている脈管系の容量に依存する。さらに心臓交感神経線維〔T1～4（5）〕遮断の有無が，循環系への作用の違いに影響する。心臓交感神経線維が遮断されると徐脈となり，一般的に心拍出量は減少する[24]。

胸部硬膜外麻酔では左心室の収縮力が低下するが，腰部硬膜外麻酔では低下しない。右心室の収縮力はいずれも低下しない。右心系に急激な後負荷を加えると，腰部硬膜外麻酔では左心室の収縮力は維持されたままで，右心室の収縮力は増加するが，胸部硬膜外麻酔では両心室とも収縮力が低下したままである（図14）。この機序については，胸部硬膜外麻酔と腰部硬膜外麻酔との違いは心臓交感神経遮断の有無で説明できるが，腰部硬膜外麻酔における左心室と右心室の反応の違いは交感神経系と副交感神経系の神経支配の違いによるのではないかと考えられているが，不明である[25]。

硬膜外投与する薬物にアドレナリンを添加すると，循環動態は変化する。腰部硬膜外麻酔で交感神経遮断がT10までのとき，アドレナリンを添加しない場合は，心係数は保たれ，平均動脈圧は低下し，心拍数は上昇する（図15）[26]。アドレナリンを添加すると，心係数は上昇，平均動脈圧は保たれ，心拍数は無添加の場合に比べさらに上昇する（図15）。アドレナリン無添加の場合の心拍数増加は血圧低下に対する圧受容体反射によるが，アドレナリン添加の場合はβ受容体刺激によるものである。

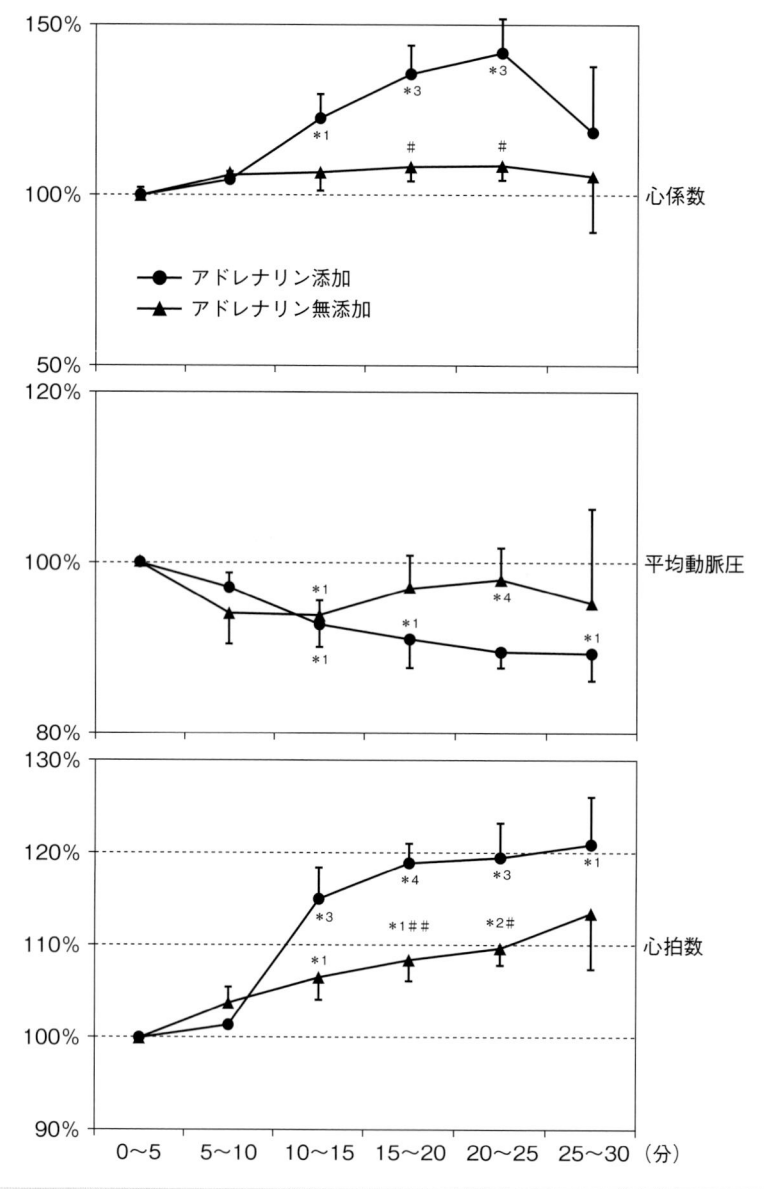

図15 腰部硬膜外麻酔にアドレナリンを添加した場合としなかった場合の心係数，平均動脈圧，心拍数の変化率

横軸は時間軸で，データは5分ごとの平均値。最初の5分間のデータを100％として変化率を計算した。

＊1：P＜0.05 vs 0～5, ＊2：P＜0.01 vs 0～5, ＊3：P＜0.005 vs 0～5, ＊4：P＜0.001 vs 0～5, ＃：P＜0.05 アドレナリン添加 vs 無添加, ＃＃：P＜0.01 アドレナリン添加 vs 無添加

（Steinbrook RA, Concepcion MA. Respiratory gas exchange and hemodynamics during lumbar epidural anesthesia：effects of lidocaine with and without epinephrine. Reg Anesth Pain Med 2000；25：380-4 より一部改変引用）

局所麻酔薬の心毒性

　局所麻酔薬はNaチャネル遮断薬であり，PR間隔とQRS時間を延長する。さらにKチャネルにも影響を与え，QTc間隔を延長する。局所麻酔薬の中でも特にブピバカインは心毒性が強いことが知られているが，その特性はこのチャネルブロック作用の強さにある。ブピバカインは強力なNaチャネル遮断薬であり[27]，Kチャネル遮断薬である[28)29]。臨床で用いているブピバカインは，R（＋）体であるデクスブピバカインとS（−）体であるレボブピバカインを等量含むラセミ体である。デクスブピバカインのほうがレボブピバカインよりも心毒性が強い。デクスブピバカインは，レボブピバカインよりも7倍強力なKチャネル遮断薬である[28]。したがって，実際の製剤としては，レボブピバカインのほうがブピバカインよりも心毒性が弱い。さらにロピバカインはこれらに比べNaチャネルの抑制作用は弱い[30]。

　局所麻酔薬の心抑制作用はNa・Kチャネルブロックの抑制以外に，細胞内のCa^{2+}動態やミトコンドリアにおけるATP合成を修飾することによっても生じる[31〜33]。in vitroで見たATPの合成抑制は，ロピバカインよりもブピバカインやレボブピバカインのほうが強い。これはin vivoのイヌの心筋抑制作用とも一致する。dP/dt_{max}とEFを35％低下させる血漿濃度はそれぞれ，ブピバカインは$2.3\,\mu g/ml$と$3.2\,\mu g/ml$，レボブピバカインは$2.4\,\mu g/ml$と$3.1\,\mu g/ml$，ロピバカインは$4.0\,\mu g/ml$と$4.2\,\mu g/ml$，リドカインは$8.0\,\mu g/ml$と$6.3\,\mu g/ml$である。左室機能は濃度依存性に局所麻酔薬の濃度上昇とともに抑制される（図16）[34]。さらにブピバカインはロピバカイン，メピバカイン，リドカインに比べ，有意に左室圧を抑制する[30]。

　また，局所麻酔薬は収縮能だけではなく，拡張能も障害する。ブピバカイン，レボブピバカイン，ロピバカインを比較した場合，レボブピバカインが最も拡張能を抑制した。これはCa^{2+}の動態や筋小胞体への影響によるものである[35]。

　局所麻酔薬の心毒性は二相性に現れる。まず，交感神経系の刺激により頻脈や高血圧が生じる。次いで局所麻酔薬の血漿濃度の上昇に伴い，直接的な心筋抑制が起こり，不整脈と伝導障害を生じる。そして最終的には循環虚脱，心停止となる[30)36]。

　ブピバカイン，レボブピバカイン，ロピバカインのいずれも心停止を来しうるが，心停止を起こすまでの累積静脈投与量はロピバカインが有意に多い[36)37]（図17）。また，不整脈を来すときの血漿濃度には差があるが，心停止になった時点の血漿濃度には差がない（図17）。これは，ロピバカインの代謝が比較的保たれるためと考えられる。また，蘇生するまでに必要なアドレナリン投与量はブピバカインとレボブピバカインに比べ，ロピバカインが有意に少なく[36]，蘇生の成功率はロピバカインが最も高かった[37]。さらに，ブピバカインとレボブピバカインによって引き起こされた循環虚脱に対するアドレナリンの投与は重篤な心室性不整脈を引き起こす可能性がある[37]。

　以上の用量反応性などの薬理学特性はヒトでのデータではないので，そのまま臨床に応用できないことに注意を払う必要がある。

　図17から分かるように，心毒性が現れる前に中枢神経系の症状が現れる。したがって，

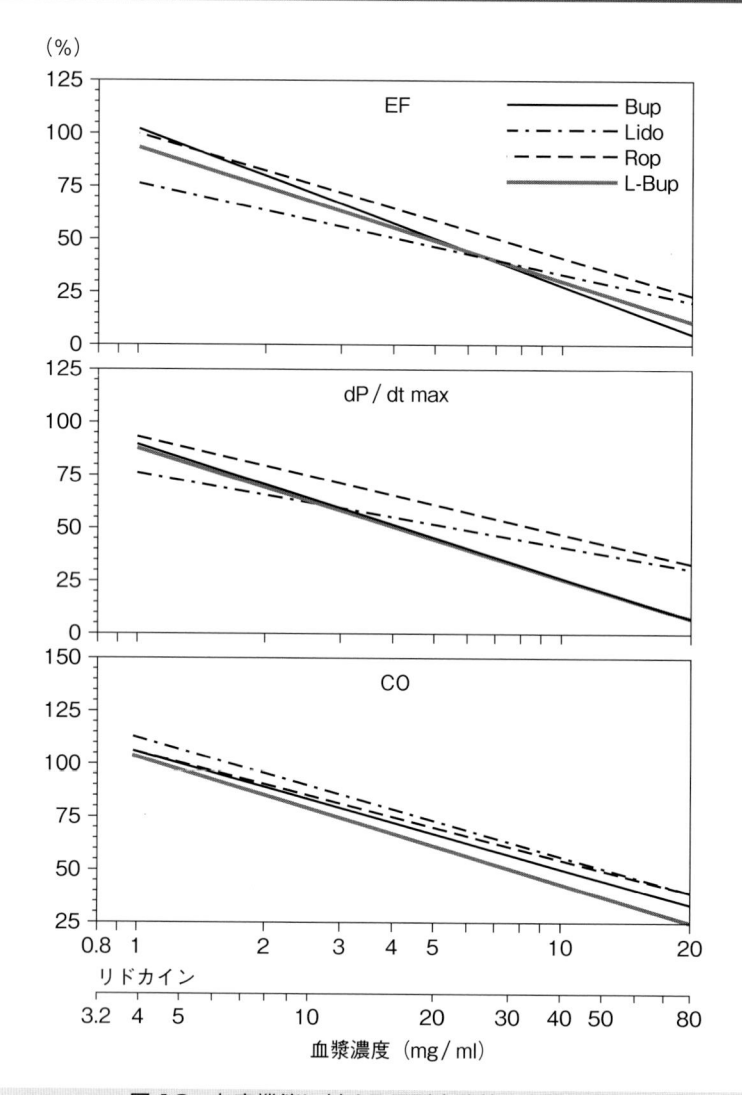

図16 左室機能に対する局所麻酔薬の血漿濃度

横軸は対数軸でリドカインのみスケールが異なる。縦軸は対照に対する各指標の変化率である。

Bup：ブピバカイン，Lido：リドカイン，Rop：ロピバカイン，L-Bup：レボブピバカイン

(Groban L, Deal DD, Vernon JC, et al. Does local anesthetic stereoselectivity or structure predict myocardial depression in anesthetized canines? Reg Anesth Pain Med 2002；27：460-8 より一部改変引用)

局所麻酔薬中毒は，意識下であれば中枢神経の症状が出てきた時点で対処すれば心血管系の重篤な症状の出現を避けることができる。

心毒性が現れた時点での蘇生にはアドレナリンよりも脂肪乳剤（lipid emulsion）の有用性が指摘されている[38]。アドレナリンの投与は重篤な不整脈を誘発するだけではなく，肺水腫やアシデミアなどを起こすため蘇生には不利である[39]。脂肪乳剤の作用機序は不明であるが，①脂肪乳剤が大量に存在することにより血漿中の局所麻酔薬を"抽出"する（lipid sink），あるいは，②脂肪乳剤がミトコンドリアにおける脂肪代謝を抑制す

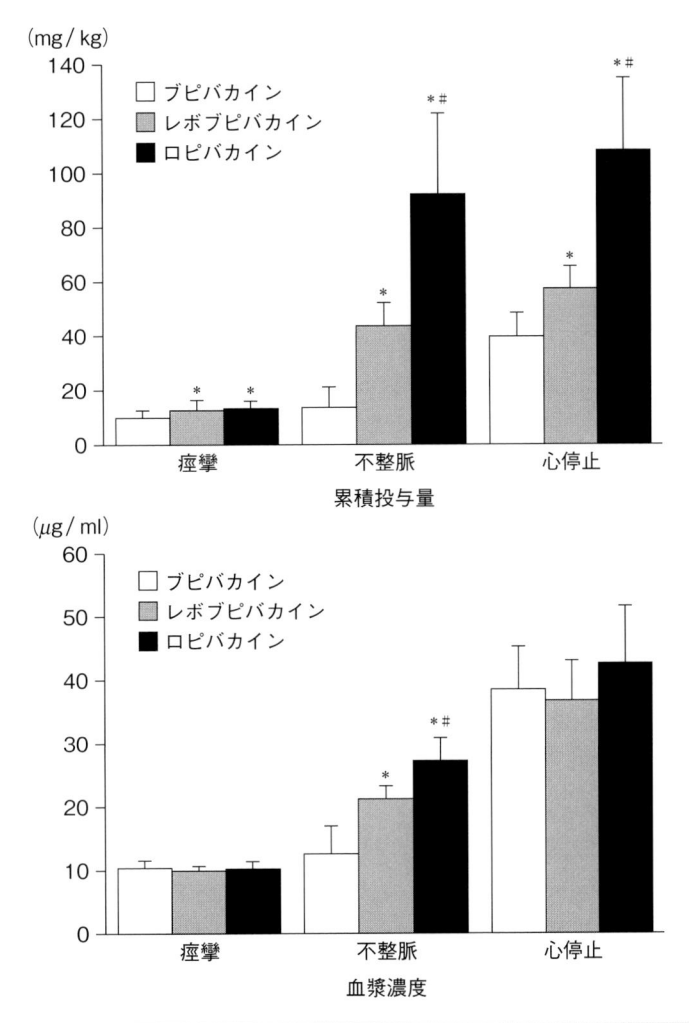

図17 痙攣，不整脈の出現時と心停止時の局所麻酔薬の累積投与量と血漿濃度

＊：P＜0.05 vs ブピバカイン，＃：P＜0.05 vs レボブピバカイン

(Ohmura S, Kawada M, Ohta T, et al. Systemic toxicity and resuscitation in bupivacaine-, levobupivacaine-, or ropivacaine-infused rats. Anesth Analg 2001；93：743-8 より一部改変引用)

ることにより心筋虚血時の組織のアシデミアを軽減する（そして二酸化炭素の産生を減少させる）と考えられている[40]。また，局所麻酔薬は脂肪酸がミトコンドリアに輸送されるのを障害するが，脂肪乳剤は脂肪酸を"飽和"させることによりミトコンドリアでのエネルギー産生を促進させるのかもしれない。さらに脂肪酸はCaチャネル[41]とKチャネル[42]を活性化させるので，局所麻酔薬によって障害されたチャネルの機能を改善させるのかもしれない。

　実際に蘇生に成功したときの脂肪製剤の投与量は，20％製剤を100 ml投与し蘇生後に0.5 ml/kg/minで2時間投与[43]，20％製剤100 mlを5分以上かけての単回投与[44]，20％製剤250 mlを30分以上かけての単回投与[45]などである。Weinbergらは次のよう

な投与方法を提唱している〔(http://www.lipidrescue.org/) 2010年6月1日の情報〕。
　20％脂肪乳剤を
・ボーラス：1.5 ml/kg（除脂肪体重）を1分以上かけて静脈投与。
・持続投与：ボーラスに続き0.25 ml/kg/minで開始する。
・循環虚脱が続けば，ボーラスを1〜2回繰り返す。
・血圧が低下したままであれば，持続投与速度を0.5 ml/kg/minに倍量する。
・循環動態が安定した後は少なくとも10分間は持続投与を継続する。
・推奨される投与量上限：最初の30分間に10 ml/kg。

　局所麻酔薬中毒に対する治療法は，神経症状にとどまっている場合にはベンゾジアゼピンなどで対処可能であるが，心毒性が出現した場合には通常の蘇生法に加え脂肪乳剤の投与が有効である。その際，アドレナリンの投与は慎重に行うのが賢明である。

■参考文献

1) Park KW. Cardiovascular effects of inhalational anesthetics. Int Anesthesiol Clin 2002；40：1-14.
2) Price HL, Skovsted P, Pauca AL, et al. Evidence for beta-receptor activation produced by halothane in normal man. Anesthesiology 1970；32：389-95.
3) Hanley PJ, ter Keurs HE, Cannell MB. Excitation-contraction coupling in the heart and the negative inotropic action of volatile anesthetics. Anesthesiology 2004；101：999-1014.
4) Davies LA, Hamilton DL, Hopkins PM, et al. Concentration-dependent inotropic effects of halothane, isoflurane and sevoflurane on rat ventricular myocytes. Br J Anaesth 1999；82：723-30.
5) Davies LA, Gibson CN, Boyett MR, et al. Effects of isoflurane, sevoflurane, and halothane on myofilament Ca^{2+} sensitivity and sarcoplasmic reticulum Ca^{2+} release in rat ventricular myocytes. Anesthesiology 2000；93：1034-44.
6) Schotten U, Greiser M, Braun V, et al. Effect of volatile anesthetics on the force-frequency relation in human ventricular myocardium：the role of the sarcoplasmic reticulum calcium-release channel. Anesthesiology 2001；95：1160-8.
7) Housmans PR, Wanek LA, Carton EG, et al. Effects of halothane and isoflurane on the intracellular Ca^{2+} transient in ferret cardiac muscle. Anesthesiology 2000；93：189-201.
8) Pancrazio JJ. Halothane and isoflurane preferentially depress a slowly inactivating component of Ca^{2+} channel current in guinea-pig myocytes. J Physiol 1996；494 (Pt 1)：91-103.
9) Harrison SM, Robinson M, Davies LA, et al. Mechanisms underlying the inotropic action of halothane on intact rat ventricular myocytes. Br J Anaesth 1999；82：609-21.
10) Graham MD, Hopkins PM, Harrison SM. Antagonistic actions of halothane and sevoflurane on spontaneous Ca^{2+} release in rat ventricular myocytes. Anesthesiology 2006；105：58-64.
11) Hannon JD, Cody MJ, Housmans PR. Effects of isoflurane on intracellular calcium and myocardial crossbridge kinetics in tetanized papillary muscles. Anesthesiology 2001；94：856-61.
12) Lowe D, Hettrick DA, Pagel PS, et al. Influence of volatile anesthetics on left ventricular afterload *in vivo*. Differences between desflurane and sevoflurane. Anesthesiology 1996；85：112-20.

13) Gare M, Schwabe DA, Hettrick DA, et al. Desflurane, sevoflurane, and isoflurane affect left atrial active and passive mechanical properties and impair left atrial-left ventricular coupling *in vivo*: analysis using pressure-volume relations. Anesthesiology 2001 ; 95 : 689-98.

14) Hettrick DA, Pagel PS, Warltier DC. Desflurane, sevoflurane, and isoflurane impair canine left ventricular-arterial coupling and mechanical efficiency. Anesthesiology 1996 ; 85 : 403-13.

15) 外須美夫. 周術期の心臓・血管・循環血液量相互関係—吸入麻酔薬の影響—. 麻酔 1996 ; 45 : 707-16.

16) Heerdt PM, Gandhi CD, Dickstein ML. Disparity of isoflurane effects on left and right ventricular afterload and hydraulic power generation in swine. Anesth Analg 1998 ; 87 : 511-21.

17) Kerbaul F, Rondelet B, Motte S, et al. Isoflurane and desflurane impair right ventricular-pulmonary arterial coupling in dogs. Anesthesiology 2004 ; 101 : 1357-62.

18) De Hert SG, Van der Linden PJ, ten Broecke PW, et al. Effects of desflurane and sevoflurane on length-dependent regulation of myocardial function in coronary surgery patients. Anesthesiology 2001 ; 95 : 357-63.

19) Lowe D, Hettrick DA, Pagel PS, et al. Propofol alters left ventricular afterload as evaluated by aortic input impedance in dogs. Anesthesiology 1996 ; 84 : 368-76.

20) Kehl F, Kress TT, Mraovic B, et al. Propofol alters left atrial function evaluated with pressure-volume relations *in vivo*. Anesth Analg 2002 ; 94 : 1421-6, table of contents.

21) Bowdle TA. Adverse effects of opioid agonists and agonist-antagonists in anaesthesia. Drug Saf 1998 ; 19 : 173-89.

22) Zaballos M, Jimeno C, Almendral J, et al. Cardiac electrophysiological effects of remifentanil : study in a closed-chest porcine model. Br J Anaesth 2009 ; 103 : 191-8.

23) 横山和子. 生理 心血管系. 横山和子編. 臨床医のための脊椎麻酔. 第1版. 東京：HBJ出版局 ; 1988. p.57-9.

24) 小坂義弘. 硬膜外麻酔の身体各部に及ぼす影響 循環系への影響. 小坂義弘編. 硬膜外麻酔の臨床. 東京：真興交易医書出版部 ; 2000. p.76-9.

25) Missant C, Claus P, Rex S, et al. Differential effects of lumbar and thoracic epidural anaesthesia on the haemodynamic response to acute right ventricular pressure overload. Br J Anaesth 2010 ; 104 : 143-9.

26) Steinbrook RA, Concepcion MA. Respiratory gas exchange and hemodynamics during lumbar epidural anesthesia : effects of lidocaine with and without epinephrine. Reg Anesth Pain Med 2000 ; 25 : 380-4.

27) Valenzuela C, Snyders DJ, Bennett PB, et al. Stereoselective block of cardiac sodium channels by bupivacaine in guinea pig ventricular myocytes. Circulation 1995 ; 92 : 3014-24.

28) Valenzuela C, Delpon E, Tamkun MM, et al. Stereoselective block of a human cardiac potassium channel (Kv1.5) by bupivacaine enantiomers. Biophys J 1995 ; 69 : 418-27.

29) Kawano T, Oshita S, Takahashi A, et al. Molecular mechanisms of the inhibitory effects of bupivacaine, levobupivacaine, and ropivacaine on sarcolemmal adenosine triphosphate-sensitive potassium channels in the cardiovascular system. Anesthesiology 2004 ; 101 : 390-8.

30) Graf BM. The cardiotoxicity of local anesthetics : the place of ropivacaine. Curr Top Med Chem 2001 ; 1 : 207-14.

31) Sztark F, Ouhabi R, Dabadie P, et al. Effects of the local anesthetic bupivacaine on mitochondrial energy metabolism : change from uncoupling to decoupling depending on the respiration state. Biochem Mol Biol Int 1997 ; 43 : 997-1003.

32) Sztark F, Nouette-Gaulain K, Malgat M, et al. Absence of stereospecific effects of bupivacaine isomers on heart mitochondrial bioenergetics. Anesthesiology 2000 ; 93 : 456-62.
33) Heavner JE. Cardiac toxicity of local anesthetics in the intact isolated heart model : a review. Reg Anesth Pain Med 2002 ; 27 : 545-55.
34) Groban L, Deal DD, Vernon JC, et al. Does local anesthetic stereoselectivity or structure predict myocardial depression in anesthetized canines? Reg Anesth Pain Med 2002 ; 27 : 460-8.
35) David JS, Ferreti C, Amour J, et al. Effects of bupivacaine, levobupivacaine and ropivacaine on myocardial relaxation. Can J Anaesth 2007 ; 54 : 208-17.
36) Ohmura S, Kawada M, Ohta T, et al. Systemic toxicity and resuscitation in bupivacaine-, levobupivacaine-, or ropivacaine-infused rats. Anesth Analg 2001 ; 93 : 743-8.
37) Groban L, Deal DD, Vernon JC, et al. Cardiac resuscitation after incremental overdosage with lidocaine, bupivacaine, levobupivacaine, and ropivacaine in anesthetized dogs. Anesth Analg 2001 ; 92 : 37-43.
38) Felice K, Schumann H. Intravenous lipid emulsion for local anesthetic toxicity : a review of the literature. J Med Toxicol 2008 ; 4 : 184-91.
39) Weinberg GL, Di Gregorio G, Ripper R, et al. Resuscitation with lipid versus epinephrine in a rat model of bupivacaine overdose. Anesthesiology 2008 ; 108 : 907-13.
40) Weinberg GL, Ripper R, Murphy P, et al. Lipid infusion accelerates removal of bupivacaine and recovery from bupivacaine toxicity in the isolated rat heart. Reg Anesth Pain Med 2006 ; 31 : 296-303.
41) Huang JM, Xian H, Bacaner M. Long-chain fatty acids activate calcium channels in ventricular myocytes. Proc Natl Acad Sci USA 1992 ; 89 : 6452-6.
42) Ordway RW, Walsh JV Jr, Singer JJ. Arachidonic acid and other fatty acids directly activate potassium channels in smooth muscle cells. Science 1989 ; 244 : 1176-9.
43) Rosenblatt MA, Abel M, Fischer GW, et al. Successful use of a 20% lipid emulsion to resuscitate a patient after a presumed bupivacaine-related cardiac arrest. Anesthesiology 2006 ; 105 : 217-8.
44) Foxall G, McCahon R, Lamb J, et al. Levobupivacaine-induced seizures and cardiovascular collapse treated with Intralipid. Anaesthesia 2007 ; 62 : 516-8.
45) Warren JA, Thoma RB, Georgescu A, et al. Intravenous lipid infusion in the successful resuscitation of local anesthetic-induced cardiovascular collapse after supraclavicular brachial plexus block. Anesth Analg 2008 ; 106 : 1578-80, table of contents.

(金　徹，坂本　篤裕)

XI

周術期の循環系病態と治療

XI. 周術期の循環系病態と治療

1 血圧・脈拍異常

はじめに

　周術期に血圧・脈拍異常を来す要因としては大きく分けると，①患者に由来する因子（患者が術前から有する合併症で，たとえば心疾患や自律神経失調症等の神経疾患など，さらに術前の合併症のために服用されていた薬物による影響），②麻酔・手術に伴う周術期に由来する因子（麻酔薬，輸血，アルブミン製剤などの特殊な輸液，循環作動薬や抗生物質などの周術期に投与された製剤，手術侵襲によるストレス反応，出血や手術手技に伴う反射，麻酔管理のミスにより誘発されるもの）などが挙げられる。これらの要素がときには単独で，また多くは複合的に循環動態に影響し，結果として血圧や脈拍の異常を招く。周術期管理においてはこれらの異常を招いた根本的な原因を突き止め，適切な治療を行うことはもちろん重要であるが，ときにはそのことよりも目の前で起こっていることに対症的な治療を行うことを優先しなければならないこともある。本項では，これらの血圧・脈拍異常を来すさまざまな病態の可能性を挙げるとともに，その対処法について述べる。

低血圧

　周術期の低血圧は頻繁に認められる病態である。血圧は心拍出量と末梢血管抵抗の積で表わされることから，血圧の異常にはこの両者の関与を考慮しなければならない。低血圧の許容できる範囲は一般的には収縮期圧で 80 mmHg 程度と考えられる。それ以下の血圧では各臓器への自己調節（Ⅲ章 臓器循環の構造，機能，病態—— 1. 脳循環／図4参照）の範囲を逸脱し，容易に臓器血流が減少する懸念がある。ただし，高血圧症を有する症例の場合はこれより高い血圧が要求される。

　低血圧の原因は，前述のさまざまな因子が心機能および前および後負荷に影響した結果であるが，本項では個々の因子について順次述べていきたい。

1 麻酔薬

現在，臨床で使用されるほとんどの麻酔薬は血圧を低下させる。直接心収縮力を抑制することおよび血管拡張に伴う後負荷の低下が原因であるが，麻酔薬の直接的な心臓や血管への作用と同時に交感神経を抑制する結果，つまり交感神経の伝達物質であるノルアドレナリンの分泌の抑制により間接的に作用が相まって血圧低下を招く。たとえば，セボフルランなどの揮発性麻酔薬は用量依存性に心収縮力を抑制する[1]。また，全静脈麻酔で頻用されるプロポフォールは末梢血管抵抗を低下，1回拍出量も減少させ血圧を低下させる[2,3]。硬膜外麻酔やくも膜下麻酔においても血管拡張作用や交感神経遮断作用から血圧の低下を招く。

a. 治療

心機能の抑制にはエフェドリンやエチレフリンなどのβ刺激薬のボーラス投与，血管拡張に対してはα刺激薬のメトキサミンやフェニレフリンのボーラス投与で対処するのが基本である。交感神経遮断にはアトロピンを用いる。麻酔管理中に血圧低下の原因を明確に示すことは難しいため，これらの薬物を単独または併用で用いる。これらの薬物で十分な結果が得られない場合は，ドパミンなどのカテコラミンを用いる（これら薬物の薬理・使用法は他章を参照）。

2 術前心合併症による心機能低下

弁膜症や陳旧性心筋梗塞などの心疾患を合併した症例は，心機能の予備力が健常心に比べて少ない。そのため，麻酔薬による心機能の低下を健常心より強く来す可能性がある。2007年のAmerican College of Cardiography/American Heart Association（ACC/AHA）による術前心疾患を合併した患者における術前評価についてのガイドラインの改訂版[4]によると，心疾患合併患者の麻酔および手術侵襲への耐容能は，手術侵襲の大きさと日常生活の活動性のレベルによって評価されうるとしている。術前合併心疾患の重症度が高く，侵襲度の高い手術を受ける症例においては周術期の心機能低下から低血圧の可能性が高いことを示唆している。

a. 治療

基礎疾患により低血圧に対する基本的な治療方針は異なる。たとえば，弁疾患が基礎疾患の場合は逆流症と狭窄症で大きな違いがある。僧帽弁狭窄症では，容量負荷による前負荷の増加を試みるが，狭窄症の程度によっては十分な容量負荷が左室に得られないこともあり，その効果はあまり期待できないこともある。次にα刺激薬により後負荷を上げて血圧を維持する。特にα刺激薬は反射的に副交感神経の活動性を高め徐脈に導くことで心拍数が減少するが，これはこの疾患では頻脈になると拡張時間が短縮し左室への充満が障害されるため望ましい。ただ，心拍出量が減少する場合もあるが，血圧

の維持のためにはやむをえないといえる。ただ，現実的にはこれらの治療でも不十分な場合はβ刺激薬で心機能の増加を図るという選択肢もあることは念頭におくべきである。大動脈弁狭窄症においては肥大した心筋の酸素需要を増加させ心筋虚血を引き起こすことのないように，まずは前負荷を保ち，α刺激薬の投与などで体血圧を維持することが重要である。僧帽弁狭窄症同様に容量負荷には限界があり，狭窄の程度によってはかえって左室の容積が大きくなり心収縮に支障を来すことがある点は留意すべきである。この疾患でも拡張期の冠動脈血流を維持するために脈拍を下げることが望ましい。一方，僧帽弁および大動脈弁逆流症では，十分な容量負荷が基本となり，これに心収縮能と心拍数を高めるβ刺激薬を投与する。

狭心症や陳旧性心筋梗塞などの冠動脈疾患が背景にある場合は，術中の手術操作などのストレスからST変化を生じたり，これに血圧低下を認めた際には，まず心筋虚血あるいは冠動脈攣縮による壁運動異常に起因するものと考え，ニトログリセリンやジルチアゼムによる冠動脈の拡張とα刺激薬による血圧維持を行い病態の改善を図る。しかし，薬物的治療に反応せずSTの上昇から心原性ショックに陥るような重篤症例では大動脈内バルーンパンピング（intraaortic balloon pumping：IABP）や経皮的心肺補助（percutaneous cardiopulmonary support：PCPS）による機械的循環補助も併用しながら緊急の冠動脈再建術を考慮しなければならない。

3 術前合併症：内分泌疾患（副腎不全，甲状腺機能低下など）

長期ステロイド投与などによる副腎機能低下によって副腎皮質ホルモンの産生が低下した症例においては，手術侵襲に対して適切なステロイドの補充療法が行われないと，周術期低血圧の原因となることが知られている[5)〜7)]。ストレスによって分泌が促進されるグルココルチコイドが，カテコラミンに誘導される心筋収縮性の増加と血管緊張の維持に必要であることからその補充が必要となるものと考えられる[5)〜7)]。また，急性副腎不全自体は非常にまれにしか起こらないが，いったん起これば生命を脅かす合併症となりうることも明記しておきたい。では，どのような症例にステロイドの補充を行うべきか，またその必要量はどの程度なのかは明確には確立はされていない。かの有名な教科書であるMiller[8)]のAnesthesiaによれば，100 mgのヒドロコルチゾンと同力価のステロイドを周術期に投与することのリスクはほとんどないことから，1年以内にステロイドが投与されたすべての症例に対して補充を行うべきとしている。また，正常人でストレス時に分泌されるコルチゾールの量から必要なステロイドの投与量を決定しており，大腸切除などの大手術で最大量のグルココルチコイド（200 mg/day/70 kgのヒドロコルチゾン），ヘルニア根治術などの小手術でヒドロコルチゾン100 mg/day/70 kgとしている。

また，クッシング症候群のようにステロイドが内因性に産生されている場合でも，同様の理由で手術侵襲に対して周術期低血圧の原因となることもありうる。このような疾患では，術中に原因不明の血圧低下があった場合にステロイドの投与を考慮するのがよいだろう。

甲状腺機能低下症においても術前にホルモン補充により，甲状腺機能が保たれていることが必須である．緊急手術などで甲状腺の機能の補正が不十分な症例では，低血圧が起こりやすいことを承知したうえでの麻酔管理が望まれる．

4 出血および循環血液量減少

手術には，程度の差こそあれ出血が伴う．たとえ同じ出血量であっても，急激に起こる場合とゆっくり起こる場合では血圧の低下も同様ではないし，術前の患者の状態でも影響を与える．たとえば，術前から脱水状態で，循環血液量が不足している場合は著明な血圧低下を招く．循環血液量は循環動態の維持に重要な因子であることはフランク・スターリングの心機能曲線の教えるところであるが（図1），循環血液量もさまざまな因子の影響を受ける．

a. 循環血液量

一般に循環血液量は約 75 ml/kg とされている[9]．通常，出血などの病理的な要因や血管収縮薬や拡張薬などの薬理学的な要因がないかぎり，循環血液量に大きな変動はない．ただし，生理的な状態でも大きな変動が見られる例が妊娠時であり，妊娠後期では約 86 ml/kg になる[10]．

1）負荷血液量と無負荷血液量

循環血液量は負荷血液量（stressed volume）と無負荷血液量（unstressed volume）に分けられる[9]．血管，特に静脈は，柔軟性に富む閉鎖空間と考えられる．ここで仮に血液が徐々に出血しているとすると，血管内の血液が減るにつれて血管の圧は少しずつ低下していく．そして，最終的に血管の圧がゼロの状態になったときでも，血管内にはあ

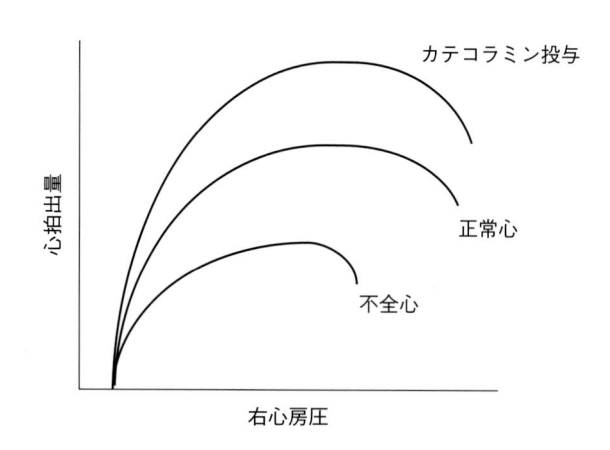

図1 フランク・スターリングの心機能曲線
ある程度までの前負荷の上昇は心拍出量を増加させるが，それを超えた場合かえって心拍出量が減少する．不全心では前負荷の上昇に対する心拍出量の増加が鈍く，前負荷がより低値で心拍出量の減少を招く．またカテコラミンの投与に伴い曲線は上方向にシフトする．

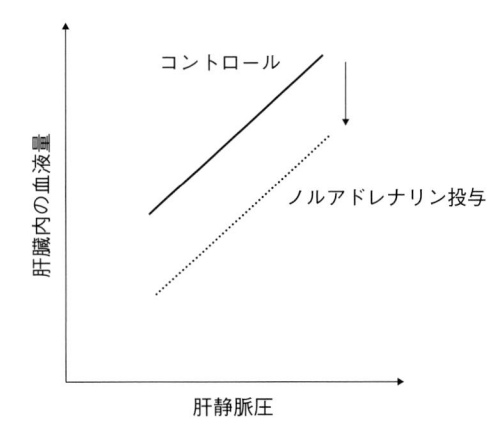

図2 肝臓内の血液量と肝静脈圧の関係

肝臓内の血液量が減少すると肝静脈圧も低下する。この関係を外挿すると静脈圧がゼロになっても肝臓内にある程度の血液が残る。ノルアドレナリンを投与して血管収縮を起こすと静脈圧がゼロになったときの残存血液量が減少する。

(Greenway CV, Wayne Lautt W. Blood volume, the venous system, preload, and cardiac output. Can J Physiol Pharmacol 1986；64：383-7 より改変引用)

表1 負荷血液量，無負荷血液量の変化の例

	全循環血液量 (ml/kg)	無負荷血液量 (ml/kg)	負荷血液量 (ml/kg)
正常	75	43	32
出血（非代償時）	65	43	22
出血（代償時）	65	35	30
静脈の収縮	75	19	56
静脈の拡張	75	51	24

(Greenway CV, Wayne Lautt W. Blood volume, the venous system, preload, and cardiac output. Can J Physiol Pharmacol 1986；64：383-7 より改変引用)

る程度の血液が残ることが知られている。その1例を図2に示すが，この血管の圧がゼロになったときに残っている血液量が無負荷血液量であり，全循環血液量から無負荷血液量を引いたものが負荷血液量である。別の言い方をすれば，まったく循環血液量がない状態から徐々に血液を血管内に投与したとき，最初は血管の圧はゼロのままであるが，あるところで圧がゼロから上がってくる。その時点までの血液が無負荷血液であり，それ以降が負荷血液ともいえる。少し乱暴な言い方をすれば，負荷血液は主に動脈系にあって圧負荷に関与するが，無負荷血液は主に静脈系にあって圧負荷にはあまり関与せず，むしろ血液の貯蔵庫のような役割を担っていると考えてもらってもいいかもしれない。この両者の割合は通常状態で無負荷血液量が43 ml/kg，負荷血液量が32 ml/kgである（表1）[11]。

2) 循環血液量の変化

循環血液量は出血などの原因により容易に変化する。また先に述べた負荷血液と無負荷血液もそれぞれに分かれて，いわゆる独立しているわけではなくて，さまざまな臨床の変化に応じてお互いに移動している（表1）。出血が起こったとき出血時の直後は負荷血液量の減少が起こり，このままでは血圧低下などの循環動態の変化が起こると考えられる。しかし，実際は循環血液量は減少しても，無負荷血液量が減少して負荷血液量を元へ戻すことによって循環動態を維持しようとする。この代償機能はある程度の出血に対応するものの，もちろん限度があることは容易に理解できるであろう。

循環血液量が変化しない場合でも，負荷血液量などが変化することで循環動態が変化することがある。血管収縮薬や拡張薬の投与や麻酔薬による血管拡張作用によるものがそれにあたる。血管収縮が起こると無負荷血液量の居場所が少なくなるため，負荷血液量にシフトする。また，逆に血管拡張が起こると無負荷血液量のスペースが増加し，負荷血液量がシフトし減少する。その結果，血圧低下が起こることは想像に難くない。

ここで注意したいのは，循環血液量が存在する血管という組織が，実は決して閉鎖腔ではないことである。一般に体液は細胞外液と細胞内液に分けられ，当然循環血液は細胞外液にあたる。細胞外液が体液全体の約33％を占めるとされているので，循環血液は細胞外液にあってその占める割合は少ないといえる。つまり，細胞外液のうち血管内にある容量より血管外（細胞間隙など）にある容量がはるかに多い。そして，その中で組織間液と呼ばれる細胞表面を覆うように存在する細胞外液があるが，これと血漿は相互に行き来できる状態にある。組織間液は循環血液量の減少に対してこれを補ったり，循環血液量が増加した際の緩衝の場を提供して，間接的に循環動態の維持に貢献していると考えられる。

5 手術

手術に伴い出血以外にも血圧の低下の原因となるものがある。手術の準備や終了後体位変換による体位性低血圧，術操作による臓器の圧迫や神経反射がそうである。

a. 体位性低血圧

全身麻酔や硬膜外，くも膜下麻酔により交感神経機能が抑制された状況で，患者の体位変換を行うと容易に血圧は低下する。これに循環血液量減少があるとさらに著明となる。また，心臓外科麻酔のように麻酔から覚醒させることなく，集中治療室（intensive care unit：ICU）などへの輸送でベッドへ移すだけや輸送中に患者の体が揺れるだけでも血圧の低下が見られることも珍しくない。

b. 術操作による直接的な圧迫

術操作上，やむなく心臓を圧迫することや，心臓への直接的な圧迫は軽微でも冠動脈を圧迫し，心筋虚血を起こすことで低血圧になる場合がある。心臓外科手術は当然として，肺や縦隔，食道および胃と下部食道[12]の術操作時には注意が必要である。血管手術

操作や整形外科でのターニケットに伴う下肢の一過性虚血後の再灌流時にも血圧は低下するが，これは単に物理的な血管抵抗の減少のみでなく，虚血部位の再灌流に伴うさまざまな物質（サイトカインなど）による体血管拡張や心抑制がこれに関与している[13]。術操作に伴うものは，循環器系のみではない。脳外科手術で特に脳幹部近辺の術操作では，脳幹部への圧迫で迷走神経活動を高め，低血圧のみならず，ときに心停止も起こる。また，術操作ではないが，気脳症を知らずに亜酸化窒素を用いると空気の量が多くなり脳を圧迫し循環虚脱を招き，原因の検索に難渋することがある。麻酔中に原因不明の低血圧があり，亜酸化窒素を用いていれば，ただちに止めることが肝要である。

c. 神経反射

術操作に伴う神経反射で，いわゆる迷走神経反射がこれにあたる。術操作ではないが，気管内挿管時の刺激による迷走神経反射，眼球の圧迫などによる眼球心臓反射，甲状腺などの頸部手術での直接迷走神経への刺激や頸動脈洞反射，腹腔内手術による腹腔神経叢反射などが挙げられる。

d. 心タンポナーデ

心臓外科手術で止血が不十分な状態で胸骨閉鎖を行うと，ときに心タンポナーデから低血圧を招く。胸骨閉鎖後は体血圧とともに中心静脈圧の観察は不可欠であり，心タンポナーデを疑うときは早急に外科医に再開胸を促す。

6 麻酔管理中の突発的な病態

麻酔管理中には麻酔科医の管理ミスや予期せぬ合併症で低血圧を招くことがある。

a. 低酸素症，高二酸化炭素症

人工換気のし忘れや麻酔回路のリーク，さらには挿管困難および気道確保が困難な症例による低酸素症から低血圧を招く。ただ，低酸素症から低血圧に至るにはかなりの時間が必要であり，その間に頻脈や高血圧が見られ低血圧まで至ることはまれである。特にモニタリングが発達している現状では，単に人工呼吸を長時間忘れることはモニターをオフにしないかぎり途中で気がつくであろう。ただ，心臓外科手術の人工心肺時はいったん呼吸を止めるし，モニターもうるさいのでいったんオフにするということも珍しくない。このような症例では人工心肺の立ち上げ時に人工呼吸を忘れることがときに見られる。理由にかかわらず患者の換気がされず，高二酸化炭素症に陥っている症例ではただちに通常の人工呼吸を始めると迷走神経反射から徐脈と低血圧を来す（hypercapnic shock）。高二酸化炭素症の補正はゆっくり行うことが望ましい。

b. 過剰な気道内圧による陽圧換気

逆に陽圧換気において過剰な気道内圧は右心から肺への灌流を妨げ，左心系への容量の減少と物理的な縦隔（心臓）への圧迫が加わり，血圧が低下する。人工呼吸器の設定

の誤りや成人用の設定のまま小児に用いること，人工呼吸器への切り替えを忘れて，ポップオフバルブを閉じたまま酸素や空気を流し続けてしまうことなどが臨床では見受けられる。ただちに過剰な気道内圧を解除すべきであることはいうまでもない。

c. 気胸

先に述べた過剰な気道内圧や術操作で気胸は発生する。ときに緊張性気胸が起こると血圧が低下し，麻酔中に起こると血圧低下の原因が分からず，管理に戸惑う。麻酔管理において原因不明の血圧低下があれば，気胸を除外せず判断することが肝要であり，胸部単純X線写真で確定し，ただちにドレーン留置を行う。術操作（呼吸器外科のみならず，泌尿器科の腎臓摘出などの横隔膜直下の手術操作でも起こりうる）で気胸が疑われる場合は抜管前に胸部単純X線写真で確認したのち抜管を行うのがいいだろう。なお，現在は使用頻度がかなり減少したが，気胸で亜酸化窒素は禁忌である。

7 周術期使用薬物，輸液，輸血，医療材料

周術期には，抗生物質をはじめ多種多彩な薬物の投与や人工的な医療材料が使用される。これらそのものに血圧低下作用を有するものもあれば，いわゆるアレルギー反応で低血圧を招くこともある。

a. 術前内服薬

高血圧症に対する治療として降圧薬を投与されている症例においては，急に投与を中止するとリバウンドによる高血圧や心筋虚血を来すことがあるため，一般的に降圧薬の投与は術直前まで続行し，術後はできるかぎり早期に再開するのが原則であるが，アンギオテンシン変換酵素（ACE）阻害薬とアンギオテンシン受容体拮抗薬は，麻酔薬との相乗作用により術中血圧低下を来すことが報告[14)15)]されている。これらの薬物は当日朝の投与は原則中止するが，低血圧のリスクはつきまとう。当日朝まで服用されるβ遮断薬やα遮断薬についても同様のリスクが考えられる。ただ，適切な麻酔管理により克服できるので中止することのリスクを重視したい。

b. 医療材料（骨セメント，ラテックスなど）

関節置換術において骨セメントを使用した際に重大な低血圧を来すことがあり，死亡に至る症例も報告されている。低血圧はセメント注入後，通常は30〜60秒後に発生するが，10分後までに起こることもある。低血圧の発生機序としては，セメントの成分であるメタクリル酸メチルによる直接の血管拡張や心抑制によって起こるというものと，セメント注入と人工骨挿入時に空気，脂肪，骨髄などの塞栓物質が静脈系に入り，肺塞栓を起こすというものが考えられている[16)]。急激な血圧低下に対する治療法としては輸液と昇圧薬の使用が選択されるが，血圧低下の程度によってはアドレナリンの投与も必要となることがある。さらに肺梗塞が広範囲に及ぶと，右心不全からPCPSなどの補助循環でなければ救命できない症例もまれに起こりうる。ラテックスはときに強力

なアナフィラキシー反応を引き起こすことで注目されたが，ラテックスアレルギーは，ラテックスを用いた手術用品の減少・ラベル表示化などによりその発生はほぼ頭打ちになっている[17]。

c．プロタミン

プロタミンは魚の細胞核にある塩基性に富んだタンパク質でヘパリンに対する拮抗作用が知られているが，インスリンの吸収を阻害する作用ももつ。人工心肺を用いる心臓手術では不可欠であるが，まれに強力なアナフィラキシー反応を引き起こす。また，それとは別にプロタミンそのものの作用として肺動脈収縮と体動脈拡張がある[18]。プロタミンに対するアナフィラキシー反応にはいくつかのリスク因子が知られている。過去に曝露歴，プロタミンを含むインスリンを使用している症例，精管切除を受けた男性，魚アレルギーの症例などの報告[17]がある。そのため，プロタミンの投与予定の症例では術前の問診が重要であるし，実際の投与に際してはまず少量（成人例では 1 ml）投与し，アナフィラキシー反応がないことを確認したのちに 5〜10 分かけて，循環動態を注視しながらゆっくり投与することが勧められる。プロタミンによる循環動態の変化は多くは一過性であるので，そのような反応が見られた場合は投与を中止し，循環動態を維持する対症的な治療を行う。

d．アナフィラキシー反応

アナフィラキシーとは急速に起こる重篤な全身性のアレルギー反応であり，IgE 抗体・IgG 抗体・補体の活性化などによって引き起こされる。基本的な成因はいわゆるアレルギーと同じで，肥満細胞や好塩基球の表面に結合した IgE 抗体にアレルゲンがつくと，炎症性メディエータ（ヒスタミン，トリプターゼ，ロイコトリエン，プロスタグランジンなど）が放出されて起こるのが基本である。手術中のアナフィラキシーでは血圧低下・心停止，気管支攣縮・上気道浮腫といった症状が出る。手術中は患者が覆われているため，皮膚症状が出ていても気づかないことが多く，また，皮膚症状を伴わずに血圧の突然の低下から心肺虚脱を引き起こすこともあり，アナフィラキシーの診断は難しい。呼吸器の症状には喘鳴や気道内圧上昇（陽圧換気時）があり参考にはなるだろう。周術期にアナフィラキシーを引き起こす物質として，抗生物質，血液製剤，神経筋遮断薬，ポリペプチド，輸液などがある。手術中のアナフィラキシー発症率は 1/3,500〜1/20,000 であり，そのうち 4％が死に至り 2％が脳障害を残すといわれる。また，最近のデータでは周術期にアナフィラキシーを起こす確率は 1/10,000〜1/20,000 であるともいわれている[17]。心臓手術ではさらにリスクが高い。

1）抗生物質

アナフィラキシー頻度としては，ペニシリン系 0.004〜0.015％，セファロスポリン系 0.0001〜0.1％である。いずれかの製剤にアナフィラキシーがあると別の抗生物質の投与となるが，ペニシリンとセファロスポリンは交互感作がある点は要注意である。ただし，禁忌ではなくゆっくり投与すれば使用可能である。バンコマイシンもまれである

が，強力なヒスタミン遊離作用をもつため，激しい血圧低下やほてりが出現する[17]。

2）血液製剤

血液製剤はアナフィラキシー，輸血関連急性肺傷害（transfusion-related acute lung injury：TRALI），急性溶血反応などを引き起こす。アレルギー反応が起こる確率は1/4,124単位で1/2,338人であり，決して少なくない。

TRALIは，輸血後6時間以内に発生する炎症性肺障害で，呼吸不全，肺水腫，低酸素血症，血圧低下などが起こる。頻度は輸血5,000回に1回とされるが，輸血の死亡原因の第1位[19]とも第3位[17]とも報告されている。

3）筋弛緩薬

筋弛緩薬のうち，特にステロイド由来のものはアナフィラキシーを引き起こす可能性がある。

4）代用血漿製剤

アナフィラキシー発生率は低いが皆無ではない。重篤な反応は血漿タンパク溶液で0.003％，ヒドロキシエチルデンプン配合剤（ヘスパンダー®など）で0.006％，デキストランで0.008％，ゼラチン溶液の0.038％とされている[17]。

5）治療

急激な低血圧が起こった場合，輸液とカテコラミンが治療の基本となる。

《初期治療》

①100％酸素で換気を行う。

②血管拡張が起こり，低容量状態となるため大量の輸液を行う。

③アドレナリンを静注し，動脈血圧を回復させる。アドレナリンに反応しない場合はバソプレシンの投与を考慮する。

④難治性の低血圧・血管拡張性ショックに対してバソプレシンを投与する。通常は1～2単位からスタートし，心停止の場合は40単位を投与する。

⑤心静止・無脈性電気活動に対しては，心室・心房・房室といったあらゆる手段のペーシングを行う。

《二次的治療》

⑥抗ヒスタミン薬を考慮する。エビデンスは乏しいが，H_1とH_2遮断薬は有用である。

⑦蘇生後初期に有用な副腎皮質ホルモン投与を考慮する。

⑧気管支攣縮に対して$β_2$刺激薬であるテルブタリンかアルブテロールを気管チューブより吸入させる。

⑨吸気・呼気の比率が患者にとって最適になるように換気状態を再評価する。気管支攣縮が増悪し，より長い呼気相が必要となる場合がある。

⑩血圧が安定しているなら，プロタミンや注入に対する反応で起こる肺血管収縮に対して，肺血管拡張薬（ミルリノン，吸入一酸化窒素，吸入プロスタサイクリン）の投与

を行う。

⑪治療抵抗性のショックや心停止に対して PCPS を考慮する。

高 血 圧

　高血圧も低血圧同様に周術期管理においてよく見られる病態である。しかしながら，許容できる高血圧の程度は明確なものはないが，高血圧の合併症のない症例では160 mmHg 以上ではなんらかの対策を検討してもいいと思われる。ただし，高血圧を合併する場合はいくらか高めの設定となるだろう。麻酔中の高血圧の一番の原因として挙げられるのは浅麻酔である。また，術前に高血圧の合併があると麻酔中にも高血圧になりやすい。

1 浅麻酔

　麻酔中の高血圧の最も多い原因と考えられる。麻酔中に患者に加わるストレスは刻々と変化するため，ある状況下では十分な麻酔であっても，より強いストレスが加わると十分な麻酔とはいえないことが多々ある。より麻酔を深くすることで高血圧には対処できるものの，ときにはそれが低血圧を招く危険を伴うため，状況に応じた麻酔の調整が必要となる。

2 術前合併症

a. 高血圧症

　高血圧は術前の合併症として最もよく認められるものの一つである。長期にわたる高血圧はアテローム性動脈性硬化や慢性の臓器障害を引き起こし，心臓，血管，脳，腎疾患の重大なリスク因子となる。ただ，術前の高血圧のコントロールは周術期合併症を減らすためには不可欠であると考えられるが，どの程度の血圧コントロールが必要かは議論がある。すなわち，術前の血圧管理を行うことで待機手術は延期せざるをえないため，これが患者にかえって不利益を与えていないかという点が問題となる[4]。現在のところ，術前の高血圧コントロールが周術期のリスクを減少させるのかどうかを明確に証明するデータはない。ただ，未治療の症例と比べて治療を受けている症例では周術期の血行動態の変動が少ない。したがって，術前の高血圧のコントロールがなされるのが原則ではあるが，不十分な場合でも降圧薬のうち静脈内投与可能な薬物もあることから，麻酔管理を行うことは可能と考えられている[4]。一般に高血圧をもつ症例は周術期において血圧の変動が大きいことが知られており，高血圧に陥ることも多くなる[8]。治療は，麻酔を深くする，降圧薬の投与などの対症療法である。

b. 頭蓋内圧亢進

　くも膜下出血，脳外傷，脳腫瘍などで頭蓋内圧が高くなっている症例では，術前から高血圧が見られる。麻酔導入に伴い血圧の低下が見られるものから高血圧のままの症例までさまざまである。血圧のコントロールにはCa拮抗薬であるジルチアゼムがよく用いられる。このような症例では麻酔中の高血圧もそうだが，術操作の硬膜切開で頭蓋内圧が下がると極端な血圧低下を呈することは珍しくない。術者に，硬膜切開をゆっくり循環動態の変化を観察しながら行ってもらうよう要請すべきである。

c. 脊髄損傷と自律神経反射亢進

　高位の脊髄損傷を有する症例では，受傷後数週間以内に手術操作が及ぶと著明な高血圧が見られることがある。自律神経反射の亢進によるもので，十分な深い麻酔を心がけて反射を抑制することが望まれる。

d. 内分泌疾患（褐色細胞腫，甲状腺機能亢進など）

　褐色細胞腫や甲状腺機能亢進症では術中に血圧の上昇が見られるが，術前の適切なコントロールが重要である。褐色細胞腫では，腫瘍摘出後には逆に低血圧に陥ることは珍しくない。

3 手術操作

a. 動脈への操作

　腹部大動脈瘤や閉塞性動脈硬化症などの手術では，一時的に大動脈の遮断を行う。その際に，後負荷の増加とともに血圧上昇を見る。また，整形外科手術でよく用いられるターニケットの操作時にも血圧の上昇が認められる。術野をよく観察し，外科医とのコミュニケーションを密にして，大動脈の遮断やターニケット開始前にいくらか血圧を下げておくのがいい予防策である。ただ，大動脈遮断に伴い下肢からの静脈還流が減少し，前負荷が減るため遮断後に逆に低血圧に陥ることがある。高血圧と低血圧は表裏一体であることは麻酔管理では珍しくない。適切な容量管理が循環動態を抑制するうえで必須である。

b. 大動脈解離と心タンポナーデ

　大動脈解離は緊急手術を要する病態であるが，大動脈解離が冠動脈や大動脈弁を巻き込んでいなければ，比較的心機能は温存され，手術まで心停止などの致死的な病態を免れ，救命の余地がある。大動脈解離には心タンポナーデの合併は珍しくなく，そのため低血圧となり通常カテコラミンが投与されている。このような症例では外科医が心膜切開で心タンポナーデを解除するとともに心機能が回復し，カテコラミンの作用も重なって急激な血圧上昇を招き，大動脈破裂を起こす危険が高い。外科医とのコミュニケーショ

ンを密にして，心膜切開のタイミングに合わせて，カテコラミンを中止，揮発性麻酔薬の投与などをうまく行い，血圧の上昇を抑えることが肝要であり，ときには心膜切開のタイミングを麻酔科側から指示することも必要である。

4 麻酔管理中の突発的な病態

a. 低酸素症，高二酸化炭素症

低血圧の項でも取り上げたが，初期には交感神経の亢進により血圧上昇，脈拍上昇が見られる。換気の適正化を行うが，急激な補正は低血圧を招く。

b. 発熱

麻酔中に発熱に伴い体温の上昇があると，血圧の上昇および脈拍の上昇が認められる。体温が適正化されれば循環動態も落ち着くが，悪性高熱症の存在は常に頭の片隅におく必要がある。

5 周術期使用薬物，輸液，輸血，医療材料

a. アドレナリンの皮下注射

体表面の手術では，止血目的でアドレナリンの希釈液をあらかじめ皮下に注射することがある。術者は血管内に誤投与しないように注意深く行うものの，たまに血圧の上昇を認める。血管内注入は100％回避できるものではないので，十分な循環動態の観察が必要である。ただ，アドレナリンの半減期は短いので，血圧上昇も一過性である。おおむね，数分以内に血圧は戻る。あわてて降圧薬などの投与を行うとかえって低血圧を招く。

b. 昇圧薬の不適切な使用

血圧低下に対していわゆる昇圧薬の投与で対処することは一般的であるが，薬物によっては他の薬理作用への配慮や効果発現まで時間が問題となる。たとえば，エチレフリンは典型的なβ刺激薬であるため，心臓のβ_1受容体のみならず血管平滑筋にあるβ_2受容体を刺激して血管拡張作用も有する。そのため，投与後に一過性に血圧が低下することが珍しくない。その後，心臓への作用も現れて血圧は上昇に転じるが，その血圧の低下にあわててさらなる昇圧薬を投与すると，思わぬ高血圧を招く。また，ドパミンなどのカテコラミンは一般的に持続投与されるが，持続投与開始後，血中の濃度が一定に達するには約10分を要するため（図3）[20]，即座に効果が得られるものではない。ここでも，効果発現までの時間を無視して，新たな昇圧薬の投与は高血圧を招きかねない。いかなる薬物であろうと薬理作用を熟知したうえで用いることが肝要である。

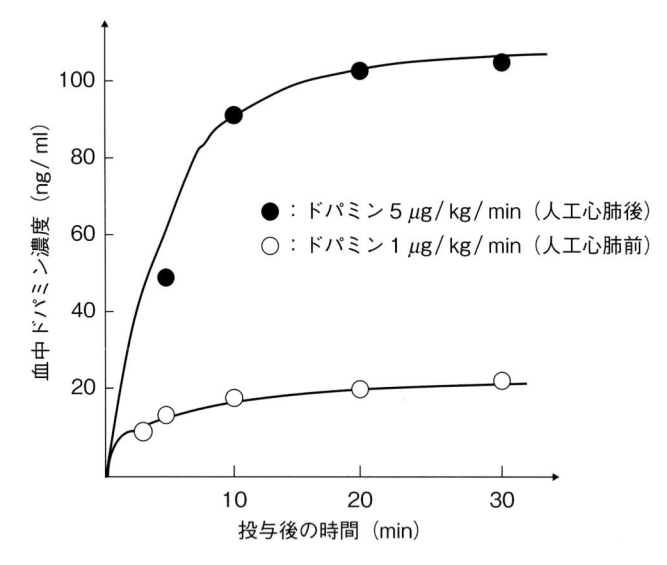

図3 ドパミン投与開始後の血漿濃度の時間変化

ドパミンの投与量は1 μg/kg/min（人工心肺前）および5 μg/kg/min（人工心肺後）である。

(Hayashi Y, Sumikawa K, Yamatodani A, et al. Quantitative analysis of pulmonary clearance of exogenous dopamine after cardiopulmonary bypass in humans. Anesth Analg 1993；76：107-12 より改変引用)

表2 徐脈と頻脈の発生原因

徐脈
　副交感神経刺激（さまざまな迷走神経反射など）
　低酸素血症・高二酸化炭素症の持続
　麻酔薬による心抑制，交感神経遮断
　投与薬物の影響（β遮断薬，Ca拮抗薬，ネオスチグミン，血管収縮薬による反射など）

頻脈
　循環血液量の不足（hypovolemia）
　低酸素血症・高二酸化炭素症の初期
　交感神経刺激（挿管・手術刺激など）
　代謝の亢進（発熱，甲状腺機能亢進など）
　浅麻酔
　投与薬物の影響（アトロピン，カテコラミン，血管拡張薬による反射など）

徐脈と頻脈

　この項ではいわゆる洞性徐脈と洞性頻脈について述べ，不整脈については次項に譲る。成人では一般的に脈拍が60 beats/minの場合を徐脈，100 beats/minの場合を頻脈と呼ぶ。脈拍の変化と血圧の変化はおおむね相関することが多く，これまでの低血圧や高血圧で述べた原因が徐脈，頻脈の原因と重複する（表2）。これらの原因を取り除くことで解消されるが，麻酔薬など，原因を取り除くことができない場合もあり，対症療法が用いられる。

1 徐脈の治療

アトロピンが最初に用いられるが，効果が不十分なときはβ刺激薬を用いる。エフェドリンやエチレフリンがボーラス投与可能でコントロールしやすい薬物であるが，それでも十分でなければ，ドパミン，ドブタミンなどのカテコラミンの持続投与を行う。なお，薬物に反応しない，極端な徐脈は一時的なペースメーカの適応となる。

2 頻脈の治療

全身麻酔中であれば，バルサルバ手技がときに有効である。頸動脈マッサージも有効な場合がある。薬物療法としてはβ遮断薬であるランジオロールやエスモロール，Ca拮抗薬のベラパミルやジルチアゼムが用いられる。頻脈に低血圧が伴う場合では，これらは心機能を少なからず抑制するので使いづらい。α作動薬のフェニレフリンは血管収縮作用で昇圧を図りつつ，血管収縮に伴う反射が迷走神経を刺激し，脈拍を下げることができる。

不整脈

不整脈を定義するならば，刺激発生異常および刺激伝導系の異常となる。実際に麻酔中に生じる不整脈の頻度は意外に多い。不整脈の発生を持続的な心電図の記録をもとに報告した症例では，Kunerら[21]は1967年に手術154症例のうち61.7％に不整脈の発生を観察し，麻酔方法では全身麻酔では65.7％，局所麻酔では52.2％と報告している。Bertrandら[22]の報告では全身麻酔のみを対象として84％に不整脈を認め，特に挿管および抜管時に高率に認め，患者が心疾患を合併していると90％に及んだとしている。この2つの報告にはかなりの差が見られるが，いずれにしろ3人に2人程度の割合，もしくはそれ以上で麻酔中に不整脈が認められるといえるだろう。その多くは治療を要しないもので，麻酔管理上は大事には至らない。不整脈は術前から指摘され，それゆえにすでに治療が施された後，手術が予定されている症例（たとえば心房細動でジギタリスやβ遮断薬の治療を受けているような症例）もあれば，麻酔中に予期せぬ不整脈が出現すること（たとえば，突然のQT延長から心室頻拍が起こるような症例）もある。

不整脈とは刺激発生異常および刺激伝導系の異常であることから，まずは正常なものを理解したうえで，異常なことを見出すことから治療すべきか否かも導かれる。

1 心臓の刺激伝導系とペースメーカ

心筋の電気活動は心筋細胞の脱分極により，洞房結節-心房-房室結節-ヒス束-左脚，右脚-プルキンエ線維を経て心室筋に伝えられる（図4）。房室結節はそこからプルキン

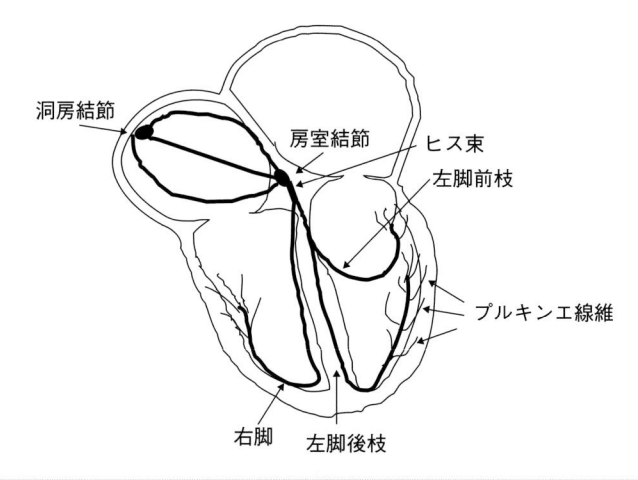

図4　心臓の刺激伝導系

エ線維に至る一連の刺激伝導系を見出した田原淳（たはら・すなお）の名前を借りて田原結節とも呼ばれている。ここで，ヒス束からプルキンエ線維に至る刺激伝導系を通ると，きわめて高速でほぼ同時に刺激を心室全体に運ぶことができる。さらに，刺激伝導系のプルキンエ線維は心内膜に終わっているので，きわめてわずかな時間差をもって心臓の内側から外側へと収縮が起こる。これらの性質は心筋全体がほぼ同時に収縮し，一体となって血液を駆出するのにきわめて有用である。よってこの刺激伝導系のどこかに伝導障害が生じたり（ブロックなど），この経路が使えない（心室内変行伝導など）と心筋全体の収縮が合理的に行えない。その場合は心筋細胞間で電気活動は伝わるが，速度が遅くなり心臓全体の収縮に要する時間が延長し，心臓全体が効率よく一体となっての収縮力が低下する。たとえば，心室性期外収縮が生じるとその電気刺激は刺激伝導系を通らないため，心電図上ではQRSが延び，血圧も低下する。

　正常な心臓では洞房結節がペースメーカとなって電気刺激が発せられるが，心臓にはこれ以外にいくつかのペースメーカとなりうる部位がある。洞房結節が機能不全となった場合，まず洞房結節の周りの心房細胞，次に房室結節から連なる刺激伝導系を形成する細胞，そして心室細胞がペースメーカの役割を担う。このシステムはたとえ正規のペースメーカに不備が生じても心停止に至らず心筋収縮が保たれる。

2 心臓の正常な電気活動

　心筋細胞の活動電位は大まかだがNa，K，Caの3つのイオンチャネルで形成されているが，図5に心室筋の活動電位とそれぞれの電位におけるイオンの流れを示す。
　心筋細胞は安静時には細胞外を0 mVとしたときに細胞内は－90 mVと陰性で，これが静止膜電位と呼ばれるが，このときはKチャネルのみが開いている。
　次に細胞膜が静止状態から電気的な興奮，いわゆる脱分極が発生するにはNa$^+$が重要な役割を果たす。なお，Naチャネルは脱分極後にすみやかに閉じてしまい，しばらく一定の時間をおかないと再び開くことはない。

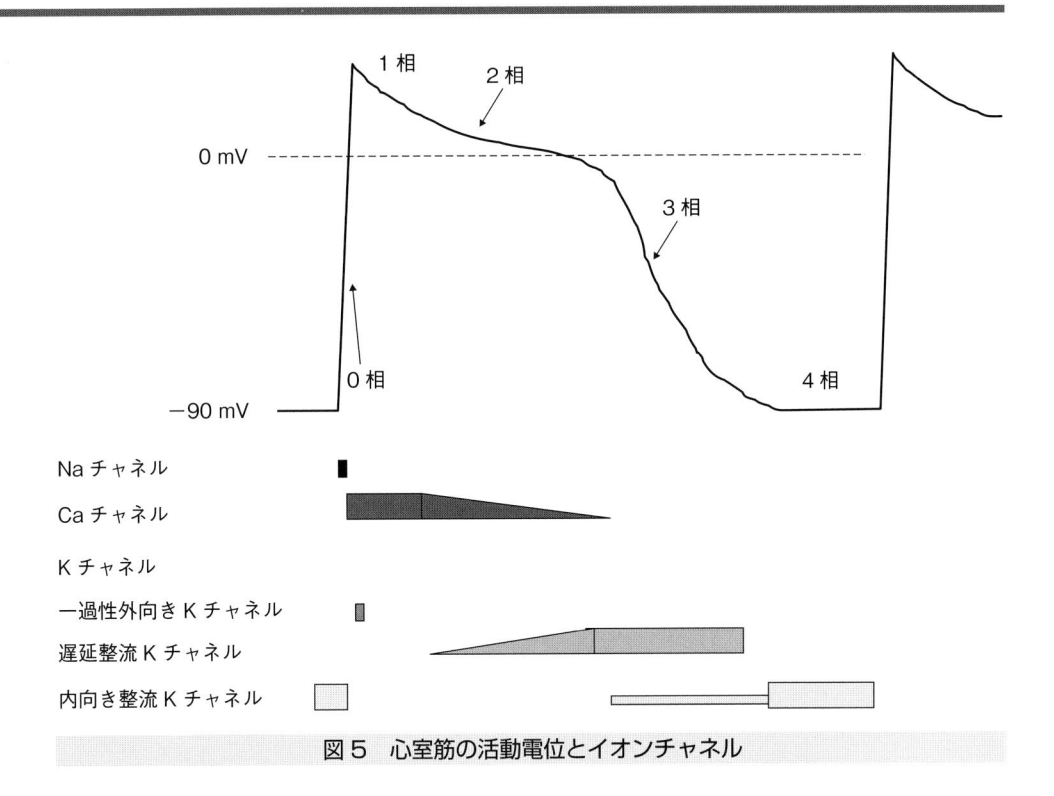

図5 心室筋の活動電位とイオンチャネル

　Na⁺による脱分極に続いて開くのがCaチャネルである。Caチャネルは脱分極後いわゆるプラトー相を形成する。このときKチャネルも開口し，2つの陽イオンの細胞内および細胞外への流れがそれなりにバランスを保っている。このとき開くKチャネルはまず一過性外向きKチャネルで，次に遅延整流Kチャネル，内向き整流Kチャネルとバトンを渡すように異なるKチャネルが開き，再分極を促す。Kチャネルに異常が生じると，静止電位が適正にコントロールされなかったり，再分極が不正確に起こったりして不整脈の原因となりうる。

3 不整脈の分類

　治療を考慮し不整脈を分類するにはまず頻脈性不整脈と徐脈性不整脈に分け，次に不整脈の具体的な性質を把握し治療につなげる。徐脈性不整脈は概して刺激伝導系になんらかの伝導障害が生じることで生じるもので，最も典型的で危険な不整脈として洞不全症候群が挙げられる。頻脈性不整脈は本来には起こるべきでない部位やタイミングで電気活動が発生して不整脈を生じるもので，そのメカニズムとしてリエントリー，異常自動能，撃発活動（トリガーアクティビティ）が挙げられている[23]。

4 徐脈性不整脈の治療

　洞性徐脈に対してはすでに前の項で述べた。徐脈性不整脈で最も典型的で危険な不整

脈として，洞不全症候群や完全房室ブロックが挙げられる。これらはペースメーカの適応となる疾患である。なお，ペースメーカの詳細は他項に譲る。

5 頻脈性不整脈の治療

治療法としては抗不整脈薬を用いた薬物療法と電気的除細動のような非薬物療法に分けられる。現実的にはこれらを組み合わせて治療にあたる。

a. 抗不整脈薬

具体的な使い方を述べるにあたり，役に立つのはいわゆる抗不整脈薬のデータベースとなる Sicilian Gambit[24] である。

不整脈の薬物療法では，不整脈の起点が心房から房室結節が基点となる上室性不整脈と，それ以下の心室性不整脈と分けて考えるのが適当である。

洞房結節や房室結節の脱分極は心室細胞に比べてゆっくりである（図6）。この原因の一つには脱分極におけるCaチャネルの比重が心房や心室細胞より大きいことが挙げられる。また，脱分極の時間が長いことはNaチャネルが開いている（活性化している）時間も長くなることを意味している。上室性頻脈では房室結節で止めるにはCa拮抗薬のベラパミルやジルチアゼム，Naチャネル遮断薬では活性化状態に強い親和性を有するジソピラミドやフレカイニドが効果的といえる。直接イオンチャネルに働くものではないが，上室性に限らず頻脈の背景には交感神経興奮が関与していることが多く，β遮断薬もよい適応となる。一方，心室性不整脈ではさまざまな原因が背景にあるが，治療の考え方としては原因となっている異常な電気活動の起点や，通過点となっている細胞の活動を抑える and/or リエントリーで見られるような異常な伝導を断ち切るということになる。直接，細胞の電気活動を抑制する目的としては脱分極を抑制するNaチャネル遮断薬やCa拮抗薬が用いられる。心室細胞はNaチャネルの不活性化状態（イオンチャネルが開いていない状態）が長いので，不活性化状態で親和性のあるリドカインも有効であるが，フレカイニドなどの活性化状態で親和性のある薬物はもっと有効である。ただし，抗不整脈薬の副作用である心抑制がリドカインでは少ないことが使いやすい。心室細胞の脱分極ではCaチャネルの関与は少ないため，Caチャネル拮抗薬の有効性は限られる。ただし，Caチャネルが不整脈発生に関与しているQT延長症候群（後述）

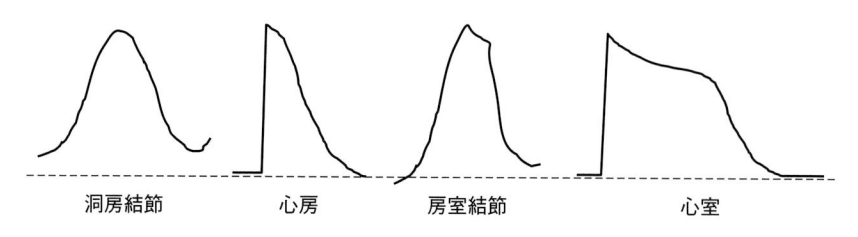

図6 心筋活動電位の部位による相違
（山下武志．イオンチャネルの心筋内分布．心筋細胞の電気生理学．東京：メディカル・サイエンス・インターナショナル；2002. p.52-4 より改変引用）

など特定の不整脈では著効する．リエントリーのような異常な伝導路を断ち切る目的で有効なのが K チャネル拮抗薬であり，静注可能なのはニフェカラントである．K チャネルの重要な作用の一つは再分極の促進で，これを遮断することで再分極を延長し，不応期を延長することで，不整脈につながる異常な電気的な伝導を遮断する．また，K チャネルの役割は心収縮終了後の再分極にあるので，心抑制がほとんどないことも長所である．ただ，不応期の延長が QT 延長を招くので，QT 延長症候群から，ときに重篤な心室性不整脈（いわゆる torsade de pointes）を引き起こす危険がある（後述）．最後に，複数の作用点をもつ抗不整脈薬として，アミオダロンを挙げたい．心筋の K チャネル，Na チャネル，Ca チャネル遮断作用，さらにはアドレナリン受容体（α，β）遮断作用を併せもっており，心室細動や血行動態の不安定な心室頻拍などの生命に危険な不整脈で，難治性かつ緊急を要する場合が適応となる．電気的除細動に抵抗性のある心室細動の症例に対しては従来のリドカイン投与よりアミオダロン 5 mg/kg の静脈内投与が有効であることが示され[25]，AHA 心肺蘇生と救急心血管治療のためのガイドライン 2005[26]では QRS が広い心室性頻脈では，まずアミオダロンの投与を勧めている．

b. 非薬物治療

薬物療法の抵抗性がある場合，心室細動のような緊急性を要する不整脈では緊急の電気的除細動などの治療が迅速に必要となる．

1) 電気的除細動

心室細動のような致死的な不整脈や心室性不整脈で循環動態が維持できないものが適応になる．また，心房細動のような頻脈性不整脈で循環動態が維持できない場合も躊躇する必要はない．通電後に見られる合併症としては一過性の心静止，房室ブロック，心電図上心筋障害に伴う ST 上昇があるが，最も問題となるのは再発である．通常は 150～200 J で除細動を試みるものの，1 回の除細動でリズムが戻るという保証はなく，再度行うことも珍しくない．また，通電量を上げて行うことも普通で，再発防止目的で除細動の前に抗不整脈薬を投与することもよく行われる．よく用いられる薬物ではリドカインやマグネシウムなどがあるが，うまくいかないからといって，Na チャネル遮断薬を次から次へと投与してしまうことは，Na チャネル遮断薬の過剰な投与がかえって除細動の妨げとなる懸念があるため避けたい．このような場合は，ニフェカラントかアミオダロンを代わりに用いる．

2) PCPS

電気的除細動を繰り返しても除細動が不可能な場合は救命目的で PCPS を導入しなければならない．ただし，これはあくまで補助循環であって，不整脈に対する根本的な治療ではない．循環動態を維持しつつ，不整脈を取り除くあらゆる努力をする時間を得たにすぎない．PCPS は通常の人工心肺と違い，十分な脱血はできないので，ある程度の容量は常に心臓に戻る．不整脈で十分駆出ができない心臓への容量負荷は心筋の伸展を招き，いわゆる伸展感受性イオンチャネルが開き，細胞内 Ca^{2+} 濃度が増加する．

1. 血圧・脈拍異常

　Ca^{2+}は細胞内に大量に蓄積すると細胞毒となり，ますます不整脈からの離脱を難しくし，さらには心不全を招く．重症不整脈においてはできるだけ早期に心筋の進展を取り除くことが肝要であり，そのために不整脈治療が芳しくないときは，左室（ときには右室も）補助人工心臓の装着を行うべきである．

6 頻脈性不整脈の実際の治療

　不整脈を正確に診断して，それに最も適した治療方法を選択することが紛れもない正しい方法であるが，麻酔管理中やICUでの管理のさなかに正確に不整脈を診断している時間の余裕ないのが実情である．現実的な方法の一つとして，AHA[26]のGuidelines for Cardiopulmonary Resuscitation and Emergency Cardiovascular Careがある．その診断と治療に至る概略をいくらか手を加えたものを図7に示す．まず，一番留意したいのはいかなる不整脈であろうと循環動態が不安定ならば，薬物治療を考えずに電気的除細動を行うことである．循環動態が許せるのなら，そこで心電図の解析に入り，まずはQRSの波形が広い（0.12秒より長い）か狭いか，次にリズムが規則的か否かの判断をすることで治療方法を絞っていく．もともとのガイドラインではアミオダロンの治療としての比重が大きくなっているが，本邦では依然リドカインを用いる習慣が色濃い状況

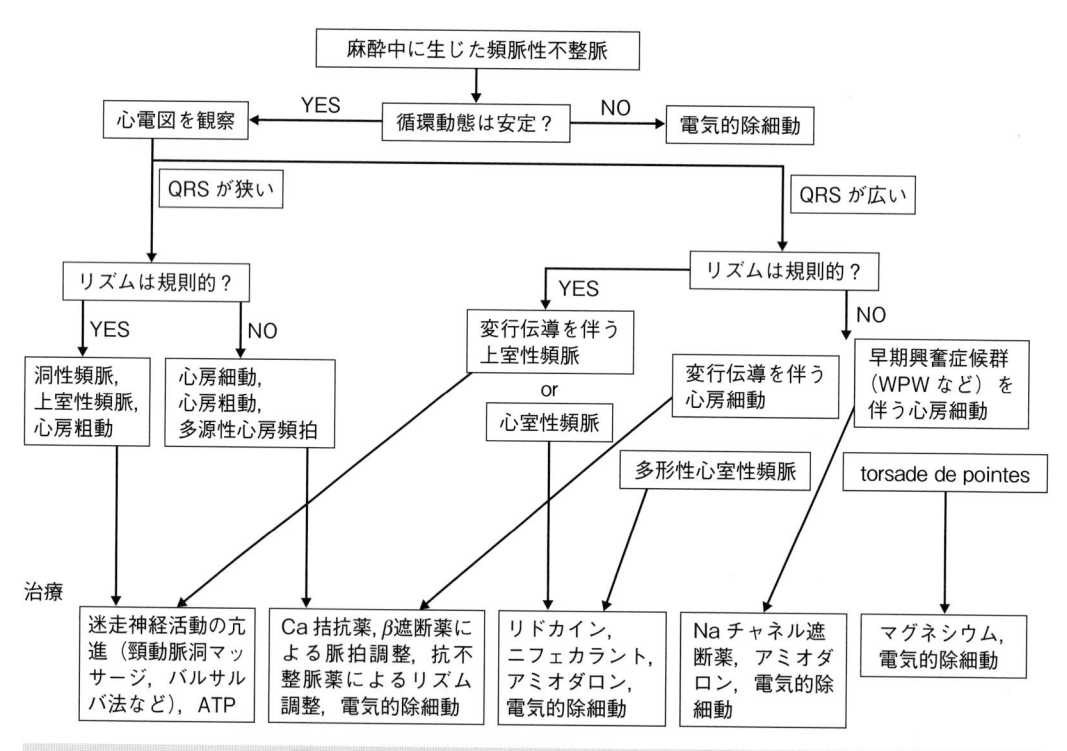

図7　頻脈性不整脈の診断・治療のアルゴリズム
（ECC committee, subcommittees and Task Forces of the American Heart Association. 2005 American Heart Association guidelines for cardiopulmonary resuscitation and emergency cardiovascular care. Part 7.3：Management of symptomatic bradycardia and tachycardia. Circulation 2005；112：Ⅳ 67-77 より改変引用）

XI. 周術期の循環系病態と治療

であること（それは必ずしも間違っているわけではないが，有効性が乏しいということを理解すること），また，欧米にはないニフェカラントが使えること，さらに本邦ではアミオダロンは毒物扱いで通常鍵のかかる場所に保管され，すぐに使えるという点では難しいことといういくつかの点を考慮したい．

ここで図7をもう一度よく見ると，QRSの広さとリズムで絞り込んだものの，実際にはなかなか難しい鑑別診断が残っている．その点を含めて，いくつか知っておきたい不整脈についての説明をしたい．

7 知っておきたい不整脈

a. 房室解離

完全房室ブロックとしばし紛らわしいものに房室解離（AV dissociation）がある（図8）．これは，洞房結節の興奮の頻度が減少するに伴い，房室結節以下のいずれかのペースメーカ機能のバックアップシステムが作動した状態である．洞房結節からの電気刺激は房室結節には届くが，届いたときにはすでに房室結節は自ら刺激を発している．心電図上はP波が見られて，しばらくしてQRSが認められるため，一見正常のように見えるが，よく見るとそれぞれでPQ間隔が異なり，その間隔も正常より短い．このような場合は，アトロピンなどで洞房結節の興奮の頻度を上げることで房室解離は消える（図9）．ここが完全房室ブロックとの明らかな相違点である．房室解離の中で特に洞房結節と房室結節の興奮頻度がほとんど同じになるものがあり，ほとんど正常心電図に見えることがある．これを等頻度房室解離（isorhythmic AV dissociation）という．麻酔中は揮発性麻酔薬，亜酸化窒素の使用中や硬膜外麻酔，くも膜下麻酔に見られる．房室解離が起こると心房収縮と心室の収縮にずれが生じるため，心室内に十分な血液量が流入する前に収縮が始まるのでときに血圧の低下が見られる．房室解離ではアトロピンで循環動態がかなり改善することもめずらしくない．

b. ウォルフ・パーキンソン・ホワイト（Wolf-Parkinson-White：WPW）症候群

一般に早期興奮症候群と称する疾患群の一つであり，早期興奮とは正規の房室伝導系

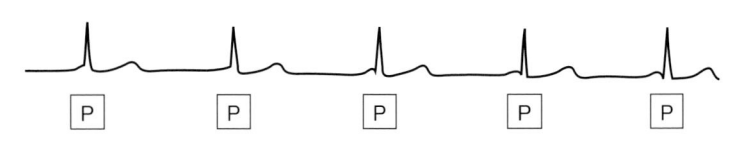

図8　房室解離の心電図

PはP波の位置を示す．P波がQRS波より先行しているが，PQ間隔が短い．この心電図ではP波のレートとQRS波のレートがほぼ等しく，等頻度房室解離（isorhythmic AV dissociation）といえる．

（心電図は，de Leon-Casasola OA, Lema MJ. Atrioventricular dissociation resulting from combined thoracic epidural and general anesthesia. Acta Anaesthesiol Scand 1992；36：165-9 より改変引用）

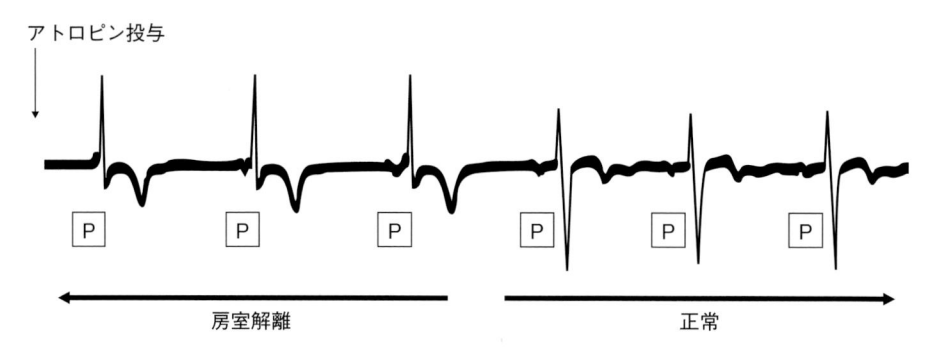

図9 房室解離よりアトロピン投与で正常になった症例の心電図

PはP波の位置を示す。アトロピン投与でP波がQRS波より徐々に先行し（最初の3拍），房室解離が解消した（後の3拍）。
（五十嵐正男,山科　章．不整脈の診かたと治療．第5版．東京：医学書院；1997．p.159 より改変引用）

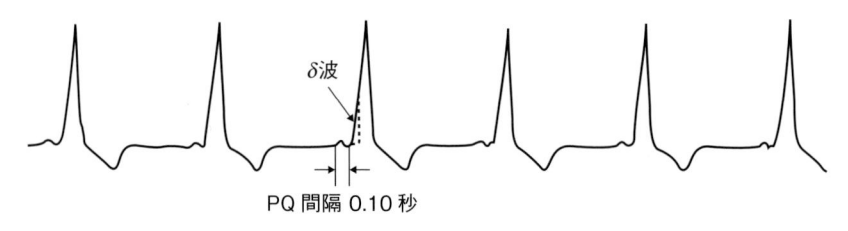

図10 典型的なWPW症候群の心電図

（樅山幸彦，神野雅史，大友雅子．心電図マスター・ガイド．東京：診断と治療社；2000．p.24 より改変引用）

を経由する電気伝導より早期に心室に電気興奮が到達する病態をいう。圧倒的に多いのがWPW症候群と呼ばれるもので，心房と心室間を直接結ぶケント束と呼ばれる副伝導路が存在し，心電図の特徴としてはPQ間隔の短縮とδ波が見られる（図10）。普段は特に臨床症状はないが，頻脈発作の発生が問題となる。副伝導路が存在するため，房室結節-心室-副伝導路-心房-房室結節という旋回した伝導により発作性上室性頻拍を生じることがある。また，これに心房細動が生じるとさらに高頻度の頻脈を生じて，循環虚脱，さらには心室細動を生じる危険がある。つぎに頻脈発作を生じた場合の治療，特に薬物治療は重要で，WPW症候群に伴う頻脈発作が生じた際に洞調律であれば，まず迷走神経を緊張させる方法としてバルサルバ手技を，次に房室結節での伝導を抑制する目的でアデノシン三リン酸（ATP）やベラパミルの静注，副伝導路の不応期を延長させるいわゆるクラスⅠaに属する抗不整脈薬，特にプロカインアミドの投与，伝導系には大きな直接作用はないが，交感神経抑制を目的としたβ遮断薬の投与も有効とされる。ただし，ジギタリスは正常伝導路を抑制するものの，副伝導路への影響がさまざまであるため使うべきではない。しばしば問題となるのはWPW症候群に心房細動が伴う場合で，ジギタリスおよびCa拮抗薬は禁忌とするのが一般的である。WPW症候群に心房細動が伴う場合，心房から心室への興奮は房室結節を経由するものと副伝導路経由の2つが存在し，ジギタリスやCa拮抗薬は房室結節の伝導を抑制するうえに副伝導路の不応期を短縮させるので，結局副伝導路はかえって伝導を促進し心拍数を増加させ危険

と考えられている．心房細動を伴うWPW症候群の頻脈発作では，薬物としてはプロカインアミドが第一選択だが，ときを移さず電気的除細動を行うべきである．

c. 心室頻拍

心室頻拍は，麻酔管理中には滅多には起こらないものの，最も危険かつ生命にかかわる頻脈性不整脈である．

心電図上リズムは整であるが脈拍数100 beats/min以上で幅広いQRSを有する頻脈といえる．突然発生し，その循環動態は明らかな影響が見られないものから脈拍が完全に触れなくなり心停止に至るものまでさまざまで，心電図波形は単一性（QRS波が同じ形で同じ大きさ）か多形性（QRS波の形がずっと変り続ける）であり，単一性のもののほうが多い．これはときとして房室結節の伝導が延長した（または変行伝導を伴った）上室性頻脈との鑑別が難しいことがある．

心室頻拍とブロックや変行伝導を有する上室性頻脈との心電図の相違点を挙げると，一つは心室頻拍では房室解離（上記および図8，図9参照）があることであり，つまりP波とQRS波がなんの関連もなく見られる．これは単一誘導では分かりにくいが，12誘導を見てその中でP波が明確な誘導を見つければ分かりやすい．二つめは，心室頻拍ではその不整脈が起こる前に融合収縮が見られることである．これは，心室性期外収縮が後ろ向きに伝達したものと，正常のQRS波とによって形作られる不規則なQRS波で，図11の矢印の波形がその1例であり，融合収縮を見つけるのは単一誘導でも明らかに分かる．

ただ，現実的な問題として，実際の麻酔管理でここに述べた鑑別診断が一瞬にできるかといえば，それは難しい．そこで，なんらかの心疾患を有する症例に見られる幅広いQRS波が見られたらきわめて高い確率で心室頻拍であることから，そのように見なし

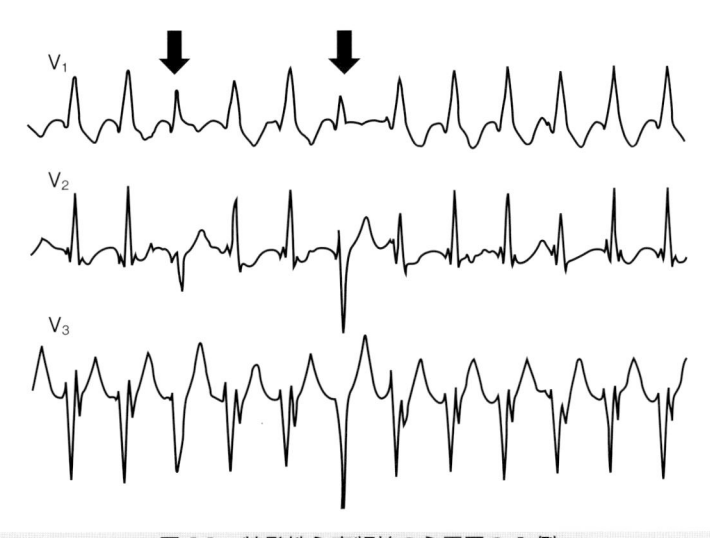

図11　特発性心室頻拍の心電図の1例

（五十嵐正男，山科 章．不整脈の診かたと治療．第5版．東京：医学書院；1997. p.301 より改変引用）

d. QT 延長症候群と torsade de pointes

　心電図上著しい QT 時間の延長が見られ，ときに特異的な多形性心室頻拍から心室細動を起こし，突然死に至る病態を QT 延長症候群と称する。遺伝的な素因（Na チャネルもしくは K チャネルの異常）がある先天性と薬物や電解質の異常による後天性のものに分けられ，QT 延長症候群で見られる多形性心室頻拍は一般に torsade de pointes と呼ばれている。その例を図 12 に示すが，QRS の形がらせん状に揺れるように変化する形態をちょっとおしゃれにフランス語からとって名づけられた。この不整脈は頻脈性不整脈だが，これが発生する直前はむしろ徐脈であることが多いのがこの不整脈の興味深いところである。

1）QT 延長を招く因子

　頭に留めておきたいことは後天性 QT 延長を招くさまざまな因子が知られていることであり，ここでは QT 延長を招く病態などを表 3 に挙げる。薬物としては K チャネル抑制作用をもつ抗不整脈薬，抗うつ薬，マクロライド系抗生物質など，電解質異常としては低カリウム血症，低マグネシウム血症，ほかに甲状腺機能低下症，洞不全症候群，房室ブロックなどが挙げられる[27)〜29)]。これらの QT 延長を招く因子を患者が有していると，それが即 torsade de pointes を招くのかといえばそのようなことはなく，QT 延長が起きても torsade de pointes に至ることのほうがまれといえる。ただ，麻酔管理では常に最悪の場合を想定することはいうまでもない。

2）torsade de pointes に至るメカニズム

　QT が延長してしまうのは再分極がうまくいかず遅れてしまうためであり，静止膜電位まで戻るのに時間がかかりすぎる結果，本来だったら開かないはずの内向きチャネル（Na や Ca チャネル）が復活して内向き電流が流れて脱分極が起こってしまうためと考

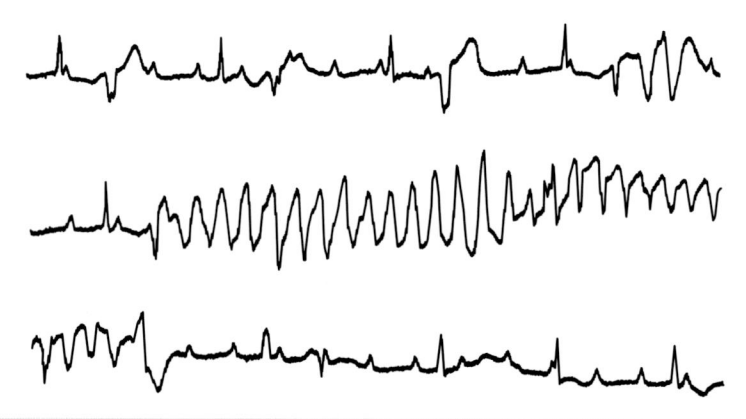

図 12　torsade de pointes の心電図
（五十嵐正男，山科　章．不整脈の診かたと治療．第 5 版．東京：医学書院；1997. p.226 より改変引用）

表3 QT延長を来す薬物および病態

1. 薬物
   抗不整脈薬（Ⅰa, Ⅰc, Ⅲ），抗生物質（エリスロマイシン，ST合剤），抗うつ薬（アミノトリプチン），抗真菌薬（フルコナゾール），制吐薬（ドロペリドール，ドンペリドン），向精神薬（クロルプロマジン，ハロペリドール，メソリダジン，チオリダジン，ピモジド），利尿薬，バソプレシン，亜ヒ酸

2. 電解質異常
   低カリウム血症，低マグネシウム血症，低カルシウム血症

3. 病態
   甲状腺機能低下症，異常栄養症（ダイエット，飢餓，神経性食欲不振），脳出血，くも膜下出血，脳炎，徐脈（洞機能不全），僧帽弁逸脱症，房室ブロック，心筋炎，冠動脈疾患（特にスパスム），リウマチ熱

4. その他
   女性，頸動脈の手術，脳外科手術，低体温，アナフィラキシー

（Atlee JL. Perioperative cardiac dysrhythmias: diagnosis and management. Anesthesiology 1997；86：1397-424，山下武志．QT延長症候群：遺伝子から心電図異常へ．心筋細胞の電気生理学．東京：メディカル・サイエンス・インターナショナル；2002. p.176-8 および Roden DM. Drug-induced prolongation of the QT interval. N Engl J Med 2004；350：1013-22 より改変引用）

えられている。この現象が1個の心筋細胞で起これば，それは単発の心室性期外収縮で終わるはずである。ところが，複数の心筋細胞でわずかな時間のずれで招かざる脱分極を招くことで，多形性の心室性期外収縮を招くし，もし，ほぼ同時に多くの心室細胞が異常な脱分極を起こすと心室細動になってしまう危険もある。

3）torsade de pointes の治療

麻酔中にQT延長症候群に伴うtorsade de pointesが発生した場合の治療としては，QT延長から心筋細胞の異常な脱分極に関与するのがCaチャネルということから，これを防ぐためにはCaチャネルの抑制が効果的である。そこでCa拮抗薬やCaチャネルに拮抗するマグネシウムが第一選択である。β遮断薬は間接的だが，Caチャネルに拮抗するので有効であろうと考えられる。気をつけたいのは，Kチャネルの遮断はますますQT延長を助長するのでこのような場面では使えないことであり，いわゆる禁忌といえる。Naチャネル遮断薬の中にもKチャネル遮断作用を有するものがあるので，そのようなものは使えない（たとえばジソピラミド，キニジン，フレカイニドなど）。また，torsade de pointesは頻脈性不整脈だが，それに至る前QT延長が起こっているときは通常徐脈で，頻脈のときにtorsade de pointesを招くことはまずないので，torsade de pointesの治療および予防策としてアトロピンやカテコラミンなどのβ刺激薬で頻脈にすることが有効な場合がある。最後に，QT延長の原因であるKチャネルの開口を促す意味で，Kチャネル開口薬のニコランジルも有効との報告[30]もあるので，試す価値はあるかもしれない。いろいろと治療法を述べたが，最近のガイドライン[26]ではマグネシウムを勧めていることを付記したい。

1. 血圧・脈拍異常

■参考文献

1) Pagel PS, Kersten JR, Farber NE, et al. Cardiovascular pharmacology. In：Miller RD, editor. Miller's anesthesia. Vol 1. 6th ed. New York：Churchill Livingstone；2005. p.191-229.
2) Fragen RJ. Clinical pharmacology and applications of intravenous anesthetic induction agents. In：Bowdle TA, Horita A, Kharasch ED, editors. The pharmacologic basis of anesthesiology. New York：Churchill Livingstone；1994. p.319-36.
3) Reves JG, Glass SA, Lubarsky DA, et al. Inravenous nonopioid anesthetics. In：Miller RD, editor. Miller's anesthesia. Vol 1. 6th ed. New York：Churchill Livingstone；2005. p.317-78.
4) Fleisher LA, Beckman JA, Brown KA, et al. ACC/AHA 2007 guidelines on perioperative cardiovascular evaluation and care for noncardiac surgery：a report of the American College of Cardiology/American Heart Association task force on practice guidelines (Writing committee to revise the 2002 guidelines on perioperative cardiovascular evaluation for noncardiac surgery)：developed in collaboration with the American Society of Echocardiography, American Society of Nuclear Cardiology, Heart Rhythm Society, Society of Cardiovascular Anesthesiologists, Society for Cardiovascular Angiography and Interventions, Society for Vascular Medicine and Biology, and Society for Vascular Surgery. Circulation 2007；116：1971-96.
5) Knudsen L, Christiansen LA, Lorentzen JE. Hypotension during and after operation in glucocorticoid-treated patients. Br J Anaesth 1981；53：295-301.
6) Symreng T, Karlberg BE, Kågedal B, et al. Physiological cortisol substitution of long-term steroid-treated patients undergoing major surgery. Br J Anaesth 1981；53：949-54.
7) Udelsman R, Ramp J, Gallucci WT, et al. Adaptation during surgical stress. A reevaluation of the role of glucocorticoids. J Clin Invest 1986；77：1377-81.
8) Roizen MF, Fleisher LA. Anesthetic implications of concurrent diseases. In：Miller RD, editor. Miller's anesthesia. Vol 1. 6th ed. New York：Churchill Livingstone；2005. p.1017-149.
9) 外須美夫. 心機能と心拍出量. 外須美夫, 花岡一雄編. 麻酔生理学. 東京：真興交易医書出版部；1999. p.98-118.
10) Hayashi Y, Ueyama H, Mashimo T, et al. Circulating mature adrenomedullin is related to blood volume in full-term pregnancy. Anesth Anlag 2005；101：1816-20.
11) Greenway CV, Wayne Lautt W. Blood volume, the venous system, preload, and cardiac output. Can J Physiol Pharmacol 1986；64：383-7.
12) Hyduke JF, Pineda JJ, Smith CE, et al. Severe intraoperative myocardial ischemia following manipulation of the heart in a patient undergoing esophagogasterectomy. Anesthesiology 1989；71：154-8.
13) Norris EJ. Anesthesia for vascular surgery. In：Miller RD, editor. Miller's anesthesia. Vol 2. 6th ed. New York：Churchill Livingstone；2005. p.2051-125.
14) Coriat P, Richer C, Douraki T, et al. Influence of chronic angiotensin-converting enzyme inhibition on anesthetic induction. Anesthesiology 1994；81：299-307.
15) Bertrand M, Godet G, Meersschaert K, et al. Should the angiotensin II antagonists be discontinued before surgery? Anesth Analg 2001；92：26-30.
16) Donaldson AJ, Thomson HE, Harper NJ, et al. Bone cement implantation syndrome. Br J Anaesth 2009；102：12-22.
17) Levy JH, Adkinson Jr NF. Anaphylaxis during cardiac surgery：Implications for clinicians. Anesth Analg 2008；106：392-403.

18) Nyhan D, Johns RA. Anethesia for cardiac surgery procedures. In：Miller RD, editor. Miller's anesthesia. Vol 2. 6th ed. New York：Churchill Livingstone；2005. p.1941-2004.
19) Marino PL. ICUにおける貧血と赤血球輸血. 稲田英一監訳. ICUブック. 第3版. 東京：メディカル・サイエンス・インターナショナル；2007. p.571-89.
20) Hayashi Y, Sumikawa K, Yamatodani A, et al. Quantitative analysis of pulmonary clearance of exogenous dopamine after cardiopulmonary bypass in humans. Anesth Analg 1993；76：107-12.
21) Kuner J, Enescu V, Utsu F, et al. Cardiac arrhythmias during anesthesia. Dis Chest 1967；52：580-7.
22) Bertrand CA, Steiner NV, Jameson AG, et al. Disturbances of cardiac rhythm during anesthesia and surgery. JAMA 1971；216：1615-7.
23) 山下武志. Part 3. 機能・病態・治療とどう関連しているか―ミクロの知識からマクロの現象を知る―. 心筋細胞の電気生理学. 東京：メディカル・サイエンス・インターナショナル；2002.
24) Task force of the working group on arrhythmias of the European Society of Cardiology. The Sicilian Gambit. A new approach to the classification of antiarhhythmic drugs based on their actions on arrhythmogenic mechanisms. Circulation 1991；84：1831-51.
25) Dorian P, Cass D, Schwartz B, et al. Amiodarone as compared with lidocaine for shock-resistant ventricular fibrillation. N Engl J Med 2002；346：884-90
26) ECC committee, subcommittees and task forces of the American Heart Association. 2005 American Heart Association guidelines for cardiopulmonary resuscitation and emergency cardiovascular care. Part 7.3：Management of symptomatic bradycardia and tachycardia. Circulation 2005；112：IV 67-77.
27) Atlee JL. Perioperative cardiac dysrhythmias. Diagnosis and management. Anesthesiology 1997；86：1397-424.
28) 山下武志. QT延長症候群：遺伝子から心電図異常へ. 心筋細胞の電気生理学. 東京：メディカル・サイエンス・インターナショナル；2002. p.176-8.
29) Roden DM. Drug-induced prolongation of the QT interval. N Engl J Med 2004；350：1013-22.
30) Saitoh K, Suzuki H, Hirabayashi Y, et al. Nicorandil successfully abolished intraoperative torsade de pointes. Anesthesiology 1998；88：1669-71.

（藤井　崇, 林　行雄）

XI. 周術期の循環系病態と治療

2 心筋虚血，心不全

心筋虚血

1 はじめに

　周術期の心筋虚血は，心筋酸素需給バランスの破綻から生じ，冠動脈病変の存在のみならず，低酸素，貧血，ショック，心臓に対する過負荷など種々の原因により発生しうる。周術期の心筋虚血の予防およびその治療戦略においては，虚血を引き起こしうるほかの生理学的変化に加えて，心筋酸素需給の決定因子の注意深い管理が必要となる。心筋虚血の原因として最も頻度が高いのは，やはり虚血性心疾患であり，特に近年，一時的あるいは二次的予防法に対する理解が非常に進歩し，これにより，米国では年齢補正死亡率が変化したとされる[1]。本項では，虚血性心疾患の病態生理と周術期の心筋虚血の予防および治療戦略について概説する。

2 心筋虚血の病態生理

a．急性冠症候群

　急性冠症候群とは，胸痛・心電図上のST変化・心筋逸脱酵素の上昇によって特徴づけられる一群の臨床病態である。典型的には，高度の冠動脈硬化病変が基礎にあり，そのうえに血栓が形成されることにより，急激に冠動脈の完全閉塞あるいは高度な狭窄を来すことによって生じる。心筋虚血の状態が持続すると，不可逆的な細胞死，すなわち真の梗塞に至る。側副血行がほとんどなく，酸素需給バランスの破綻した状態が継続すると，わずか20〜60分で心筋梗塞の全過程が完結してしまう。側副血行が豊富にあり，酸素需要の低下した状態では，その時間は2〜6時間まで延長する（図1）。これらの全過程のトリガーとなる重要なイベントは，動脈硬化病変の破綻である。冠動脈の不完全閉塞は，不安定狭心症という病態となる。つまり，急性心筋梗塞に至っていないが切迫した状態である。急性心筋梗塞の最善の治療は，可及的早期に再灌流（血栓溶解療法，

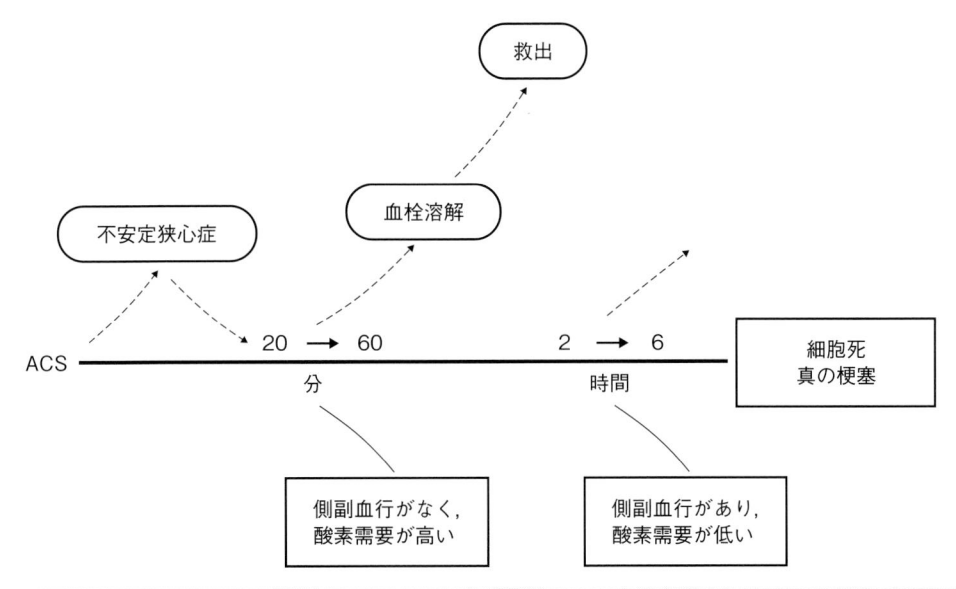

図1 急性冠症候群（acute coronary syndrome：ACS）

ACS は，莫大な量の虚血心筋細胞が最終的に死に至る臨床症候群である．早期であれば，この状態は可逆性であり虚血に陥るものの壊死には至らないが，臨床ではこのような初期の可逆性虚血性変化も急性心筋梗塞の病態の一つとしてとらえられる．適切な血栓溶解療法によって治療されれば，心筋梗塞の危機を回避できる．治療可能な時間帯は，胸痛出現時から不可逆性の虚血が生じるまでである．十分な側副血行路の存在のもと，心筋の酸素需要が少なければ，それは動物実験において 2～6 時間とされる．一方，側副血行路が存在しない状態かつ酸素需要が増大した病態では，20～60 分とされる．

（岩瀬三紀，横田充弘監訳．第 18 章　急性症候群―細胞死．LH オピー編．オピーの心臓生理学　細胞から循環まで．東京：西村書店；2008. p.395 より引用）

バルーンによる血管形成術，緊急冠動脈バイパス術）を行うことに尽きる．しかしながら，動物実験モデルで証明されているように，再灌流に伴う傷害も顕在化する．

　急性冠症候群において見られる一般的な心電図変化は図2に示すとおり，狭心症の場合，心内膜下の虚血のため，発作時に一時的に ST 部分が低下する．心筋梗塞の場合，心筋壊死が Q 波を形成し，ST 部分の上昇は虚血が進行していることを意味する．実験的に心筋梗塞サイズを減少させることが可能なインターベンションは，心筋壊死に伴う心電図上の変化（R 波の減高や Q 波の形成）を抑制する．実際の心電図による臨床診断としては，①ST 上昇を伴う心筋梗塞または Q 波心筋梗塞，②ST 上昇を伴わない急性冠症候群（不安定狭心症）または ST 上昇を伴わない心筋梗塞，非 Q 波心筋梗塞に分類される．血行再建術を必要とする症例は，安定狭心症または急性冠症候群の臨床像を呈する．

　不安定狭心症と急性心筋梗塞の鑑別，つまり不可逆性の診断は急性冠症候群の治療戦略のうえで非常に重要である．心電図と同様に，血液中への酵素の逸脱や収縮タンパクの流出は診断の手助けとなる．図3に急性心筋梗塞における血清マーカーの変化を示す．古典的には，総クレアチンキナーゼ（creatine kinase：CK），creatine kinase MB（CK-MB），乳酸デヒドロゲナーゼ（lactate dehydrogenase：LDH）の測定が行われるが，CK は正常値を超えて上昇する速度が遅く，また，総 CK と LDH は心臓由来以外の酵

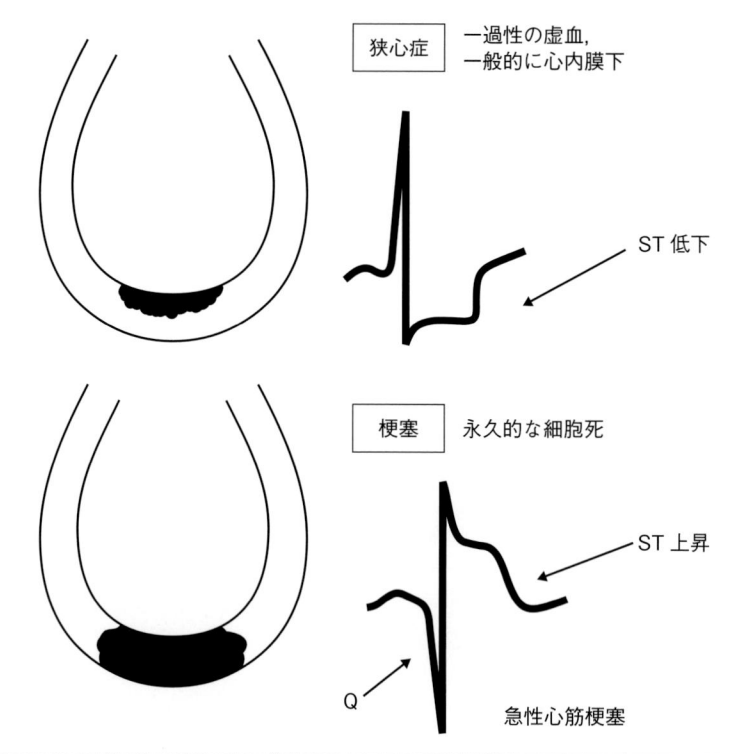

図2 狭心症，心筋梗塞時の心電図変化

狭心症の際は，一般的には心内膜下の虚血のため，発作時に一時的にST部分が低下する．心筋梗塞の際は，心筋壊死がQ波の形成を引き起こし，ST部分の上昇は虚血が進行していることを示している．
（岩瀬三紀，横田充弘監訳．第18章　急性冠症候群—細胞死．LHオピー編．オピーの心臓生理学　細胞から循環まで．東京：西村書店；2008．p.405より引用）

素逸脱があるため混乱を招く．分子量がより小さいミオグロビンは梗塞に陥った心筋からすみやかに放出されるが，心臓特異性はない．したがって，発症直後にミオグロビンの上昇を認めた場合，CK-MBやトロポニンIなど心臓に特異的なマーカーにより確証を得る必要がある．トロポニンIはミオグロビンよりもゆっくりと上昇し，発作後3～4日後でも心筋梗塞の診断に有用である．

b．気絶心筋，冬眠心筋，プレコンディショニング

心筋再灌流は有益な現象と考えられてきたが，ときとして，血流の早期回復に反して，心筋機能が一時的に低下する場合がある．この現象は気絶心筋（stunned myocardium）と呼ばれた[2]．再灌流されたにもかかわらず，より深刻な傷害を受けた細胞における細胞死を含めた多彩な現象は再灌流傷害（reperfusion injury）と呼ばれる．

気絶心筋（stunning），冬眠心筋（hibernation），プレコンディショニング（preconditioning）は前述のACSのような，いわゆる"古典的虚血"とは対照的な病態である（表1）．すなわち，気絶心筋は，虚血後の一過性の心機能障害であり，冬眠心筋は重症冠動脈病変の存在下に心機能障害を呈するが，冠血行再建により回復しうる，いわゆる"目が覚める"状態である．

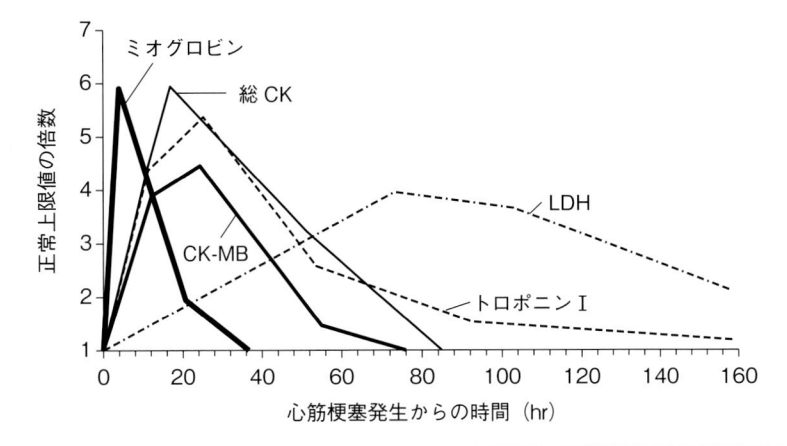

図3　急性心筋梗塞後の血清マーカー上昇の経時的変化

　この図は，急性心筋梗塞後に生じる各種血清マーカーの上昇の時期，上昇率，ピーク，正常上限を超える期間をまとめたものである．古典的には総CK，CK-MB，LDH（アイソザイムも含めて）の測定が行われるが，CKは上昇速度が比較的遅く，また，総CKとLDHは心臓由来以外の逸脱酵素の存在から混乱を招く可能性がある．分子量がより小さいミオグロビンは梗塞に陥った心筋からすみやかに放出されるが心臓特異性はない．したがって，心筋梗塞が疑われる症例においてミオグロビン上昇が検出された場合，CK-MBやトロポニンIなど，心臓に特異的なマーカーにより確証を得る必要がある．トロポニンIはミオグロビンよりもゆっくりと上昇し，発作後3〜4日後であっても心筋梗塞の診断に有用である．現在では，心臓に特異的なトロポニンIとトロポニンTに対するモノクローナル抗体が入手できる．

　（Antman EM. General hospital management. In：Julian DG, Braunwald E, editors. Management of acute myocardial infraction. London：WB Saunders；1994 より改変引用）

　プレコンディショニングは，1986年にMurryら[3]によって初めて報告された．彼らのイヌを用いた実験では，短時間の断続的な心筋虚血があると，その後のより大きな心筋虚血イベントに対する防御効果がもたらされ，心筋梗塞量を減少させるというものである．表1に示すとおり，2〜3時間以内に認められる初期のウィンドウと1〜3日間持続する後期（second）のウィンドウがある．プレコンディショニングは従来，虚血を刺激として，梗塞量の低下をエンドポイントとしていたが，現在は，薬物性刺激（オピオイド，インスリン，揮発性麻酔薬など）や非薬物性刺激（ペーシング，運動など）もプレコンディショニングを誘導することが分かっている．さらに，プレコンディショニングの効果は梗塞量の低下のみならず，気絶心筋からの回復や再灌流性不整脈発生の抑制効果も発揮する．また，心筋保護機序についても多くが解明されており，特にミトコンドリア膜のカリウム感受性ATPチャネル（K_{ATP}チャネル）の活性化は非常に重要な機序の一つである．薬物によるこのチャネルの活性化（薬理学的プレコンディショニング）は，臨床では管理された条件下で治療手段として用いられることがある．プレコンディショニングの機序に対する麻酔薬の影響は重要な研究分野となってきた．イソフルランやセボフルランは，ミトコンドリア膜のK_{ATP}チャネルの活性化を介してプレコンディショニング効果を発揮する[4,5]．このようにプレコンディショニング効果を発揮する薬物もあるが，一方，減弱させるもの，あるいは中立的なものもある．さらに，高血糖状態では，イソフルランのプレコンディショニング効果が減弱し，その機序として高血糖によるK_{ATP}チャネルの開口阻害の関与が報告[6]されている．このように多くの因

2. 心筋虚血，心不全

表1 古典的虚血，気絶心筋，冬眠心筋，プレコンディショニングの特徴

指標	古典的虚血	気絶心筋	冬眠心筋	プレコンディショニング 初期	プレコンディショニング 後期
心筋機能	低下	低下	低下	先行虚血による数時間単位の心筋保護	先行虚血による数日単位の心筋保護
冠血流	高度に低下	虚血後に完全に回復	中等度に低下，あるいは安静時には正常であるが労作時には反復性に低下	短期虚血： →完全な再灌流 →指標となる本格的な虚血 →再灌流 →心筋保護	短期虚血： →完全な再灌流 →指標となる本格的な虚血 →再灌流 →心筋保護
心筋エネルギー代謝	低下，虚血の進展により重症化	正常または過剰	収縮低下相応の低下	指標となる本格的な虚血時のATP需要の低下	
期間	分〜時間	時間〜日，さらに長期の可能性あり	日〜月，さらに長期の可能性あり	心筋保護は3時間持続	心筋保護は1〜3日間持続，secondウィンドウ
アウトカム	重症虚血が持続すると心筋梗塞発症	完全回復	血行再生で回復	虚血による梗塞量の低下，梗塞量を示す指標の低下	虚血後の梗塞量の低下，梗塞量を示す指標の低下
提唱されている機序	細胞内Ca調節および不可逆的障害も防止するため不十分な解糖由来のATP	細胞内Ca過負荷と過剰なROS	解糖由来のATP増加を反映したFDG取り込みの増加	ミトコンドリアK_{ATP}チャネル開口に対するアデノシン受容体からPKCへの情報伝達	JAK-STATとNF-κBに対応した保護タンパク（COX-2, iNOS）の核における合成

ATP：アデノシン5'-三リン酸，ROS：活性酸素種，FDG：フルオロデオキシグルコース，PKC：プロテインキナーゼC，COX-2：シクロオキシゲナーゼ-2，iNOS：誘導型一酸化窒素合成酵素，NF-κB：核因子-κB
（岩瀬三紀，横田充弘監訳．第19章　心筋再灌流—気絶心筋，冬眠心筋，プレコンディショニング．LH オピー編．オピーの心臓生理学　細胞から循環まで．東京：西村書店；2008. p.411 より改変引用）

子の存在から，臨床において個々の麻酔薬の効果を証明するのは困難である．しかし，少なくとも，プロポフォールと比較してセボフルランは人工心肺手術における有益な効果をもつことが報告[7]されている．

3 術前心筋虚血リスクの評価

心筋虚血のリスクを有する症例が一般手術を受ける場合に重要なことは，術前に適切かつ詳細なリスク評価を行うことである．その際，よく用いられるのが1996年に作成され，2002年に改定された"非心臓手術周術期の心血管系評価に関する American

College of Cardiology / American Heart Association（ACC / AHA）ガイドライン"がある（図4）。このガイドラインでは，術前評価の目的は単に医学的に手術の許可を与えることではなく，症例の術前状態および心事故のリスクを評価し，周術期における管理法およびリスクに関する勧告を行い，患者やプライマリケア医，外科医，麻酔科医が，心臓の短期および長期的予後に影響を及ぼしうる治療上の決定を行う際の臨床的リスクのプロフィールを提供することであるとしている．さらに，このガイドラインでは，臨床的マーカー，身体機能，手術特異的リスクの3点に重点をおいた段階的アルゴリズムを用いて，不必要な検査は避け，患者に最適な治療を行うための戦略を見出せるように作成されている．

4 虚血の周術期管理

予定された外科的冠血行再建術を受ける症例の多くは，術前に内科的に良好にコントロールされている．麻酔薬や循環作動薬を適切かつ慎重に使用することにより，多くの場合，血行再建までの間に急性虚血を生じることなく管理することが可能である．しかし，手術に伴う心理的ストレス，手術に備えた内服薬の変更，麻酔導入，気管挿管，外科的刺激などに伴う血行動態の変化が虚血を引き起こすことがある．治療の要点は，第一に，図5に示す酸素需給の決定因子を制御することにある．なかでも，治療の主体となるのは心拍数のコントロールと冠灌流圧の維持である．第二に，不安定プラークの血栓形成予防である．周術期には，ヘパリン投与が一般的である．第三に大動脈内バルーンパンピング（intraaortic balloon pumping：IABP）の挿入である．麻酔導入前に虚血が存在する場合，事前に挿入することで安全に麻酔導入することができる．虚血症状を有する症例の血行再建の際は，ただ単に急ぐだけでなく，患者状態を安定させることを優先すべきである．

《β遮断薬》

冠動脈再建術を受ける症例に対して，β遮断薬を使用して心拍数を慎重かつ積極的にコントロールすることは理にかなっていると考えられる．実際，非心臓手術を受ける症例では，β遮断薬が周術期の心筋虚血イベントを減少させ，短期的および長期的予後を改善させることが示されている．β遮断薬が有用である要因として，第一にはやはり頻脈誘発性の虚血の抑制である．さらに，不整脈に対する抑制効果，ストレスを抑えることによる不安定プラーク破綻の減少，拡張期時間の調節，血管内皮機能への効果が認識されるようになってきた．このように，心筋の酸素需要低下作用だけでなく，冠血流の供給側への効果も期待できると考えられる．ただし，駆出率が低下した症例では注意を要する．頻脈に関連する虚血があり，心筋の機能障害が可逆的である症例ではβ遮断薬が有効である．これに対し，左室機能の低下が不可逆的な症例では，β遮断薬に対する耐用性がないことがある．

2. 心筋虚血, 心不全

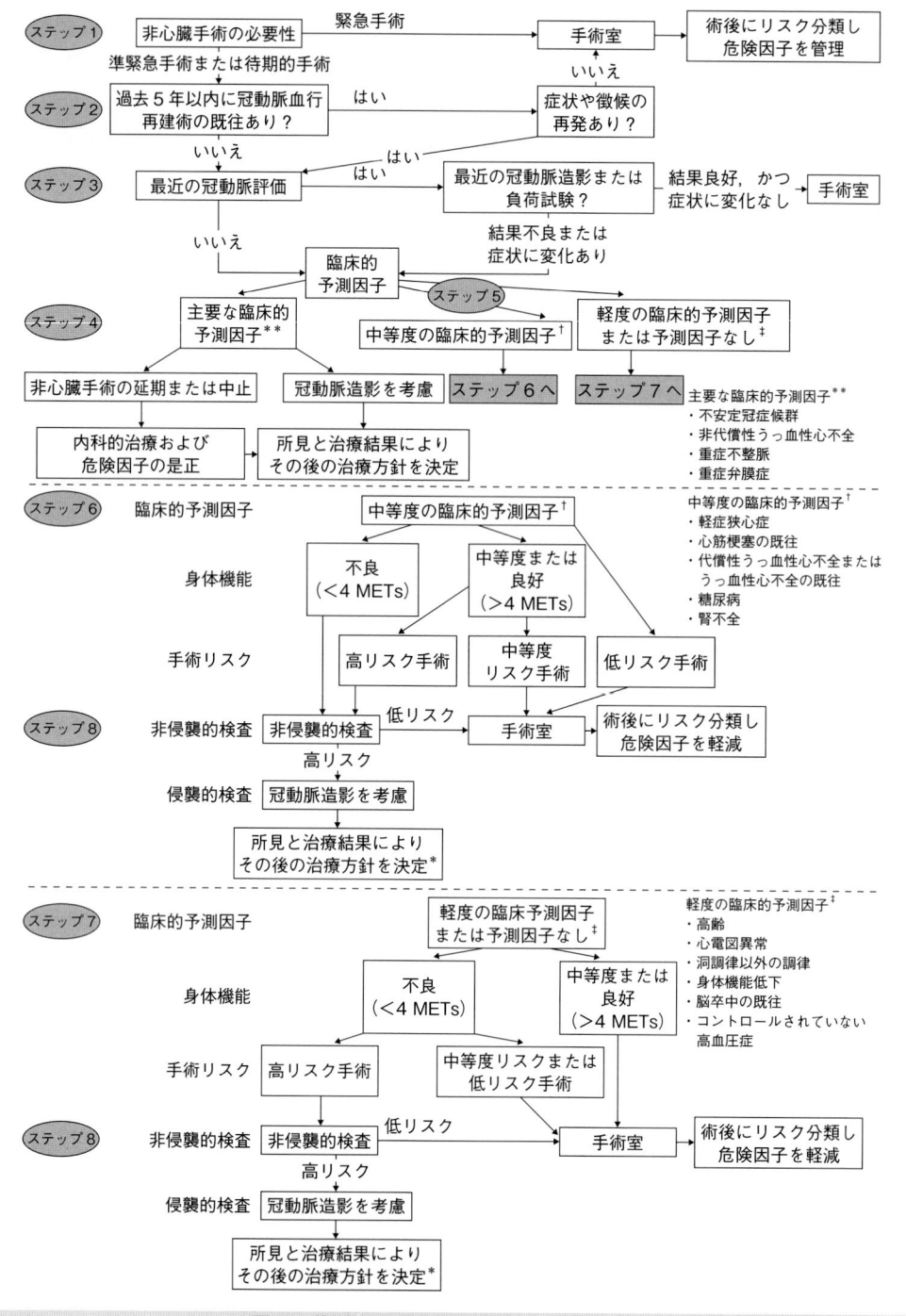

図4 術前の心臓評価の段階的アプローチ

＊：その後の治療方針として，手術の中止または延期，冠動脈血行再建術後の非心臓手術，集中治療などがある。

図4のアルゴリズムは，8つのステップで構成されている。ステップ1～3では，術前の臨床的評価がなされ，通常，さらなる検査は不要である。ステップ4～8では，臨床的マーカー，身体機能，手術特異的リスクの3つの要素を用いて，術前検査の必要性から手術の可否までを決定している。

(Eagle KA, Berger PB, Calkins H, et al. ACC/AHA guideline update for perioperative cardiovascular evaluation for noncardiac surgery: exclusive summary. Circulation 2002; 105: 1257-67 より改変引用)

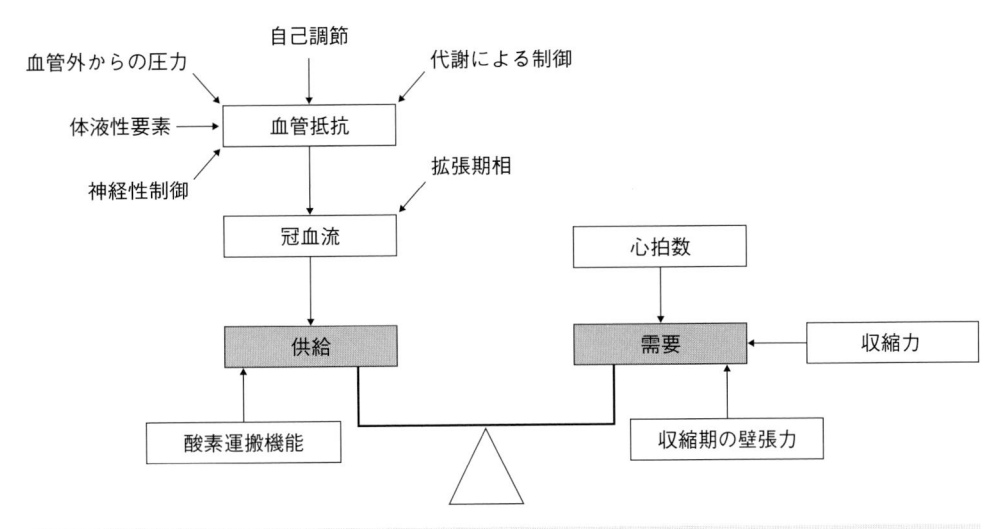

図5 心筋の酸素受給を決定する因子

冠血流は代謝による制御，自己調節，血管外からの圧力，体液性要素，神経性制御，心臓の拡張期相といった複数の因子が複雑に絡み合って制御されている。これに血液の酸素運搬能という因子が加わって心筋酸素供給量が決定される。一方，心筋酸素需要は心拍数，収縮力，収縮期の壁張力という3つの因子によって決定される。心筋酸素需給バランスの破綻が生じた場合，これらの因子を是正することで正常化できる。

(Ardehali A, Ports TA. Myocardial oxygen supply and demand. Chest 1990；98：699 より改変引用)

心不全

1 はじめに

心不全とは，心機能の異常によって末梢臓器組織の需要に応じた血液の供給ができなくなったり，臓器間での血液分布の不均衡を来した結果生じる"臨床症候群"と定義され，各器質的心疾患（虚血性心疾患，高血圧性心疾患，弁膜症，心筋症，先天性心疾患など）の末期における共通の病態である。心不全症例の管理においては，従来は収縮不全の病態解析や治療および心筋酸素需給バランスの維持に焦点が当てられた。近年，心筋障害による神経体液性因子の活性化やこれに引き続いて生じる心筋リモデリングが注目されている。周術期の管理においても，これらの制御が重要な課題と考えられる。

2 収縮不全・拡張不全

心不全は心臓が正常の充満圧では適切な血液量を駆出できない状態であり，収縮性の低下は血液駆出低下の直接的な原因であり，拡張性の低下は血液充満低下の原因となる。したがって，この両者が心不全の原因になりうる。図6に収縮不全と拡張不全における左室圧-容量曲線を示す。収縮不全（図6-a）では左室収縮末期および拡張末期容積が

2. 心筋虚血，心不全

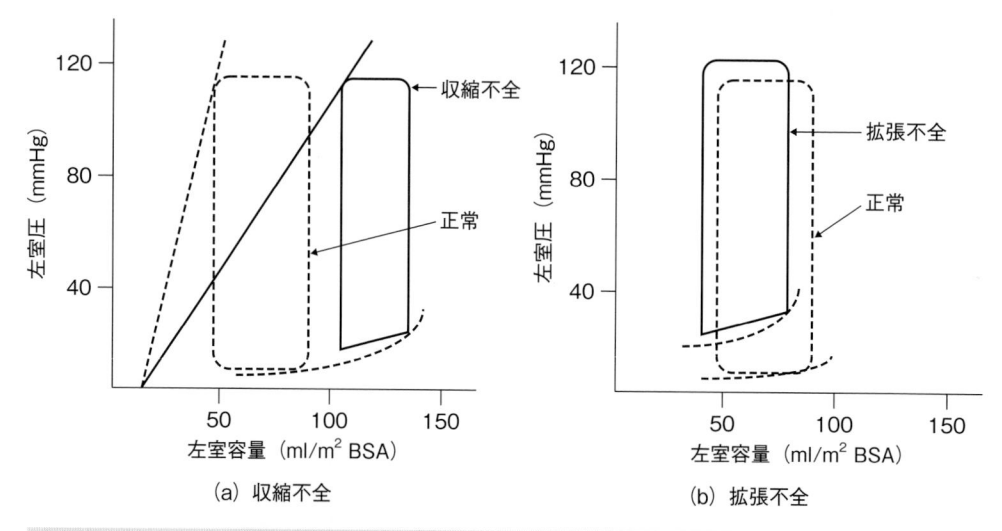

図6 収縮不全と拡張不全における左室圧-容量曲線

収縮不全は左室圧-容量曲線の傾きを右方移動させる。1回拍出量の低下は，より少ない容積への変化として示される。拡張不全によるコンプライアンスの低下は拡張末期圧-容量曲線を左上方に偏移させる。拡張末期圧は上昇するが，左室駆出率は保たれている。

増大し，左室圧-容量曲線が右方移動する。左室拡張末期圧は左室の容量増加の結果として上昇する。拡張不全（図6-b）では，左室の容量はほとんど変化しないかわずかに減少している。拡張期の左室圧-容量曲線は左上方へ移動する。左室拡張末期圧は上昇するが，左室駆出率は保たれている。

3 神経体液性因子

心筋に急性に過剰の負荷や傷害が加わると心拍出量の減少と血圧の低下が生じるが，生体は種々の代償機転を働かせてホメオスターシスを維持しようとする。この代償機序の一つとして，神経体液性因子の活性化が重要とされる。神経体液性因子は図7に示すように，"心臓刺激因子"と"心臓保護因子"に大別される。血圧低下に対して，交感神経系およびレニン・アンギオテンシン・アルドステロン（renin-angiotensin-aldosterone：RAA）系，アルギニン・バソプレシン（arginine-vaspressin：AVP）系の活性化，およびエンドセリン-1の分泌亢進が生じる。これらは，急性期には心拍出量や血圧の維持にきわめて重要な役割を示すが，反面，長期にわたって活性化されると心筋肥大から心不全の進行を助長し，悪循環サイクルを形成する。一方，心房性あるいはA型ナトリウム利尿ペプチド（atrial or A-type natriuretic peptide：ANP）や，脳性あるいはB型ナトリウム利尿ペプチド（brain or B-type natriuretic peptide：BNP）は前負荷や後負荷の過剰な増大に対して利尿作用，血管拡張作用だけでなく，交感神経系・RAA系・AVP系・エンドセリンの抑制作用を発揮する。しかし，これらの"心臓保護因子"による防御機構は，"心臓刺激因子"の強力な作用には及ばず，自然経過では図7の天秤は右に傾き心不全の進行に至る。

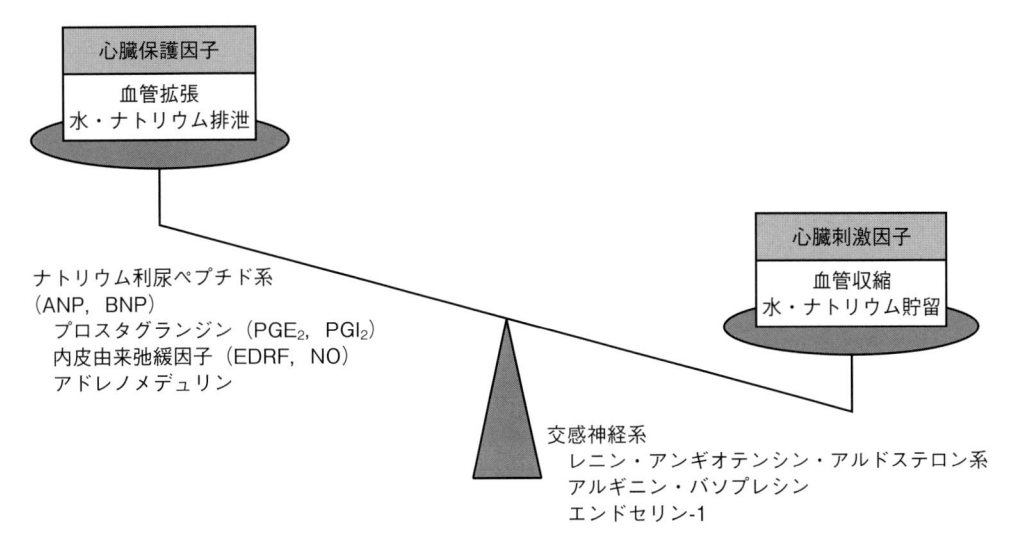

図7 心不全における神経体液性因子のバランス

血圧低下に対して，レニン・アンギオテンシン・アルドステロン系，アルギニン・バソプレシンやエンドセリン-1といった心臓刺激因子が分泌され，血管収縮や水・ナトリウムの貯留を生じる。一方，ANPやBNP，プロスタグランジン，内皮由来弛緩因子，アドレノメデュリンといった心臓保護因子は心臓刺激因子に対して抑制的に働き，血管拡張や水・ナトリウムの排泄を促す。天秤の右方への傾きは心不全の進行を意味する。

《BNP濃度と心不全治療》

　近年，BNP濃度を指標とした心不全治療やBNP濃度による心不全症例の予後予測の有用性が数多くの臨床試験から報告されている。BNP濃度が有用な理由は，BNPが心臓，特に心室由来のタンパクであること，また，左室拡張末期圧などの血行動態をよく反映することなどいくつかの要因が考えられる。BNPガイド下の心不全治療と従来の臨床的観察による心不全治療を比較した報告[8]によると，New York Heart Association（NYHA）II～IV度で左室駆出分画（LVEF）が40％以下の症例の180週間の追跡調査において，BNPガイド下群が臨床的観察群より心事故非発生率が有意に低かった（図8）。また，2004年より本邦においてもBNP迅速測定が可能となり，従来の測定法と良好な相関が得られるとの報告も見られる。しかしながら，BNPガイド下治療が従来の臨床所見，胸部単純X線写真，心エコー所見などの指標を用いた治療より有用であるというエビデンスは，現時点ではないというのが正確のようである。BNPの周術期管理への応用も含めて，今後の知見の蓄積が待たれる。

4 心筋リモデリング

　心不全進展のメカニズムは，3つの心機能低下に対する代償機序からなる。第一に，フランク・スターリングの法則に基づく前負荷の増大による心機能の維持であり，第二に前述の神経体液性因子の活性化である。これら2つの機序は心機能低下時には即時に

2. 心筋虚血, 心不全

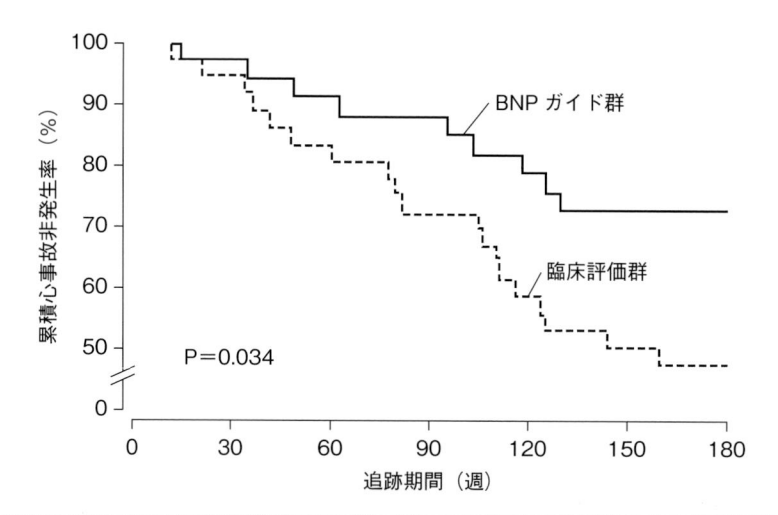

図8 心不全治療におけるBNPガイド治療群と臨床評価群の心事故非発生率の比較

NYHA (New York Heart Association) Ⅱ～Ⅳ度のLVEF (左室駆出分画) が40%以下の心不全症例69症例を無作為に2群に分け, 血漿N端BNP濃度 (BNPガイド群: n = 33), または従来の標準的臨床評価 (臨床評価群: n = 36) を指標として, 心不全標準治療を行いその後の心事故 (死亡, 入院および薬物の増量を要する心不全の発現頻度) を比較したものである。BNPガイド群では, 臨床評価群と比較して, 180週間の追跡期間中の心事故の発現件数が有意に少なかった。

〔Troughton RW, Frampton CM, Yandle TG, et al. Treatment of heart failure guided by plasma amino-terminal brain natriuretic peptide (N-BNP) concentrations. Lancet 2000 ; 355 : 1128 より改変引用〕

反応する。第三に, 心筋リモデリングがある。心筋リモデリングとは, 心筋の重量, 形, 構成が変化することにより増加した負荷に対する代償機序であり, 週～月単位で対応していく。リモデリングは弁膜症, 高血圧, 心筋梗塞, 心筋症, 先天性心疾患により引き起こされ, 当初は心臓の負荷に対する代償機序として働くが, さらなる負荷によりリモデリングが進行し, 心臓の不可逆的変化をもたらす。その状態になれば, たとえ負荷がとれても心筋組織の障害は残り, 慢性心不全から最終的には心不全死, 突然死へと至る (図9)。心筋リモデリングの細胞内情報伝達系について図10に示す。機械的ストレス, 酸化ストレス, サイトカイン, そして神経体液性因子 (特にRAA系, 交感神経系の活性化が重要とされる) の4つがトリガーとなり, 細胞膜の受容体を活性化する。引き続き, 細胞質においてmitogen-activated protein (MAP) キナーゼ, チロシンキナーゼ, プロテインキナーゼCなどのタンパク活性化酵素の活性化が起こり, そして核における遺伝子発現の結果, 心臓肥大, 線維化, 細胞の分化増殖, アポトーシス, 心機能の変化へと進展する。

5 急性心不全の病態と治療

a. 急性心不全の病態のポイント

急性心不全の分類に関しては, 1995年に提示されたACC/AHAの心不全診療ガイドラインに準じて, ①急性心原性肺水腫, ②心原性ショック, ③慢性心不全の急性増悪の

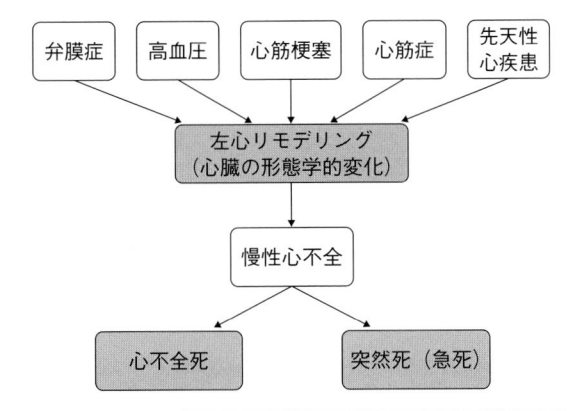

図9 左室リモデリングによる慢性心不全への経過

左室リモデリングは弁膜症，高血圧，心筋梗塞，心筋症，先天性心疾患により引き起こされ，慢性心不全となり，最終的には心不全死や突然死・急死へと至る。

（筒井裕之，吉川純一，松崎益徳．心不全を知る．新・心臓病診療プラクティス6 心不全に挑む・患者を救う．東京：文光堂；2005. p.103 より引用）

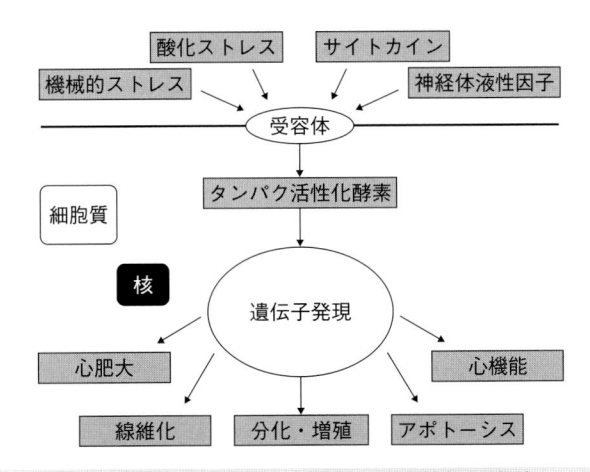

図10 左室リモデリングの細胞内情報伝達系

左室リモデリングを引き起こす最も大きなトリガーは4つである。機械的ストレス，神経体液性因子，酸化ストレス，サイトカインである。これらの因子が細胞膜の受容体を介し，種々のタンパク活性化酵素を活性化させ，そして核における遺伝子発現へと至る。遺伝子発現が起こった後，心臓肥大，線維化，細胞の分化・増殖，アポトーシス，心機能の変化へと至る。

（筒井裕之，吉川純一，松崎益徳．心不全を知る．新・心臓病診療プラクティス6 心不全に挑む・患者を救う．東京：文光堂；2005. p.104 より引用）

3つに分類して，この概念に基づく治療が本邦でも行われてきた。

b. 急性心原性肺水腫

急性心原性肺水腫は左心機能不全が原因で，心肺において血液量が増加した状態である。つまり，循環血液量の増加が少ない場合でも心肺への血液量のシフトが生じている。主要な原因は，心筋虚血・梗塞，急性弁機能不全，心筋炎，重症高血圧症，頻脈性不整脈などである。急激な左心機能障害に伴う肺水腫のほかに，頻脈，気管支喘息様の喘鳴，重症症例ではショックや末梢循環不全を認める。血液ガス所見は重要であり，低酸素血

症と代償性の低二酸化炭素血症を呈する。重症症例では，肺胞内に血液が漏出し二酸化炭素が蓄積し，この状態では酸素投与によりCO_2ナルコーシスの危険があり注意を要する。

c. 急性心不全の評価法・治療

従来，急性心筋梗塞症例の循環管理のために提唱されたフォレスター分類（図11）が広く急性心不全にも流用されてきた。この分類にはスワン・ガンツカテーテルの挿入が必要であるが，カテーテル挿入は侵襲的なだけでなく，心不全症例への有用性に関しては議論のあるところである。そこで，Nohriaら[9]は臨床所見から判断した組織灌流とうっ血所見を2つの軸として心不全症例を4つのサブセットに分類する方法を提唱した。すなわち，起坐呼吸，頸静脈圧上昇，浮腫，肝腫大，腹水によりうっ血（dry/wet）を判断，脈圧の狭小化，四肢冷感，意識障害，低ナトリウム血症，腎機能障害から組織灌流（warm/cold）を判断して治療指針を決定するものである（図12）。

急性心不全の治療には，基礎心疾患の病態と心不全発症のトリガーとなった修飾因子を理解したうえで治療薬を選択する。修飾因子の中では感染や貧血の関与が多く，積極的な対処を必要とすることがある。頻脈性不整脈は急性心不全の直接的な原因というよりは急性心不全の結果として起こることが多い。しかし，頻脈は心不全増悪因子として働くことが多いので積極的な治療を要することもある。急性心不全の治療目標は，まず

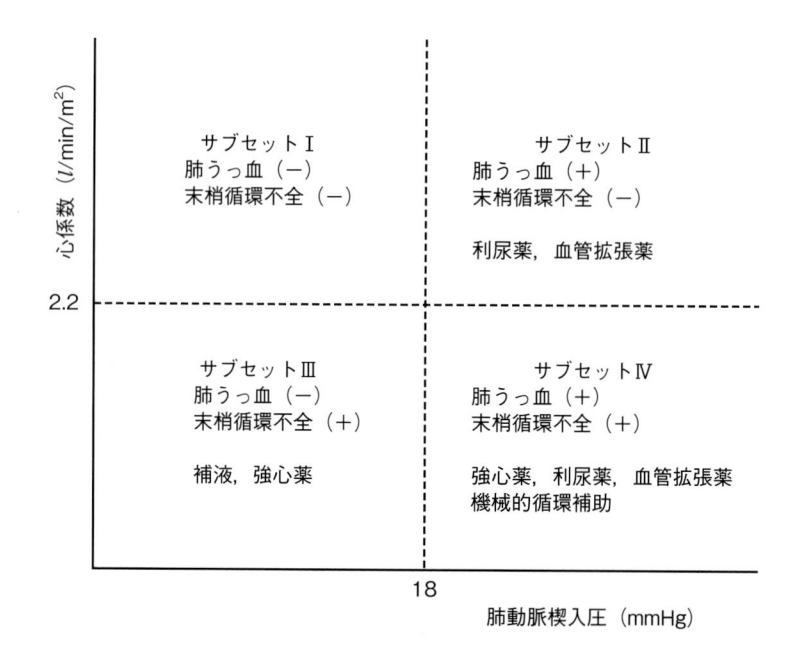

図11　フォレスター分類

フォレスター分類は，基本的な急性心不全治療の指針となる。サブセットIの症例は特に治療を要しない。サブセットIIの症例は肺毛細血管圧が上昇して肺うっ血や肺水腫があり，かつ心拍出量は保たれている状態であり，利尿薬および血管拡張薬を中心とした治療となる。サブセットIIIの症例は補液や強心薬が中心となり，サブセットIVの症例は，肺毛細血管圧の上昇および低心拍出の状態であるため，強心薬，利尿薬，血管拡張薬，場合によっては機械的循環補助〔大動脈内バルーンパンピング（IABP）や経皮的心肺補助装置（PCPS）〕を使用して治療を行う。

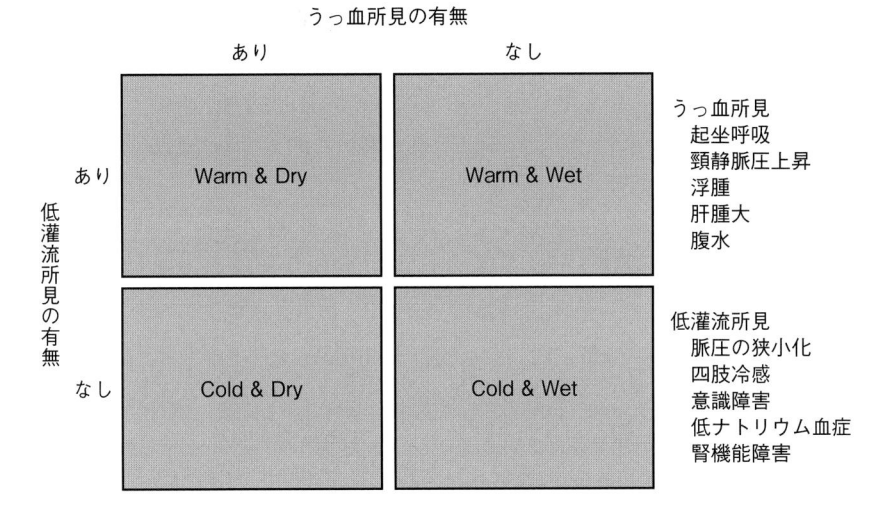

図12 Nohria らの分類

Nohria らは，臨床所見から判断した組織灌流とうっ血所見を2つの軸として心不全症例を4つのサブセットに分類し，治療方針の決定に利用できることを提案している。

(Nohria A, Tsang SW, Fang JC, et al. Clinical assessment identifies hemodynamic profiles that predict outcomes in patients admitted with heart failure. J Am Coll Cardiol 2003 ; 41 : 1797-804 より引用)

症状（血行動態）の改善である．血行動態の改善では呼吸困難などのうっ血症状をとり，組織低灌流所見（尿量減少，四肢冷感など）を改善することを目標とする．しかし，多くの症例ではうっ血の改善が治療の主目標である．うっ血の改善は，RAA 系や交感神経系の沈静化をもたらし，急性心不全から離脱する．カテコラミン，血管拡張薬，利尿薬を用いた従来の治療は短期的には神経体液性因子を活性化することが多く，理論的には症状の改善とともに RAA 系や交感神経系の抑制を同時にもたらす治療が望ましい．

d. カルペリチド（hANP）

カルペリチドはナトリウム利尿作用，抵抗血管・容量血管拡張作用，RAA 系および交感神経系抑制作用など多面的な薬理作用を有する．本薬は血管拡張作用とナトリウム利尿作用により減負荷効果を発現し，心原性うっ血症例への適応とともに，難治性心不全に対しカテコラミンや PDE III 阻害薬などに併用して用いられる場合が多い．肺毛細管圧を低下させ心拍出量を軽度増加させるが，他の血管拡張薬や強心薬と異なり，心拍数は増加させない．また，他の血管拡張薬や利尿薬と異なり，RAA 系や交感神経系の抑制作用を有することから，急性心不全の病態に則した治療薬といえる．副作用として，投与開始時の血圧低下があるが交感神経系の抑制が原因と考えられる．投与開始時には低用量（0.02〜0.05 μg/kg/min）より持続静脈内投与する．

e. PDE III 阻害薬

PDE III 阻害薬（ミルリノン，オルプリノン）は cAMP の分解に関与する PDE III を選択的に阻害し，β受容体を介さずに心筋および血管平滑筋細胞内の cAMP を上昇させ，

心筋収縮力の増大と血管拡張作用を発現し，inodilator と呼ばれる。PDE Ⅲ阻害薬の長所として，①β受容体を介さずに作用するのでカテコラミン抵抗状態にも有効，②血管拡張作用と強心作用を併せもち，心筋酸素消費量の増大がカテコラミンに比べて軽度，③硝酸薬に比べて耐性が生じにくいことが挙げられる。腎機能低下症例，導入開始時に不整脈が増える症例では注意を要する。

6 局所麻酔薬の心毒性

　局所麻酔薬の意図しない血管内注入は全身中毒（局所麻酔薬中毒）を引き起こす危険性がある。近年，ブピバカインなどの強力な局所麻酔薬が，急速かつ重篤な心血管抑制の原因となることが報告されてきた。ブピバカインはリドカインと比較して，心血管系虚脱（cardiovascular collapse：CC）の発生に要する投与量と中枢神経系（central nervous system：CNS）毒性を来す投与量の比率（CC／CNS 比）が低く，かつアシドーシスと低酸素血症がブピバカインの心毒性を著しく増強することから，ブピバカインによる心血管系虚脱後の心肺蘇生はきわめて困難である。この相対的に強い心血管毒性は，速く流入し，ゆっくり流出する Na チャネル遮断という，長時間作用型アミド類の強い電気生理学的作用によるものである。ロピバカイン，レボブピバカインの CC／CNS 比はリドカインとブピバカインの中間である。ブピバカイン誘発性の心停止や重篤な心室細動に対して，確実に蘇生を容易にする薬物はない。脂肪乳剤の静脈内投与が，ブピバカインによる心停止からの蘇生に有用であったとする臨床症例の報告[10]も見られるが，まず，気道確保，酸素化，換気，必要に応じて胸骨圧迫といった心肺蘇生の基本原則を重視すべきである。

ショック

1 はじめに

　ショックとは，急性かつ全身性の循環障害のため末梢組織や臓器への血液供給が急激かつ広範に不足し，全身の組織が酸素不足に陥り，正常な細胞活動を維持しえない状態である。通常著しい血圧低下を伴い，主要臓器への血液灌流低下の結果，好気的代謝が維持できなくなり乳酸アシドーシスに陥る（表2）。ショックが遷延すると，組織から

表2　ショックの診断基準

①収縮期血圧＜90 mmHg
②代謝性アシドーシス
③尿量＜20 ml／hr
④四肢冷感，チアノーゼ，意識障害などの組織低灌流所見

表3 ショックの分類と原因疾患

① 循環血液量減少性ショック（hypovolemic shock）
　　出血
　　脱水
　　外傷
　　熱傷

② 心原性ショック（cardiogenic shock）
　　心筋梗塞
　　心タンポナーデ
　　心筋症
　　心筋炎

③ 血管原性ショック（vasogenic shock）
　　アナフィラキシーショック
　　敗血症性ショック
　　神経原性ショック

表4 各種ショックの血行動態

タイプ	心拍出量	全身血管抵抗	肺血管抵抗	中心静脈酸素飽和度	中心静脈圧	肺動脈楔入圧
循環血液量減少性	↓	↑	→	↓	↓	↓
心原性	↓	↑	↑ or →	↓	↑	↑
血管原性	↑	↓	→	↑ or 正常	↓	↓

ケミカルメディエータが放出され，血管透過性の亢進，循環血液量の減少，心収縮力の抑制によりさらに血圧が低下する悪循環に至る。その結果生じる主要臓器の灌流低下は臓器不全へと進展し，多臓器不全を生じると死亡率は高い。

　心血管系における主病変の存在部位から，①循環血液量減少性ショック，②心原性ショック，③血管原性ショックに分類される（表3）。各種ショックの血行動態の比較を表4に示す。適切なモニタリングは，ショックの主病変の特定につながるだけでなく，血行動態の評価を容易にする。また，これは適切な体液管理・循環作動薬の選択につながり，その治療に対する反応を経時的に観察することを可能にする。

　ショックの治療においては，適切な初期治療と続発する臓器障害の程度が予後を左右するため，適切な体液管理および血管作動薬の使用を含めた循環管理と呼吸管理によりすみやかに組織灌流と酸素化を回復させることが目標となる。それとともに，ショックの原因疾患に対する治療が必要である。

2 循環血液量減少性ショック

　臨床的に最もよく認められる病態である。外傷や吐血・下血による出血，広範囲熱傷や腹膜炎による体液喪失が原因となる。循環血液量が減少し，右室への還流が減少するため有効循環血液量が低下し，血圧が低下する。その代償機転として，交感神経活動が

2. 心筋虚血，心不全

表5　出血量と臨床症状

出血量	循環血液量減少	脈拍	収縮期血圧	中心静脈圧	尿量	症状
750 ml	15%	正常からやや増	正常	正常	正常〜やや減	無症状もしくは立ちくらみ
1,250 ml	15〜25%	100〜120	90〜100 mmHg	低下	乏尿傾向	四肢冷感，冷汗蒼白，不穏
1,750 ml	25〜35%	120以上	60〜90 mmHg	ほぼ0	乏尿（5〜15 ml/hr）	強い蒼白意識混濁
2,250 ml	35〜45%	脈触れにくい	40〜60 mmHg	0以下	無尿	意識消失呼吸浅迫虚脱状態

亢進し，選択的な血管収縮機転により全身血流は再分配される。この結果，腎，腸管，皮膚への血流量は減少し，心臓，脳への血流量の割合が増加する。この血管収縮が遷延すると，組織の酸素化が不十分となり，嫌気的代謝が進み乳酸アシドーシスや腎不全，腸管虚血を来す。さらに，種々のケミカルメディエータの放出や播種性血管内凝固（DIC）も臓器不全の進展を助長する。

　循環血液量減少性ショックの治療においては，循環血液量の減少をすみやかに回復させることである。表5に出血量と臨床症状の関係を示す。健常者が120 beats/min以上の頻脈，60〜90 mmHgの低血圧，不穏や意識混濁などの中枢神経症状，強い蒼白を呈するときは循環血液量の35%の喪失が生じていると推定される。ただちに輸血を行わないと，不可逆性ショックに陥る可能性がある。循環血液量の20%までの出血に対しては，リンゲル液などの細胞外液補充液，20〜50%の出血に対しては，濃厚赤血球液と人工膠質液，50%以上の出血に対しては，さらに等張アルブミン製剤を加える。出血性ショックにおいては，失われた血液を輸血で補うだけでは不十分である。なぜなら，血液と同時に細胞外液の喪失も生じているからである。この機能的細胞外液量の減少を補充するには，輸血量と同量〜2倍程度の細胞外液補充液を投与する必要がある。循環血液量補正の指標として，中心静脈圧（CVP）あるいは肺動脈楔入圧（PCWP）を用いるが，これらが正常値以上となっても血圧低下が持続する場合は，昇圧薬の使用を考慮する。ただし，血管収縮薬は末梢循環を犠牲にして出血性ショックを増悪させる可能性があるため，慎重に投与すべきである。出血に伴う腎血流の低下は早期から起こってくる。さらに，RAA系の亢進や抗利尿ホルモン（ADH）の分泌増加により乏尿や無尿になりやすい。腎不全の予防には尿量を維持することが重要であり，フロセミドやマンニトールを積極的に使用して，尿量1 ml/kg/hrを維持する。

3 心原性ショック

　心ポンプ機能の低下によるショックであり，心拍出量は通常の1/2以下に低下する。心原性ショックの原因の確定には心エコードプラー法が有用である。緊急の場面では，

心エコーに多くの時間を費やすべきでなく，必要最小限のパラメータを用いて迅速かつ的確に診断をつけ，治療に結びつけることが重要である．その際に，用いられる系統的なプロセスがショックツリーである（図13）．観察するポイントの順番を決め，次々に診断を絞っていくことにより，迅速に確定診断に到達することができる．心原性ショックの一般的治療として，まず，動脈圧とともに心拍出量や肺動脈楔入圧をモニターする．十分な酸素化を保つことが重要で，酸素化が十分に保てない場合や努力性呼吸をしている場合は人工呼吸を行い，呼吸仕事量を軽減させる．心原性ショックの多くはフォレスターの血行動態分類（5急性心不全の病態と治療──図11）のサブセットIVの状態にあり，強心薬による治療を主体としてサブセットIへの移行を目指す．強心薬では，強心作用と血管収縮作用を併せもつドパミンが第一選択となる．その際，心臓後負荷の増大を来さないように血圧は必要最低レベル（収縮期血圧80〜100 mmHg）を目標とする．特に，心筋梗塞が原因の場合は，冠灌流圧維持の目的でノルアドレナリンも用いられる．心拍出量の維持が困難な場合は，ドブタミンやPDE III阻害薬（ミルリノン，オルプリノン）の使用も考慮する．PDE III阻害薬使用の際には，不整脈の出現に注意する必要がある．ニトログリセリンやニトロプルシドなどの血管拡張薬は，左室前負荷や肺水腫の軽減に有効な場合もあるが，体血管抵抗の低下によるショックの増悪を来さないよう慎重に投与する．これらの薬物療法に反応しない症例や，原因が冠動脈疾患の場合はIABPを考慮する．さらに重症症例では，経皮的心肺補助（percutaneous cardiopulmonary support：PCPS）を用いる．PCPSは，全身血流補助と酸素化を同時に達成できる強力な機械的補助であり，心停止下でも生命維持できる機能を有する．これらの治療により，まず，血行動態の維持を図りつつ，その原因に対しての確実な治療を考慮する．冠動脈インターベンションや外科手術の選択とその施行タイミングを的確に判断することが重要である．

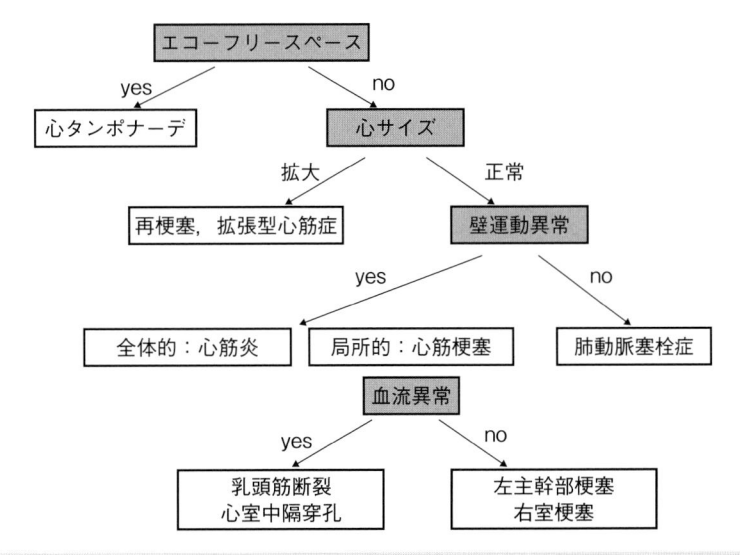

図13 心エコー法を用いた心原性ショックの診断プロセス：ショックツリー

観察するポイントの順番を決め，次々に診断を絞っていくことにより，迅速に確定診断に到達することができる．

4 血管原性ショック

末梢血管の拡張により,血管容量が増加するため,重要臓器から末梢血管への血液の再分配が生じ,体循環としては相対的な循環血液量不足となり,血圧が低下する状態である。血管の拡張,虚脱は以下に示すようさまざまな原因で引き起こされる。

a. アナフィラキシーショック

アナフィラキシーはⅠ型(即時型)アレルギーである。薬物,食物,虫などの抗原に対する曝露をトリガーとして,組織からヒスタミン,ロイコトリエン,セロトニンなどのケミカルメディエータが放出され血管拡張による循環虚脱を生じる。特有の症状として,気道浮腫や毛細血管拡張,蕁麻疹様皮疹が出現する。発症は急激であるため迅速な処置が求められる。気道確保,急速輸液,血圧維持といった対症療法が治療の主体であるが,薬物療法としては,アドレナリンが第一選択である。0.3 mg を皮下注するか 0.1 mg を静脈内投与する。症状の改善程度に応じて,10〜15分ごとに繰り返す。抗ヒスタミン薬やステロイドの静脈内投与もアレルギー症状の改善に有効であるが,効果発現までに時間がかかる。

b. 敗血症性ショック (septic shock)

敗血症の経過中に発生するショックであり,その病態にはグラム陰性菌の細胞壁毒素であるエンドトキシン,外毒素,サイトカインなどのケミカルメディエータが遊離することが関与している。敗血症性ショックの特徴は,初期には末梢血管抵抗の減少により血圧は低下するが,心拍出量は増加するという循環亢進状態 (hyperdynamic state) を呈するが,末期には心拍出量減少を来し循環低下状態 (hypodynamic state) に至るという二相性の変化を示すことである。治療としては,呼吸・循環管理を主体とした対症療法と並行して,感染源を除去することが根本的に重要であるが,血管透過性の亢進,代謝,免疫系,血液凝固系の変動を巻き込み,きわめて複雑な病態を呈する。重症症例の治療法が進歩しているにもかかわらず重症敗血症による死亡率は 30〜50%と依然高いのは,この複雑な病態によるものと考えられる。循環管理に関しては,2001年のRivers ら[11]の報告が脚光を浴びた。この研究における注目すべき点は,救急部で敗血症性ショックの診断がつきしだい,ただちに積極的治療を開始している点である。図14のプロトコルに示すとおり,介入群の症例には中心静脈カテーテルを挿入し,中心静脈血酸素飽和度をモニターした。中心静脈圧が 8〜12 mmHg になるまで急速に輸液を行い,それでも平均血圧が 65 mmHg 以下を示す場合は,昇圧薬を使用した。ヘマトクリット値が 30%未満かつ中心静脈血酸素飽和度が 70%未満の場合,赤血球輸血を行った。それでも中心静脈血酸素飽和度が 70%以上にならない場合,鎮静下に人工呼吸管理とした。救急部において6時間治療を継続した後,集中治療室 (ICU) に入室した。結果,エンドポイントである院内死亡率は対照群の 46.5%と比較して,介入群で 30.5%と有意に低かった。従来の報告との大きな相違点は救急部での迅速かつ積極的な治療介入で

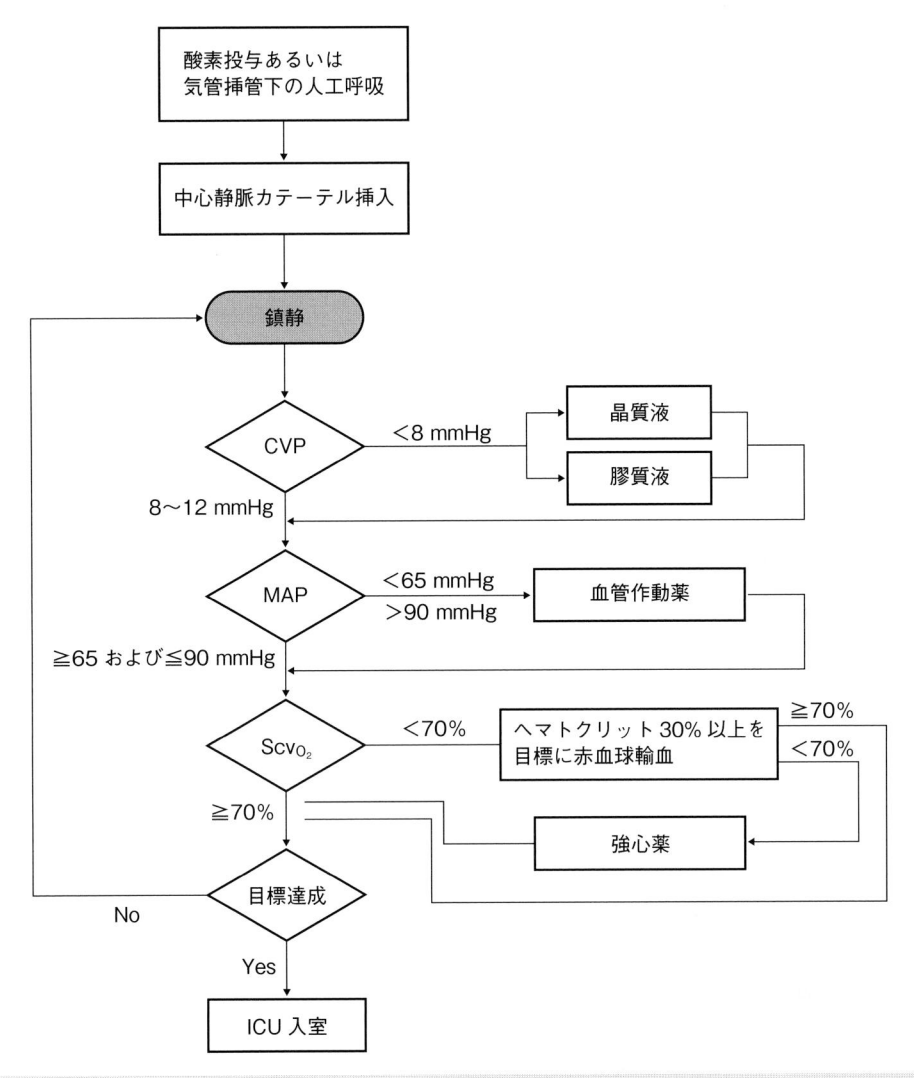

図 14 early goal-directed therapy

晶質液で 1～2 l/hr，膠質液で 0.6～1 l/hr の速度で輸液負荷を開始し，中心静脈圧 8～12 mmHg を目標として心前負荷を高める．結果として，平均動脈圧 65 mmHg 以上かつ中心静脈血酸素飽和度 70% 以上を 6 時間以内に達成させることを目標とする．輸液負荷や血管作動薬の投与にもかかわらず，十分な結果が得られない場合は，赤血球輸血や心エコー所見を参考にドブタミンの投与を行う．
 CVP：中心静脈圧，MAP：平均動脈圧，Scv_{O_2}：中心静脈血酸素飽和度
 (Rivers E, Nguyen B, Havstad S. Early goal-directed therapy in the treatment of severe sepsis and septic shock. N Engl J Med 2001；345：1368-77 より改変引用)

ある．早期のプロトコルに従った蘇生の適応は有用である可能性がある．

c. 神経原性ショック

強度の恐怖や疼痛などがトリガーとなって，著しい血圧低下を来した状態である．機序として，交感神経の緊張低下や迷走神経反射によると考えられる．低血圧という点は，他のショックと共通するが，病態の単純性と易回復性という点では一般的なショックの

概念とは異質なものである。多くの場合，頭低位による観察のみで軽快する。改善しない場合は，硫酸アトロピンやエチレフリン，エフェドリンなどの昇圧薬の投与を行う。これらの治療でも改善しない場合は，ほかの原因を検索すべきである。

■参考文献

1) Lenfant C. Heart research：Celebration and renewal. Circulation 1997；96：3822-3.
2) Braunwald E, Kloner RA. The stunned myocardium：prolonged, postischemic ventricular dysfunction. Circulation 1982；66：1146-9.
3) Murry CE, Jennings RB, Reimer KA. Preconditioning with ischemia：A delay of lethal cell injury in ischemic myocardium. Circulation 1986；74：1124-36.
4) Zaugg M, Lucchinetti E, Spahn DR, et al. Volatile anesthetics mimics cardiac preconditioning by priming the activation of mitochondrial K_{ATP} channels via multiple signaling pathways. Anesthesiology 2002；97：4-14.
5) Zaugg M, Lucchinetti E, Spahn DR, et al. Differential effects of anesthetics on mitochondrial K_{ATP} channels activity and cardiomyocyte protection. Anesthesiology 2002；97：15-23.
6) Kehl F, Krolikowski JG, Mraovic B, et al. Hyperglycemia prevents isoflurane-induced preconditioning against myocardial infarction. Anesthesiology 2002；96：183-8.
7) De Hert SG, ten Broecke PW, Mertens E, et al. Sevoflurane but not propofol preserves myocardial function in coronary artery surgery patients. Anesthesiology 2002；97：42-9.
8) Troughton RW, Frampton CM, Yandle TG, et al. Treatment of heart failure guided by plasma aminoterminal brain natriuretic peptide (N-BNP) concentrations. Lancet 2000；355：1126-30.
9) Nohria A, Tsang SW, Fang JC, et al. Clinical assessment identifies hemodynamic profile that predict outcome in patients admitted with heart failure. J Am Coll Cardiol 2003；41：1797-804.
10) Rosenblatt MA, xAbel M, Fischer GW, et al. Successful use of a 20% lipid emulsion to resuscitate a patient after a presumed bupivacaine-related cardiac arrest. Anesthesiology 2005；105：217-8.
11) Rivers E, Nguyen B, Havstad S. Early goal-directed therapy in the treatment of severe sepsis and septic shock. N Engl J Med 2001；345：1368-77.

〈前川　拓治，澄川　耕二〉

XII

循環器疾患の非心臓手術周術期管理

XII. 循環器疾患の非心臓手術周術期管理

1 心疾患

はじめに

　心疾患を有する症例の非心臓手術周術期管理に関しては，虚血性心疾患に比重をおいたガイドラインとしてAmerican College of Cardiology/American Heart Association（ACC/AHA）[1]のガイドラインがよく知られている．本邦でも"循環器病疾患の診断と治療に関するガイドライン"の一環として，"非心臓手術における評価と管理に関するガイドライン"[2]が作成されている．それぞれのガイドラインに記載されている対象疾患には多少の違いがあるが，内容には相反する点は見られない．

　周術期の心臓合併症増大の危険因子を表1に示した．高度危険因子にあたる症例は集中治療管理が必要であり，場合によっては手術の中止や延期を考慮しなければならない．術前にハイリスク症例を同定し，同時に長期的な心血管系のリスクも考慮する必要がある．

　一般に，運動耐容能が明らかに低下した症例の心臓合併症のリスクは高い．運動耐容能は代謝当量（metabolic equivalents：METs：メッツ）で簡便に表現され，基礎代謝量を1として，その何倍の運動耐容能があるかを表している（表2）．4 METs（皿洗い，早歩き6 km/hr，階段1階分上ることできるなど）が運動耐容能の目安の一つとなっている．

　種々の循環器疾患を合併した症例に対して，周術期に用いるモニターは，心電図，動脈圧，動脈血酸素飽和度，呼気ガス分析，中心静脈圧（central venous pressure：CVP），肺動脈圧カテーテル，経食道心エコー（transesophageal echocardiography：TEE）などがある．個々の症例に応じた使い分けがなされるが，詳細は循環器モニターの項を参照されたい．

　周術期管理のうちでも，術後管理は麻酔からの覚醒により交感神経の緊張や後負荷の増加が生じる点に注意すること，なんらかの術後の疼痛管理を予定して，疼痛による悪影響を回避することなどが，共通の注意点である．

表1 周術期の心臓合併症増大の危険因子

1）高度危険因子
　・不安定な冠動脈疾患
　　　過去7～30日以内の心筋梗塞で臨床症状または非侵襲的検査で心筋虚血の所見あり。
　　　不安定狭心症，重度狭心症（Canadian Class ⅢあるいはⅣ）
　・非代償性うっ血性心不全
　・重症不整脈
　　　高度房室ブロック
　　　症候性心室性不整脈
　　　異常な心室レートの上室性不整脈
　・重度の弁疾患

2）中等度危険因子
　・軽度狭心症（Canadian Class ⅠあるいはⅡ）
　・病歴，異常Q波による心筋梗塞の既往
　・代償性うっ血性心不全あるいはうっ血性心不全の既往
　・糖尿病

3）軽度危険因子
　・高齢
　・異常心電図（左室肥大，左脚ブロック，ST-T異常）
　・洞以外の調律
　・機能的許容量の低下（運動低下）
　・脳卒中の既往
　・コントロール不良の高血圧

（許　俊鋭，安倍十三夫，上田裕一ほか．循環器病の診断と治療に関するガイドライン　非心臓周術期における合併心疾患の評価と管理に関するガイドライン．Circulation J 2003；67 Suppl Ⅳ：1175-259 より引用）

冠動脈疾患

1 術前評価

　冠動脈疾患を基盤とする虚血性心疾患には，狭心症と心筋梗塞が包括される。
　問診での自覚症状のほか，虚血性心疾患の既往歴，家族歴，冠動脈危険因子や合併頻度の高い疾患の有無をチェックする。労作性狭心症のみならず，冠動脈攣縮による異型狭心症にも注意する。また糖尿病や高齢者では自覚症状に乏しいことにも注意する。

a．重症度評価

　冠動脈罹患枝数，狭窄度，左主幹部病変などの造影所見に加え，臨床的な狭心症の重症度評価も重要である。ACC/AHAのガイドラインでは，非心臓手術症例の周術期心血管評価の管理アルゴリズムが示されている。活動性心疾患を有さず運動耐容能が保たれている場合には予定手術が実施される。活動性心疾患を有する場合や運動耐容能が低

表2 種々の活動に必要なエネルギー

1 MET ↓	Can you… Take care of yourself? Eat, dress, or use the toilet? Walk indoors around the house? Walk a block or 2 on level ground at 2 to 3 miles/hr (3.2 to 4.8 km/hr)?	4 METs ↓	Can you… Climb a flight of stairs or walk up a hill? Walk on level ground at 4 miles/hr (6.4 km/hr)? Run a short distance? Do heavy work around the house like scrubbing floors or lifting or moving heavy furniture?
4 METs	Do light work around the house like dusting or washing dishes?		Participate in moderate recreational activities like golf, bowling, dancing, doubles tennis, or throwing a baseball or football?
		Greater than 10 METs	Participate in strenuous sports like swimming, singles tennis, football, basketball, or skiing?

MET：metabolic equivalent

〔Fleisher LA, Beckman JA, Brown KA, et al. ACC/AHA 2007 guidelines on perioperative cardiovascular evaluation and care for noncardiac surgery：a report of the American College of Cardiology/American Heart Association task force on practice guidlines（Writing committee to revise the 2002 guidlines on perioperative cardiovascular evaluation for noncardiac surgery）developed in collaboration with the American Society of Echocardiography, American Society of Nuclear Cardiology, Heart Rhythm Society, Society of Cardiovascular Anesthesioligists, Society for Cardiovascular Angiography and Interventions, Society for Vascular Medicine and Biology, and Society for Vascular Surgery. J Am Coll Cardiol 2007；50：e159-241 より引用〕

下している場合には，臨床リスク因子と手術自体のリスクを評価して治療方針を決定する．冠動脈造影は侵襲的検査であり，深刻な合併症は1％内外とされている．検査結果が非心臓手術の周術期管理を含めた症例の予後改善のために貢献すると考えられる場合にかぎって施行する（図1）．

心機能や僧帽弁逆流の評価は，周術期管理に重要である．

b．術前の治療

薬物療法で可及的に改善するのが最も一般的である．虚血性心疾患の薬物治療の要点は次のようなA〜Eにまとめられている．A：アスピリンと抗狭心症治療，B：β遮断薬と血圧，C：抗コレステロールと禁煙，D：血糖コントロールと食事療法，E：教育と運動である．アスピリンは心筋梗塞の一次予防に有効であることが確認されており，危険因子を有する症例に対して投与を考慮すべき薬物となっている．術前にアスピリンを中止するか否か，ヘパリンへの変更が必要かなどは，重症度によるところが大きく内科医との検討が必要である．

冠拡張薬やβ遮断薬でコントロールされている場合には，術前まで内服を継続する．

1. 心疾患

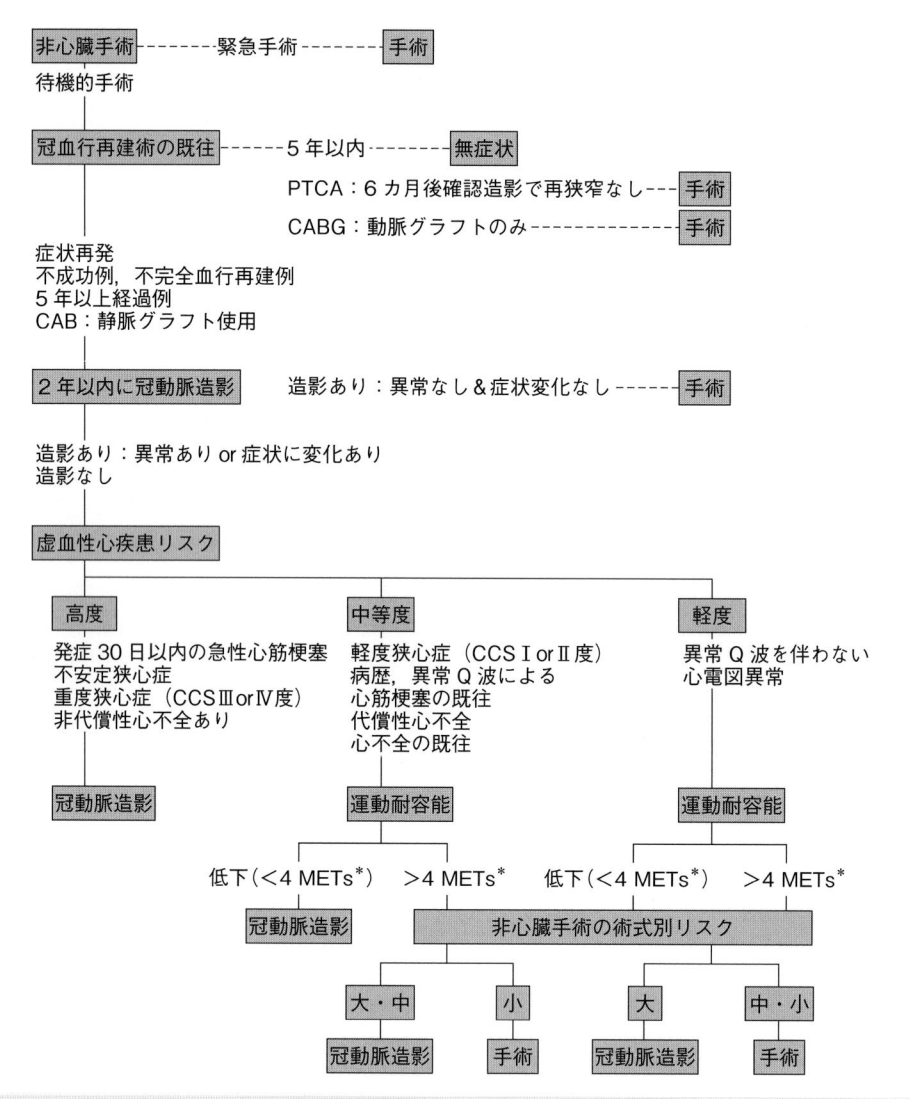

図1 冠動脈造影に至る術前心臓評価のフローチャート
(許　俊鋭，安倍十三夫，上田裕一ほか．循環器病の診断と治療に関するガイドライン　非心臓周術期における合併心疾患の評価と管理に関するガイドライン．Circulation J 2003；67 Suppl IV：1175-259より引用)

狭心症発作が消失して，安定した経過をたどっている場合や，冠動脈バイパス後無症状で経過している場合には，周術期の再梗塞や虚血の発生は少ないと考えられる．

c. 術前冠動脈インターベンション

術前の冠動脈造影などより，急性冠症候群または虚血性心不全と診断された場合には，術前冠動脈血行再建の適応とされている．

冠動脈バイパス術か経カテーテル的冠動脈形成術のどちらを選ぶかはそれ自体の適応に従う．経皮的冠動脈形成術（percutaneous coronary intervention：PCI）は，手術に比べるとリスクは低いが，再狭窄や閉塞の可能性があり長期にわたる抗血栓療法を要す

表3 非心臓手術前PCIと管理に関する勧告

1. アスピリンとチエノピリジン（チクロピジンやクロピドグレル）を用いた2剤併用抗血小板療法はステント内血栓症を防ぐために最も有用な治療法である．特にDES留置後，患者には12カ月の2剤併用抗血小板療法を行うことが推奨される．これらの薬物を早期に中止すると，ステント内血栓症および心筋梗塞や死亡のリスクが大きく上昇する．

2. ステントを留置する前には2剤の抗血小板療法が必要であることを認識し，12カ月間のチエノピリジン投与が期待できない症例にはDESの留置を避けることを考慮すべきである．また，悪性疾患に罹患している，あるいは罹患が疑われる症例に関してはDESの適応に関して十分に検討を行うべきである．

3. PCIを準備している症例で，以後12カ月以内に侵襲的あるいは外科的処置が必要となる可能性がある場合には，DESの代わりにベアメタルステント留置もしくはバルーン血管形成術を考慮すべきである．

4. 患者に対してチエノピリジンによる抗血小板療法の必要性をよく教育し，もし将来中止するような場合には必ず主治医に相談させるべきである．

5. 抗血小板薬を投与されているステント留置症例に対して侵襲的な外科処置を施す場合には，その主治医はステント留置後早期の抗血小板薬の中止は重篤な合併症を引き起こす可能性が高いことをよく理解し，心臓内科医とともに最適な治療方針を議論すべきである．

6. 術中，術後の出血の危険性が高い待機的手術は，DES留置後は12カ月，ベアメタルステント留置後は最低でも1カ月は延期するのが望ましい．

7. DES留置症例がやむなく外科的処置が必要となりチエノピリジンを中止しなくてはならない場合にも，可能ならばアスピリンは継続すべきである．また，術後は可及的すみやかにチエノピリジンを再開しなくてはならない．また，やむなく抗血小板薬をすべて中止せざるをえない場合には，ヘパリン投与を開始することが望まれる．ただしDESやベアメタルステント留置患者に対してのヘパリン投与がステント内血栓症を予防するエビデンスはなく，わが国の多くの施設では経験的にヘパリン化を実施しているのが現状である．

（許　俊鋭，安倍十三夫，上田裕一ほか．循環器病の診断と治療に関するガイドライン　非心臓周術期における合併心疾患の評価と管理に関するガイドライン．Circulation J 2003；67 Suppl IV：1175-259より引用）

る．非心臓手術前の治療としての有用性が低いと判断されれば，むしろ冠動脈バイパス術を選ぶことになる．

　PCIに関しては，ベアメタルステントと薬剤溶出性ステント（drug eluting stent：DES）の選択に関して，本邦の現状に鑑みて指針が提示されている（表3）．ベアメタルステントでは2カ月間，DESでは12カ月間の2剤併用抗血小板療法（アスピリン，チクロピジンなど）を必要とするため，術前の症例にとってその選択は重要である．ステントを使用しない従来のPCIでは早期より再狭窄のリスクにさらされるため，施行後1～2週間前後が非心臓手術の至適時期とされている．

2 術中管理

　麻酔導入時は，血圧低下を来しにくいフェンタニルやミダゾラムなどを用いる．気管

挿管や手術刺激に対して交感神経が刺激されないように，麻酔深度を維持する必要がある。一方で，麻酔により低血圧が助長されることも避けなければならない。心筋酸素需要を高めないことだけではなく，冠動脈還流圧を維持して心筋への酸素供給を維持することも重要となる。そのためには血圧を適正に維持する（高すぎても低すぎても虚血のリスクがある）こと，酸素需要の増大や冠還流を減少させる可能性のある頻脈を避けること，そのほか呼吸性アルカローシスや低体温も回避しなければならない。冠拡張薬の使用については，血圧低下を生じにくいニコランジルや硝酸イソソルビドが推奨されているが，十分なエビデンスは示されていない。ニトログリセリンは虚血が生じた際の治療薬としては有効であるが，予防的投与に関しての効果は定かではない。β遮断薬の術前からの使用が術後の心筋虚血の発生を予防する可能性が示唆されているが，β遮断薬の種類，用量，投与時期などに対する十分なエビデンスはまだない。β遮断薬の使用により冠動脈攣縮が誘発される危険もあり，欧米人に比べて冠動脈攣縮の関与が大きいと考えられている本邦では，Ca拮抗薬や硝酸薬の使用が好まれている[3]。近年，レミフェンタニルの臨床使用により術中頻脈を避けることができるようになり，術中β遮断薬の使用頻度は減じているかもしれない。

　冠動脈攣縮症例においては[4]，多くの場合冠動脈の動脈硬化性変化も併存しているため冠還流圧の維持も重要である。高度の冠動脈攣縮が存在する症例に関しては，Ca拮抗薬（ジルチアゼム）の投与が予防に有効であるが，高度徐脈を来すことがあるので使用には注意を要する。亜硝酸薬やニコランジルも抗攣縮作用を有している。

《大動脈内バルーンパンピング（intraaortic balloon pumping：IABP）》

　冠動脈の血流増加，心機能補助，後負荷軽減などの効果があるが，非心臓手術周術期における有用性は必ずしも確立されていない。術前にIABPを挿入し，その補助下に手術する方法，緊急事態に備えて外套針のみ挿入しておく方法などがあるが，ハイリスク症例では一考を要する。

心不全

　心不全とはあらゆる心疾患の末期象である。
　その原因疾患として，本邦では，高血圧35％，虚血性心疾患30％，弁膜疾患26％，心筋症15％と報告[5]されている。
　病態としては，心収縮力の低下に基づく収縮不全と，収縮能は保たれているが心不全を来す拡張不全がある。拡張不全は心不全の30〜50％を占めると報告されているが，高齢女性に多く，基礎疾患として高血圧，糖尿病，腎不全を認めることが多い。心房細動は拡張障害を助長する因子となる。

1 術前評価

a. 術前治療

慢性心不全のガイドライン[6]では，収縮不全に対する薬物療法として，アンギオテンシン変換酵素阻害薬，β遮断薬，アンギオテンシン受容体遮断薬，利尿薬，ジゴキシン，抗アルドステロン薬，などが挙げられている。

拡張障害に対しては，利尿薬によるうっ血の軽減，基礎疾患の治療（血圧管理，心房細動の頻脈コントロール，虚血の改善）などの有効性が示されている。β遮断薬，Ca拮抗薬に関しては拡張障害に対する有効性が期待されているが確立されていない。

薬物療法に反応しない重症症例に対しては，再同期療法が検討される。また，虚血性心疾患に対しては，冠動脈再建の適応が検討されることになる。

術前には内科的にできるかぎりよい状態にしたうえで，麻酔管理上で可能性のある負荷（前不可，後負荷，心収縮の変化）に対する循環器系の耐容度について協議する必要がある。

術前内服薬に関しては一般に以下のようになっている。

《アンギオテンシン変換酵素阻害薬，アンギオテンシン受容体遮断薬》

前日まで投与し，当日中止する。麻酔中の低血圧の可能性がある。特に脱水の際や，利尿薬を併用しているときに注意する。

《β遮断薬》

急に継続を中止するとリバウンドが生じるため，継続する。ただし，導入時の低血圧に注意する。

《利尿薬》

継続する場合には低カリウム血症に注意する。

《ジゴキシン》

できれば24時間前に中止する。ただし，上室性頻拍の治療のため使用しているときには当日まで継続する。

b. 心機能評価

呼吸困難のある症例，心不全の既往のある症例では，必ず術前に心機能評価（心エコー，RIアンギオグラフィ，左室造影など）をするべきである。その際には，収縮能のみならず拡張能の評価も必要である。

収縮能は左室の駆出率からおおまかに知ることができる（正常値55％以上）。

術前の駆出率と術後の死亡率には相関関係があり，特に駆出率40％以下ではリスクが大きくなると報告[7]されている。しかし一方で，術後心イベントの予測因子として左室駆出率や壁運動異常は予測因子ではなく，左室機能不全の程度は術後予後に対して感度も特異度も低いとの研究[8]もある。

拡張能の評価には心エコーから得られる左室流入速波形のE（拡張早期流入波）/A（心

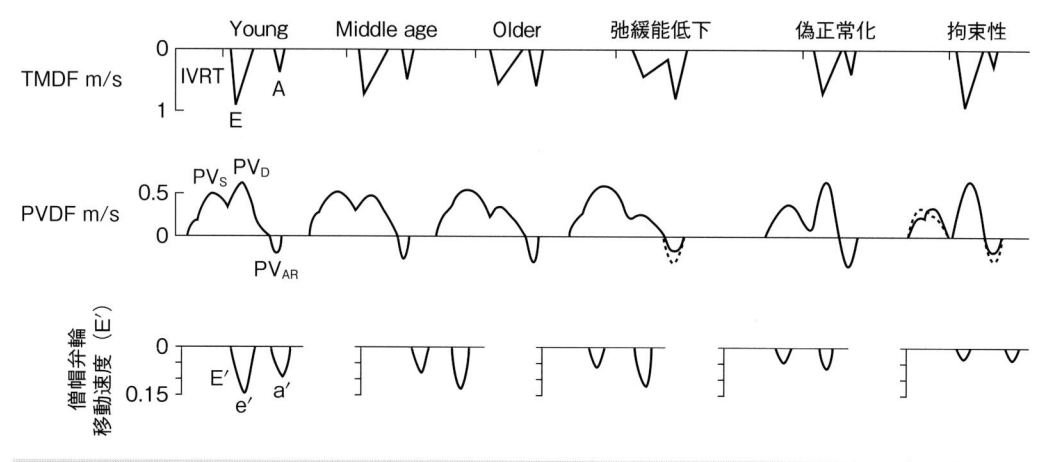

図2 左室拡張障害進行に伴う経僧帽弁血流速度（TMDF），肺静脈血流速度（PVDF），僧帽弁輪移動速度（E′）

加齢による変化や，疾患の初期には，弛緩能の低下に伴って TMDF の E/A は逆転するが，さらに拡張能障害が進行すると左室コンプライアンスの低下が加わり，E/A は偽正常化し，"拘束性" パターンを呈するようになる。
PVDF では，初期には S 波が優位となるが，拘束性パターンでは S 波は鈍化する。
一方，E′ は拡張能障害の進行に伴って，その値は減少する。
E：E 波，A：A 波，IVRT：左室等容弛緩時間，PV_S：肺静脈収縮期要素，PV_D：拡張期要素，PV_{AR}：拡張期後半逆行性要素

房収縮波）比，E 波の減速時間，組織ドプラーにより得られる E′（僧帽弁輪拡張早期移動速度：正常値 8 m/sec 以上）などが有用である。E/A 比は正常では 1 以上であるが，異常弛緩ではいったん逆転する。しかし，拡張障害のステージが進んでいくと偽正常化するためこれだけでは判断が難しい。E′ は偽正常化が起こらないため進行とともに減少する（図2）。心不全の予後推定因子として，① BNP > 250 pg/ml，② E（拡張早期流入波）/E′（僧帽弁輪拡張早期移動速度）比 > 13[9)10)] などがある。これに当てはまる場合にはよりリスクが高いと認識しなければならない。

総合的な予備力の評価には New York Heart Association（NYHA）に代表される運動耐容力が参考になる。

特に，代謝当量で表した METs を用いると，より具体化される（表2）。

通常 4 METs 以上の運動耐容能があれば，手術侵襲や全身麻酔に耐えられると判断される[1)2)]。

2 術中管理

a．心機能の維持

収縮不全に対しては，後負荷の減少，inotropics 投与，前負荷の適正化，リズムの正常化などに留意する。

拡張不全に対しては，ニトログリセリン（NTG），利尿薬などにより左室充満圧を減少させる，後負荷を減少させる，頻脈を避けるなどに留意する。心拍出量の低下に対し

ては，PDE Ⅲ阻害薬やカテコラミンを使用する。β遮断薬や Ca 拮抗薬の拡張障害に対する有用性も示唆されるが，明らかではない。

b. 麻酔法

慢性心不全症例の麻酔に関するマニュアルはない。

それぞれの症例の病状を慎重に評価して対応することになる。

手術侵襲に対する交感神経の緊張を予防する一方で，麻酔による循環抑制に対する処方への反応性を低下させないようにする必要がある。フェンタニル，レミフェンタニルとプロポフォールやセボフルランの低用量併用が主流となる。

3 術後管理

術後は覚醒に伴う頻脈や後負荷の増加による心不全の悪化に注意しなければならない。疼痛管理は交感神経系の過度の緊張を避けるためにも重要である。なんらかの疼痛対策を積極的に講じるべきである。

不整脈

1 総論

a. 周術期の注意点

不整脈疾患は単独で存在することもあるが，原因となる基礎疾患を有することもあるので，基礎疾患に対する治療にも留意する。

術前には，①基礎疾患の有無とその管理状況，②不整脈増悪時の対処法，③抗不整脈薬の内服をどうするか，④抗凝固薬をどうするか（特に心房細動に対して）などの評価決定が必要となる。抗不整脈薬は原則として当日まで継続される。

術中は，増悪の原因になりうる因子（虚血，心筋への負荷，自律神経系の興奮など），電解質異常（低カリウム，低マグネシウム，低カルシウム）に注意する。術中に治療を要する不整脈が出現した場合に用いる薬物については，事前に検討して準備をしておく。

術後は，手術直後から数日以内の急性期に増悪することが多い。麻酔覚醒後の自律神経系の不安定や術後の疼痛などが誘因となる。

b. 抗不整脈薬

現在使用されている Vaughan Williams 分類は，1970 年に作られている。その後の不整脈領域の発展により現状にそぐわない部分もあるが，薬理学的特徴を簡潔に表している点が優れており，今なお広く使用されている[11]（第Ⅵ章 循環薬理──抗不整脈薬の項参照）。

c. ペースメーカなどの植え込み症例

ペースメーカや植え込み型除細動器（implantable cardioveter-defibrillator：ICD）植え込み症例では，術中の電気メスによる電磁干渉と感染が問題になる。電気メスの電極が双極の場合に比べて単極のほうがより干渉を受けやすい。心拍がペースメーカに依存している症例では，電磁波を自己脈と感知するのを防ぐために，AOO，VOO，DOOなどの固定のモードに変更するのがよい。心拍がほとんど自己脈でペースメーカに依存していない場合には，ペースメーカを停止するか，設定レートを下げておく，などの方法がとられる。ICDが植え込まれている症例では，電磁干渉をトリガーに除細動が誤作動する可能性があるためICDはオフにする。手術中は体外からの除細動をすぐ作動できる状態にしておき，術直後よりICDの設定を戻す。いずれの場合にも，手術中にはペースメーカやICDの設定変更がすぐにできるように，プログラミングできる医師や技師のバックアップが必要である。消化管手術後などでは，一時的な菌血症が見られ，静脈血にさらされるペースメーカやICDのリードの感染の危険が増すため抗生物質の投与に関して留意が必要となる。

2 上室性期外収縮

周術期に最もよく見られる不整脈の一つである。血行動態にはほとんど影響しないが，頻発する場合には，電解質異常，非適正な麻酔深度，心房へのカテーテルなどによる直接刺激，水分過剰による心房負荷，肺塞栓などの右心負荷などの要因がないかを確認する。高齢者での頻発はその患者が心房細動への移行段階途中にいる可能性を示唆する。このような症例では，交感神経の過度の刺激や心房負荷により周術期に心房細動へ新たに移行することがないように注意を要する。

上室性頻拍に関しては，ウォルフ・パーキンソン・ホワイト（Wolff-Parkinson-White：WPW）症候群の項を参照のこと。

3 心室性期外収縮

術前から心室性期外収縮が見られる場合，虚血性心疾患や心筋症などの基礎疾患がないかを確認する必要がある。基礎疾患が合併していない単源性期外収縮は特に濃厚なモニタリングや治療は必要ないと考えられる。虚血性心疾患合併時には周術期に虚血の進行に伴い多源性，連発など，期外収縮が悪化することもありうる。リドカイン1〜2 mg/kg投与，マグネシウム2〜3 g投与などで対応するとともに，虚血に対する治療も並行する。また，β刺激作用や上腹部手術での直接刺激，低カリウムなどにより増悪することもある。心筋の酸素需給バランスを保つことが必要である。

4 心房細動

主な基礎疾患としては，高血圧性心不全，虚血性心疾患，弁膜疾患（主に僧帽弁），心房中隔欠損（atrial septal defect：ASD），うっ血性心不全，心筋症，慢性呼吸器疾患など多岐にわたる．特発性，発作性のものもあり，加齢により合併頻度は増加する．心房キックの消失により心室充満が低下し，心拍出量が減少する．過剰な心室拍数は血圧低下，肺うっ血，心筋虚血などを来す．心房内血栓が形成されると全身の塞栓症を来す．

長期治療はβ遮断薬，Ca拮抗薬，ジギタリスなどによる心室レートの調節と，ワルファリンによる抗凝固療法が主体となる．

麻酔管理上の注意点は血行動態を維持するために心室レートを増加させないことであり，レミフェンタニルの持続投与や短時間作用性β遮断薬が麻酔中のレートコントロールに有効である．また，周術期の脱水は頻脈を助長するので，適正な水分管理が必要である．発作性心房細動のある症例では，交感神経の過度の刺激を避けるように麻薬を適宜使用し，適正な麻酔深度を保つことが肝要である[2]．発作性心房細動が起こってしまった際には，ベラパミル，エスモロール，ランジオロールなどを注意深く投与して，心室レートを安定させ血圧を維持する（表5）．これらの薬物の心筋抑制作用を有する．ベラパミルはWPW症候群では副伝導路を促進する可能性があり，またジギタリスやβ

表5　急性心房細動の治療

	投与方法	再投与
1. Ca拮抗薬の投与		
・ベラパミル	5～10 mg/5 minで静注	15～30分後，5～10 mg
・ジルチアゼム	15 mg/2 min以上で静注	10～15分後，20 mg
2. β遮断薬の投与		
・エスモロール	1.5～3 mg/minで持続静注	
・ランジオロール	7 mg/minで静注後，2.3 mg/minで持続静注	
・メトプロロール	5～10 mg/5 minで静注，3 mg/6 hrで持続静注を3回投与	
3. クラスⅠa抗不整脈薬の投与		
・ジソピラミド	1～2 mg/kg/5～10 minで静注	
4. 同期直流除細動（ショック波形は1相型より2相型のほうが有効，成功率は90%）施行時，塞栓症防止のため抗凝固療法が推奨される		

遮断薬を併用している症例では完全房室ブロックを来すことがある。除細動には薬物によるものと電気的なものがある。薬物による徐細動はクラスIc，Iaの抗不整脈薬が有効とされるが，その使用は基礎疾患の状況により異なるため使用の是非に関して検討しておく。また，電気的除細動については発症後24時間以内でありTEEなどで塞栓がないことが明らかであれば施行可能とされている。基礎疾患を有する症例では周術期の心機能悪化を来さないように必要に応じてカテコラミンやPDE III阻害薬を使用する。

《抗凝固療法》

心房細動による塞栓症発症のリスクは基礎疾患によって異なる。したがって，その予防を目的にした抗凝固療法の強度や抗血小板薬の投与方法は基礎疾患ごとに考慮されている。周術期に抗凝固療法をどうするか，ワルファリンをヘパリンに置換する必要があるのか，抗血小板薬は中止可能か，などは同様に基礎疾患ごとに検討されるべきである。

基礎疾患がなく，60歳以下ならば通常抗凝固療法や抗血栓療法の適応はない。

詳細は抗凝固療法の項を参照されたい。

5 WPW症候群

a. WPW症候群の特徴

WPW症候群は，本来の房室伝導路である房室結節＋ヒス束-プルキンエ線維系のほかに，心房と心室を直接結ぶケント束と呼ばれる副伝導路が存在するために発現する疾患である。心電図上，PR時間の短縮（＜0.12秒），QRS起始部のΔ波の存在，およびQRS幅の拡大を特徴とする。常にWPW波形を伴う顕性WPW症候群，正常伝導路が優位であるが間歇的に副伝導路の順行性に伝導が起こる間歇性WPW症候群，副伝導路が逆行性伝導のみを示す潜在性WPW症候群がある。間歇性ではWPW波形は突然出現し，潜在性ではWPW波形は伴わない。本邦での有病率は0.1〜0.3%，その40〜80%に頻拍発作を有する。

臨床上問題になるのは，房室回帰性頻拍を起こすことと，心房細動を合併した場合，突然死を起こす危険があることである。房室回帰性頻拍は思春期以後に起こることが多く，発作時の心拍数は160〜200 beats/minに増加する。心房細動は薬物治療が困難であり，致死的な心室細動に移行する可能性がある。

b. 麻酔管理

麻酔管理上の注意点は頻拍発作の発生を予防することである。適度な麻酔深度を保ち，極力交感神経の刺激を避ける。副伝導路や房室結節の不応期に関して，揮発性吸入麻酔薬が副伝導路の不応期を延長するとされていたが，セボフルランは不応期に影響を及ぼさないことが報告[12]されている。静脈麻酔薬，麻薬，筋弛緩薬も不応期に影響を及ぼさない[13]。ただし，ケタミンは不応期を短縮，パンクロニウムは交感神経刺激作用を有するため使用は避けるべきである[14]。アトロピンの使用に際しては十分な注意が必要である。

c. 房室回帰性頻拍

房室回帰性頻拍には，QRS 幅の狭い正方向性のものと，QRS 幅の広い逆方向性のものがある。正方向性房室回帰性頻拍の場合，治療は以下のように上室性頻拍の治療に準じる。

1）薬物治療

アデノシン，β遮断薬，Ca 拮抗薬（ベラパミル，ジルチアゼム）などがある。手術室では短時間作用性β遮断薬（ランジオロール，エスモロール）の使用が簡便である。ただし，β遮断薬，アデノシンともに，心房細動を伴った WPW 症候群の場合には重篤な不整脈を誘発する危険性があるため，鑑別には要注意である。

2）電気的除細動

50 ～ 100 J で R 波に同期させて行う。効果は確実であり，全身麻酔下であれば，積極的な適応とすることができる。

3）迷走神経刺激法

頸動脈動マッサージ，息こらえ（バルサルバ）法，氷嚢を皮膚に当てる，などの副交感神経活性を亢進させる方法を試してもよい。20％程度の有効性があるとされている。

約 10％の頻度で，逆方向性房室回帰性頻拍が見られる。治療としては，Ⅰa 群抗不整脈薬および電気的除細動が適応である。

d. pseudo VT

心房細動を伴った場合には，高頻度の興奮が副伝導路を通じてそのまま心室へ伝えられ，副伝導路付着部の心室筋から直接 QRS が発生する。このため心室頻拍に類似した病態となり，pseudo VT と呼ばれる心電図を呈する[15]（図3）。pseudo VT では心室内伝導が不安定になりやすく，心室細動に移行する危険がある。pseudo VT に対する治療はⅠa 群抗不整脈薬および電気的除細動（100 ～ 200 J，R に同期して）である。アデノシン，Ca 拮抗薬，β遮断薬，ジゴキシンなどは房室結節伝導を抑制するが副伝導路は抑制しないため，心室頻拍，心室細動への危険が高まるため使用できない。

WPW 症候群と術前に診断されている症例で，頻拍発作の危険性があるものでは術前にカテーテルアブレーションを検討するべきである。90％以上で根治するとされている[16]。

6 QT 延長症候群

a. QT 延長症候群の特徴

QT 延長症候群とは，心電図に QT 延長を認め，多型性心室性頻拍（torsade de pointes：TdP）と呼ばれる特殊な心室頻拍，心室細動などの重症不整脈を生じて，めまい，失神などの脳虚血症状や突然死を来す症候群である[17]。QT 延長症候群は，大きく先天性と二次性に分けられる（表6）。

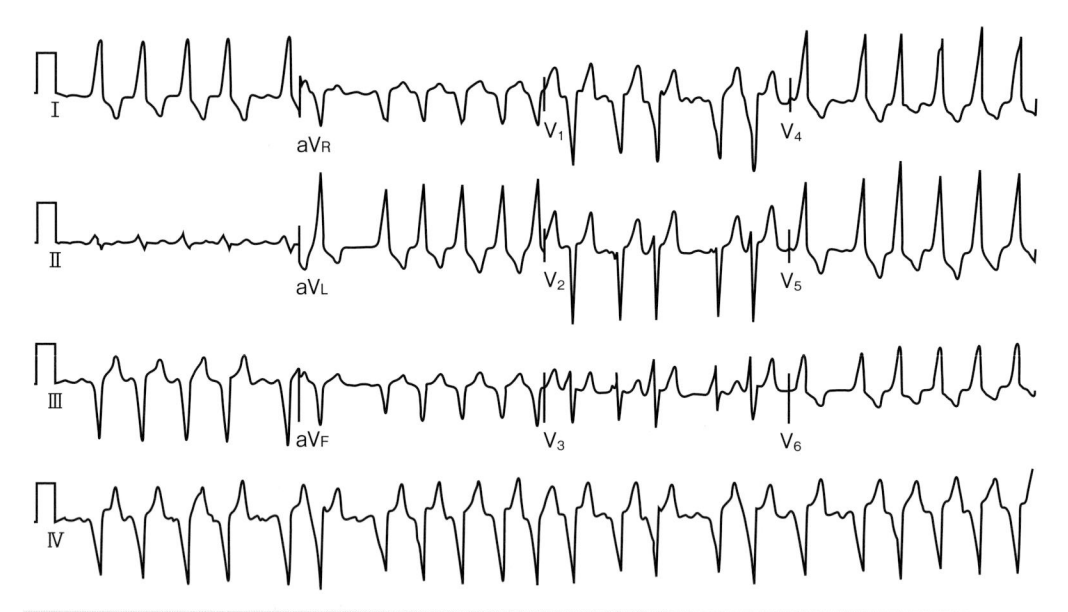

図3　pseudo VT：WPW症候群に合併した心房細動

高頻度の心房の興奮が副伝導路を通ってそのまま心室に伝えられる。副伝導路付着部の心室筋から直接QRSが発生するため，心室頻拍と似た病態となり，pseudo VTと呼ばれている。

（左津前剛，田中　誠．WPW症候群患者の心房細動．LiSA 2008；15：596-600 より引用）

表6　QT延長症候群の分類

先天性QT延長症候群
　遺伝性QT延長症候群
　　Romano-Ward症候群（常染色体優性遺伝）
　　Jervell Lange Nielsen症候群（常染色体劣性遺伝）：先天性聾唖を伴う
　特発性QT延長症候群

二次性QT延長症候群
　薬物誘発性
　　抗不整脈薬：I群薬（キニジン，プロカインアミド，ジソピラミドなど）
　　　　　　　III群薬（アミオダロン，ソタロール，ニフェカラント）
　　向精神薬：フェノチアジン系（クロルプロマジンなど），三環系抗うつ薬
　　抗生物質：抗ウイルス薬（エリスロマイシン，アマンタジン）
　　抗潰瘍薬：H_2受容体拮抗薬（シメチジンなど）
　　消化管運動促進薬：シサプリド
　　抗アレルギー薬：テルフェナジン
　　高脂血症治療薬：プロブコール
　　有機リン中毒
　電解質異常　　低K血症，低Mg血症，低Ca血症
　徐脈性不整脈　房室ブロック，洞不全症候群
　各種心疾患　　心筋梗塞，急性心筋炎，重症心不全，心筋症
　中枢神経疾患　くも膜下出血，頭部外傷，脳血栓症，脳外科手術
　代謝異常　　　甲状腺機能低下症，糖尿病，神経性食欲不振症

（大江　透，相澤義房，新　博次ほか．QT延長症候群とBrugada症候群の診療に関するガイドライン．Circulation J 2007；71 Suppl IV：1257-70 より引用）

先天性では多くの場合家族（遺伝）性を認め，安静時からQT時間が延長し，運動中や精神的ストレス時にさらにQT時間が延長してTdPを引き起こす。一方，後天（二次）性のものでは，安静時QT時間は正常範囲か境界域であるが，抗不整脈薬などの薬物，低カリウム血症などの電解質異常，徐脈などの誘因によりQT時間が著明に延長し，TdPを発症する。先天性のQT延長症候群は心筋のイオンチャネル機能に関係した遺伝子の異常による"イオンチャネル病"であることが判明し，約50〜70％の先天性症例で原因遺伝子が同定されている。

b. 診断

診断は補正QT時間の延長によるが，一般的に成人ではQT間隔を先行するRR間隔の二乗根で割るBazettの補正〔(QT間隔)/(RR間隔)$^{1/2}$〕が用いられる。簡略法としては，T波終点がRR間隔の中点より後方であればQT延長と判断できるが，その方法では偽陰性が多くなる。

診断基準を表で示す（表7）。

TdPは，QRSの極性と振幅が心拍ごとに変化して等電位線を軸にしてねじれるよう

表7　QT延長症候群の診断

	points
1. 心電図所見	
A. Bazett法補正によるQT間隔	
≥ 0.48 sec$^{1/2}$	3
0.46〜0.47 sec$^{1/2}$	2
0.45 sec$^{1/2}$（男子）	1
B. torsade de pointes[*1]	2
C. 交代性T波	1
D. 3誘導以上でのnotched T波	1
E. 年齢不相応の徐脈	0.5
2. 臨床症状	
A. 失神[*2]	
ストレス時	2
非ストレス時	1
B. 先天性聾	0.5
3. 家族歴	
A. definite LQTSの家族歴	1
B. 30歳未満の突然死	0.5

≥4ポイント：high probability (or definite)，2〜3ポイント：intermediate probability，≤1ポイント：low probability

[*1]：torsade de pointesと失神は同時に算定してはいけない

[*2]：Schwartz PJ, Moss AJ, Vincent GM, et al. Diagnostic criteria for the long QT syndrome. Circulation 1993；88：782-4より改変引用

（大江　透，相澤義房，新　博次ほか．QT延長症候群とBrugada症候群の診療に関するガイドライン．Circulation J 2007；71 Suppl IV：1257-70 より引用）

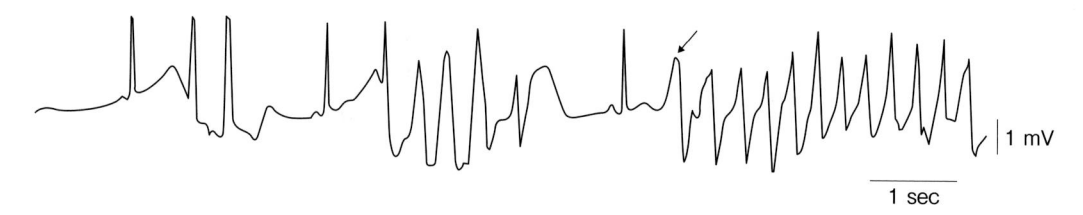

図4 TdP心電図

QRSの極性と振幅が心拍ごとに変化して,等電位線を軸としてねじれるような波形を呈している。
(清水 渉.QT延長症候群.臨床麻酔 2007;31:5-14 より引用)

な特徴的な波形を呈する心室頻拍をいう(図4)。QT時間が延長しているときに出現する。失神は,一時的な,自然に回復したTdPによるものと考えられている。しかし,TdPから心室細動に増悪すると心臓死につながる。交代性T波とは,体表面心電図でT波が1拍ごとに変化するものをいう。交代性T波が存在するときは予後が悪い。交代性T波はQT延長症候群のみならず,虚血性心疾患などでも出現する。notched T波とは,陽性T波のピーク直前あるいは直後に切れ込みや隆起があるT波をいう。通常3誘導以上に認めた場合には予後が悪い。

c. 術前治療

内科的治療は,①症状の有無,②突然死の家族歴,③発作の頻度と重症度,④心電図所見の異常の程度,⑤電気生理検査の結果などに基づいて,無治療,薬物治療,非薬物治療が選択される。運動やストレスによって失神が誘発されるので,薬物治療としては,β遮断薬が基本となるが,徐脈はTdPを誘発する可能性があるためβ遮断薬による徐脈に対してはペーシングが必要になるケースもある。

薬物誘発性QT延長では,特に脈拍を増加することでTdPが予防できることがある。また,低カリウム血症はTdP発症を助長するので是正する。TdPに対する治療は,リドカインやメキシレチンなどの抗不整脈薬や,マグネシウムが有効であることがある。

非薬物治療としては,ICD,ペースメーカ治療,左側交感神経節切除術がある。

d. 麻酔管理

先天性QT延長症候群では,手術侵襲に対して交感神経優位となる結果,致死的不整脈を起こすことを予防することに留意した麻酔管理が必要である。セボフルランなどの吸入麻酔薬はQT時間を延長させる可能性があると報告されている。プロポフォール,フェンタニルを用いた麻酔管理が報告[18]されている。また,術中超短時間作用性β遮断薬の使用も有用と考えられる。

後天性QT延長症候群では,虚血性心疾患や心筋症などの器質的心疾患を有することもあるので,基礎疾患への配慮も必要である。原因薬物の中止,電解質の補正,徐脈を避けるなど注意のほか,潜在的な遺伝子異常を有することもあるため,先天性QT延長症候群での注意点にも留意しておく。

7 Brugada 症候群

a. Brugada 症候群とは

1992 年に Brugada ら[19]によって報告された症候群で，有病率は 1,000 人に 1 ～ 2 人，アジア地方の男性に多く，初発年齢 30 ～ 40 歳代とされている。

心電図の特徴は，①右脚ブロック，②右側胸部誘導（$V_{1~3}$）の著しい ST 上昇，③正常 QTc 間隔を有し，器質的心疾患は認めないが突然の心室細動を呈する（図 5）。

心室細動発作の発症機序として自律神経系の関与が考えられている。特に副交感神経系の緊張亢進が ST 上昇の増悪や心室細動を誘発するといわれている。その他，Ⅰa，Ⅰb 群抗不整脈薬，α 刺激薬，β 遮断薬などの自律神経作用薬，過換気や体温上昇も危険因子として挙げられている。逆に交感神経緊張状態や β 刺激薬は ST 上昇を低下させる。

内科的治療は，①症状の有無，②突然死の家族歴，③発作の頻度と重症度，④心電図所見の異常の程度，⑤電気生理検査の結果などに基づいて，無治療，薬物治療，非薬物治療が選択される。薬物治療としては，キニジン，PDE Ⅲ阻害薬（シロスタゾール），Ca 拮抗薬（ベプリジル）などが心室細動予防のため用いられている。突然死の予防として最も確実なのは ICD であるが，予防的治療の内容に関しては各施設で異なっている[20]。

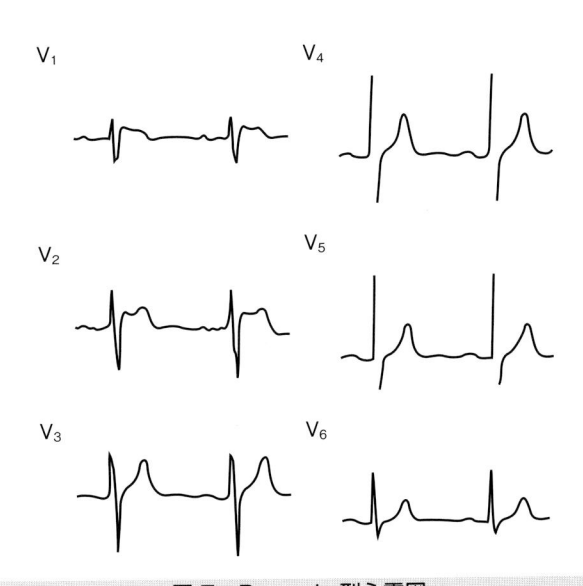

図 5　Brugada 型心電図
不完全右脚ブロックおよび V_1 と V_2 誘導に coved type の ST 上昇を認める。
（石井浩二，山口昌一，高橋俊次ほか．Brugada 症候群患者における ICD 植え込み術の麻酔管理．日臨麻会誌 2005；25：357-60 より引用）

b. 麻酔管理

　副交感神経の直接的な緊張を避けることが重要である。導入時のアトロピン投与，筋弛緩薬リバースのためのネオスチグミンを投与しない，その他，心室細動を誘発するリスクを避けるべく留意する必要がある。全身麻酔では，プロポフォールの長時間大量使用によりBrugada型心電図変化が誘発されたことが報告[21]されている。プロポフォールの大量長時間使用は避けたほうがよいと思われるが，低用量使用で無事に麻酔管理した症例も報告[22]されている。セボフルランは安全に使用できるとされている[23]。
　交感神経を抑制することによる相対的な副交感神経の優位にも留意が必要であり，くも膜下ブロックや硬膜外ブロック施行時には交感神経心臓枝のブロックを避けて施行した症例が報告[24]されている。

心筋症

　心筋症は心機能障害を伴う心筋疾患と定義され，拡張型心筋症，肥大型心筋症，拘束型心筋症，不整脈源性右室心筋症，その他の分類不能の心筋症に分類される。原因または全身疾患との関連が明らかな心筋疾患は特定心筋症として心筋症から区別されている[2]。
　非心臓手術周術期における管理上，心筋症の型を問わず特に注意を要するのは，不整脈と低心拍出である。重症心室性不整脈は突然死の原因になりうる。術前より抗不整脈薬を内服している場合には，周術期の継続に関して事前に検討しておく。
　低心拍出に対しては，各心筋症によって対応が異なる。

1 拡張型心筋症（dilated cardiomyopathy：DCM）

　心拡大を伴う心室のびまん性収縮障害を来す。その程度や進行状況は個々によりさまざまである。
　EF 30％未満が致死性不整脈や突然死の予知因子とされている[2]。
　麻酔薬による前負荷，後負荷低下が血圧低下を来すため，必要に応じてカテコラミンによるサポートをする。一般にはドパミンが選択され，心筋反応性が保たれている症例では収縮能の改善が見られる。ドパミンへの反応性が乏しく，心不全の兆候が見られるような症例ではドブタミンやPDE Ⅲ阻害薬も必要となる。過度の輸液は心不全の誘因になりうるので避けなければならないが，前負荷を維持することで心拍出量を確保しているため，適正な水分管理を要する。また，その至適範囲は正常心に比べきわめて狭い。術前より心室駆出率が著しく低下していて，カテコラミン投与に対する十分な反応が期待できない症例では，手術適応に関して厳しく検討する必要がある。麻酔中は，通常のモニターのほか，TEEでは直接心収縮を評価できるので有用である。硬膜外麻酔などの区域麻酔は，それ自体の禁忌がなく神経遮断に伴う循環動態の変動に対応可能である

と判断された場合には，局所の鎮痛により痛みによる交感神経の興奮を抑制できるので，よい適応である．

2 肥大型心筋症（hypertrophic cardiomyopathy：HCM）

　収縮障害よりもむしろ拡張障害が障害の主となる．心室中隔の肥厚を伴う肥大型閉塞性心筋症（hypertrophic obstructive cardiomyopathy：HOCM）やS字状心室中隔症例では，浅麻酔，カテコラミン投与，脱水，末梢血管拡張などが増悪因子となって左室流出路狭窄を悪化させる．導入時から麻酔深度を維持して，かつ，適正な輸液と血圧維持に留意が必要である．術中モニターとしてのTEEは，HOCMの循環虚脱に際して特徴的な左室流出路狭窄や僧帽弁の収縮期前方運動のリアルタイムでの評価に優れている．

　左室流出路狭窄による低血圧が生じた際には，輸液負荷，フェニレフリンなどの血管収縮薬，麻酔深度を上げる，カテコラミンの中止，血管拡張薬の中止などにより，対処できることが多い．

　硬膜外麻酔，くも膜下麻酔は，末梢血管抵抗を減少させることにより，左室流出路狭窄を来す誘因となる可能性がある．術後の鎮痛対策は交感神経の刺激を避けるために重要である．患者自己鎮痛法などを検討する．

3 拘束型心筋症（restrictive cardiomyopathy：RCM）

　わが国での発症はきわめてまれである．拡張能障害が進行するが，収縮能は比較的保たれる．術前から心不全状態がある症例では，全身麻酔の適応に関して，慎重に検討しなければならない．

4 たこつぼ型心筋症（takotsubo cardiomyopathy）

　急性発症，原因不明の心筋障害である．左室心尖部のバルーン状拡張を呈し，心基部のみが収縮する，左心室があたかもたこつぼ様の形態をとる．急性心筋梗塞を疑わせる胸痛や胸部拘扼感を認めるものが多く，背景として精神的，身体的ストレスを有することが多い．心電図所見では急性心筋梗塞に類似したST上昇や異常Q波を認めるが，心筋逸脱酵素の上昇は軽度であり，冠動脈には器質的な有意狭窄はないことがほとんどである．心尖部の無収縮は1カ月くらいで正常化することが多い．成因として多枝冠攣縮による気絶心筋，冠動脈微小循環不全，心筋炎，交感神経の過剰反応の結果，分泌されたカテコラミンによる心筋障害などが考えられている[25]．

　予定手術は十分な回復を待ったうえで施行されるべきである．その時間的余裕が許されない場合には，次のような麻酔管理上の留意点が挙げられている[26]．

　麻酔導入，維持に際して，急激な身体的精神的ストレスを避け，過度の交感神経緊張を避ける．術後も含めて十分な鎮痛対策をとる．筋弛緩リバース投与に伴う循環動態の変動を避ける．壁運動異常に伴う心不全に対しては，カテコラミンによる対応ができな

い場合にはIABPの使用や硝酸薬やCa拮抗薬での対応が可能かもしれない。

弁膜症

1 総論

重症の弁機能異常は非心臓手術時の高度危険因子とされている[2]。

原則として弁狭窄や逆流が三度以上のとき，開心術を先行させる。弁膜疾患では，心不全や不整脈を合併していることも多く総合的な評価を要する。

非心臓手術時の一般的な注意点として，弁逆流に対しては，①末梢血管抵抗を低下させ逆流を減らす，②過度の徐脈は心室充満を増やすがその分逆流も増えるため，ある程度の心拍数を維持して心拍出量を保つことが挙げられる。弁狭窄に対しては，①心臓は容量負荷に対応できないため，容量過多にすると心不全となり容量不足になると循環虚脱となる，②頻脈は心拍出量を減少させるため避ける，などがある[2]。

一般に弁逆流は心不全が増悪しても治療はしやすいが，弁狭窄は心不全増悪時の治療に難渋するとされている。

人工弁置換後は，症状が安定していれば麻酔管理は通常の範囲内でよい。抗凝固療法中の場合，必要に応じたヘパリン置換をする。この場合には，硬膜外麻酔などの局所麻酔は原則使用できない。

術中モニターとしてTEEを用いることができれば，弁逆流や狭窄の程度を経時的に評価することができ有用である。また，中等度以上の肺高血圧を合併している症例では肺動脈カテーテル留置によりリアルタイムに肺動脈圧を知ることができ麻酔管理上有用であるが，肺動脈カテーテルによる合併症もあるため，使用に関してはよく検討する。

2 各弁膜症

a. 大動脈弁狭窄症

高度大動脈弁狭窄症は，非心臓手術にとっては最大のリスクの一つとされている。圧較差50 mmHg以上，失神，狭心痛，心不全など有症状の大動脈狭窄症は非心臓手術を中止するか，大動脈弁置換術を先行させることが望ましい。

b. 大動脈弁閉鎖不全症

一般にⅡ度以下では感染性心内膜炎の予防を含め注意は必要だが，非心臓手術を先行するのは可能である。Ⅲ度以上の逆流や，心症状を有する場合，非心臓手術を先行させると周術期のリスクに大きな影響を及ぼす可能性がある。非心臓手術の内容にもよるが，長期的観点からは心機能が保たれているうちに大動脈弁置換術を検討するのが望まし

い。

c. 僧帽弁狭窄症

弁口面積が 1.5 cm² 以上であれば通常の非心臓手術は実施可能とされている。

頻脈により重篤な肺うっ血を引き起こすことがあるので注意する。高度狭窄症例では，術前にバルーンによる経皮的僧帽弁形成術，さらには開心術による僧帽弁交連切開術，僧帽弁置換術などの先行が望ましい。

d. 僧帽弁閉鎖不全症

僧帽弁逆流の程度が中等度以下で，心症状がなければ非心臓手術にあたって特別な処置は必要ないことが多い。感染性心内膜炎の予防には留意する。

逆流がIII度以上で，心症状がある場合には，僧帽弁手術を優先させたほうがよい。本症例では，左室駆出率が見かけ上良好なことがあるので，注意する。

e. 三尖弁閉鎖不全症

高度な場合には，肝うっ血，肝硬変などの肝機能障害，タンパク漏出性腸炎などを呈することがある。高リスク手術では周術期のリスクを増大させる可能性がある。

心膜疾患

心外膜は前方を胸骨に後方を椎体に疎な結合組織を隔てて接しているので，指などによる鈍的剥離が可能である。一方，尾側は横隔膜と密な結合組織を介して接しているので，鈍的な剥離は不可能である。両外側は胸膜と接していて，その胸腔側には横隔神経と迷走神経が走行している。

心外膜はコラーゲン線維と弾性線維からなり，心筋よりも進展性に乏しいため，心拡張機能に影響をもたらす。心室の拡張を受け止める働きがあり，左室右室の拡張期圧がほぼ等しく保たれる。

1 心タンポナーデ

心外膜腔内の内圧が上昇することにより，引き起こされる循環不全を心タンポナーデという。急性に起こるものは，多くは出血による。CTやエコーで認められない程度の少量貯留であっても血行動態に変化を来し症状が出現しうる。上行大動脈解離（Stanford A），急性心筋梗塞の心室（切迫）破裂，大動脈瘤（切迫）破裂，開心術後出血などが原因となる。

亜急性，慢性のものは，かなりの大量貯留があっても無症状のことも多い。

エコーや胸部単純X線写真による心嚢スペースの拡大の確認や，カテコラミン不応性心不全の存在，低血圧，頻脈，中心静脈圧上昇などの血行動態変化より診断され

る[27]。

a. 心タンポナーデ解除術

　心嚢液除去術である。大動脈解離や心室破裂に伴う重症症例は，補助循環や人工心肺のスタンバイが必須である。大出血に対していつでも対処できる状況下で心外膜を切開する。タンポナーデが解除された際には，それまでの過剰な輸血や過剰なカテコラミンにより血圧が急上昇することがある。それにより破裂が促されることがあるので，タンポナーデ解除時の輸血やカテコラミンの調整（減量）に注意する。

　亜急性，慢性症例では，局所麻酔下の心嚢穿刺も行われる。癒着剥離時の疼痛や，血行動態の急変もありうるので，麻酔科待機を求められることも多い。胸腔鏡下に心外膜開窓術が施行されることもある。

b. 術後出血による心タンポナーデの麻酔

　循環予備力が減少しているので，麻酔薬投与や陽圧換気により容易に循環変動を来す[28]。

　導入時には特に注意を要する。ミダゾラムやフェンタニルなどを分割投与して，末梢血管抵抗を変化させず静脈還流を低下させないようにする。陽圧換気は吸気圧を上げすぎず，呼吸回数を増加させて換気量を得る。モニターは動脈圧，CVP，肺動脈圧などである。大出血に備えて，輸血ルートと準備血を確保する。カテコラミンによるサポートが必要な場合は，頻脈になりにくいドパミンやノルアドレナリンの投与が推奨される。タンポナーデ解除後には急激な高血圧にならないよう，カテコラミンや輸液の速度を調節する。

　術後はドレーンからの出血状況を見たうえで抜管を検討する。

2 収縮性心膜炎

　かつては結核性のものがほとんどであったが，現在では減少し原因は多岐にわたっている。結核以外の感染症，外傷，開心術後，縦隔の放射線照射後，腫瘍など，急性心外膜炎を起こすすべてのものが挙げられる。

a. 拡張障害

　病態は物理的に心臓が拡張できなくなる拡張障害である。

　心房圧の上昇，心室拡張末期圧の上昇などが見られるが，基本的に収縮能は正常である。にもかかわらず，患者は心不全症状を呈し運動耐容能は低下する。一般には右室前面の心外膜が侵されることが多く，右心不全症状が主となる。心室への充満は拡張早期のみで，中〜終期では障害される。右室が十分に拡張できないため，静脈還流障害で静脈うっ血が生じる。左室拡張障害による肺うっ血は肺血流が減少しているため軽度である。1回拍出量は減少するため，心拍出量を維持するために脈拍が増える。

　心症状が強く，心外膜切除の適応のある症例では，非心臓手術に先行すべきである[2]。

合併した非心臓手術周術期に関しては，拡張障害性心不全に準じての麻酔管理が必要になる。

b. 心外膜切除術の麻酔

胸骨正中切開，左前側方開胸により，通常左右の横隔神経間の心外膜が切除される。

高度の癒着や石灰化が心筋まで及んでいると，剥離時に出血する可能性が高い。補助循環や人工心肺のスタンバイが必要である。自己血回収装置（セルセーバー®）の準備もしておいたほうがよい。麻酔導入はミダゾラム，フェンタニル，（ケタミン 10 mg）などにより，血圧を維持して徐脈を避ける[29]。麻酔維持はフェンタニル，セボフルランまたはプロポフォールなど少量から使用する。モニターは開心術に準じ，動脈圧，CVP，肺動脈圧，TEE などで行う。出血に備えルートを確保しておく。前負荷を適正に保ったうえで循環不安定ならカテコラミン，PDE III阻害薬などでサポートする。

心外膜が十分に切除されれば症状は改善するが，劇的な改善は期待できない。経過が長い症例では心筋線維の萎縮，変性などが起こり術後も心筋障害が残る。手術死亡率は 10 ～ 20％と高く，再発も少なくない[30]。

性急な抜管はしないほうがよいと考えられる。剥離面の出血が続いている可能性があることと，心機能の改善に時間を要することがあるからである。

先天性心疾患

1 成人先天性心疾患の種類

先天性心疾患のうち約 25％は外科的治療なく成人に達することができる軽～中等症とされている。このカテゴリーに当てはまるのは，中等度大動脈弁狭窄（多くは二尖弁），シャント量の小さい心室中隔欠損（ventricular septal defect：VSD），ASD，中等度肺動脈弁狭窄，僧帽弁逸脱症などである。しかし，大多数の先天性心疾患を合併した成人症例は外科治療またはカテーテルによるインターベンションを経験している[31]。

先天性心疾患は非チアノーゼ性，チアノーゼ性に大別される。非チアノーゼ性では左右シャントにより心容量負荷がかかる。VSD，ASD などの欠損口が大きくシャント量が増えていけば，いずれは肺動脈床が体血圧に近づくまで増加する。肺動脈圧が体血圧と同等まで上昇すると，シャント血は右左方向または両方向性となり，アイゼンメンゲル症候群と呼ばれる。

非チアノーゼ性心疾患では ASD，VSD が最も多く，その他大動脈弁狭窄，僧帽弁狭窄または逆流，修正大血管転移，三尖弁のエプスタイン型異常などがある。

チアノーゼ性心疾患ではほとんどの症例が小児期に外科的処置を受けている。肺血流が制限されたり，酸素化されていない血液が体血管に混じることでチアノーゼを生じる。ファロー四徴症，種々の形態の単心室などが多い。

2 合併症

　長期にわたる合併症には，心合併症と非心臓合併症がある。心合併症には肺高血圧，心機能障害，不整脈，遺残シャント，弁機能異常，高血圧，動脈瘤などがある。

　非心臓合併症には多血症，中枢神経障害，肺機能障害などがある。

　先天性心疾患の状態により，欠損口などがそのままの未修復症例，cavopulmonary connectなどを含めた姑息的修復後症例，解剖学的に完全に修復された症例に分かれるが，いずれの場合にも臓器障害の有無を含めて全身状態をチェックする必要がある[26]。

a. 肺高血圧

　長期にわたりシャント量の多い欠損口を有する場合，肺血管抵抗が上昇する。体血圧まで上昇するとアイゼンメンゲル症候群となり，麻酔管理は非常に困難なものとなる。特に，失神，上室性頻拍，心機能低下，動脈血酸素飽和度85％以下，腎機能障害などを有する症例では周術期の死亡率は高い[32]。麻酔管理上最も重要なことは，肺血管抵抗を上げないこと，体血圧を維持することである。急激に肺動脈圧が上昇する肺高血圧クリーゼでは，急性右心不全，心拍出量低下，低酸素血症が進行し，徐脈から心停止に至る。肺血管抵抗の上昇を予防するためには，酸素濃度100％での過呼吸，不用意な交感神経の刺激を避ける，アシドーシスの補正，体温維持，胸腔内圧を下げる，強心薬の使用などが挙げられる（図6）。

　肺血管抵抗上昇時には一酸化窒素の吸入が有効である。

　局所麻酔は，末梢の手術であれば使用可能である。硬膜外やくも膜下ブロックでは，体血管抵抗を下げてシャント血流を増やす可能性がある。ハイリスクの手術では，全身麻酔管理が推奨される。

b. 出血傾向と血栓塞栓症

　チアノーゼを有する症例では，血小板機能の低下，血小板数の減少，凝固異常（原因は不詳），末梢血管拡張と増殖などにより出血傾向が見られる。

　一方で，赤血球増多，血漿成分の減少，血液粘度の増加などにより血栓形成傾向となっている。絶食時の適正な水分補正が重要である。

c. 心機能低下

　右心，左心とも，修復術がされていても，されていなくとも存在する。

　利尿薬，ジゴキシン，アンギオテンシン転換酵素阻害薬，β遮断薬などが術前に投与されている。術前にコントロールが十分になされているべきである。

d. 不整脈

　心房性，心室性ともにあるが，上室性が20～45％と多い（特にASD，マスタード，セニング，フォンタン術後など）。右心起源の回帰性上室性頻脈はしばしば薬物抵抗性

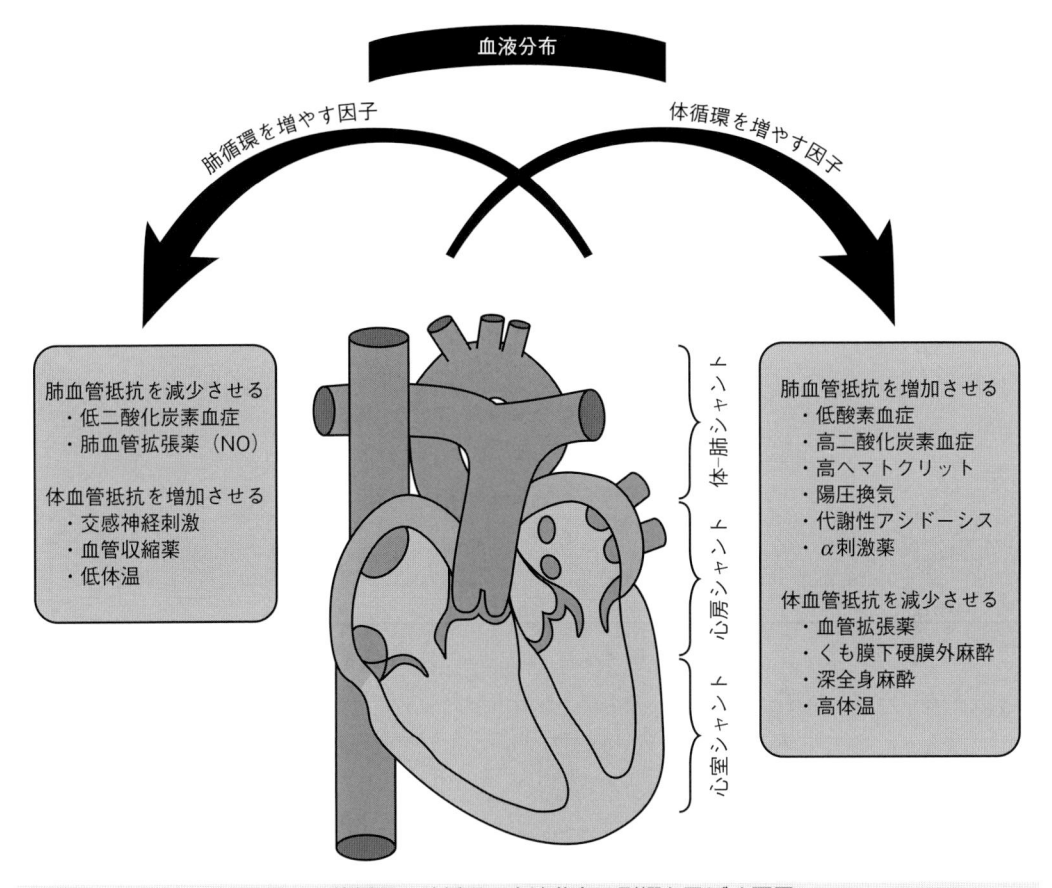

図6 体循環と肺循環の血液分布に影響を及ぼす因子
(Cannesson M, Earing MG, Collange V, et al. Anesthesia for noncardiac suregery in adults with congenital heart disease. Anesthesiology 2009;111:432-40 より引用)

である。左心不全や，心室筋を切開した既往のある症例では心室性不整脈が起こる。長期間チアノーゼにさらされていた症例や，圧負荷，容量負荷を長期にわたり受けていた症例では，心筋の線維化により伝導障害が起こりやすい[33]。急激な低酸素血症が生じると，心内膜下が容易に虚血となり重症の不整脈が惹起されやすくなる。ペースメーカ植え込み症例や，ICD植え込み症例もまれではない。

3 麻酔管理

a. 術前評価

循環器内科，循環器小児科など専門家を交えての術前評価が最も重要である[26]。
そのうえで，外科や麻酔科が予定された手術の侵襲，麻酔による影響を検討する必要がある。

b. 前投薬

幼少時より頻回な手術歴があると，精神的に問題のある症例もあるが，抗不安薬の使用に関しては慎重を要す。呼吸抑制による高二酸化炭素血症では肺高血圧を助長する可能性がある。

c. 術中管理

麻酔管理に関して，evidence-based な推奨はない。麻酔管理中の目標は組織の酸素供給を維持することで，すなわち動脈血酸素飽和度と体血圧，血液ヘマトクリットの維持である。モニターは心電図，動脈圧，酸素飽和度，呼気ガス，体温などである。肺動脈カテーテルは肺動脈圧をリアルタイムに知ることができて有用であるが，挿入留置に際してのリスクもあり，解剖学的に挿入困難であることも多いので十分に検討する。TEE は心機能や形態的評価などに大変有用性が高い。

完全に修復されていて全身の機能の低下なく経過しているなら，麻酔管理は通常どおりでよい。

そうではない場合の中等～重度の手術には，おのおのの症例ごとに解剖的な特長を理解したうえでの特別な管理を要する。

麻酔薬は心収縮を抑制し，末梢血管を拡張するので状態を悪化させる可能性を念頭において使用する。静脈麻酔，吸入麻酔ともに，どちらがよいかの推奨はない。ケタミンは，小児とは異なり，成人では肺血管抵抗を上昇させる可能性がある。心内シャントを有する場合には，胸腔内陽圧によって右左シャントが増えて動脈血酸素飽和度は低下する。交感神経刺激により左右シャントが増えると心拍出量が減少する。ブラロック・トーシッヒシャントやセントラルシャントの場合，体血圧が低下すると肺血流が低下する。

チアノーゼ性心疾患では，いかなる輸液ルートからも空気を入れないように注意しなければならない。

フォンタン型修復手術後の場合，上大静脈，下大静脈から受動的，非拍動的に血液は肺動脈に流れる。したがって，肺血管抵抗が上昇すると，肺血流は減少し，心拍出量は低下，動脈血酸素飽和度は低下する。頭高位では下大静脈（IVC）の CVP が上昇し，脳血流が低還流となる。脱水などによる CVP の低下は肺血流を減少させる[34]。フォンタン型手術後では通常酸素飽和度は 90～95％以上となる。90％以下では，遺残シャントや動静脈奇形などの存在が疑われる。

4 術後管理

肺高血圧，心不全，出血，不整脈，血栓塞栓症などのリスクに対して術中と同様に注意を要する。

チアノーゼ性心疾患では術後の脳膿瘍，感染性心内膜炎に対する注意も必要である。

■参考文献

1) Fleisher LA, Beckman JA, Brown KA, et al. ACC/AHA 2007 guideline on perioperative cardiovascular evaluation and care for noncardiac surgery. J Am Coll Cardiol 2007；50：e159-241.
2) 許　俊鋭，安倍十三夫，上田裕一ほか．循環器病の診断と治療に関するガイドライン　非心臓周術期における合併心疾患の評価と管理に関するガイドライン．Circulation J 2003；67：Suppl. IV 1175-259.
3) 高橋　潤，下川宏明．虚血性心疾患の薬物療法．内科 2008；102：1115-22.
4) 小川久雄，赤阪隆史，奥村　謙ほか．冠攣縮性狭心症の診断と治療ガイドライン．Circulation J 2008；72 Suppl IV：1195-252.
5) Tsutui H, Tsuchihashi-Makaya M, Kinugawa S, et al. Clinical characteristics and outcome of hospitalized patients with heart failure in Japan. Circ J 2006；70：1617-23.
6) 筒井裕之．慢性心不全．内科 2008；102：1108-14.
7) Halm EA, Browner WS, Tubau JF, et al. Echocardiography for assessing cardiac risk in patients having noncardiac surgery. Ann Intern Med 1996；125：433-41.
8) Kertai MD, Boersma E, Bax JJ, et al. A meta-analysis comparing the prognostic accuracy of six diagnostic tests for predicting perioperative cardiac risk in patients undergoing major vascular surgery. Heart 2003；89：1327-34.
9) Dokainish H, Zoghbi WA, Lakkis NM, et al. Incremental predictive power of B-type natriuretic peptide and tissue Doppler echocardiography in the prognosis of patients with congestive heart failure. J Am Coll Cardiol 2005；45：1223-6.
10) Olson JM, Samad A, Alam M. Prognostic value of pulse-wave tissue Doppler parameters in patients with systolic heart failure. Am J Cardiol 2008；102：722-5.
11) 児玉逸雄，相澤義房，井上　博ほか．不整脈薬物治療に関するガイドライン．Circulation J 2004；68 Suppl IV：1055-77.
12) Sharpe MD, Cuillerier DJ, Lee JK, et al. Sevoflurane has no effect on sinoatrial node function or on normal atrioventricular and accessory pathway conduction in Wolff-Parkinson-White syndrome during alfentanyl/midazolam anesthesia. Anesthesiology 1999；90：60-5.
13) Gomez-Amau J, Marquesz-Montes J, Avello F. Fentanyl and droperidol effect on the refractoriness of the accessory pathway in the Wolff-Parkinson-White syndrome. Anesthesiology 1983；58：307-13.
14) 遠山一喜，山本　健，小林　勉ほか．WPW 症候群の副伝導路に及ぼすケタミンの影響．臨床麻酔 1989；13：347-50.
15) 左津前剛，田中　誠．WPW 症候群患者の心房細動．LiSA 2008；15：596-600.
16) Al-Khatib SM, Pritchett EL. Clinical features of Wolff-Parkinson-White syndrome. Am Heart J 1999；138：403-13.
17) 清水　渉．QT 延長症候群．臨床麻酔 2007；31：5-14.
18) 小谷聡秀，森山　潔，山田達也ほか．冠攣縮性狭心症を合併した QT 延長症候群患者の麻酔経験．臨床麻酔 2007；31：905-6.
19) Brugada P, Brugada J. Right bundle branch clock, persistent ST segment elevation and sudden cardiac death：a cistinct clinical and electrocardiographic syndrome. A multicenter report. J Am Coll Cardiol 1992；20：1391-6.
20) 大江　透，相澤義房，新　博次ほか．QT 延長症候群と Brugada 症候群の診療に関するガイドライン．Circulation J 2007；71 Suppl IV：1257-70.
21) Vernooy K, Delhaas T, Cremer OL, et al. Electrocardiographic changes predicting sudden death in propofol-related infusion syndrome. Heart Rhythm 2006；3：131-7.
22) 石井浩二，山口昌一，高橋俊次ほか．Brugada 症候群患者における ICD 植え込み術の麻酔

管理. 日臨麻会誌 2005；25：357-60.
23) Inamura M, Okamoto H, Kuroiwa M, et al. General anesthesia for patients with Brugada syndrome. Can J Anesth 2005；52：409-12.
24) 河野文子, 土井克史, 今町憲貴ほか. Brugada型心電図を呈した同一患者に対する3度の麻酔経験. 日臨麻会誌 2008；28：620-3.
25) 河合祥雄. たこつぼ型心筋障害. 臨床麻酔 2004；28：1345-9.
26) 鈴木 彩, 伯水崇史, 林 雅子ほか. 誤嚥性肺炎を契機に発症したたこつぼ型心筋障害患者に対する全身麻酔管理. 臨床麻酔 2008；32：114-6.
27) 西村欣也, 伊藤省吾. 心タンポナーデ. 稲田英一編. 麻酔科診療プラクティス7, 周術期の危機管理. 東京：文光堂；2002. p.67-9.
28) 尾前 毅. 冠動脈バイパス後の心タンポナーデ. LiSA 2004；11：158-61.
29) 北口勝康, 古家 仁. 収縮性心膜炎（補助循環を行わない場合）. LiSA 2004；11：148-51.
30) Talreja DR, Edwards WD, Danielson GK, et al. Constrictive pericarditis in 26 patients with histologically normal pericardial thickness. Circulation 2003；108：1852-7.
31) Cannesson M, Earing MG, Collange V, et al. Anesthesia for noncardiac suregery in adults with congenital heart disease. Anesthesiology 2009；111：432-40.
32) Ammash NM, Connolly HM, Abel MD, et al. Noncardiac surgery in Eisenmenger syndorome. J Am Coll Cardiol 1999；33：222-7.
33) Triedman JK. Arrythmias in adults with congenital heart disease. Heart 2002；87：383-9.
34) Hosking MP, Beynen FM. The modified Fontan procedure：Physiology and anesthetic implications. J Cardiothorac Vasc Anesth 1992；6：465 75.

（岩出　宗代）

XII. 循環器疾患の非心臓手術周術期管理

2 血管疾患

高血圧症

1 はじめに

高血圧は，最も頻繁に遭遇する術前合併症である。高血圧は単に血圧が高いだけではなく，脳・心臓・腎臓などの灌流を冒す基礎疾患でもあり，臓器血流の維持を含めた循環管理を行う必要がある。本項では高血圧症症例，および二次性高血圧のうち褐色細胞腫の周術期管理について述べる。

2 術前管理

a. 高血圧治療ガイドライン[1]

日常診療における高血圧の標準的な治療を目指したものとして，高血圧治療ガイドライン2009[1]がある。このガイドラインでは，成人における血圧値から表1のように分類している。予後評価のために，血圧値だけではなく，心血管病の危険因子と高血圧性臓器障害/心血管病の有無から，高血圧症例のリスクを層別化している（表2）。心血管病の危険因子としては，高齢，喫煙，脂質異常，肥満，糖尿病などが挙げられている。臓器障害/心血管病としては，脳出血・脳梗塞，左室肥大，狭心症，慢性腎臓病などが考慮されている。

b. 術前の評価

周術期の循環変動によって重要臓器の灌流障害が起こらないように，脳血管障害，虚血性心疾患，腎機能障害などの合併症を把握しておく必要がある。

c. 術前内服薬

Ca拮抗薬を内服している症例では，手術当日まで内服を継続することが推奨されて

2. 血管疾患

表1　成人における血圧値の分類（mmHg）

分類	収縮期血圧		拡張期血圧
至適血圧	<120	かつ	<80
正常血圧	<130	かつ	<85
正常高値血圧	130〜139	または	85〜89
Ⅰ度高血圧	140〜159	または	90〜99
Ⅱ度高血圧	160〜179	または	100〜109
Ⅲ度高血圧	≧180	または	≧110
（孤立性）収縮期高血圧	≧140	かつ	<90

（日本高血圧学会高血圧治療ガイドライン作成委員会．高血圧治療ガイドライン2009年版．東京：日本高血圧学会；2009より引用）

表2　血圧に基づいた脳心血管リスク層別化

リスク層（血圧以外のリスク要因）	正常高値血圧 130〜139/85〜89 mmHg	Ⅰ度高血圧 140〜159/90〜99 mmHg	Ⅱ度高血圧 160〜179/100〜109 mmHg	Ⅲ度高血圧 ≧180/≧110 mmHg
リスク第一層（危険因子なし）	付加リスクなし	低リスク	中等リスク	高リスク
リスク第二層（糖尿病以外の1〜2個の危険因子，メタボリックシンドロームがある）	中等リスク	中等リスク	高リスク	高リスク
リスク第三層（糖尿病，慢性腎臓病，臓器障害/心血管病，3個以上の危険因子のいずれかがある）	高リスク	高リスク	高リスク	高リスク

　リスク第二層のメタボリックシンドロームは予防的な観点から以下のように定義する．正常高値以上の血圧レベルと腹部肥満（男性85 cm以上，女性90 cm以上）に加え，血糖値異常（空腹時血糖110〜125 mg/dl），かつ/または糖尿病に至らない耐糖能異常），あるいは脂質代謝異常のどちらかを有するもの．両者を有する場合はリスク第三層とする．他の危険因子がなく腹部肥満と脂質代謝異常があれば血圧レベル以外の危険因子は2個であり，メタボリックシンドロームと併せて危険因子3個とは数えない．

（日本高血圧学会高血圧治療ガイドライン作成委員会．高血圧治療ガイドライン2009年版．東京：日本高血圧学会；2009より引用）

いる。アンギオテンシンⅡ受容体拮抗薬（ARB）やアンギオテンシン変換酵素阻害薬（ACE-I）を服用している症例では，麻酔中に低血圧を引き起こす可能性があり，術前の服用は中止する。利尿薬は，術後の脱水，低カリウム血症の可能性を認識していれば中止する必要はない。β遮断薬を内服している症例では，投与を中断すると心拍数増加や血圧上昇の危険があるため，手術当日まで継続することが推奨されている[1,2]。

3 術中管理

a. 血圧変動による合併症

高血圧症例では，術中の血圧変動幅が大きい[3]。術中の急激な血圧上昇は頭蓋内出血の原因になり[4]，一般には平常時血圧の20％以内にコントロールすべきとするマニュアルが多い。一方，血圧低下も引き起こしやすいため，血圧コントロールの下限値の設定も必要である。高血圧症例では，脳循環の自己調節能（autoregulation）が高い血圧側にシフトしており，術前の25％血圧が下降したとき自己調節能は下限に達するとされる[5]。そこで，術中の目標下限血圧は術前の平常時血圧値の20％以内が安全とされている[6]。

しかし，術前の平常時血圧を規定できない場合もあり，腎血流の自己調節能の下限は他の重要臓器よりも高いとされていることから，尿量を指標にして循環をコントロールすべきとの意見もある[7]。

b. 血圧変動への対応

導入時の血圧変動に対しては，オピオイドを併用する方法，超短時間作用性β遮断薬を併用する方法などがあるが，挿管終了後の血圧低下にも注意する必要がある。術中の血圧上昇に対しては，麻酔深度・鎮痛・換気・体液量への配慮が第一であり，それでも不安定な場合には血管拡張薬やβ遮断薬を投与する。現在は，レミフェンタニルやさまざまな循環作動薬があるため，手術中の血圧上昇対策で難渋することは少ない。抜管時においても血圧変動が大きくなる[3]。抜管時の血圧上昇を抑制する手段として，術後鎮痛を覚醒前に開始すること，超短時間作用性β遮断薬やカルシウム拮抗薬を併用，ラリンジアルマスクへの入れ替え[8]などが挙げられる。

4 術後管理

術後に高血圧を呈する症例の多くは，術前から高血圧を合併しているとされる[9]。血圧の動揺を減らすためには，十分な除痛や不安の除去が重要である。呼吸不全や輸液過剰は，血圧上昇の要因となるので注意する。

5 褐色細胞腫

褐色細胞腫は，副腎髄質や傍神経節から発生するカテコラミン産生腫瘍で，統計的理由（副腎外性約10％，両側性約10％，悪性約10％，多発性約10％）から10％病とも呼ばれる。

a. 診断

1) 臨床症状

症状〔高血圧（hypertension），高血糖（hyperglycemia），代謝亢進（hypermetabolism），頭痛（headache），発汗過多（hyperhydrosis）〕から5H病とも俗に呼ばれる。

2) 血中および尿中カテコラミン

褐色細胞腫では，血中および尿中カテコラミンの増加が認められる。また，カテコラミンの代謝産物であるメタネフリン，ノルメタネフリン，バニリルマンデル酸の尿中排泄量の増加が認められる。

3) 画像診断

MRIではT1強調画像で低信号，T2強調画像で高信号を示すとされる。metaindo-benzylguanidine（^{131}I-MIBG）シンチグラフィは副腎外腫瘍や転移巣の診断に有用であるが，小さい腫瘍や機能が低い腫瘍では検出できない場合もある。^{131}I-MIBG陰性症例では，^{18}F-FDG-PETが有用とされている[1]。

4) 薬物負荷試験

グルカゴンやメトクロプラミドによる誘発試験，フェントラミン試験は特異性と安全性に問題があり推奨されていない[1]。クロニジン試験はノルアドレナリンが高値の場合に有用である。

b. 術前管理

1) α遮断薬の投与

ノルアドレナリンのもつα作用により血管が収縮しているため，術前に十分量の$α_1$遮断薬を投与し，血圧コントロールを行うとともに，循環血液量減少を補正する。

2) β遮断薬の投与

不整脈や頻脈が認められる場合には，β遮断薬を投与する。ただし，β遮断薬の単独投与は，α作用が増強されて血圧上昇を招くため，α遮断薬を投与したうえでβ遮断薬を使用する。

c. 術中管理

1）麻酔法の選択

吸入麻酔薬（セボフルラン，イソフルラン），静脈麻酔薬（プロポフォール，ケタミンなど），麻薬性鎮痛薬（フェンタニル，レミフェンタニルなど），硬膜外麻酔などを組み合わせた麻酔が報告されている。どの麻酔法を選択しても，腫瘍触知による循環変動を完全には抑制できないため，循環作動薬の併用が必要になる。

2）モニタリング

基本的モニタリングに加えて，観血的動脈圧測定・中心静脈圧測定が行われる。さらに，肺動脈カテーテル，経食道心エコー（transesophageal echocardiography：TEE），DDGアナライザ™（日本光電，東京）などを用いることにより，血圧低下が，心収縮力の低下によるものか循環血液量の低下によるものか判別しやすくなる。

3）腫瘍摘出前

腫瘍摘出前は，腫瘍触知によりカテコラミンが放出され著しく血圧が上昇することが多く，血管拡張薬やβ遮断薬などにより対処する。腫瘍摘出後は血圧が逆に低下するため，作用時間が長い薬物は避ける。血管拡張薬としては，フェントラミン，ニカルジピン，ジルチアゼム，プロスタグランジンE_1，ニトロプルシドなどが用いられる。また，血管拡張作用とカテコラミンの放出抑制作用をもつ硫酸マグネシウムが使用されることもある。放出されたカテコラミンによる頻脈や不整脈に対しては，短時間作用性β遮断薬であるランジオロールやエスモロールを使用する。

4）腫瘍摘出後

腫瘍の栄養血管の結紮を境に，カテコラミン分泌量が急激に低下するため，循環管理は逆転する。術者とコミュニケーションをとりながら，血管拡張薬などを中止して，ノルアドレナリン，ドパミン，ドブタミンなどの昇圧薬に切り替える。また，循環血液量の補正が不十分な場合や出血に対しては，輸液・輸血により対処する。

d. 術後管理

術後も引き続き，循環動態をモニターしながら必要に応じて昇圧薬の投与量を調節する。褐色細胞腫においては，α受容体を介してインスリンの分泌が抑制されているが，腫瘍の摘出によりカテコラミンが急減して，インスリンが反跳性に分泌されて低血糖になるとされている[10,11]。低血糖の発症時期は，手術直後から術後4時間後までに見られることが多く，腫瘍摘出後は定期的に血糖を測定する。低血糖に陥る症例の特徴としては，術前における尿中カテコラミンが高値であることと，術前に糖尿病か耐糖能異常を合併していることが指摘されている[10,12]。

e. 未診断・無症候型・覆面型

術前には褐色細胞腫が診断されておらず，術中異常な血圧変動を示し，術後になってから褐色細胞腫と診断されることがある．このような症例においては，術前からα遮断薬による循環血液量の回復がされていないため，術中の循環管理に難渋することが多い．これを避けるために，未治療の高血圧症例では二次性高血圧の鑑別を行い，もし褐色細胞腫が疑われる場合には手術を延期して精査をすべきとされている[2]．

肺動脈塞栓症

1 はじめに

肺動脈塞栓症は，血栓・ガス・脂肪などの塞栓子によって肺動脈が閉塞する疾患である．ここでは，最も頻度が高い肺血栓塞栓症（pulmonary thromboembolism：PTE）を中心に，塞栓子別にまとめてみた．

2 PTE

a. 発症機序

血栓塞栓子が肺血管を閉塞することにより発症して，死亡率は14％と高率である[13]．肺動脈塞栓症のほとんどは深部静脈血栓（deep vein thrombosis：DVT）に起因する．周術期においては，静脈血栓の3大誘発因子（血流の停滞，静脈内皮障害，血液凝固能の亢進）が高率に存在するので，特に対策が必要になる．

b. 理学的予防法

1）早期離床，積極的運動

早期離床や下肢を動かすことにより下腿のポンプ機能が働き，下肢の静脈うっ滞が減少する．

2）弾性ストッキング

弾性ストッキングにより下肢を圧迫することで，静脈のうっ滞を減少させる．

3）間歇的空気圧迫法

下肢にカフを巻いてポンプで間歇的に送気することにより，下肢の静脈還流を積極的に促進させる．

c. 薬物的予防法

1）低用量未分画ヘパリン

未分画ヘパリンを8時間もしくは12時間ごとに皮下注射する[14]。

2）用量調節未分画ヘパリン

活性化部分トロンボプラスチン時間（activated partial thromboplastin time：APTT）が正常上限になるように，未分画ヘパリンの皮下注射で調節する[14]。

3）用量調節ワルファリン

プロトロンビン時間の国際標準化比（prothrombin time-international normalized ratio：PT-INR）を測定しながらワルファリンの内服を調節する。

4）新しい抗凝固薬

最近，低分子ヘパリンであるエノキサパリンと，合成ヘパリンであるフォンダパリヌクスが，静脈血栓塞栓症予防に適応がある薬物として日本でも使用できるようになった。

d. 術前からすでにDVT

抗凝固療法が第一選択となる。手術前からDVTや静脈血栓塞栓症が認められ，出血のリスクのために抗凝固療法が十分に使用できない場合には，下大静脈フィルタの挿入を考慮する。

e. リスクの階層化と予防法

肺血栓塞栓症/深部静脈血栓症（静脈血栓塞栓症）予防ガイドライン[14,15]においては，リスクを4段階に分類して，予防法を提示している（表3，表4，表5）。

f. 麻酔法の選択

硬膜外鎮痛法は術後の早期離床を促すことができるが，抗凝固療法が行われる場合には，硬膜外血腫の危険が問題になる。そこで，抗凝固薬の作用時間を把握したうえで，適否，穿刺やカテーテル抜去のタイミングを決定する。万一，術後に麻痺が出現した場合には，MRIやCTをすみやかに行い，外科的手術の適応を考える。

g. 症状・モニター・診断

1）臨床症状

呼吸困難，胸痛，意識障害，チアノーゼ，頻呼吸，頻脈，血圧低下などの非特異的症状が，歩行開始時，排便時，排尿時などに認められる。

2）術中モニター

肺血流が著しく減少するため呼気終末二酸化炭素濃度（P_{ETCO_2}）の急激な低下を来し，

2. 血管疾患

表3 各領域の静脈血栓塞栓症のリスクの階層化

リスクレベル	一般外科	泌尿器科	婦人科	産科	整形外科	脳神経外科	重度外傷脊髄損傷
低リスク	60歳未満の非大手術 40歳未満の大手術	60歳未満の非大手術 40歳未満の大手術	30分以内の小手術	正常分娩	上肢の手術	開頭術以外の脳神経外科手術	
中リスク	60歳以上、あるいは危険因子のある非大手術 40歳以上、あるいは危険因子のある大手術	60歳以上、あるいは危険因子のある非大手術 40歳以上、あるいは危険因子のある大手術	良性疾患手術（開腹、経腟、腹腔鏡） 悪性疾患で良性疾患に準じる手術、ホルモン療法中の症例に対する手術	帝王切開（高リスク以外）	脊椎手術 骨盤・下肢手術（股関節全置換術、膝関節全置換術、股関節骨折手術を除く）	脳腫瘍以外の開頭術	
高リスク	40歳以上の癌の大手術	40歳以上の癌の大手術	骨盤内悪性腫瘍根治術 静脈血栓塞栓症の既往あるいは血栓性素因のある良性疾患手術	高齢肥満妊婦の帝王切開 静脈血栓塞栓症の既往あるいは血栓性素因のある経腟分娩	股関節全置換術 膝関節全置換術 股関節骨折手術	脳腫瘍の開頭術	重度外傷、運動麻痺を伴う完全または不完全脊髄損傷
最高リスク	静脈血栓塞栓症の既往あるいは血栓性素因のある大手術	静脈血栓塞栓症の既往あるいは血栓性素因のある大手術	静脈血栓塞栓症の既往あるいは血栓性素因のある大手術	静脈血栓塞栓症の既往あるいは血栓性素因のある帝王切開	"高"リスクの手術を受ける症例に、静脈血栓塞栓症の既往、血栓性素因が存在する場合	既往や血栓性素因のある脳腫瘍の開頭術	

総合的なリスクレベルは、予防の対象となる疾患や手術・処置や疾患のリスクに、付加的な危険因子を加味して決定される。例えば、強い付加的な危険因子をもつ場合にはリスクを上げる必要がある。弱い付加的な危険因子でも複数個重なればリスクレベルを上げることを考慮する。

[肺血栓塞栓症/深部静脈血栓症（静脈血栓塞栓症）予防ガイドライン作成委員会．肺血栓塞栓症/深部静脈血栓症（静脈血栓塞栓症）予防ガイドライン．東京：メディカルフロントインターナショナル；2004．p.19 より］一部改変して引用］

表4 静脈血栓塞栓症の付加的な危険因子の強度

危険因子の強度	危険因子
弱い	肥満 エストロゲン治療 下肢静脈瘤
中等度	高齢 長期臥床 うっ血性心不全 呼吸不全 悪性疾患 中心静脈カテーテル留置 癌化学療法 重症感染症
強い	静脈血栓塞栓症の既往 血栓性素因 下肢麻痺 下肢ギプス包帯固定

血栓性素因：先天性素因としてアンチトロンビン欠損症，プロテインC欠損症，プロテインS欠損症など，後天性素因として抗リン脂質抗体症候群など。
〔肺血栓塞栓症/深部静脈血栓症（静脈血栓塞栓症）予防ガイドライン作成委員会．肺血栓塞栓症/深部静脈血栓症（静脈血栓塞栓症）予防ガイドライン．東京：メディカルフロントインターナショナル；2004. p.8 より引用〕

P_{ETCO_2} と Pa_{CO_2} の解離が起こる。TEE 所見は，右室の拡大，左室の狭小化，心室中隔の左室側への圧排などで，右心系や肺動脈内に塞栓子を描出できる症例もある。TEE は循環動態を把握するうえでも有用である。

3）検査所見

胸部単純X線写真では，閉塞部位より末梢の肺野血管影の減少が認められる。PTEが疑われたら，下肢静脈エコーでDVTの検索を行う。肺換気血流シンチグラフィでは血流が欠損していることで診断できる。肺動脈造影では，肺動脈の断絶像や造影欠損像が認められる。

h. 発症した際の対処・治療

1）救命的処置

酸素投与や人工呼吸による呼吸管理と，カテコラミンなどによる循環補助を行う。循環虚脱を伴った急性肺動脈血栓塞栓症では経皮的心肺補助装置（percutaneous cardiopulmonary support：PCPS）を導入する。

2）抗凝固療法

禁忌でなければ，初期治療として未分画ヘパリンを5,000単位静注する。その後，未分画ヘパリンを1,400単位/hrで持続投与してAPTTが対照値の1.5～2.5倍になるよ

2. 血管疾患

表5 リスクレベルと静脈塞栓血栓症の発生率，および対応する予防法

リスクレベル	下腿DVT（％）	中枢性DVT（％）	症候性PE（％）	致死性PE（％）	推奨予防法
低リスク	2	0.4	0.2	0.002	早期離床および積極的な運動
中リスク	10〜20	2〜4	1〜2	0.1〜0.4	弾性ストッキングあるいは間歇的空気圧迫法
高リスク	20〜40	4〜8	2〜4	0.4〜1.0	間歇的空気圧迫法あるいは低用量未分画ヘパリン
最高リスク	40〜80	10〜20	4〜10	0.2〜5	低用量未分画ヘパリンと間歇的空気圧迫法の併用 あるいは 低用量未分画ヘパリンと弾性ストッキングの併用

（低用量未分画ヘパリンと間歇的空気圧迫法の併用）や（低用量未分画ヘパリンと弾性ストッキングの併用）の代わりに，用量調節未分画ヘパリンや用量調節ワルファリンを選択してもよい．
DVT：深部静脈血栓症，PE：肺血栓塞栓症
〔肺血栓塞栓症/深部静脈血栓症（静脈血栓塞栓症）予防ガイドライン作成委員会．肺血栓塞栓症/深部静脈血栓症（静脈血栓塞栓症）予防ガイドラインダイジェスト版．第2版．東京：メディカルフロントインターナショナル；2004. p.5 より一部改変して引用〕

うに調節する[16]。

3）血栓溶解療法

右心機能不全やショックが遷延する場合には，出血のリスクを評価しながらウロキナーゼなどによる血栓溶解療法が考慮される．

4）カテーテル治療

直接肺動脈からの血栓溶解薬の投与，カテーテルによる血栓の吸引除去や血栓破砕術などが試みられている．

5）外科的血栓摘除術

循環虚脱を伴う肺動脈の閉塞が広範囲な症例や，内科的治療に反応しない症例では，人工心肺下での外科的肺動脈血栓摘除術が考慮される．

3 ガス塞栓

a. 空気塞栓

坐位での脳外科手術などにおいて，術野が心臓よりも高くなると，術野の静脈系が陰圧になるため空気が入り，空気塞栓による肺塞栓が発症する．卵円孔開存例では，空気が動脈系に回り脳や冠動脈などに塞栓を引き起こす可能性もある（奇異性塞栓）．

血圧と肺酸素化の急激な低下が認められる．肺血流が減少するためP_{ETCO_2}の急激な低下を来し，P_{ETCO_2}とPa_{CO_2}の解離が起こる．胸部の聴診では，心音のバブリング音が聞かれる．TEEの挿入が可能であれば，心腔内気泡の確認には鋭敏である．

対処法は，術野に生理食塩液を頻繁にかける，生理食塩液で浸したガーゼで覆う，術野を下げる，胸腔内圧を上げるための呼気終末陽圧（PEEP），亜酸化窒素の中止，吸入酸素濃度を上げるなどの処置を行う．肺動脈カテーテルを挿入してあれば肺動脈内の空気を吸引できる場合もある．

b. 気腹ガスによる塞栓

腹腔鏡下手術において，送気された二酸化炭素が誤って静脈内に吹き込まれることにより発症する．血圧低下，低酸素血症，P_{ETCO_2}は急激に低下して，P_{ETCO_2}とPa_{CO_2}の解離が認められる．

対策としては，ただちに送気を中止，純酸素による過換気，肺毛細管からガスが排除されるまで循環系症状に対する対症療法などを行う．

4 脂肪塞栓

a. 発症機序

骨盤骨折や長管骨などの骨折，熱傷，皮下脂肪組織の広範な挫滅，脂肪吸引などにおいて，骨髄や皮下脂肪組織が静脈内に遊離して，肺血管などを閉塞して発症する．原因は，骨髄などの脂肪が損傷した血管から入り込むと考えられていたが，外傷により起こる脂質代謝の変化が直接的な原因ではないかとも考えられている．

b. 症状・診断

脂肪が肺血管を閉塞することにより，呼吸困難，低酸素症，肺水腫などの症状を起こす．また，脂肪は肺毛細血管などを通過して体循環系に入り，脳血管や腎血管などの全身臓器にも塞栓する．これにより，脳神経症状，皮膚や粘膜の点状出血斑，頻脈，発熱などのさまざまな症状が認められる[17]．

胸部単純X線写真では，両肺に吹雪状陰影が認められる．脳内に脂肪塞栓が生じた場合には，CTでは浮腫と出血性梗塞，MRIでは点状出血に一致してT2強調で白質に散在する高信号域が認められる．その他の検査では，ヘモグロビン値低下，尿中脂肪滴，血小板減少，血中遊離脂肪滴などの所見が認められる．

c. 術中管理

手術に関連しては，大腿骨手術や人工関節術などで多く発生する．術中のモニターとしてはP_{ETCO_2}が有効で，診断と循環動態の把握にはTEEが有用である．発症時は対症療法が主体となり，酸素投与または人工呼吸による呼吸管理，カテコラミンなどによる循環補助，循環虚脱に陥った症例ではPCPSによる補助循環を検討する．薬物療法

2. 血管疾患

としては，副腎皮質ステロイド，アプロチニン，エフオーワイ®（小野薬品工業，大阪），アルブミン，プロスタグランジン E_1 などが有効とされている[17]。

5 羊水塞栓症

a. 発症機序

分娩中または分娩直後に発症する母体死亡率60〜80％の予後不良の疾患で，帝王切開においても発症する[18]。羊水塞栓症は，羊水成分が母体血管内に流入することによって引き起こされるが，単に羊水成分が機械的に閉塞するだけではなく，ケミカルメディエータが肺血管の攣縮，血小板・白血球・補体の活性化，血管内皮障害，血管内凝固などを起こすことにより発症するとされる[19)20)]。

b. 症状・診断

症状は，突然の呼吸困難やチアノーゼなどから始まり，肺水腫・痙攣・昏睡・ショック・心停止に至る。急性期に救命できた場合でも，短時間で左心不全から播種性血管内凝固（disseminated intravascular coagulation：DIC）に進展して，多臓器不全症候群に至る。確定診断は，剖検により肺組織に羊水や胎児成分を証明することである。

c. 治療

治療は酸素投与や人工呼吸による呼吸管理，カテコラミンなどによる循環補助を行い，発症が疑われたらヘパリン投与を行う。また，副腎皮質ステロイド投与，DICに対する治療，高サイトカイン血症に対するウリナスタチン投与なども併用する[19]。

d. 術中管理[20]

子宮口全開大前の発症で，DICに進展する前であれば帝王切開が選択される。凝固障害による出血に備えて赤血球濃厚液・新鮮凍結血漿・血小板濃厚液の確保を行う。呼吸不全や凝固障害を認めることが多いため，麻酔は全身麻酔で行う。児娩出後は，子宮収縮薬の投与とともに，DIC治療やウリナスタチンの投与を行い，輸血やカテコラミン投与により循環動態の維持を図る。

6 腫瘍塞栓

腫瘍そのものが肺塞栓症の原因となるものとして，下大静脈に浸潤した腎癌や右心系の粘液腫が挙げられる。また，腎癌によって下大静脈が閉塞すると静脈還流が悪くなり静脈血栓症も来しやすくなる。術中の腫瘍塞栓の評価にTEEが有用となる。

大動脈疾患

1 はじめに

大動脈疾患の外科手術における周術期管理は次章に譲り，本項においては大動脈疾患を合併した症例の一般手術（非心臓・非血管手術）における周術期管理について述べる。

2 腹部大動脈瘤

a. 動脈瘤のサイズ

腹部大動脈瘤合併症例の一般手術における周術期管理では，大動脈瘤の破裂を回避することがまず重要である。破裂の危険が高い場合には，大動脈瘤の手術が優先される場合もある。大動脈瘤の破裂に及ぼす因子の中では，瘤径が最も重要視される。

非心臓手術における合併心疾患の評価と管理に関するガイドライン[21]において，"最も多い紡錘形の動脈瘤では，5 cm 以下の動脈瘤を合併した場合は，急速に拡張してきた瘤でないかぎりは非心臓血管疾患の治療を優先させる"としている。一方，"6 cm 以上の場合は大動脈瘤の手術を優先させるか同時手術とする""囊状瘤，症候性動脈瘤，感染性動脈瘤の場合は破裂の危険が高いことを十分に考慮する"と提示している。また，"5 ～ 6 cm の瘤の場合には非心臓血管疾患により手術の順序の検討を要する"となっている。ただし，救急手術においては個々の症例において判断することになり，消化器手術との同時手術では人工血管感染の危険を考慮する。

b. 血液凝固異常

大動脈瘤をもつ症例では，大動脈瘤により血液凝固因子が消費され，種々の凝固線溶系の異常を伴うことがある。非血管手術後の DIC 症候群も報告[22]されており，周術期の凝固系検査結果に留意する。

c. 術中管理

急激な血圧上昇は大動脈破裂につながる可能性があり，適切な循環コントロールが必要になってくる。硬膜外麻酔・脊髄くも膜下麻酔は，術中・術後の鎮痛において有利であるが，凝固障害や抗凝固療法中の症例では適応が制限される。全身麻酔は，安定した循環管理を行いやすいが，気管挿管や抜管時の血圧上昇に注意する必要がある。

d. 術後管理

術後鎮痛対策は，循環動態を安定させるために重要である。また，動脈瘤の壁在血栓による末梢塞栓を起こす危険があり，周術期にわたって両下肢の脈の触知を定期的に行

3 胸部大動脈瘤

a. 手術適応

胸部大動脈瘤合併症例の一般手術においても，腹部大動脈瘤と同様に，手術の優先度の問題が出てくる．ただし，胸部大動脈手術は，手術侵襲が大きく，体外循環の使用で凝固能も低下するため，同時手術は避けることが多い．

b. 術前評価

動脈瘤の状態，特に冠動脈，弓部の分枝，腎動脈の血流を把握しておく．また，瘤の圧迫による気道閉塞が報告されているので，CTなどで気管との関係も確認しておく．

c. 術中管理

瘤の破裂を回避するために，急激な血圧上昇を予防しながらの厳しい循環コントロールが必要になる．ただし，高血圧，冠動脈疾患，脳血管障害を合併している症例では，血圧の低下にも注意する．

d. 術後管理

術後鎮痛対策は，抜管時および術後の厳密な血圧コントロールを行ううえで重要である．

4 大動脈炎症候群（高安病）

大動脈炎症候群とは，大動脈とその主要分枝の原因不明の血管炎が多発して，それに伴う動脈の狭窄や閉塞により，さまざまな臨床病態を示す炎症性疾患である．

a. 術前評価

症例によって狭窄部位が異なり，大動脈閉鎖不全，冠動脈障害，脳虚血症状，上肢脈拍消失，高血圧症などの多様な症状が出現する（表6）．狭窄の部位と程度を把握して，重要臓器血流を維持できるような周術期計画を立てる必要がある．

ステロイド療法や抗凝固療法などが行われているので，ステロイドカバーや硬膜外麻酔・脊髄くも膜下麻酔の是非を検討する．四肢の血圧測定や動脈造影の所見から，血圧の測定方法を決める．非観血的血圧測定や末梢動脈での観血的動脈圧測定が不可能な症例や，近位動脈圧を反映しない症例では，大腿動脈からカニュレーションを行い直接近位部の動脈圧を測定することも考慮する[23]．

表6 大動脈炎症候群の臨床所見と周術期管理のポイント

障害部位	臨床所見・合併症	周術期管理のポイント
上行大動脈	大動脈閉鎖不全	TEEによるモニタリング
冠動脈	虚血性心疾患	TEEによるモニタリング 冠血管拡張薬
頸動脈	脳虚血症状（失神，めまい） 眼症状（視力低下） 頸部血管雑音	脳血流維持，頸部伸展や頭位に注意 脳循環モニタリング（意識状態，TCD，INVOS™）
鎖骨下動脈	血圧左右差 脈拍欠損 上肢易疲労感	血圧測定困難 大腿動脈からのカニュレーション
腎動脈	腎血管性高血圧 腎機能低下 腹部血管雑音	腎血流維持，尿量維持
下行・腹部大動脈	四肢血圧較差，腹部血管雑音 間歇性跛行，高血圧性脳症 脳出血，心不全	厳密な血圧コントロール
肺動脈	肺高血圧症 右心不全	肺動脈カテーテル・TEEによるモニタリング

b. 術中管理

術中は，厳密な循環管理が要求される。血圧の安全域が狭く，低血圧による重要臓器の還流障害，高血圧による脳出血を来す可能性がある。症例に応じて，中心静脈圧測定，肺動脈圧測定・TEEによる循環系モニタリングを考慮する。

正常者では50%の血圧低下でも脳血流は保たれるのに，本症症例では25%の血圧低下で脳血流の低下があるとされ[23)24)]，周術期の脳循環維持が重要になる。硬膜外麻酔や脊髄くも膜下麻酔は，意識状態から脳循環をモニタリングできる[25)]が，循環変動が大きくなる可能性があり，抗凝固療法による制限もある。経頭蓋的ドプラー（TCD）によるモニタリングが報告されているが，拍動は見られず定常流になるため[26)]，測定にはテクニックが必要とされる。頭蓋内酸素飽和度をモニタリングできる無侵襲混合血酸素飽和度監視装置（INVOS™, Edwards Lifesciences, Irvine, USA）はテクニックを必要とせず，本症の脳循環モニターとして期待される。頸動脈病変を有する症例では，頸部伸展や頭部の位置により脳虚血を起こす危険があり，あらかじめ意識下で頸部伸展の許容範囲や枕の高さなどを決めておく[25)]。

腎血流量は血圧依存性で，いわゆる正常血圧でも無尿に陥る危険がある[27)]。利尿薬投与のみではなく，患者自身にとっての平常血圧を意識した循環管理が，尿量の確保に必要である。

表7 マルファン症候群の臨床所見と周術期管理のポイント

障害部位	臨床所見・合併症	周術期管理のポイント
心血管系	解離性大動脈瘤，大動脈閉鎖不全，大動脈弁輪拡張，僧帽弁逸脱，心タンポナーデ，心内膜炎	厳密な循環コントロール
肺	肺尖部嚢胞，自然気胸	気道内圧上昇に注意
筋骨格系	胸郭異常（鳩胸，漏斗胸），側彎，関節過伸展，関節脱臼，ヘルニア，くも指，高身長	呼吸機能低下に注意 注意深い体位変換 慎重な気管挿管
眼	水晶体亜脱臼，強度近視，白内障，網膜剥離，緑内障	網膜剥離発症に注意

（小口健史．Marfan症候群．高崎眞弓，弓削孟文，稲田英一ほか編著．麻酔科診療プラクティス．1．まれな疾患の麻酔．東京：文光堂；2001. p.47 より一部改変して引用）

c. 術後管理

抜管操作や術後疼痛による循環変動に注意する．血圧の動揺を減らすためには，十分な除痛や不安の除去が重要である．術直後の血圧コントロール目標は，術前の平常血圧を基準として，術中と同様に重要臓器の血流を意識した管理を行う必要がある．

5 マルファン症候群

大動脈疾患を合併する特殊疾患としてマルファン症候群がある．本症は約1万人に1人の頻度の常染色体優性遺伝の先天性結合組織疾患だが，家族歴のない場合もある．本症の患者が受ける手術としては，心血管病変に対する再建術のほかに，側彎などの骨格系異常に対する修復術，眼科手術，気胸手術，帝王切開などの非心臓手術がある．本症候群は，心血管系，呼吸器系，筋骨格系などに多彩な所見を呈するため，それぞれに応じた周術期管理が必要になる（表7）[28]．

a. 心血管系

大動脈破裂は致命的になりうるため，急激な血圧上昇を予防しながらの厳密な循環コントロールが必要になる．解離が冠動脈起始部に及び冠不全を来している症例では，血圧の低下にも注意が必要である．

b. 呼吸器系

胸郭の変形を認める場合には，呼吸機能低下の原因になる．術前に胸部CT撮影などで肺尖部嚢胞の有無を確認する．術中気胸の危険があるため，亜酸化窒素の使用は控え，自発呼吸あるいは気道内圧の上昇に十分注意した陽圧呼吸を行う．

c. 筋骨格系

関節脱臼や側彎が認められるため，体位変換は注意深く行う。また，気管挿管時には顎関節脱臼や頸椎損傷にも注意を払う。

d. 眼症状

眼軸長が長い症例では，網膜剝離を合併する可能性があるため，必要に応じて眼科に対診を依頼する。

e. 麻酔法の選択

全身麻酔では，循環コントロールは容易になるが，気胸に対しては不利になる。脊髄くも膜下麻酔では，呼吸器系への影響は少ないが，血圧が急激に低下するため冠不全を来している症例では不利になる。硬膜外麻酔は，循環変動が脊髄くも膜下麻酔よりも緩徐であり，術後鎮痛にも使用できるが，脊椎に高度な変形を認める症例では穿刺困難が予想される。以上を踏まえ，各症例の合併症や術式に応じて決定する。

抗凝固療法中の症例

1 はじめに

脳梗塞，冠動脈疾患，肺血栓症予防などのために抗凝固薬が使用されることが多くなった。本項では，主な抗凝固療法の特徴と周術期における注意点をまとめてみた。表8は，抗凝固薬・抗血小板薬について，主に添付文書とインタビューフォームを参考にして作成したものである。

2 抗凝固薬

a. ワルファリン（ワーファリン®）

1）作用機序

肝臓におけるビタミンK依存性血液凝固因子（Ⅱ，Ⅶ，Ⅸ，Ⅹ）の生合成を抑制して，抗凝固効果を発揮する。

2）作用時間

服用から効果発現に時間を要するため，急ぐ場合にはヘパリンを使用する。半減期は60〜133時間とされている。

2. 血管疾患

表8 抗凝固薬・抗血小板薬の特徴

分類	薬物名（商品名）	作用機序	半減期など	作用時間・モニタリング	拮抗方法/注意点
ビタミンK拮抗薬	ワルファリンカリウム（ワーファリン）	ビタミンK依存性血液凝固因子の生合成を抑制	半減期は60～133時間（単回経口投与時）	効果発現に時間を要する	ビタミンK製剤・新鮮凍結血漿で拮抗
未分画ヘパリン	ヘパリンナトリウム（ノボ・ヘパリン）	ATⅢのXa・Ⅱaなどに対する阻害作用を促進	半減期は50～150分	APTT・ACTでモニタリング	硫酸プロタミンで拮抗
	ヘパリンカルシウム（カプロシン皮下注用）		12時間後にも認められ，24時間後に前値		硫酸プロタミンで拮抗/皮下注用高濃度製剤
低分子ヘパリン	エノキサパリン（クレキサン）	ATⅢを介して抗凝固作用を発現・Xa阻害作用の選択性が高い	半減期は3.9～4.7時間（単回皮下投与時）	通常の凝固能検査ではモニタリング指標とはならない	高用量の硫酸プロタミンでも最大60％の中和/腎排泄
合成ヘパリン	フォンダパリヌクス（アリクストラ）	ATⅢを介して抗凝固作用を発現・Xa阻害作用の選択性が非常に高い	半減期は14～17時間（皮下投与時）	APTT，PT-INRはモニタリング指標とならない	中和薬がない/主として腎臓排泄
ヘパリノイド	ダナパロイド（オルガラン）	ATⅢによるXaの阻害作用を増強	半減期は17～28時間	APTT，PT-INRはモニタリング指標とならない	
トロンビン拮抗薬	アルガトロバン（スロンノンHI）	トロンビンの活性部位に結合し活性を阻害	半減期は15～30分	APTT，PT-INRを濃度依存性に延長	持続点滴静注で投与
抗血小板薬	チクロピジン塩酸塩（パナルジン）	血小板表面のADP受容体P2Y$_{12}$を阻害	半減期は1.6時間（単回経口投与時）	作用消失には8～10日間(血小板の寿命)	抗血小板作用は不可逆的
	硫酸クロピドグレル（プラビックス）	血小板表面のADP受容体P2Y$_{12}$を阻害	半減期は7時間（単回経口投与時）		抗血小板作用は不可逆的
	塩酸サルポグレラート（アンプラーグ）	5-HT$_2$受容体拮抗作用により血小板凝集と血管収縮を抑制	半減期は0.75時間（活性代謝物は2.65時間，単回経口投与時）	投与12時間後では凝集能は回復傾向を示す	
	アスピリン（バイアスピリン）	COX-1を不可逆的に阻害することによりTXA$_2$合成を阻害		血小板寿命に相当する期間(8～10日間)持続	抗血小板作用は不可逆的

（次頁へ続く）

表8 （続き）

分類	薬物名（商品名）	作用機序	半減期など	作用時間・モニタリング	拮抗方法/注意点
抗血小板薬	イコサペント酸エチル（エパデール）	トロンボキサン A_2 産生を抑制		血小板凝集抑制作用は4～8週間の経口投与により有意に認められる	
	オザグレルナトリウム（カタクロット）	トロンボキサン合成酵素を選択的に阻害	半減期は40～47分		静脈内へ持続投与
	ベラプロストナトリウム（ドルナー，プロサイリン）	PGI_2 受容体を介して抗血小板と血管拡張作用	半減期は67分（単回経口投与時）		
	リマプロストアルファデクス（オパルモン，プロレナール）	PGE_1 誘導体で，血管拡張，血流増加，血小板凝集抑制作用	半減期は27分（単回経口投与時）		
	シロスタゾール（プレタール）	ホスホジエステラーゼⅢ活性を阻害して抗血小板と血管拡張作用	半減期はα相2.2時間，β相18時間（単回経口投与時）		
	ジピリダモール（ペルサンチン）	血管壁PGI_2放出促進，血小板TXA_2合成抑制，血小板ホスホジエステラーゼ活性阻害	半減期は1.7時間（単回経口投与時）		
血液粘度低下薬	バトロキソビン（デフィブラーゼ）	脆いフィブリンを作らせ，フィブリノゲン量を低下	半減期は5.9～6.4時間（単回静脈内投与時）	フィブリノゲン濃度は投与24時間後に最低，48時間後に若干上昇	静脈内へ投与

（主に各薬物の添付文書・インタビューフォームを参考にして作成）

3) モニタリング

PT-INR やトロンボテストによりモニタリングする。

4) 拮抗薬

ビタミンK製剤により効果を減少させることが可能である。急いで拮抗する場合には，新鮮凍結血漿（FFP）による凝固因子補充を考慮する。

5）副作用

催奇形性が指摘されている。

b. 未分画ヘパリン

1）作用機序

　未分画ヘパリンは，糖残基数10数～約100個，分子量5,000～30,000の不均一（未分画）なムコ多糖類の混合物である。これに対し，後述する低分子ヘパリンは，糖残基数が15前後，平均分子量が約4,500になるように，未分画ヘパリンを解重合した製剤である[29]。

　ヘパリンがアンチトロンビンⅢ（ATⅢ）と結合すると，ATⅢのXa・Ⅱaに対する阻害作用を促進して血液凝固阻止作用を示す。ヘパリンがⅡaを阻害するためには，ヘパリンの糖残基数が18以上必要である。一方，ヘパリンがXaを阻害するためには，ヘパリン分子の糖残基は最低5個あればよい。低分子ヘパリンでは，含まれる分子は残基数が15前後なのでXaを阻害できるが，Ⅱaとは結合できない短い糖鎖の割合が高いため，Ⅱaに対する阻害作用は弱い[29,30]。

2）作用時間

　投与量が多くなると半減期が延長する。100～300単位/kgのヘパリン静注の半減期は50～150分とされる。

3）モニタリング

　APTTを用いる。大量のヘパリンを使用する際はAPTTでは測定域を超えるため，活性凝固時間（ACT）を用いる。

4）無効症例

　ATⅢの欠損，ヘパリン結合タンパク質の存在，ヘパリン半減期の短縮などが挙げられる[29]。

5）拮抗薬

　硫酸プロタミンにより作用を拮抗できる。

6）副作用

　ヘパリンの合併症として，ヘパリン起因性血小板減少症（heparin-induced thrombocytopenia：HIT）がある。HITにはⅠ型とⅡ型があり，Ⅰ型は一過性の血小板減少が起こるもので，中止することなく血小板は自然に回復する。一方，Ⅱ型のHITでは，ヘパリン投与により誘導されたHIT抗体が，免疫複合体を形成して血小板が活性化するため，ヘパリンを投与する間は血小板が減少し続ける。Ⅱ型においては，重篤な動静脈血栓を合併して，DVT，肺塞栓症，脳梗塞，四肢虚血，心筋梗塞の原因となるため，ヘパリンを中止する必要がある[31]。

7）皮下注用ヘパリンカルシウム（カプロシン® 皮下注用）
　高濃度の皮下注用ヘパリンカルシウム（2 万単位/0.8 ml）を皮下注射した場合，血漿中ヘパリン濃度は 12 時間後にも認められ，24 時間後に前値に戻るとされている。

c. 低分子ヘパリン

1）作用機序・作用時間
　低分子ヘパリンは，前述のように Xa 阻害作用の選択性が高い。また，低分子ヘパリンは未分画ヘパリンよりも半減期が長い。

2）モニタリング
　通常の凝固能検査は指標とはならない。

3）拮抗薬
　硫酸プロタミンにより効果を抑制できるが，完全に中和できるわけではない。

4）副作用（未分画ヘパリンと比較して）
　出血のリスクは少ないとされる。また，HIT を誘導しにくいが，HIT の既往歴のある症例では交差免疫の可能性があるため禁忌である。

5）エノキサパリン（クレキサン®）
　周術期の静脈血栓塞栓症の発症抑制に効能をもつ低分子ヘパリンである。半減期は 3.2 〜 4.7 時間で，腎排泄である。

d. フォンダパリヌクス（アリクストラ®，合成ヘパリン）

1）作用機序・作用時間
　作用機序は低分子ヘパリンと同様であるが，Xa に対する選択性が非常に高い。周術期の静脈血栓塞栓症の発症抑制に効能をもつ。皮下投与時の半減期が約 17 時間で，腎臓で排泄される。

2）モニタリング
　通常の凝固能検査は指標とならない。

3）拮抗薬
　中和薬がないことが欠点である。

4）副作用
　出血のリスクが少なく，HIT の頻度が少ないとされる。

e. アルガトロバン（スロンノンHI®，トロンビン拮抗薬）

トロンビンによる"フィブリン生成""血小板凝集""血管収縮"の3つの作用を強く阻害する。半減期は短く，持続点滴静注で投与する。HIT II型における血栓症の発症抑制にも適応がある。

3 抗血小板薬

a. チクロピジン塩酸塩（パナルジン®）

血小板表面にあるADP受容体P2Y$_{12}$を特異的に阻害することにより，不可逆的に血小板凝集を抑制する。作用が消失するには8～10日間（血小板の寿命）かかる。

b. 硫酸クロピドグレル（プラビックス®）

チクロピジンと同じく，ADP受容体P2Y$_{12}$を特異的に阻害し，作用は不可逆的である。

c. アスピリン（バイアスピリン®）

低用量アスピリンは，シクロオキシゲナーゼ1（COX-1）を不可逆的に阻害することにより，血小板凝集抑制作用を示す。その効果は，血小板寿命に相当する期間（8～10日間）持続する。

d. シロスタゾール（プレタール®）

PDE III活性を選択的に阻害することにより，抗血小板作用と血管拡張作用を示す。半減期はα相2.2時間，β相18時間とされる。

4 周術期管理

a. 術野からの出血の対応

"循環器疾患における抗凝固・抗血小板療法に関するガイドライン"[30]において，手術時の対応を以下のように提唱している。

①体表の小手術で，術後出血が起こった場合の対処が容易な場合は，ワルファリンや抗血小板薬内服継続下での施行が望ましい。

②大手術の場合は，手術の3～5日前までにワルファリンを中止し，半減期の短いヘパリンに変更して術前の抗凝固療法を行う。APTTが正常対照値の1.5～2.5倍に延長するようにヘパリン投与量を調整する。

③手術の4～6時間前からヘパリンを中止するか，手術直前に硫酸プロタミンでヘパリンの効果を中和する。いずれの場合も手術直前にAPTTを確認して手術に臨む。術後は可及的すみやかにヘパリンを再開する。病態が安定したらワルファリン療法を再

開し，INRが治療域に入ったらヘパリンを中止する。

④大手術の場合，アスピリンは手術の7日前に，チクロピジンは手術の10〜14日前に中止する。シロスタゾールは3日前に中止する。その間の血栓症や塞栓症のリスクが高い症例では，脱水の回避，輸液，ヘパリンの投与などを考慮する。

b. 硬膜外麻酔，脊髄くも膜下麻酔

1) 穿刺と抜去のタイミング

肺血栓塞栓症/深部静脈血栓症（静脈血栓塞栓症）予防ガイドライン[14]では，低用量未分画ヘパリンについて以下のように提言している。刺入操作は，未分画ヘパリン投与から4時間以上あける。未分画ヘパリン投与は，刺入操作から1時間はあける。カテーテル抜去は未分画ヘパリン投与の1時間前，または最終投与から2〜4時間後に行う。高濃度未分画ヘパリン皮下注（ヘパリンカルシウム）では，刺入操作・カテーテル抜去ともに，最終投与から10時間はあけるとしている。

低分子ヘパリンであるクレキサン®の添付文書では，初回投与開始2時間前までに脊髄・硬膜外カテーテルを抜去しておくことが望ましいとされる。やむをえず併用する場合には，クレキサン®投与後10〜12時間経過した後にカテーテルを抜去して，その後の投与は抜去後2時間以上経過した後に行うこととされている。

合成ヘパリンであるアリクストラ®は，半減期が約17時間と長いため十分な配慮が必要である。添付文書では，フォンダパリヌクスの初回投与は，硬膜外カテーテル抜去あるいは腰椎穿刺から少なくとも2時間を経過してから行うこととされている。

抗血小板薬のうち，不可逆的な薬物（アスピリン，塩酸チクロピジン，硫酸クロピドグレル）の効果は，血小板寿命に相当する期間（8〜10日間）持続するため，休薬期間が長く必要である。肺血栓塞栓症/深部静脈血栓症（静脈血栓塞栓症）予防ガイドライン[14]での中止期間は，アスピリン7〜10日，塩酸チクロピジン14日としている。

2) 脊髄硬膜外血腫

硬膜外血腫の症状は，強い背部痛，下肢筋力低下，膀胱直腸障害である。早期発見には，麻酔覚醒時に下肢の運動神経ブロックがないような硬膜外麻酔の使い方が有用と思われる。血腫が疑われる場合は，CT，MRI検査を緊急で行い，診断が確定すれば早期の外科的治療を検討する。

c. その他の注意点

気管挿管時の歯牙損傷や咽頭喉頭部の損傷に気をつける。また，経鼻挿管が必要な場合には，事前に耳鼻科受診をしておくなど，鼻出血の予防に配慮する。

■参考文献
1) 日本高血圧学会高血圧治療ガイドライン作成委員会．高血圧治療ガイドライン2009年版．東京：日本高血圧学会；2009．
2) Fleisher LA, Beckman JA, Brown KA, et al. ACC/AHA 2007 guidelines on perioperative

cardiovascular evaluation and care for noncardiac surgery : a report of the American College of Cardiology/American Heart Association task force on practice guidelines (Writing committee to revise the 2002 guidelines on perioperative cardiovascular evaluation for noncardiac surgery). J Am Coll Cardiol 2007 ; 50 : e159-242.

3) 小口健史．特集　高血圧患者の周術期管理2002.5．高血圧ガイドラインは周術期ガイドラインとなりうるか．臨床麻酔 2002 ; 26 : 913-9.

4) 安達晋至，田代尊久，田代智子ほか．球後麻酔下手術中にくも膜下出血を起こした症例．麻酔 1998 ; 47 : 82-4.

5) Strandgaard S. Autoregulation of cerebral blood flow in hypertensive patients. The modifying influence of prolonged antihypertensive treatment on the tolerance to acute, drug-induced hypotension. Circulation 1976 ; 53 : 720-7.

6) Skarvan K. Perioperative hypertension : new strategies for management. Curr Opin Anesthesiol 1998 ; 11 : 29-35.

7) 土田英昭．症例検討　よくある症例の麻酔．降圧薬を服用し忘れたのですがという症例：周術期の血圧と心拍数の安定化は短時間作用性 $\beta1$ 遮断薬で．LiSA 2008 ; 15 : 64-6.

8) 鈴木昭広，小川秀道．脳外科の麻酔管理においてラリンゲルマスクを用いた新しい抜管法の試み．麻酔 1997 ; 46 : 994-6.

9) Gal TJ, Cooperman LH. Hypertension in the immediate postoperative period. Br J Anaesth 1975 ; 47 : 70.

10) Akiba M, Kodama T, Ito Y, et al. Hypoglycemia induced by excessive rebound secretion of insulin after removal of pheochromocytoma. World J Surg 1990 ; 14 : 317-24.

11) Kinney MAO, Narr BJ, Warner MA. Perioperative management of pheochromocytoma. J Cardiothorac Vasc Anesth 2002 ; 16 : 359-69.

12) 矢鳴智明，杉　恭之，比嘉和夫ほか．褐色脂肪腫の摘出後に著明な低血糖を生じた1症例．麻酔 2007 ; 56 : 1419-21.

13) Nakamura M, Fujioka H, Yamada N, et al. Clinical characteristics of acute pulmonary thromboembolism in Japan : results of a multicenter registry in the Japan Society of Pulmonary Embolism Research. Clin Cardiol 2001 ; 24 : 132-8.

14) 肺血栓塞栓症/深部静脈血栓症（静脈血栓塞栓症）予防ガイドライン作成委員会．肺血栓塞栓症/深部静脈血栓症（静脈血栓塞栓症）予防ガイドライン．東京：メディカルフロントインターナショナル；2004.

15) 肺血栓塞栓症/深部静脈血栓症（静脈血栓塞栓症）予防ガイドライン作成委員会．肺血栓塞栓症/深部静脈血栓症（静脈血栓塞栓症）予防ガイドラインダイジェスト版．第2版．東京：メディカルフロントインターナショナル；2004.

16) 循環器病の診断と治療に関するガイドライン（2002-2003年度合同研究班報告）：肺血栓塞栓症および深部静脈塞栓症の診断・治療・予防に関するガイドライン．Circ J 2004 ; 68 Suppl IV : 1079-134.

17) 鶴田登代志．脂肪塞栓症候群．臨床麻酔 1986 ; 10 : 1357-63.

18) Clark SL, Hankins GD, Dudley DA, et al. Amniotic fluid embolism : analysis of the national registry. Am J Obstet Gynecol 1995 ; 172 : 1158-69.

19) 木村　聡，杉村　基，金山尚裕．母体救急―対応の実際 5.羊水塞栓症への対応．臨床婦人科産科 1997 ; 61 : 730-3.

20) 大島正行．症例検討　産科ショック患者の麻酔．羊水塞栓：凝固障害を考慮して十分な輸液・輸血準備を．LiSA 2004 ; 11 : 1148-52.

21) 循環器病の診断と治療に関するガイドライン 2001-2002年度合同研究班．非心臓手術における合併心疾患の評価と管理に関するガイドライン．Circ J 2003 ; 67 Suppl IV : 1175-237.

22) 辻真理子, 柏木宏元, 矢口裕一ほか. 術後播種性血管内凝固症候群をきたした大動脈瘤合併患者の症例. 臨床麻酔 1996；20：987-90.
23) 呉原弘吉, 古家　仁. 自己免疫疾患と麻酔. 大動脈炎症候群（高安病）と麻酔. 臨床麻酔 1999；23：991-6.
24) Bernsmeier A, Held K. The aortic arch syndrome. In：Vinken PJ, editor. Handbook of clinical neurology. Vol 12. Amsterdam：North-Holland Publishing；1972. p.398.
25) 盛　直久, 笹尾　満. 大動脈炎症候群を有する患者の麻酔管理上の問題点. 臨床麻酔 1980；4：57-9.
26) 山田真理, 山口昌彦, 古家　仁ほか. 大動脈炎症候群に対する頸動脈再建手術時の脳循環モニター. 麻酔 1991；40：1546-50.
27) 野口隆之, 瀬戸口薫, 吉武重徳ほか. 緊急開頭術中，急性腎不全に陥った大動脈炎症候群の1例. 臨床麻酔 1992；16：507-8.
28) 小口健史. Marfan症候群. 高崎眞弓, 弓削孟文, 稲田英一ほか編著. 麻酔科診療プラクティス. 1. まれな疾患の麻酔. 東京：文光堂；2001. p.47.
29) 中木敏夫. 徹底分析シリーズ　ヘパリンの臨床. ヘパリンの薬理学. LiSA 2006；13：708-13.
30) 循環器病の診断と治療に関するガイドライン2002-2003年度合同研究班. 循環器疾患における抗凝固・抗血小板療法に関するガイドライン. Circ J 2004；68 Suppl IV：1153-219.
31) 今中秀光, 宮田茂樹. 徹底分析シリーズ　ヘパリンの臨床. ヘパリン起因性血小板減少症（HIT）の診断と対処法. LiSA 2006；13：724-9.

（小口　健史）

XIII

心臓・大血管手術における循環管理

はじめに

　心臓・大血管麻酔における循環管理の特殊性として，人工心肺装置や低体温法などの非生理的環境，それらにより惹起される止血凝固異常や全身性炎症反応，そして心筋保護法やプレコンディショニング現象などが挙げられる。これらが生体に与える影響を十分に理解したうえで，必要に応じ侵襲的なモニタリングも活用して情報を集め，個々の症例の有する病態とそれぞれの術式に適合する循環管理を行う。

人工心肺への対応

1 基礎知識

　心臓・大血管麻酔は一般的な麻酔管理と異なり，特殊な配慮を必要とする（表1）。なかでも，人工心肺装置の担う役割は大きい。心臓手術や大血管手術では，人為的な心停止状態を作り，心臓が担っている循環機能および肺におけるガス交換機能を一時的に停止させ，無血の良好な術野を確保して手術が行われる。心停止の間，心臓と肺の機能を代行するために，体外循環である人工心肺装置を用いる。人工心肺の主な機能は循環，呼吸そして体温調節である。適切な灌流の意味は年齢，体温，麻酔法によって変化するが，全身血流，動脈圧および静脈圧，動脈と混合静脈の酸素化，酸塩基平衡を調節し，すべての臓器に適切な酸素供給を維持しなければならない。

　一般的な人工心肺装置回路（図1）は4～6基のポンプ，人工肺，貯血槽（リザーバー），熱交換器などで構成され（図2，図3，図4），必要に応じて心筋保護液回路，限外濾過回路などが追加される。血液ポンプにはローラーポンプと遠心ポンプがあり，それぞれ

表1　心臓血管外科麻酔の特殊性

1) 心臓および大血管に解剖学的あるいは機能的異常があり，循環変動が大きい。
2) 循環の予備能が低下しているため，心機能抑制作用の強い麻酔薬の使用が制限される。そのため，麻薬が用いられることが多い。
3) 観血的循環モニターが必要となる。
4) 体外循環を用いる。
5) 低体温にするため，体温変化が大きい。
6) 電解質バランスの変化を来しやすい。
7) 抗凝固薬とその中和薬を用いる。
8) 適切な循環作動薬の使用が必要となる。ときには，大動脈内バルーンパンピング（IABP）や左室補助装置（LVAD）などの循環補助が必要になることがある。

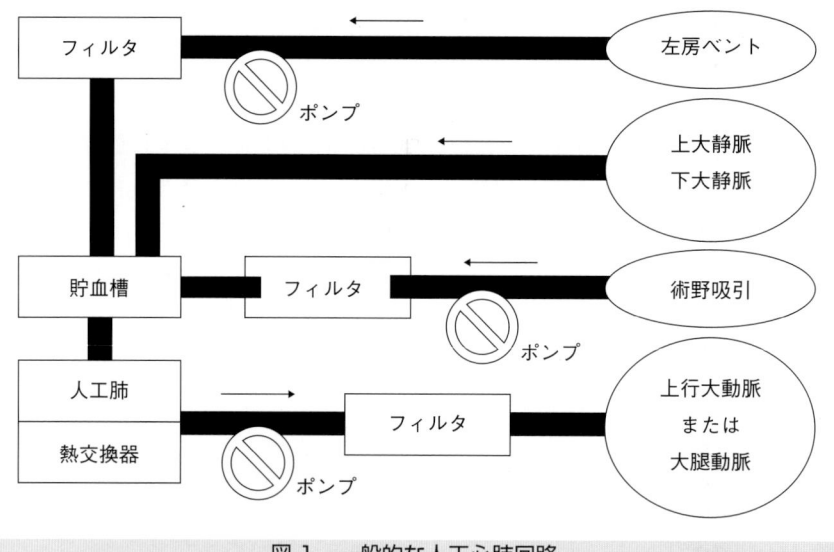

図1　一般的な人工心肺回路

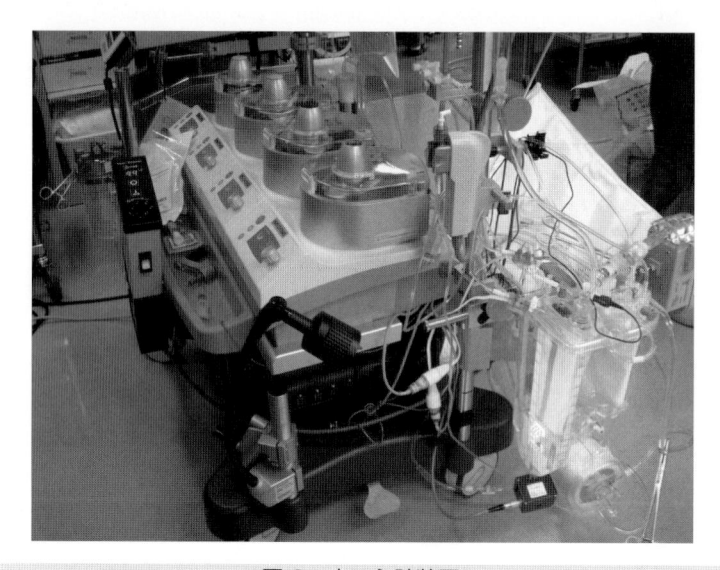

図2　人工心肺装置

の性能や特徴により使い分けられている。ポンプに装着する回路によってそのポンプの役割が決まり，脱血，送血，ベント，血液吸引などに使用される。静脈より脱血し，動脈へ送血するが，それらの部位は術式によって異なる。左心ベントは心腔内を吸引し心腔内容量を調節するために，血液吸引は術野の血液を吸引し人工心肺回路へ戻すことで再利用するために用いられる。また，大動脈基部のカテーテルは心筋保護液の注入や残存気泡の吸引に用いられる。

　血流パターンには生理的である拍動流と脈圧のない無拍動流とがある。通常の心臓手術では，無拍動流による体外循環が用いられることが多い。心臓・大血管手術に用いられる人工肺のほとんどは膜型肺である。熱交換器を利用して人為的に低体温状態を維持

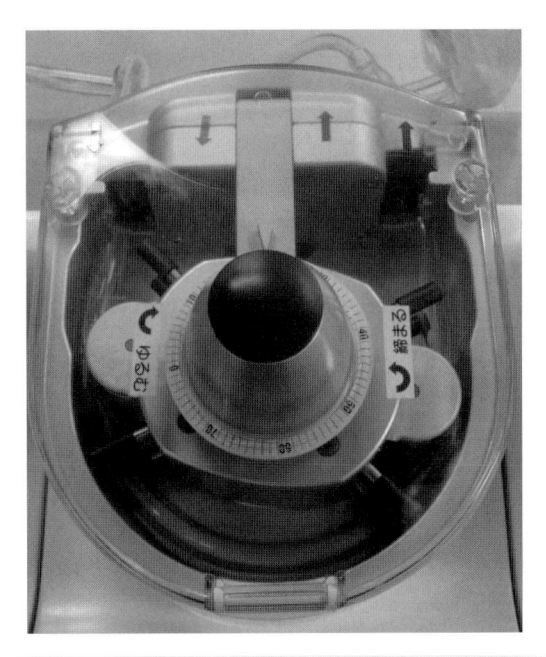

図3 ローラーポンプ

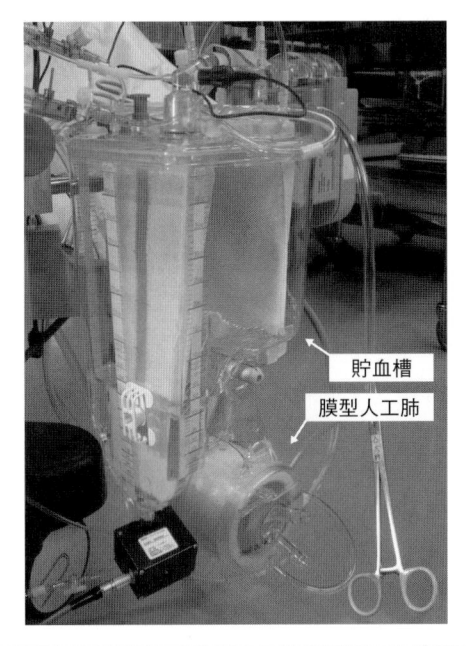

図4 貯血槽と膜型人工肺

することができる。低体温による代謝の抑制は，脳をはじめとする重要臓器の保護に有利に働く。低体温では血液ポンプ流量を減らすことが可能で，ずれ応力による赤血球の損傷から生じる溶血を軽減することができる。体外循環中は血管作動薬，尿量，出血などにより貯血量が大きく変化するため，生体内の循環血液量を考慮しながら輸液・輸血や除水などを行い，貯血槽の液面を適切な高さに維持する必要がある。

人工心肺の回路内は，あらかじめ灌流液で充填しておく。一般的に，貧血のない成人と大きい小児では完全無血充填を行う。充填液は血液と等張かわずかに高張とし，電解質異常が起こらないような組成とする。人工心肺開始時のヘマトクリット値が20％以上になるような血液希釈を行う。血液希釈により血液の粘稠度は低下し，組織灌流の点で有利となる。また，血液希釈により赤血球の破壊が軽減され，溶血や同種血輸血のリスクが低下する。充填液の組成は施設ごとに異なるが，緩衝剤としての重炭酸ナトリウム，高浸透圧利尿薬であるマンニトール，膠質液であるヒドロキシエチルデンプン，抗凝固薬であるヘパリンなどが加えられる。

　体外循環のためのブラッドアクセスは手術によって最適な動脈および静脈が選択される。冠動脈バイパス術，弁置換術などでは右房あるいは上下大静脈から脱血し，上行大動脈に送血する完全体外循環が一般的である。上行および弓部大動脈の手術では送血路として大腿動脈および右鎖骨下動脈も追加される。胸部下行大動脈の手術では大腿動脈と大腿静脈による下半身の部分体外循環が用いられる。この場合，上半身は自己心拍で循環が維持されるため，脱血量を適宜調節し，上半身の灌流を適切に維持することが重要である。

2 生体反応

　人工心肺を用いた体外循環下の血行動態は生理的な循環と異なり，多くの因子が人為的に変化させられる。

a. 心臓

　心拍動の停止により良好な術野を得ることが人工心肺を用いる目的である。心停止の方法には人工心肺による全身冷却，大動脈基部の遮断および心筋保護液の冠血管内への注入があるが，適切な処置が行われなければ，心筋は虚血に曝され心筋傷害が生じ，人工心肺離脱困難症の危険が大きくなる。心筋に起こる傷害は，大動脈遮断から心筋保護液の注入の間に起こる虚血性傷害，不適切な心筋保護液の注入による傷害，大動脈遮断解除時の血流再開時に生じる再灌流傷害に分けられる。大動脈遮断後は可及的すみやかに心筋保護液を注入し心拍動を停止させ，適切な量の心筋保護液を適切な注入圧で投与する必要がある。再灌流傷害の軽減には過剰な冠灌流圧を避け，プレコンディショニングを活用することが重要である。

b. 肺

　完全体外循環では肺循環への血流がないため，血管作動物質の代謝・不活性化が行われない。ブラジキニンやセロトニンは末梢血管拡張作用と毛細血管壁透過性亢進作用があり，血流停滞，細静脈の攣縮から間質の浮腫を来しやすくなる。人工心肺中，肺の血管外水分量が増加することは避けられない。肺内シャントと死腔換気は増大し，換気血流不均衡が生じる。人工心肺後の肺機能障害を避けることは難しい。人工心肺中に起こった塞栓および肺血管収縮による肺血流の減少や，好中球および補体の活性化による肺胞

膜の損傷と浮腫の形成は，術後の肺機能不全の進行と大きな関連がある。

c. 中枢神経系

人工心肺を用いた心臓・大血管手術後に認知機能障害が起こることはまれではない。その原因は低灌流，塞栓，全身性炎症反応などであり，平均動脈圧，頸静脈圧，体温，ヘマトクリット値，pH の管理，脳血管病変の存在などに影響される。

d. 腎

人工心肺中，尿細管の機能は低下し，尿量も減少する。全体的な腎血流は減少し，皮質から髄質への腎血流の再分布が起こる。赤血球の破壊による遊離ヘモグロビンの増加は急性尿細管壊死の原因となる。術後の腎不全は合併症の発生や死亡率を増加させる重要な原因であるが，人工心肺中の尿量と術後の腎不全発生率には関連がない。腎不全の発生は尿量維持を目的とした術中の処置よりも，術前および術後の血行動態あるいは人工心肺中に発生した微小塞栓や溶血との関連が強い。術前の高血清クレアチニン値，高齢，長い人工心肺時間などは腎機能障害の危険因子となる。

e. 血液

赤血球は固くなり伸展性が悪くなるため，微小循環障害が起こりやすくなる。人工心肺の回路は非生理的物質であるため，赤血球はずれ応力を受け破壊され，溶血が進行する。溶血の結果生じた遊離ヘモグロビンはハプトグロビンと結合し再利用されるが，遊離ヘモグロビンが増加しハプトグロビンの結合能を上回ると，ヘモグロビン尿として認識される。

f. 内分泌・代謝

人工心肺により手術に伴うストレス反応が増強される。カテコラミンやコルチゾール，成長ホルモン，グルカゴンなどの血中レベルが増加し，インスリン抵抗性の増強や糖新生の増大から高血糖状態に陥りやすくなる。高血糖は虚血後の臓器障害や手術創の感染を増悪させる重要な因子であるため，厳重な管理が必要である。レニン，アンギオテンシン，アルドステロン値は上昇し，低カリウム血症や乏尿の原因となる。甲状腺刺激ホルモン値は正常であるが，甲状腺ホルモン値は低下する。

3 止血凝固異常

通常，血液希釈だけで凝固機能が損なわれることはない。また，血小板数が 50,000/μl 以下に低下することは少なく，これも止血凝固異常の原因となることは少ない。しかし，人工心肺中の凝固因子や血小板は血液希釈により希釈されるだけではなく，血液と人工心肺回路との接触により炎症反応が惹起され，血小板および凝固カスケードの活性化が起こる。さらに活性化された血小板と凝固因子は血栓を形成し，結果的に血小板および凝固因子の消費が進み，止血凝固異常を来しやすくなる。

血小板機能に異常がない場合，血小板数 50,000/μl 以下で出血があれば血小板輸血を行う。血小板数が 50,000～100,000/μl では患者の状態と手術の進行状況を考慮して血小板輸血の適応を決める。

人工心肺により線溶系の活性化も起こる。プラスミノゲンから変換されたプラスミンの増加やフィブリン分解産物（FDP）によるトロンビンの阻害は血小板機能を低下させる。アプロチニンはセリンプロテアーゼを抑制して線溶系の活性化を抑制する。人工心肺導入前および人工心肺中のアプロチニン投与により，術後出血量と同種血輸血の機会が減少するとして多くの施設で使用されてきたが，周術期死亡率の増加との関連が注目され，現在その使用は制限されている[1]。トラネキサム酸はプラスミノゲンおよびプラスミンに作用してフィブリノゲンの分解を抑制する線溶阻害因子である。10～20 mg/kg をボーラス投与する。人工心肺を用いた心臓手術における有用性は確立されていないが，ある程度の効果は得られる。

人工心肺中の血栓形成を阻止するためにヘパリンが投与される。ヘパリンはアンチトロンビンⅢに結合してトロンビンを抑制し，Xa 因子をはじめ IXa 因子，XIa 因子および XIIa 因子を抑制することで抗凝固作用を発揮する。人工心肺の開始前に投与し，活性凝固時間（activated clotting time：ACT）を測定しながら追加投与を行う。目標とする ACT 値は施設によって異なるが，少なくとも 300 秒以上は必要である。ヘパリン抵抗性の原因として最も頻度が高いのはアンチトロンビンⅢ欠損症である。アンチトロンビンⅢの補充は新鮮凍結血漿 2～4 単位，アンチトロンビンⅢ製剤 1,000 単位の投与で十分である。ヘパリンの作用を中和するにはプロタミンを投与する。プロタミンの半減期はヘパリンの半減期より短いため，ヘパリンリバウンドが起こることがある。ヘパリンリバウンドはプロタミン投与の数時間後に起こり，ヘパリンの抗凝固作用が再び出現する。ヘパリンリバウンドの発生率にはプロタミン投与にかけた時間が関与しているが，プロタミン投与に 30 分以上を費やすのは現実的ではない。プロタミン投与によりいくつかの異常反応が起こる。アナフィラキシー反応は重篤で生命の危険がある。アナフィラキシー様反応の症状はさまざまで，軽症のものから循環虚脱，肺血管収縮，右室不全にまで及ぶ。これらの異常反応に対しては，血管内容量の維持，アドレナリンの投与，人工心肺の再開などの初期治療により対応する。ヘパリン起因性血小板減少症（heparin-induced thrombocytopenia：HIT）のためヘパリンが使用できない症例には，ヘパリンに代えて抗トロンビン薬であるアルガトロバンを用いて人工心肺を管理することが試みられている[2]。しかし，半減期が数 10 分と長いため，人工心肺離脱後の止血に難渋することが多く，その使用法はまだ確立されていない。

4 全身性炎症反応症候群（systemic inflammatory response syndrome：SIRS）

人工心肺により免疫系が活性化され，敗血症や外傷による炎症反応に似た全身性の炎症反応が起こる[3]。その程度は，発熱や白血球増多といった軽症から臓器不全に至るまでさまざまである。重症化には術前状態，年齢，手術時間などが関連している。SIRS

の発生には補体，カリクレイン，ブラジキニン，サイトカイン，ロイコトリエン，トロンボキサン，プロスタグランジン，血小板活性化因子，組織因子などの伝達物質と，マクロファージ，血管内皮細胞，好中球，リンパ球，血小板などの細胞が関与している。これらの体液性伝達物質と活性化した細胞は，微小血管閉塞，血栓症，線溶，毛細血管の破綻，活性酸素，好中球エラスターゼなどの多くの機序によって心臓，肺，腎臓，中枢神経系などに臓器障害を引き起こす。SIRSを減弱するために，ヘパリンコーティングの回路，遠心ポンプ，拍動流，膜型人工肺，低体温，限外濾過，白血球除去，ステロイド，抗サイトカイン療法，抗エンドトキシン療法などが試みられてきたが，臨床的効果が証明されているものはほとんどない。

5 循環管理

　人工心肺中の臓器灌流は人工的な循環に依存することになるので，重大な合併症が起こる危険性が高い。麻酔科医，心臓血管外科医，人工心肺技師の連携が必要である。人工心肺中の麻酔は重要である。適切な麻酔により不必要な体血管抵抗の上昇を抑え，術中覚醒を予防することができる。観血的動脈圧，中心静脈圧，人工心肺回路圧，心拍出量，心電図，経食道心エコー（transesophageal echocardiography：TEE），直腸温，咽頭温，血液温，脳局所酸素飽和度，bispectral index（BIS），動脈血液ガス分析などをモニターし，適切な循環管理を行う。

a. 麻酔導入から人工心肺開始まで

　おのおのの症例が有する合併症を考慮したうえで，適切な心筋酸素需給バランスを維持することが重要である。心筋虚血，心不全，低酸素血症，律動異常を招かないように，侵襲的なモニターを駆使して循環を管理する。胸骨切開時，大動脈周囲の交感神経線維の剥離時，大動脈カニュレーション時などは手術による刺激が強い時期であり，十分な麻酔が必要となる。
　人工心肺の開始前には抗凝固薬としてヘパリンを用いることがほとんどである。ACTの目標値は施設によって異なるが，一般的な投与量は300単位/kgである。ACT値300秒以内で人工心肺を開始してはいけない。ACT値は定期的に測定し，必要に応じてヘパリンを追加投与する。肺動脈カテーテルが挿入されている場合は，心腔虚脱時のカテーテルによる損傷を予防するために，肺動脈カテーテルを数cm引き抜いておく。

b. 人工心肺中

　血圧管理の方針は施設によってさまざまであるが，脳血管障害，慢性高血圧，心筋肥大を有する症例では，通常よりも高い灌流圧が必要である。近赤外線による脳局所酸素飽和度（rSO$_2$）が低下した場合，灌流圧を高く維持して管理するべきである。体温の低下に伴い，許容できる血圧の下限は低下する。30〜32℃の軽〜中等度の低体温では平均動脈圧を50〜70 mmHgに維持することが多い。一般的な適正灌流量（ポンプ流量）は2.4 l/min/m^{2}とされているが，体温，ヘモグロビン濃度，麻酔法によって増減する。

人工心肺中の血圧を変化させるには，体血管抵抗を変える。血液ポンプの流量を変えても血圧は変化するが，血圧を上昇させるために血液ポンプの流量を増加させると赤血球の破壊による溶血が進み，血圧を下げるためにポンプ流量を減少させると組織が低灌流となる。血液ポンプの流量を変化させる場合は，許容範囲の中で慎重に行う。体血管抵抗を増加させるには，α刺激薬であるフェニレフリンを用いる。0.1～0.2 mgのフェニレフリンを人工心肺回路内に注入し，希望の血圧が得られるまで追加投与する。体血管抵抗を減少させるには麻酔薬を追加投与するか，血管拡張薬を投与する。日本では，人工心肺の回路から吸入麻酔薬を投与することは一般的ではないので，フェンタニルやレミフェンタニルなどの麻薬，プロポフォール，ミダゾラムなどを人工心肺回路内に追加投与または増量する。血管拡張薬としてフェントラミン，ニトロプルシド，プロスタグランジンE_1などが使用される。

　大動脈弓やある種の先天性心疾患では，人工心肺を停止させ，循環停止下に手術を行う場合がある。すべての臓器が虚血に曝されるため，超低体温による臓器保護や脳保護を行う。脳保護を目的として，バルビツレート，ステロイド，マンニトールが使用されることがあるが，その効果は絶対的なものではない。高血糖状態は脳虚血を増悪させるため，ブドウ糖の投与は慎重に行う。

c. 人工心肺からの離脱

　心停止後，再拍動した心臓の収縮力は不安定で，1回拍出量の増加が制限されやすい。十分な心拍出量を得るためには，80～100 beats/minの心拍数が必要である。心拍数を薬理学的に増加させることはできるが，心外膜に装着したペーシングワイヤによる体外ペーシングのほうが確実である。心室よりも心房ペーシングのほうがより生理的で多くの1回拍出量を得ることができる。慢性心房細動や高度房室ブロック症例では心室ペーシングを選択せざるをえないことが多いが，心房心室順次ペーシングであれば心房収縮が同期するため，より生理的で効率のよい拍出が得られる。120 beats/min以上の洞性頻脈は心筋酸素需要を増やすとともに，不十分な心室充満から1回拍出量の減少を招くため，人工心肺を離脱する前に治療する。原因となる低酸素血症，高二酸化炭素血症，浅麻酔，貧血，電解質異常などを治療し，不必要なカテコラミン投与を改める。心房細動や心房粗動などの上室性頻拍は電気的除細動で洞調律に復した後に離脱を試みる。心室性不整脈に対しては電気的除細動を試み，プロカインアミド，アミオダロン，リドカイン，β遮断薬などの抗不整脈薬で治療するとともに，カリウムやマグネシウムなどの電解質異常を補正する。

　カルシウム投与により心収縮が増強し，体血管抵抗が増加し，血圧も上昇するが，人工心肺離脱時のカルシウム投与は可能なかぎり避けるべきである。人工心肺離脱前のカルシウム投与は心筋の再灌流傷害を増悪させ，冠攣縮発生の危険性を高め，結果的に人工心肺からの離脱を遅らせ可能性がある。人工心肺離脱後に明らかなイオン化カルシウムの低下がある場合や高カリウム血症による不整脈を認める場合はカルシウム投与の適応となる。

　血清カリウム値の異常は心臓の伝導に大きく影響する。高カリウム血症は伝導障害を

招き，心収縮能を低下させる。ときに重篤な心室性不整脈の原因となる。腎不全症例，大動脈弁閉鎖不全による心室内への漏出，長時間の人工心肺で大量の心筋保護液が投与された場合などは注意を要する。低カリウム血症もまた不整脈を誘発する。人工心肺中に低カリウム血症を補正することはないが，人工心肺離脱後，尿量が十分であれば補正する。

　症例の術前状態，心筋保護，人工心肺を含めた麻酔管理，手術内容に大きな問題がなければ，低用量のドパミン（5μg/kg/min以下）だけで人工心肺からの離脱は可能であるが，高リスク症例では人工心肺からの離脱に難渋することがある。表2に人工心肺離脱困難症の予測因子を示す。このような症例では，カテコラミンやホスホジエステラーゼ（PDE）Ⅲ阻害薬などの強心薬，プロスタグランジンE_1，一酸化窒素などの肺血管拡張薬をすぐに使用できるように準備しておく。

　低体温からの復温後，橈骨動脈圧は大動脈圧よりも低く表示されることが多い。大動脈基部ベントが挿入されていれば，大動脈圧を表示して離脱に利用する。大動脈基部ベント抜去後，橈骨動脈による血圧測定の信頼性が低ければ，大腿動脈にカテーテルを挿入し血圧をモニターする。

　心収縮，換気，復温，代謝，必要な薬物投与のすべてが十分であれば，人工心肺からの離脱を進める。右房あるいは上下大静脈から人工心肺への脱血を減らし，心腔内へ血液を充満させ，前負荷を増やし心拍出量を増加させる。TEEを用いれば，前負荷の大きさを左室拡張終期容量として測定することができる。肺動脈カテーテルから得られる肺動脈楔入圧でも左室拡張終期容量を予測することができるが，人工心肺後は拡張期コンプライアンスが変化するため正確性に欠ける。最適な前負荷とは十分な拍出量を得られる最低の充満圧のことである。左室機能が良好であれば，肺動脈楔入圧で8〜12 mmHg，中心静脈圧で6〜10 mmHgあれば十分である。前負荷の増加により患者の

表2　人工心肺離脱困難症の予測因子

術前の駆出率≦0.45，あるいは拡張障害

冠動脈バイパス術を受ける女性患者

高齢者

アンギオテンシン阻害薬の使用

人工心肺前の進行性心筋虚血および心筋梗塞

3時間以上の人工心肺

不十分な外科的修復
　　不完全な血行再建
　　弁膜疾患
　　サイズの小さな弁による弁置換後の高い圧格差
　　遺残逆流や狭窄のある弁形成

大動脈遮断中の不十分な心筋保護
　　心静止ではない心電図
　　大動脈遮断前の長時間の心室細動
　　温かい心筋

自己拍出量が増えれば，人工心肺の血液ポンプ流量を減少させることができる。種々のモニターから得られる値を総合的に評価して心機能と循環動態を把握し，徐々にポンプ流量を減らしていく。ポンプ流量を 1 l/min 以下に減らしても，80〜100 mmHg 以上の収縮期圧を維持できるならば人工心肺を停止させることができる。

d. 人工心肺終了後

　右房や大静脈のカニューレは心臓への静脈還流の妨げとなるので，心機能がよければ早期に抜去する。出血や復温による血管拡張などで前負荷が減少した場合，貯血槽に残った血液を大動脈カニューレから患者の循環へ戻すことができる。この返血によっても血圧や心拍出量に変化がなければ，さらなる容量負荷は効果が期待しがたく，強心薬の増量を検討する。心拍出量や TEE 所見から心機能を評価するとともに，動脈血液ガス分析や乳酸値，可能であれば混合静脈血酸素飽和度（$S\bar{v}_{O_2}$）を測定し，全身的な酸素需給バランスを評価する。全身状態および心機能に問題がなく人工心肺が不要であることを麻酔科医，心臓血管外科医，人工心肺技師のすべてが一致して確認した後に，ヘパリンによる抗凝固の中和を始める。一般的にはヘパリン 100 単位に対して，プロタミン 1 mg を投与する。プロタミンの循環への悪影響を避けるには 5 分以上をかけて緩徐に投与する。予定されたプロタミンの半量が投与され，循環動態に問題がなければ，大動脈カニューレを抜去する。

　人工心肺後は，収縮能，心拍数，リズム，前負荷，後負荷を持続的に評価し，適切な管理を行う。収縮能の指標として心係数を用いる場合は，心拍数，リズム，循環血液量の影響を考慮したうえで，必要に応じて強心薬を用いる。強心薬の選択においては，術前の心機能，予想される β 受容体の状態，体循環と肺循環への影響などを考慮する。収縮能が制限されやすい状況で最大の心拍出量を得るには，90 beats/min 前後の心拍数が必要である。治療抵抗性の心房細動などを除けば，心房あるいは心房心室順次ペーシングにより最適な心拍数を得ることができる。人工心肺後の心臓は収縮能および拡張能が低下しており，心室充満における心房の役割は大きい。洞調律，あるいは心房ペーシングリズムを維持することが重要である。慢性心房細動症例の多くは洞調律に戻すことが難しく，心室ペーシングによる管理となることが多い。前負荷の指標としては一般的に肺動脈楔入圧が用いられるが，肺動脈カテーテルによる合併症やコストなどの問題と得られる情報量を比べると，必ずしも有用性が高いとは考えられない。TEE でも心室容量を測定することで，前負荷を評価することができる。しかし，術後も TEE で評価できるのは人工呼吸管理中の症例である。動脈圧心拍出量計（フロートラック®）は動脈圧波形から心拍出量を算出する方法で，肺動脈カテーテルに比べ低侵襲であることから，その適応範囲が広がっている。アルゴリズムの改良とともに信頼性も向上しており，末梢循環障害がなく心リズムに不整のない症例における有用性は高い。後負荷の指標として体血管抵抗が用いられるが，体血管抵抗は後負荷を構成する一因子であり，心拍出量，平均動脈圧および中心静脈圧から算出される計算値にすぎない。中心静脈圧は平均動脈圧に比べ小さい値であるので，体血管抵抗の増加は血圧の上昇にほぼ比例し，心拍出量の増加に反比例する。浅麻酔，低体温，慢性高血圧などは体血管抵抗の増加と関連

している。高い体血管抵抗を減少させるには，ニカルジピンのような抵抗血管に作用する血管拡張薬が有効である。心拍出量が少ない症例ではカテコラミンやPDE Ⅲ阻害薬が有効である。逆に体血管抵抗を増加させるにはフェニレフリンやノルアドレナリンを用いるが，心拍出量が少ない症例に対するフェニレフリンの投与は，さらなる心拍出量の減少を招くため注意が必要である。

　電解質異常は積極的に治療する。低カリウム血症は安定した利尿があれば補正する。6.0 mEq/l 以上の高カリウム血症は治療の必要がある。代謝性アシドーシスを補正し，利尿薬やカルシウムを投与する。ブドウ糖20 gと，インスリン8単位によるグルコース・インスリン療法を持続静脈内投与で行う。血液希釈や大量輸血の結果として低カルシウム血症が起こりうる。血清イオン化カルシウムが低値で低血圧があれば，5～10 mg/kgの塩化カルシウムを投与する。マグネシウムを含まない充填液を用いた人工心肺による血液希釈は低マグネシウム血症の原因となる。マグネシウム投与は心室性不整脈に有効なことがあるが，低血圧に注意しなければならない。

　ヘモグロビン濃度は心拍出量および動脈血酸素飽和度とならび，酸素運搬にかかわる重要な因子である。100％に近い動脈血酸素飽和度を得ることは比較的容易であるが，ヘモグロビン濃度の低下を心機能で代償できない症例が存在する。人工心肺中のヘモグロビン濃度は，7 g/dl 以上を維持するように輸血を行う。多くの症例では人工心肺後の心機能に大きな問題はなく，術後の回復には8～9 g/dl のヘモグロビン濃度で十分である。しかし，心機能低下や冠動脈に問題のある症例では9～10 g/dl のヘモグロビン濃度が必要である。長時間の人工心肺による凝固障害や，解離性大動脈瘤症例のように術前から止血凝固異常のある場合は，術後に凝固因子の補充が必要となる。新鮮凍結血漿や濃厚血小板液の輸血，ヘパリンリバウンドに対するプロタミンの投与などにより，正常な止血凝固機能を回復させる。

e．人工心肺離脱困難症

　人工心肺終了時の心臓は完全には回復しておらず，心室不全が起こる可能性がある。左室不全の原因には心筋虚血および再灌流傷害，弁機能不全，肺機能不全，不適切な前負荷，薬物の影響，代謝異常，電解質異常などがある。人工心肺離脱時の左心不全に対する治療は強心薬あるいは硝酸薬の投与である。強心薬は心拍数と体血管抵抗に応じて選択する。まずドパミンやドブタミンを投与し，効果が不十分であればアドレナリン，ノルアドレナリンを追加する。場合によってはPDE Ⅲ阻害薬を考慮する[4]（表3）。右心不全の原因には肺高血圧，虚血および再灌流傷害，右室流出路閉塞，三尖弁逆流などがある。肺血管抵抗を増加させにくいドブタミン，PDE Ⅲ阻害薬などの強心薬を投与するとともに，軽度の過換気とし，低酸素血症を治療する。血圧がよければ硝酸薬，プロスタグランジン E_1 などの血管拡張薬を投与し，肺血管の拡張を図る。可能であれば4～24 ppmの一酸化窒素の吸入を行う。TEEを用いて，前負荷，心収縮能，局所壁運動異常，弁機能などを客観的に評価することで，より適切な薬物の選択が可能となる。

　人工心肺の再開には不十分な抗凝固による血栓症などの危険を伴うが，重要臓器障害が不可逆的なものとなる前に再開を決断する。心機能不全の原因となる機械的障害があ

表3　人工心肺離脱時の血行動態に対する強心薬の選択

		体血管抵抗		
		増加	正常	減少
心拍数	増加	アドレナリン PDE Ⅲ阻害薬	ドパミン ノルアドレナリン	ドパミン ノルアドレナリン
	正常	ドブタミン PDE Ⅲ阻害薬	ドパミン アドレナリン	ドパミン アドレナリン
	減少	ドパミン ドブタミン	ドパミン ドブタミン	ドパミン ドブタミン

表4　ASA/ASCの周術期のTEEに関するガイドライン

カテゴリー	疾患あるいは病態
1	弁形成術，先天性心疾患，閉塞性肥大型心筋症，大動脈解離，感染性心内膜炎，生命にかかわる不安定な循環動態
2	虚血心筋のモニタリング，弁置換術，心室瘤，心臓腫瘍
3	心筋灌流の評価，肺塞栓のモニタリング，IABPやPACの位置確認

カテゴリー1：有用性が明白である
カテゴリー2：カテゴリー1ほどではないが有用性が認められる
カテゴリー3：有用性が確立されていない

れば，外科的に修復する．たとえば，心筋虚血が疑われれば冠動脈バイパス術を追加するし，弁機能に異常があれば弁形成や弁置換術を追加する．重症の人工心肺離脱困難症では，大動脈バルーンパンピングや経皮的心肺補助装置の使用を考慮する．

6 TEE

　心臓手術におけるTEEの重要性は確立されている．血行動態を管理するための心機能モニタリングにとどまらず，術式の決定や手術結果の評価，予測不可能なトラブルや合併症の発見にも活用される．術中のTEEで症例を再評価し，術者に正確な情報を伝え，術式の選択を含めた治療方針を決定することで，心臓手術症例の予後を改善することができる．表4にAmerican Society of Anesthesiologists/American Society of Cardiovascular Anesthesiologists（ASA/ASC）[5]の周術期のTEEに関するガイドラインを示す．TEEによる合併症を予防するには，食道疾患についての術前評価が重要である．表5にTEEの相対的禁忌を示す．危険性とTEEの利益を十分検討して適応を決定する．
　麻酔導入後は手術の対象となる病態に加え，他の異常な病態が存在しないかを観察する．心機能の把握，心筋壁の厚さ，大動脈弁逆流の有無，左上大静脈遺残の有無，心腔内血栓などの確認も重要である．動脈カニュレーションの際に大動脈病変を観察することは，中枢神経系の障害を予防するために必要である．高度な石灰化や粥状変化があれば，術野からの直接走査で大動脈を観察することも考慮する．

表5 TEE法の相対的禁忌

既往歴	食道疾患
嚥下困難	狭窄
嚥下痛	腫瘍
縦隔の放射線治療	憩室
最近施行された上部消化管の手術	静脈瘤
最近の上部消化管出血	食道炎
	最近の胸部外傷

　人工心肺の導入時には動静脈カニュレーションの位置を確認する。大腿動脈送血の場合には，大動脈解離の危険を避けるために，ガイドワイヤが大動脈の真腔にあり，偽腔にないことを確認してからカニュレーションを行う。心腔虚脱のための心内ベントの位置も確認する。逆行性冠灌流の際には冠静脈洞に挿入されたカニューレの位置を確認する。

　人工心肺の離脱時には残存空気の観察を行う。空気は肺静脈，左心耳左室内に貯留しやすい。冠動脈空気塞栓による心電図変化があれば，人工心肺の離脱を遅らせ，循環補助を継続する。最適な前負荷を決定するうえで，TEEによる左室拡張終期容積の評価は重要である。手術結果の評価とともに，心室壁運動異常の有無に注意しながら人工心肺を離脱する。過剰なカテコラミンは壁運動異常の一因となるため，慎重にカテコラミンの投与量を調節する。

低体温法

1 低体温法の役割

　低体温法の定義は，"全身麻酔下に人為的な低体温状態を作る方法であり，代謝率を低下させて組織を虚血から保護する方法"である。低体温状態とし，組織の代謝や酸素消費を抑制することで，各種臓器が必要とする酸素供給量を減少させることができる。心臓・大血管手術の多くは，生理的な自己循環を停止させ，非生理的な人工心肺を用いて行われる。人工心肺による全身灌流には限界があり，ポンプ流量を無制限に増加させることはできない。常温の人工心肺による体外循環では，血液希釈による動脈血酸素含有量の低下を代償するために，人工心肺のポンプ流量を増加させる必要があるが，体温を低下させることで，ポンプ流量を安全域まで低下させることができる。

　低体温はその温度により，軽度，中等度，重度および超低体温の4段階に分類される（表6）。体温1℃の低下に伴い，代謝率は約7％減少する。さらに，20℃以下の超低体温状態では大幅な代謝率の低下から，30分以上の完全循環停止が可能となる（表7）。大動脈弓部の手術では，脳への血液供給にかかわる腕頭動脈，左総頸動脈および左鎖骨

表6 温度による低体温の分類

核心温	名称
30〜35℃	軽度低体温（mild hypothermia）
25〜30℃	中等度低体温（moderate hypothermia）
20〜25℃	高度低体温（deep hypothermia）
15〜20℃	超低体温（profound hypothermia）

表7 体温低下による代謝率の低下と循環停止許容時間の延長

体温（℃）	代謝率（％）	循環停止許容時間（分）
37	100	3
30	60	10
20	25	45
15	15	90

下動脈の弓部3分枝を人工血管に置換し再建する必要がある。このため，弓部3分枝あるいは右鎖骨下動脈と左総頸動脈および左鎖骨下動脈のそれぞれにカニューレを挿入し灌流する選択的脳灌流と，20℃以下の超低体温法を併用して手術を行うことが多い。超低体温状態とすることで，脳の虚血耐性を増強し，術後の高次機能障害を軽減することができる。

2 生体への影響

　脳血液温が下がると視床下部の体温調節中枢が刺激され，視床のふるえ中枢が活性化される。不十分な麻酔のもとではふるえ（shivering）が起こり，熱産生は最大で安静時の4倍にも増大する。血液粘稠度は増加するが，人工心肺による血液希釈で相殺される。血小板機能は軽度低体温で活性化され，中等〜高度の低体温では逆に抑制される。脳機能は体温33℃までは正常に維持されるが，28℃以下で意識が消失する。心拍数および心拍出量は減少する。末梢血管は収縮し，血液粘稠度の増加と相まって体血管抵抗が増加する。28℃以下で洞房結節のペースメーカ電位が抑制され，心室の被刺激性が亢進する。25〜30℃で心室細動が発生する。呼吸機能は33℃以下で抑制される。肝機能と血流は低下し，薬物代謝が抑制される。腎血流は低下するが，尿量は維持される。好中球機能は遊走能，貪食能，殺菌能のいずれの機能も低下し，酵素活性もまた低下する。単球およびマクロファージの機能も低下する。麻酔薬や筋弛緩薬の作用は延長する。

3 血液ガスの変化

　ヘモグロビンの酸素解離曲線は温度の影響を受け，左方へ移動する。温度が低下する

につれて酸素とヘモグロビンの親和性が増大する。低体温では，より低い酸素分圧でヘモグロビンに酸素を供給することができるが，組織におけるヘモグロビンの酸素放出は減少する。しかし，代謝率の低下が酸素運搬の低下を上回るため，組織が低酸素症となることはない。

　低温になるに従い気体の溶解度は大きくなる。特に，血漿中に溶解している二酸化炭素量の増加は著しく，二酸化炭素の総量が同じであっても，二酸化炭素分圧は大きく低下することになる。この現象は低体温における酸塩基平衡管理の重要なポイントである。管理法にはpH-stat法とα-stat法とがあるが，最近はα-stat法による管理が主流となっている。たとえば，37℃でpH 7.400，Pa_{CO_2} 40 mmHgである血液は，27℃の生体内ではpH 7.550，Pa_{CO_2} 25 mmHgとなる。血液ガス分析を行う場合は，装置内で37℃にした状態で測定するので，pH 7.400，Pa_{CO_2} 40 mmHgという結果が得られる。α-stat法では37℃でpH 7.400，Pa_{CO_2} 40 mmHgを維持するので，27℃に修正すれば減少してしまうPa_{CO_2}を補正することはない。α-stat法の目的は正常な細胞間膜pH較差を維持し，細胞内酵素機能を至適状態に保つことである。一方，pH-stat法とは温度が低下すれば，その温度におけるpHを一定に維持する方法である。前述の血液検体で，27℃でもpH 7.400，Pa_{CO_2} 40 mmHgを維持するためには，二酸化炭素を付加して二酸化炭素の総量を増加させなければならない。pH-stat法の欠点はPa_{CO_2}の増加による脳血管の拡張と脳血流の自己調節の失調であり，長時間の人工心肺における術後認知障害の危険性が指摘されている[6]。ただし，逆行性脳灌流や超低体温循環停止などの特殊な症例ではpH-stat法で管理する場合もある。

4 体温管理の実際

　体温のモニターは核心温と外殻温の両者をモニターする。核心温として，鼻咽頭温，鼓膜温，膀胱温，食道温がある。尿量が減少した場合の膀胱温は信頼性が低い。肺動脈カテーテルが挿入されていれば肺動脈温もモニターできるが，完全体外循環時はサーミスタと血液の接触が少ないためモニターできない。動脈温と静脈温は人工心肺でモニターできる。外殻温として直腸温，皮膚温がある。直腸温は核心温よりも遅れて変化し，皮膚温は外部環境の影響を受けやすい。人工心肺の開始時は核心温が先に低下し，遅れて外殻温が低下してくる。復温時も核心温が先に上昇し，核心温と外殻温の間に大きな温度差が生じる。

　冷却法には表面冷却法と体外循環による血液冷却法とがある。表面冷却には送風式冷却装置，循環式冷水マット，氷嚢などを用いる。人工心肺に接続した熱交換器による血液冷却は，効率的に全身を冷却することができる。

　復温速度と脳機能障害の発生率に関する一定の見解はない。しかし，術後の認知機能障害の発生率において，急速な復温が緩徐な復温よりも優れることはない。少なくとも，核心温を36℃以上に，外殻温を33℃以上にする。可能なかぎり緩徐に十分復温することで，組織間の温度差を最小にして，残効低下と呼ばれる遅発性低体温を軽減することができる。したがって，直腸温で36℃以上になるまで復温してから人工心肺を離脱する。

外殻温の復温を早めるには，低体温で収縮した末梢血管を拡張させ組織の血流を増加させるために，ニトロプルシドやフェントラミンなどの血管拡張薬を用いる。急速な復温は血液内に気泡が形成される原因となるので注意する。

急速な復温と同じく，過剰な加温もまた有害である。脳障害を起こさないために，脳温が38℃以上にならないように復温する。

低体温による末梢血管の収縮は体血管抵抗の上昇と心拍出量の減少を招き，心筋酸素需要を増大させる。浅麻酔や筋弛緩薬が不十分な状態ではshiveringが起こり，筋肉をはじめとする全身酸素需要を増大させ，心筋虚血の危険性が高まる。十分な麻酔薬の投与と適切な血管拡張薬の使用が重要である。

心筋保護の技法

1 心筋酸素需給バランスと虚血再灌流傷害

心筋はエネルギー消費の高い臓器であり，酸素需給バランスの破綻により，容易に心筋虚血から心筋梗塞へ陥ってしまう。心筋虚血を予防するには，心筋酸素需給バランスを正に維持することが第一である（表8）。酸素需要を増加させるものとして，頻脈，高血圧，左室負荷が挙げられ，酸素供給を減少させるものとして頻脈，低血圧，冠動脈疾患，出血，低酸素症が挙げられる。頻脈は心仕事の増大により酸素需要を増加させるとともに，左室拡張時間の短縮により酸素供給も減少させるため，厳重な心拍数の管理が必要となる。周術期においては手術や麻酔の侵襲により，自律神経系，ホルモンバランスなど多くの因子が変化するため，心筋酸素需給バランスを考慮した全身管理によっても，すべての心筋虚血を予防することは難しく，虚血後に生じる心筋傷害を軽減する治療法も必要となる。

急性の心筋虚血により心収縮能の障害，活性酸素種（reactive oxygen species：ROS）

表8 心筋酸素需給バランスを悪化させる因子

酸素供給を減少させるもの	酸素需要を増加させるもの
冠血流量の減少	頻脈
頻脈	
低血圧	心壁張力の増加
前負荷の増加	前負荷の増加
低二酸化炭素血症	後負荷の増加
冠動脈攣縮	心収縮力の増強
酸素含量および利用の低下	
貧血	
低酸素血症	
酸素解離曲線の左方移動	

表9 心筋虚血再灌流傷害

	冠血流	代謝	収縮能	不可逆的細胞障害
正常	正常	正常	正常	なし
気絶心筋	ほぼ正常	正常	低下	わずか
冬眠心筋	減少	低下	かなり低下	わずか
心筋梗塞	なし	なし	なし	あり

の産生，ミトコンドリア呼吸の障害，好中球の活性化が起こる．閉塞冠動脈の開通により再灌流された心筋では血流の再開に伴い，酸素供給の増加に伴うROSの著明な増加，細胞内Ca^{2+}過負荷，好中球や血小板の集積や接着などが生じ，種々のイオンポンプ，チャネル，収縮関連タンパクが傷害される．虚血イベントによる心筋傷害が虚血傷害によるものか，再灌流傷害によるものかを厳密に区別することは難しく，再灌流傷害には常に虚血傷害が先行するため，虚血再灌流傷害として表現される．表9に心筋虚血再灌流傷害を示す．気絶心筋，冬眠心筋における不可逆性細胞障害は少ないものの，心機能の低下による予後の悪化を招く危険が大きく，その予防と治療は周術期における重要な問題である．

2 心停止液

　心臓・大血管手術では，心停止した良好な術野を必要とすることが多い．このため，人工心肺を用い，体外循環下心停止で手術を行う．この場合，心臓自体の灌流も停止した状態となる．心筋が37℃での阻血に耐えられる限界は，長くても30分である．ほとんどの手術はより長い時間を要するため，なんらかの心筋保護法を必要とする．一般的には，高カリウム心停止液の冠血管内注入，低温による代謝の抑制が心筋保護のために用いられる．

　心停止液を投与する目的は，第一に心臓を静止状態にすることである．これにより，弛緩した心臓を作り，よりよい術野を確保できる．さらに，左心系を切開解放した際の空気塞栓を軽減することができる．第二に心筋への血流を遮断し，出血のない術野を確保することである．高カリウム心停止液は心静止状態を実現するとともに，心筋エネルギー消費を抑制し，心筋細胞内のATPを温存する．しかも，この効果は可逆的である．高カリウム心停止液による心静止は心停止液の追加注入により持続させることができる．心筋温を一定の低温に保ち，嫌気性代謝産物を洗い流すために，心停止液を20～30分間隔で投与する．

　心停止液の温度は基本的に低温であるが，常温心停止液を用いる施設もある．常温の場合は，低温よりも多量の心停止液を必要とすることが多いようである．

　心停止液の注入は一般的に冠動脈から投与され，これを順行性冠灌流と呼ぶ．大動脈遮断鉗子と大動脈弁の間に大動脈基部カニューレを挿入し，ここから心停止液を投与する．大動脈弁閉鎖不全症や大動脈切開を必要とする手術では心停止液が左室内に漏出す

るため，人為的に心室細動の状態とした後に大動脈を切開し，冠動脈口に直接カニューレを挿入し心停止液を注入する。しかし，冠動脈の狭窄が高度な症例では，心停止液が十分に心筋細胞へ到達しないおそれがある。このような症例では，専用の特殊なカニューレを用い，冠静脈洞より心停止液を注入する。これを逆行性冠灌流と呼ぶ。逆行性冠灌流では注入用カテーテルの位置が重要で，TEE による確認と注入圧のモニターが必要である。

3 プレコンディショニング

心筋虚血再灌流傷害を軽減するために，虚血耐性の獲得による心筋保護法が注目されている。先行する短時間の心筋虚血により耐性を生じ，後の長時間虚血において心筋梗塞サイズの縮小効果が得られる現象を虚血プレコンディショニング（ischemic preconditioning：IPC）と呼ぶ[7]。この心筋保護効果は心筋梗塞ばかりでなく，ほかの虚血再灌流傷害に対しても有効であることから，IPC は"先行する短時間虚血により耐性を生じ，後の長時間虚血において虚血再灌流傷害の軽減が得られる現象"として定義されている。IPC の細胞内機序はいまだ不明な点が多いが，徐々に解明が進められている。トリガーとなる虚血刺激によりアデノシンをはじめとするメディエータが G タンパクに結合し，ホスホリパーゼ C，ホスホリパーゼ D の活性化を介しプロテインキナーゼ C（protein kinase C：PKC）の活性化が起こる。PKC はミトコンドリア ATP 感受性 K（mitoK$_{ATP}$）チャネルを開口させミトコンドリアからの ROS の放出を促す。この ROS により PKC がさらに活性化され，シグナルは増幅されていく。mitoK$_{ATP}$ チャネルの開口はまた，mitochondrial permeability transition pore（mPTP）の開口を抑制し，ミトコンドリアの過膨張と破裂によるネクローシスやアポトーシスを減少させる。

IPC は効果的な心筋保護法であるが，先行虚血を作製するための人為的虚血によるリスクや倫理的問題から適応が制限される。薬理学的プレコンディショニング（pharmacological preconditioning：PPC）とは，mitoK$_{ATP}$ チャネルを薬物により開口させる試みである。周術期に用いる薬物の中で PPC 効果を有するものは，吸入麻酔薬，オピオイド，硝酸薬である。吸入麻酔薬の心筋保護効果は最も有望視されている[8]。硝酸薬は一酸化窒素の供給源であり，心筋酸素需要を減少させるとともに冠血流量を増加させるが，周術期心筋梗塞に対するニトログリセリンの予防的投与の有効性は明らかではない[9]。ニコランジルは硝酸薬としての作用に加え，mitoK$_{ATP}$ チャネル開口による PPC 効果を有し，ニトログリセリンに代わる周術期心筋保護薬として期待されている。

患者の合併症，常用薬，術中使用薬など多くの要素が PPC に影響する。確実な心筋保護効果を得るためには，複数の K$_{ATP}$ チャネル開口薬を併用し，周術期を通して継続投与する必要がある。

■参考文献

1) Schneeweiss S, Seeger JD, Landon J, et al. Aprotinin during coronary-artery bypass grafting and risk of death. N Engl J Med 2008；358：771-83.

2) Edwards JT, Hamby JK, Worrall NK. Successful use of Argatroban as a heparin substitute during cardiopulmonary bypass : heparin-induced thrombocytopenia in a high-risk cardiac surgical patient. Ann Thorac Surg 2003 ; 75 : 1622-4.
3) Laffey JG, Boylan JF, Cheng DCH. The systemic inflammatory response to cardiac surgery : implications for the anesthesiologist. Anesthesiology 2002 ; 97 : 215-52.
4) Yamada T, Takeda J, Katori N, et al. Hemodynamic effects of milrinone during weaning from cardiopulmonary bypass : comparison of patients with a low and high prebypass cardiac index. J Cardiothorac Vasc Anesth 2000 ; 14 : 367-73.
5) Practice guidelines for perioperative transesophageal echocardiography : A report by the American Society of Anesthesiologists and the Society of Cardiovascular Anesthesiologists task force on transesophageal echocardiography. Anesthesiology 1996 ; 84 : 986-1006.
6) Murkin JM, Martzke JS, Buchan AM, et al. A randomized study of the influence of perfusion technique and pH management strategy in 316 patients undergoing coronary artery bypass surgery ; part 2 ; neurological and cognitive outcomes. J Thorac Cardiovasc Surg 1995 ; 110 : 349-62.
7) Murry CE, Jennings RB, Reimer KA. Preconditioning with ischemia : a delay of lethal cell injury in ischemic myocardium. Circulation 1986 ; 74 : 1124-36.
8) De Hert SG, Van der Linden PJ, Cromheecke S, et al. Choice of primary anesthetic regimen can influence intensive care unit length of stay after coronary surgery with cardiopulmonary bypass. Anesthesiology 2004 ; 101 : 9-20.
9) Fleisher LA, Beckman JA, Brown KA, et al. ACC/AHA 2007 guidelines on perioperative cardiovascular evaluation and care for noncardiac surgery : a report of the American College of Cardiology/American Heart Association task force on practice guidelines. Circulation 2007 ; 116 : e418-e500.

(原　哲也，澄川　耕二)

索 引

和文

あ

アクアポリン 105
アゴニスト 42
亜酸化窒素 287
アスピリン 404, 408, 409
アセチルコリン 41, 42
アダムキーヴィッツ動脈 12
アダラート® 238
圧トランスデューサ 147
圧容積面積 31
アディポネクチン 89
アデニル酸シクラーゼ 44, 225
アデノシン 86, 119
——三リン酸 330
——三リン酸感受性 K チャネル 238
アドレナリン 41, 226, 229, 299, 354
アドレノメジュリン 132
アトロピン 54, 236, 356
アナフィラキシー 317
——ショック 354
アポトーシス 124
アミオダロン 327
アミン 225
アルガトロバン 245, 404, 408, 420
アルギニン・バソプレシン系 344
アルドステロン 49
アンギオテンシノーゲン 49

アンギオテンシン 132
——受容体拮抗薬 316
——タイプ 1 受容体 49
——タイプ 2 受容体 49
——変換酵素 49, 132
——変換酵素阻害薬 134, 316, 389
—— I 49
—— II 49, 109
—— II 受容体拮抗薬 389
—— II タイプ 1 受容体遮断薬 134
安静時冠血流量 84
アンチトロンビンⅢ 245, 406

い

異所性 PC 86
イソフルラン 136, 287, 289
イソプロテレノール 230
I 型コラーゲン 103
I 型上皮細胞 103
一酸化窒素 41, 52, 109, 121, 123, 236
一般化圧伝達関数 148
遺伝子治療 94
伊東細胞 121
イノシトール 3 リン酸 42
インスリン抵抗性 90
陰性変力作用 287
インターロイキン-1 123
インターロイキン-6 123
インテグリン 121

う

ウィリス動脈輪 59

ウィルヒョウ・ロバン腔 61
植え込み型除細動器 368
ウォルフ・パーキンソン・ホワイト症候群 240, 329
右室圧波形 161
右室コンプライアンス 165
右心室 3
右心房 3
内向き整流性 44
うっ血性心不全 50
運動 91
——耐容能 359
——誘発低酸素血症 113
——誘発肺出血 113

え

エスモロール 234, 235, 391
エチレフリン 232, 321, 356
エノキサパリン ... 393, 404, 407
エフェドリン 231, 356
エラスタンス 157
エラスチン 39
エリスロマイシン 76
炎症時 41
延髄 47
エンドセリン 52, 119
—— -1 ....41, 52, 109
エンドトキシン 123
エンフルラン 287

お

オーバーサプレッション 266
オノアクト® 234, 235
オルプリノン 349

か

外殻温	429
外頸静脈	153
外側静脈裂孔	63
ガイトン	155
外膜	13
解離性大動脈瘤	402
過換気	70, 72
芽球分化成長因子	125
核磁気共鳴像	281
核心温	429
拡張型心筋症	376
拡張期圧増大	253
拡張能の評価	365
拡張不全	341, 364
下行大動脈	11, 39, 40
下肢阻血	256
ガス塞栓	396
下大静脈	3
——フィルタ	393
褐色細胞腫	320, 390
活性(化)凝固時間	245, 255, 420
活性酸素種	118
ガッセル神経節	54
活動時張力-長さ関係	20
カップリング	151
カテコール	225
——-O-メチル転移酵素	227
カプサイシン	110
カベオラ	83
カリウム	422
カルシウム	422
——拮抗薬	134
カルペリチド	349
カルモジュリン	42
加齢	91
ガレン静脈	61
眼球心臓反射	54, 315
観血的動脈圧測定	147
還元ヘモグロビン濃度	73
肝細葉	121
肝酸素需給動態	118
間接作用型	228
間接的ペーシング	261
肝臓	49
貫通枝	60, 61
冠動脈	40
——インターベンション	362
肝動脈緩衝反応	119
冠動脈狭窄	87
肝動脈血流量	119
冠動脈造影	361
冠動脈攣縮	89
——症例	364
冠予備能	85
灌流圧	421
肝類洞内微小循環	118

き

奇異性塞栓	396
機械的仕事	31
機械的循環補助	251
疑核	47
気管支循環	110
気胸	316, 402
気絶心筋	338
基線	144
揮発性麻酔薬	339
気腹ガス	397
逆盗血現象	73
キャパシタンス	157
キャパシティ	157
弓状静脈	130
求心性インパルス	47
急性冠症候群	88, 336
急性心原性肺水腫	347
急性心不全	345
急性腎不全	133
急性心房細動の治療	369
弓部大動脈	11
凝固異常	399
胸部硬膜外麻酔	92
胸部大動脈瘤	400
局所脳虚血	76
局所脳組織混合血酸素飽和度	74
局所壁運動異常	210
局所麻酔薬	350
虚血後の再灌流	315
虚血再灌流傷害	118, 431
虚血性心疾患	360
虚血性脳神経細胞障害	69
虚血耐性	76
——誘導	76
虚血プレコンディショニング	127
起立性低血圧	54
禁忌	253
緊急ペーシング	261
——の適応	262
筋小胞体	35
Ca^{2+}ポンプ	28
筋性動脈	99, 100
近赤外光	169, 171
近赤外線酸素モニター装置	73
近赤外線スペクトロスコープ	74
緊張性気胸	316

く

グアニル酸シクラーゼ	45, 124
空気塞栓	219, 396
駆出率	24
クッシング現象	73
クッシング症候群	311
クッパー細胞	121
くも膜	61, 62
——下腔	62
——下出血	67
——下ボルト	72
——顆粒	62, 63
グラスゴー昏睡尺度	67
グリコピロレート	237

け

グルコース	41
クレアチンキナーゼ	186
クロスブリッジ	35
クロニジン試験	390
クロピドグレル	404, 408, 409

け

経血管壁圧	154
経口ET受容体拮抗薬	110
経口プロスタグランジンI_2製剤	110
頸静脈酸素飽和度	74
経静脈的ペーシング	264
経食道心エコー	68, 160
経食道ペーシング	265
経頭蓋的ドプラー	401
頸動脈狭窄症	75
頸動脈洞反射	315
頸動脈内膜剥離術	75
軽度低体温	72
——療法	70
経皮的心肺補助	251, 311, 353
経皮的ペーシング	262
痙攣	76
ケタミン	115
血圧管理	319
血液ガス関門	103
血液希釈	70
血液生化学マーカー	185
血液脳関門	14, 71
血管原性ショック	354
血管新生	94
血管抵抗	40
血管内皮細胞	103
血漿浸透圧	71
血小板	52
——凝集抑制薬	94
——由来増殖因子	125
血中酸素含有量	171
限界	255
ケント束	330

こ

コアヒビター®	245
抗アポトーシスタンパクBcl-2	77
高カリウム血症	133
交換血管	39, 40
交感神経	47, 48
——核	53
——遮断薬	233
——節遮断薬	234
抗凝固薬	274
抗凝固療法	400, 403
高血圧	319
——症	387
——治療ガイドライン	387
抗血小板薬	274, 403
高血糖	69, 90, 422
後交通動脈	59, 60, 61
後交連	6
高脂血症	89
甲状腺機能亢進症	320
甲状腺機能低下症	312
高浸透圧利尿薬	70
合成ヘパリン	393, 404, 407, 409
後尖	6
拘束型心筋症	377
後大脳動脈	59, 60, 61
高二酸化炭素症	315
高二酸化炭素血症	64, 65
後負荷不整合	26
興奮収縮連関	32
後方循環	61
硬膜外血腫	393, 409
硬膜外バルーン	72
硬膜外麻酔	409
硬膜静脈洞	59
抗ムスカリン作用	54
抗利尿ホルモン	132
孤束核	47, 53
骨セメント	316
固有周波数	149
コラーゲン	39, 41
コリナージック神経	110
コロトコフ音	149
混合作用型	228
混合静脈血オキシメトリ	169
混合静脈血酸素運搬量	171
混合静脈血酸素飽和度	160, 424
コンプライアンス	157

さ

サイクリックGMP	44
細静脈	39, 41
細動脈	39
サイトカイン	52
——類	118
再分極	325
細胞内接着分子	121
細胞内のCa^{2+}	287
鎖骨下動脈	11
左室圧-容量曲線	344
左室圧一時微分最小値	28
左室圧一時微分最大値	22
左室拡張能	207
左室拡張末期圧	344
左室コンプライアンス	165
左室と動脈系の整合性	292
左室流入血流速度波形	207
左室流入血流波形	30
左心コンプライアンス	29
左心室大動脈結合状態	151
サブスタンスP	42
左房圧波形	163
左房と左室の機械的整合性	292
サルポグレラート	404
酸化ストレス増大	50
酸化ヘモグロビン濃度	73
三尖弁	6
——閉鎖不全症	379
酸素	40
——解離曲線	428
——需給	341

索　引

──需給バランス............ 430
──消費量........................ 171

し

シアン中毒........................... 238
ジギタリス........................... 239
糸球体濾過率..................... 131
シグナロソーム..................... 83
シグマート®........................ 238
刺激伝導系....................7, 324
刺激伝導障害....................... 50
止血凝固異常..................... 419
自己調節................131, 309
　　──能..................64, 84
視索上核............................... 47
視床下部......................47, 47
指尖脈波............................. 150
室間孔................................... 62
時定数................................... 28
脂肪酸................................. 303
脂肪塞栓............................. 397
脂肪乳剤....................302, 350
収縮期圧低下..................... 253
収縮性................................... 20
　　──心膜炎................. 380
　　──タンパク質............. 287
収縮不全............................. 341
収縮末期圧-容積関係......... 22
収縮末期エラスタンス......... 22
収縮期壁応力....................... 25
修正3極誘導法.................. 143
手術侵襲............................. 310
出血....................................... 41
術前治療............................. 365
術前評価............................. 310
受動喫煙者........................... 90
腫瘍壊死因子..................... 123
腫瘍塞栓............................. 398
循環虚脱............................... 73
循環血液量..................13, 312
　　──減少性ショック...... 351
循環中枢............................... 47
循環停止............................. 422

上行大動脈.....................3, 11
硝酸イソソルビド............... 237
硝酸薬................................. 236
上矢状静脈洞................62, 63
上室性期外収縮................. 368
上大静脈................................ 3
　　──酸素飽和度.......... 169
小脳....................................... 47
静脈....................................... 41
　　──還流曲線......155, 156
　　──還流抵抗.............. 156
　　──洞............................ 62
小葉間静脈........................ 130
ショック............................. 350
　　──の分類................. 351
自律神経系........................... 40
自律神経反射亢進............. 320
ジルチアゼム..............239, 391
シロスタゾール..........405, 408
人為的高血圧....................... 70
人為的低血圧....................... 69
心エコー.....................277, 353
心外膜切除術..................... 381
心外膜ペーシング............... 266
心機能評価......................... 365
心筋虚血............75, 142, 336
　　──の病態生理........... 336
心筋梗塞......................50, 337
心筋細胞活動電位............... 34
心筋酸素消費量................... 32
心筋収縮............................. 289
　　──力....................... 287
　　──力の増加.............. 232
心筋シンチ......................... 279
心筋リモデリング............... 345
神経型................................... 52
神経原性ショック............... 355
神経原性肺水腫................. 115
神経性調節........................... 47
神経体液性因子................. 344
腎血流................................. 131
心原性ショック................... 352
人工心肺............................. 415

──離脱困難症........423, 425
腎酸素消費量..................... 131
心疾患合併患者の麻酔....... 310
心室急速流入期................... 20
心室筋................................... 48
心室駆出期........................... 17
心室細動............................. 144
心室性期外収縮................. 368
心室動脈結合....................... 32
心室のポテンシャルエネル
　ギー................................... 32
心室頻拍............................. 331
心周期................................... 17
侵襲的ペーシング............... 261
腎静脈................................. 130
心臓.. 3
腎臓..............................49, 129
心臓型脂肪酸結合タンパク
　..186
心臓交感神経線維............. 299
心タンポナーデ...315, 320, 379
　　──解除術................. 380
心停止..................73, 142, 431
伸展感受性イオンチャネル
　... 327
浸透圧利尿薬....................... 72
腎動脈................................. 129
心肺補助装置..................... 251
心拍出量...........160, 177, 309
心拍数................................. 142
　　──増加..................... 92
深部静脈血栓..................... 392
心不全.......................341, 364
心房細動............................. 369
心房収縮期........................... 20
心抑制作用........................ 301

す

スコポラミン....................... 236
スターリングの仮説........... 105
スタチン..................92, 93, 274
ステロイド........................... 311
ストレスフェイリュア......... 113

スフェンタニル 294
ずれ応力 42, 123
スワン・ガンツカテーテル
.... 178, 348

せ

静止時張力‐長さ関係 21
静止膜電位 324
生体吸収型薬剤溶出性ステ
　ント 95
脊髄 53
　──くも膜下麻酔 409
　──損傷 320
赤血球 41
セボフルラン 287, 289, 340
セレクチン 121
ゼロ点 146, 147, 154
　──設定 147, 148
線維芽細胞 103
前胸部ドプラー 68
前交通動脈 60, 61
前交連 6
全身性炎症反応症候群 420
前尖 6
前大脳動脈 59, 60, 61
先天性心疾患 381
前負荷 24, 166
前方循環 61
前毛細血管動脈 99

そ

早期興奮症候群 329
総クレアチンキナーゼ 337
総頸動脈 11, 59
総動脈抵抗 290
総ヘモグロビンの濃度 73
僧帽弁 6, 311
　──狭窄 165
　──狭窄症 310, 379
　──閉鎖不全 164
　──閉鎖不全症 379
　──輪移動速度 366
　──輪速度 30

層流 41
塞栓子 392
側脳室 62, 63

た

ターニケット 320
第3脳室 62, 63
第4脳室 62, 63
体位性低血圧 54, 314
体外ペーシング 422
対角枝 9
代謝性冠血管拡張 86
代謝当量 359
体循環 383
代償期 66
代償性反射性収縮 298
袋状弁 5
体性感覚誘発電位 68
大前根動脈 12
大動脈 39
　──炎症候群 400
　──解離 320
　──洞 7
　──特性インピーダンス
.... 290
　──内バルーンパンピング
.... 251, 311, 341, 364
　──弁 6
　──弁逆流症 311
　──弁狭窄症 311, 378
　──弁閉鎖不全症 378
大脳動脈輪 59, 61
大脳皮質 47
高安病 400
タキフィラキシー 232
たこつぼ型心筋症 377
脱分極 324, 326
ダナパロイド 404
タバコ 90
田原結節 324
弾性組織 39
弾性動脈 39, 100
断端圧 75

ダンピング係数 149
ダンピングデバイス 150
短毛様体神経 54

ち

チアノーゼ性心疾患 381
チクロピジン 404, 408, 409
中隔枝 9
中心鎖骨下誘導 143
中心静脈圧 153, 352
　──波形 160
中心静脈血酸素飽和度 354
中心背部誘導 143
中枢‐末梢血流勾配 109
中大脳動脈 59, 60
中脳水道 62
中膜 13
超低体温 422
長毛様体神経 54
直接作用型 228

つ

椎骨動脈 59, 60
椎骨脳底動脈系 59

て

低血圧 309
低血糖 391
抵抗血管 13, 39, 40
低酸素症 315
低酸素性肺血管収縮 111
低侵襲心拍出量測定法 180
低心拍出量症候群 231
低体温 416, 417, 427
ディッセ腔 121
低二酸化炭素血症 65
低分子ヘパリン 245, 393, 404, 406, 407, 409
デスフルラン 287
テトラヒドロビオプテリン
.... 42, 52
電位依存性 44
　──(L型)Caチャネル 42

索引

―― K チャネル 111, 112, 115
電解質異常 143, 425
電気的除細動 327
電磁干渉 368

と

頭蓋内圧 64
　　―― 亢進 66, 70, 320
　　―― モニター 68
透過性亢進型肺水腫 106
洞管結合部 6
導管動脈 40
盗血現象 73
洞結節 295
橈骨動脈 40
等尺性収縮 20
洞性徐脈 322
洞性頻脈 322
糖尿病性血管病変 50
等頻度房室解離 329
頭部挙上 72
洞房結節 8, 48, 323, 326
動脈圧受容体 53
　　―― 反射 53
動脈圧心拍出量 180
　　―― 計 424
動脈圧波形 148
　　―― 解析法 178
動脈血酸素運搬量 171
動脈硬化 87
動脈コンプライアンス 157, 292
動脈実効エラスタンス 25
動脈瘤のサイズ 399
冬眠心筋 338
等容性弛緩時間 28
等容性心室弛緩 18
等容性心室収縮 17
トノメトリ法 150
ドパミン 134, 226, 229, 321, 353
ドブタミン 231, 353
トリメタファン 236
トロポニン I 338
トロポニン T 186
トロンビン 42
　　―― 拮抗薬 404, 408
トロンボキサン A$_2$ 52

な

内因性緊張 298
内頸静脈球部カテーテル 68
内頸静脈洞酸素飽和度 69
内頸動脈ドプラ 59, 60, 61
内皮 39
　　―― 型 52
　　―― 細胞 13, 105
　　―― 細胞依存性血管拡張 86
　　―― 細胞由来拡張物質 85
　　―― 由来過分極因子 41
　　―― 由来血管収縮因子 41
内膜 13
ナトリウム利尿ペプチド 50
軟膜 61, 62

に

ニカルジピン 238, 239, 391
ニコランジル 238
二酸化炭素 40
ニトプロ® 238
ニトロール® 237
ニトログリセリン 236, 353
ニトロプルシド ... 238, 353, 391
ニフェカラント 327
ニフェジピン 238
乳酸デヒドロゲナーゼ 337
ニューロペプチド Y 115
認知機能障害 419

ね

ネフロン 129

の

ノイズ 144

脳圧上昇 71
脳圧のリバウンド上昇 71
脳幹聴性誘発電位 68
脳灌流圧 64, 68
脳虚血 64, 66, 73
脳血管 40
　　―― 抵抗 64
　　―― の CO_2 反応性 65
　　―― 攣縮 69, 70
脳血流量 64, 73
脳梗塞 50, 64, 73
脳酸素消費量 65
脳室内カテーテル 68, 72
脳循環モニター 401
脳静脈酸素飽和度 68
脳性あるいは B 型ナトリウム利尿ペプチド 344
脳性ナトリウム利尿ペプチド 51, 185
脳脊髄液 62, 63
　　―― ドレナージ 72
脳底動脈 60
脳動脈 40
　　―― 瘤破裂 67
　　―― 瘤壁内外圧勾配 ... 68, 71
脳浮腫 75
脳ブドウ糖消費量 65
脳ヘルニア 66
ノルアドレナリン 135, 226, 229, 353

は

バイオマーカー 185
肺血管抵抗 106
肺血管の分枝パターン 98
肺血管のメカニクス 101
敗血症性ショック 354
肺血栓塞栓症 392
肺血流分布 108
肺高血圧 382
　　―― 症 115
肺循環 383
肺静脈 3

──血流速度波形............ 208
──血流波形............... 30
肺動脈................................3
　　──圧波形 161
　　──カテーテル........ 68, 159,
　　　169, 178
　　──樹状構造図.................. 99
　　──楔入圧 352
　　──楔入圧波形 161
　　──塞栓症 392
　　──破裂 162
肺胞外血管 101
肺胞上皮細胞 103, 105
肺胞内血管 101
バソプレシン 132
バルサルバ試験 54
バルサルバ手技 54, 323
バルサルバ洞 7
ハロタン 287, 289
帆状弁 5
反応性冠血流量.................. 84

ひ

ピーキング 150
皮質枝 61
ヒス束 8, 324
尾側延髄腹外側部 47
肥大型心筋症 377
非代償期 66
左回旋枝 9
左冠動脈主幹部....................9
左冠動脈尖 6
左前下行枝 9
非チアノーゼ性心疾患........... 381
ヒト心房性ナトリウム利尿ペ
　プチド 135
皮膚枝 60

ふ

不安定狭心症 337
フェニレフリン 232
フェノルドパム 135
フェンタニル 294

フェントラミン............ 233, 391
不応期.......................... 35
フォレスターの分類.... 179, 348
フォンダパリヌクス... 393, 404, 407
フォンタン型修復手術......... 384
負荷血液量 312
副交感神経遮断薬 236
副腎機能低下 311
副腎皮質ホルモン 311
副腎不全 311
副伝導路................. 330, 370
腹部大動脈 11
　　──瘤 399
フサン® 245
不整脈.................... 142, 367
ブピバカイン 350
部分筋性動脈 99, 100
プラーク 88
ブラジキニン 42
ブラッドアクセス............... 418
フラビンアデニンジヌクレオ
　チド 42
フランク・スターリング 155
　　──機序 24
　　──の心機能曲線........... 312
　　──の法則 293
プルキンエ線維............ 8, 324
プレコンディショニング..... 76, 77, 86, 91, 338, 432
ブレビブロック®........ 234, 235
プロカインアミド............... 330
プロスタグランジン 135
　　── E₁ 391
プロスタサイクリン....... 41, 52
プロスタノイド 52
フロセミド 72, 245
プロタミン 317, 420, 424
プロテインキナーゼ A....... 44, 225
プロテインキナーゼ C......... 43
プロテインキナーゼ G......... 45

プロポフォール.......... 110, 136, 293, 340
プロホルモン 52

へ

ベアメタルステント 363
平滑筋 39
平均円周短縮速度 23
平均血圧 64
平均循環充満圧............ 146, 155
平均体循環充満圧............. 155
ベインブリッジ反射............. 54
ペーシングモード 261
ペースメーカなどの植え込み
　症例 368
ペースメーカモード 144
ペチジン 294
ペナンブラ 73
ヘパリン 244, 393, 404, 406, 420
　　──起因性血小板減少症
　　....................... 406
ヘム酸化酵素 124
ヘモグロビン 425
ベラパミル 239
ペリサイト 105
ペルジピン®........... 238, 239
ヘルベッサー®.............. 239
辺縁系 47
弁疾患 310
弁平面 5
弁膜症 378

ほ

ポアズイユの法則............ 107
房室回帰性頻拍............... 371
房室解離................. 329, 331
房室枝 47
房室結節....8, 48, 295, 323, 326
房室束 8
ボーラス (single-file) フロー
　.............................. 40
星細胞........................ 121

441

索 引

補助因子 52
ポストコンディショニング
　.................................... 76, 86
　――効果 77
ホスホジエステラーゼⅢ阻害
　薬 232
ボセンタン 110
発作性上室性頻拍 330

ま

膜型肺 416
マグネシウム 333
末梢血管抵抗 309
末梢血管の拡張 232
末梢血管病変 50
マトリックス 50
マルファン症候群 402
マンシェット 149
慢性心不全 113
マンニトール 70, 71, 246

み

ミオグロビン 186, 338
ミオシン軽鎖キナーゼ 43
ミオシンフィラメント 43
右冠動脈 9
　――尖 6
ミクロドメイン 83
ミトコンドリア ATP 感受性
　K$^+$チャネル 77
　――遮断薬 77
未分画ヘパリン 393, 395,
　404, 406, 409
脈絡叢 62, 63
ミリスロール® 236
ミルリノン 349

む

無冠動脈尖 6
無筋性動脈 100
無侵襲混合血酸素飽和度監視
　装置 74, 401

無負荷血液量 312

め

迷走神経 48
　――刺激法 371
　――性 47
　――反射 315
メシル酸ナファモスタット
　..................................... 245
メタボリック症候群 89, 90
メッツ 359
メディエータ 41

も

毛細血管 39, 40
　――ネットワーク 100
モノアミン酸化酵素 227
もやもや病 75
モルヒネ 294
門脈血流量 119
モンロー孔 62

や

薬剤溶出性ステント 363
薬理学的プレコンディショニ
　ング 339

ゆ

融合収縮 331
誘導型 52
輸血関連急性肺傷害 318
輸出細動脈 129
輸入細動脈 129

よ

羊水塞栓症 398
陽性階段現象 26
容量血管 13, 39, 41
横静脈洞 61
予防的冠動脈再建術 94
Ⅳ型コラーゲン 105

ら

ラシックス® 245
ラテックス 316
ラフト 83
ランジオロール ... 234, 235, 391
乱流 41

り

リアノジン感受性 Ca^{2+} 放出
　チャネル 288
リアノジン受容体 35
リクルートメント 103, 107
離脱 254, 255
リモデリング 50, 88, 111
硫酸プロタミン ... 245, 406, 407
硫酸マグネシウム 391
臨界速度 41

る

類洞 120
　――内皮細胞 121

れ

レニン 49, 132
　――・アンギオテンシン・
　アルドステロン系 344
　――アンギオテンシン系
　..................................... 49
レミフェンタニル 110, 294,
　295
連続心拍出量測定 172

ろ

肋間動脈 11
ロビン・フッド現象 73

わ

ワソラン® 239
ワルファリン 393, 403, 404
腕頭動脈 11

索引

英文

A

AC 225
ACC/AHA ガイドライン
.... 234, 237, 359
ACE 阻害薬 134, 316
acinus 121
ACT 245, 421
activated coagulation time
.... 245
ACT 値 255
adenilate cyclase 225
a 波 161
ANG Ⅱ 109
angiotensin type 1 49
angiotensin type 2 49
angiotensin Ⅱ 109
ANP 50, 344
apoptosis 124
ARB 134
arginine-vasopressin 系 344
arterial baroreceptors 53
AT 1 49
──受容体 109
AT 2 49
ATP 330
──感受性 44
──感受性 K チャネル ... 111
atrial or A-type natriuretic
peptide 344
autoregulation 64, 84
AV dissociation 329
AVA 214
AVP 系 344
A 型ナトリウム利尿ペプチド
.... 344

B

Bainbridge reflex 54
BGB 103
blood gas barrier 103

BNP 50, 51, 185, 344, 345
Bowditch 効果 26
brain natriuretic peptide 51, 185
brain or B-type natriuretic
peptide 344
Brugada 症候群 375
bundle of His 8

C

c 波 161
C 反応性タンパク 185
Ca チャネル 325, 326
Ca 依存性 44
──K チャネル 111
Ca 拮抗薬 238, 326, 387
Ca^{2+} 42
──トランジェント 35
CABG 93
cAMP 44, 225
capacitance vessels 41
carbon monoxide 123
caspase-3 124
caspase-8 124
caspase-9 124
caspase-10 124
catechol-O-methyltransferase
.... 227
caveolae 105, 106
CB5 143
CBF 64
cerebral blood flow 64
cerebral metabolic rate for
oxygen 65
cerebral metabolicrate for
glucose 65
cerebral perfusion pressure
.... 64
cerebral vascular resistance
.... 64
cGMP 44
CK 186, 337
──-MB 337

CO 123
COMT 227
conduit arteries 40
coupling 292
C-reactive protein 185
creatine kinase 337
──MB 337
CRP 185
CS5 143
CVP 153, 156, 352
CVR 64

D

deep vein thrombosis 392
dip-and-plateau 165
DVT 392

E

E-C coupling 32
early goal-directed therapy
.... 355
ECLA 256
Einthoven 141
ejection fraction 206
elastic arteries 39
endothelin 119
── -1 109
ET 119
── -1 109
ETA 受容体 52, 109
ETB 受容体 52
EW 32
excess volume 146, 156
exchange vessels 40
extra work 32

F

FAD 42
Fisher 分類 67
fractional area change 206
fractional shortening 206

443

G

G-タンパク 42
garden hose 効果 25
Gs 225
GTP-binding stimulatory protein 225
GTP 結合促進性タンパク質 225
Guidelines for Cardiopulmonary Resuscitation and Emergency Cardiovascular Care 328

H

HABR 119
hANP 349
heart-type fatty acid-binding protein 186
heme oxygenase 124
heparin-induced thrombocytopenia 406
hepatic arterial buffer response 119
H-FABP 186
HgA1c 93
h 波 166
HIT 406
HO 124
HPV 111
Hunt-Hess 分類 67, 70
hypoxic pulmonary vasoconstriction 111

I

I/R 118
IABP 251, 311, 341, 353
ICAM-1 122
ICP 64
IL-1 123
IL-6 123
intercellular adhesion molecules 121
interleukin-1 123
interleukin-6 123
intoropic agent 232
intraaortic balloon pumping 311, 341
intracranial hypertension 66
intracranial pressure 64
INVOS™ 74, 401
IP$_3$ 42
ischemia and reperfusion 118
isorhythmic AV dissociation 329

K

K$^+$ チャネル 44
K チャネル 324
　　──遮断薬 327
K$_{ATP}$ チャネル 339, 432

L

L-アルギニン 42
L 型 Ca チャネル 111, 289
lactate dehydrogenase 337
LDH 337
lipid sink 302
LVAS 256

M

magnetic resonance imaging 281
Mall 腔 119
MAO 227
MCFP 155, 156
mean circulatory filling pressure 155
mean systemic filling pressure 155
metabolic equivalents 359
METs 359
microcirculation 118
mitochondrial permiability transition pore 87
MLCK 105
monoamine oxidase 227
MRI 281
MVA 211
myosin light chain kinase 105

N

N 末端 pro BNP 185
Na チャネル 288, 324
　　──遮断薬 326
Na$^+$/Ca^{2+} 288
NANC 神経 110
near-infrared spectroscopy ... 73
NF-κB 123
NIRS 73
nitric oxide 121
　　── synthase 123
NO 85, 109, 121, 236
　　──合成酵素 123
Nohria らの分類 349
non-adrenergic, non-cholinergic 神経 110
NT-pro BNP 185
nuclear transcription factor-κB 123
NYHA 分類 271, 273

O

oculocardiac reflex 54

P

Pa$_{CO2}$ 64
Pa$_{O2}$ 64
PCI 93
PCPS 254, 311, 327, 353
PCWP 352
PDE 阻害薬 232
PDE Ⅲ 阻害薬 349, 353, 425
PDGF 125
PE 32
PEA 142
percutaneous cardiopulmonary support 311, 353
PGI$_2$ 109

P 波 144
pH-stat 429
PISA 211, 213
PKA 225
plasmalemmal vesicles 105, 106
platelet-derived growth factor 125
potential energy 32
preload recruitable stroke work 23
pressure half time 215
pressure volume area 31
protein kinase A 225
pseudo VT 371
PTE 392
pulmonary thromboembolism 392
pulmonary vascular resistance 106
pulsless electric activity 142
PVA 31
PVR 106

Q

QRS 波 144
QT 延長症候群 371
　　——の診断 373
QT 間隔 144

R

RAA 系 344
rate pressure product 32
reactiveoxygen species 118
renin-angiotensin-aldosterone 系 344
reperfusion injury salvage kinase 87
resistance vessels 40

Rho キナーゼ 43
ROS 118
RVAS 256
RWMA 210

S

S 状静脈洞 61
Scv$_{O_2}$ 171, 174
sensitization 289
septic shock 354
SERCA II a 28
shear stress 42
Sicilian Gambit 240
specific compliance 102
ST 部 144
Stevenson/Nohria 分類 182
ST 上昇 143
Strahler オーダリングシステム 98
stress relaxation 157
stressed volume 312
supernumerary arteries 100
supernumerary veins 100
S$\bar{v}_{O_2}$ 169

T

TdP 心電図 374
TEE 197, 426, 427
Tei index 31
TGF-β 125
T 波 144
　　——の増高 143
TNF-α 123
TRALI 318
transesophageal echocardiography 197
transforming growth factor-β 125

transfusion-related acute lung injury 318
triple H 70
tumor necrosis factor 123

U

unstressed volume 146, 156, 312

V

V$_5$ 誘導 143
Valsalva test 54
VAS 256
vasodilator 232
Vaughan Williams 分類 240, 367
vena contracta 212, 214
v 波 161
V$_{O_2}$ 171

W

Windkessel モデル 290
Wolff-Parkinson-White 症候群 240, 329
World Federation of Neurological Surgeons 分類 67
WPW 症候群 240, 329, 330, 370

X

x 波 161

Y

y 波 161
Y3 受容体 115

Z

zone IV 108

索 引

数　字

Ⅰ型コラーゲン 103
Ⅰ型上皮細胞 103
3極誘導法 141, 143
4-aminopyridine 112
4AP 112
4要素2次応答モデル 151
Ⅳ型コラーゲン 105
5極誘導法 143

ギリシャ文字

α アドレナリン作動薬 110
α 遮断薬 390
α-stat 429
β アドレナリン作動薬 110
β 遮断薬 92, 316, 341, 389, 390
δ 波 330

For Professional Anesthesiologists
周術期循環管理　　　　　　　　　　　　　＜検印省略＞

2011年4月25日　第1版第1刷発行

定価（本体11,000円＋税）

編集者	澄川耕二
発行者	今井　良
発行所	克誠堂出版株式会社

〒113-0033　東京都文京区本郷3-23-5-202
電話（03）3811-0995　振替00180-0-196804
URL　http://www.kokuseido.co.jp

ISBN 978-4-7719-0378-4 C3047 ¥11000E　　印刷　株式会社双文社印刷
Printed in Japan ©Koji Sumikawa, 2011

・本書の複製権・翻訳権・上映権・譲渡権・公衆送信権（送信可能化権を含む）は克誠堂出版株式会社が保有します。

・JCOPY ＜（社）出版者著作権管理機構　委託出版物＞
本書の無断複写は著作権法上での例外を除き禁じられています。複写される場合は，そのつど事前に（社）出版者著作権管理機構（電話03-3513-6969, Fax 03-3513-6979, e-mail : info@jcopy.or.jp）の許諾を得てください。